新编全科医师手册

主　编　陈文姬　刘乃丰

U0397399

东南大学出版社

南　京

图书在版编目(CIP)数据

新编全科医师手册 / 陈文姬，刘乃丰主编. —南京：东南大学出版社，2023.9

ISBN 978-7-5766-0585-3

Ⅰ.①新… Ⅱ.①陈… ②刘… Ⅲ.①家庭医学—手册 Ⅳ.①R499-62

中国版本图书馆 CIP 数据核字(2022)第 254782 号

责任编辑：张　慧　校对：韩小亮　封面设计：余武莉　责任印制：周荣虎

新编全科医师手册

Xinbian Quanke Yishi Shouce

主　　编：陈文姬　刘乃丰
出版发行：东南大学出版社
社　　址：南京四牌楼 2 号　邮　　编：210096　电　　话：025 - 83793330
出 版 人：白云飞
网　　址：http://www.seupress.com
电子邮件：press@seupress.com
经　　销：全国各地新华书店
印　　刷：南京凯德印刷有限公司
开　　本：787 mm×1092 mm　1/16
印　　张：25.25
字　　数：598 千
版　　次：2023 年 9 月第 1 版
印　　次：2023 年 9 月第 1 次印刷
书　　号：ISBN 978-7-5766-0585-3
定　　价：96.00 元

本社图书若有印装质量问题，请直接与营销部调换。电话(传真)：025 - 83791830

编委会名单

主　编： 陈文姬　刘乃丰

副主编： 谢　波　金　晖

编　者：（按姓氏笔画排序）

于　红	于复超	王　艳	王红星	王丽平	王丽娟
牛一民	毛霄鹏	尹营营	厉伟兰	卢　娜	史　进
史悦华	吉美霞	朱　欢	乔东艳	乔立兴	任慕兰
刘　琳	刘　静	刘晓云	孙　倩	苏翔宇	杨　乐
李　丽	李　函	李英辉	李晓敏	邱山虎	余霞霞
汪天宇	张云霞	张文瑄	张学丽	张琴芬	张翼田
陈　茜	陈　晨	陈文莉	陈翰卿	邵　华	范丽丽
招　霞	季莉莉	岳莹莹	周　停	周志浩	胡叶子
查　娴	柳　波	侯　凯	侯正华	骆益民	袁　扬
袁春燕	袁勇贵	钱　伟	钱方媛	钱惠勤	徐　治
郭怡菁	姬文灿	黄　河	黄海泉	常　青	梁　艳
葛　瑜	童嘉毅	曾　谊	游林林	蔡云朗	谭靓靓
樊文香	魏　芹	魏洪霞			

序

　　全科医学在中国大陆尚属新兴学科，从上个世纪 80 年后期开始，经历了萌芽、起步、快速发展三个阶段，目前已经进入全面发展阶段。伴随着社会经济的快速发展与人民生活水平的不断提高和城乡居民对健康需求的变化，我国的全科医学发展蒸蒸日上，全科医生队伍不断壮大，全科医生水平逐步提升，截止 2021 年底全国已经有 43.5 万名全科医生。

　　全科医生身兼医生、教育者、咨询者、健康监护人、卫生服务协调者、居民健康"守门人"等数种角色，是综合程度较高的医学人才，主要在基层承担预防保健、常见病多发病诊疗和转诊、病人康复和慢性病管理、健康管理等一体化服务，承担着维护全民健康的重大责任。因此，培养合格的全科医生，提升基层全科医生服务能力，是相当一段时期我国医疗卫生体系建设重中之重的任务。

　　由陈文姬、刘乃丰主编的《新编全科医生手册》，汇聚了东南大学附属中大医院多学科专家，在繁忙的临床工作之余，着眼于全科医生工作实际，从常见的临床症状入手，优先排查危急重症患者，然后就全科医生对慢性非传染性疾病、心理精神性、肿瘤相关性问题，特殊人群的健康和社区康复、健康教育以及合理用药等问题进行了阐述，具有较强的实用性，对于提升基层全科医生服务能力，满足居民日益增长的健康需求一定会起到重要的作用，故欣然提笔作序，推荐给广大全科医生。

2023 年 7 月 12 日

前　言

　　东南大学附属中大医院是一所大型综合性医院,也是国内较早成立全科医学科的三甲医院。医院与南京市多家社区卫生服务中心紧密联系,早在 2002 年就编写了《实用全科医师指南》。笔者也曾在社区医院定期坐诊长达 10 年,深刻了解居民健康问题的特点和全科医生的知识需求。

　　随着国家《“健康中国 2030”规划纲要》的实施,需要培养更多优秀的全科医生。医院也为培养医学人才做出了应有的贡献,是国家首批全科医师规范化培训重点基地。近年来,医院全科医学科曾多次参与国家基层卫生人才提升项目,培训各类基层人员。笔者接触了众多来自一线的全科医生,深感到我国幅员辽阔,经济发展水平各异,不同地区、不同医疗机构的全科医生工作岗位不同,所需的知识、技能有很大差异。而全科医生服务能力和岗位胜任力需要基于工作实际,在实践中提升。因此,笔者在学习约翰·莫塔教授的《全科医学》后,萌生了结合 20 年工作所积累的经验,编撰一本适合我国基层全科医生使用的工具书的想法。

　　本书的编排参照了社区全科医生工作内容的两大模块,兼顾基本医疗和基本公共卫生服务,从居民常见健康问题和慢性疾病管理出发,并对这部分内容进行重点论述,力求贴近全科医生的实际工作。限于篇幅,本书选取了 17 个常见健康问题,即临床症状。临床症状常常是不确定性健康问题,它可能是疾病早期或者一过性、自限性的身体不适,也可能演变成重症疾病。全科医生作为首诊医生,需要通过病史询问和体格检查给予患者初步判断,识别出潜在的危急重症,因此除了需要具备扎实的望、触、叩、听的基本功,也要熟知常用的辅助检查,以便及时发现检验结果中的危险信号。慢性非传染性疾病的诊疗与管理是全科医生日常工作的重点,本书介绍了社区医疗中常见的高血压病、冠心病、糖尿病、脑血管疾病、慢性阻塞性肺疾病、骨质疏松症的临床表现、诊断和鉴别诊断、诊疗原则和日常管理、急性并发症的处理和转诊原则等。肿瘤也是慢性病。由于肿瘤患者存活期延长,专科治疗复杂,全科医生需要了解肿瘤的预防、早期识别,以及合并症和并发症的识别和处理等内容。此外,本书还介绍了心理相关性疾病的识别和处理,特殊人群如老年人、儿童、妇女的健康问题及其管理,肺结核患者和艾滋病患者的长期管理,以及健康教育和安全用药等方面的内容。

　　本书编写过程中,我们对于内容的取舍和疾病介绍的深浅进行了反复讨论,深入探讨了如何将教科书知识、临床指南和编者的实际经验相结合,并将其融会于本书之中。本书编者汇集了医院各个相关科室的主任和中青年骨干,邀请相关专业人员参与编写,历时三年,数易其稿。从最初的担心写不出来,到后来审定时删减困难,经过反复斟酌,最终将目前的内容呈现给读者。即便如此,也感到有些内容讲得过细,而另有很多健康问题没有提及,担心本书不能涵盖全科医生工作内容。比如脑血管病,全科医生需要具备的是针对高危人群进行健康教育和预防脑血管病发生的能力,在怀疑有脑血管病时快速识别、初步判断并对疾病进行分型的能力,具备紧急抢救和(或)恰当转诊的能力,还有做好日常管理、康复指导、生活方式管理、家庭照护等指导的能力。如果全科医生和专科医生在疾病防治过程中能分工协作、相互接力、各尽其责、无缝对接,分级诊疗的"基层首诊、双向转诊、急慢分治、上下联动"的目标就能实现。

本书编写恰逢疫情三年,编写讨论会议多数都在线上召开。在此感谢各位编者的辛勤付出,也感谢多位社区医院的全科医生提供的宝贵意见。限于编者能力和本书篇幅,书中内容和侧重点难免有不周全之处,敬请读者批评指正,我们将在今后的实际工作中加以改进。

陈文姬　刘乃丰

2023 年 6 月 18 日

目　　录

第一章　全科医学概述

第一节　全科医学基本概念

一、概述

无论是在我国几千年的医疗历史还是西方医学的发展历程中,为百姓提供医疗服务的主要形式大都以个人执业的方式为主,依靠师徒相传提供医药服务。随着时代的演进和现代科技的发展,医院和医学院相继成立,尤其是 20 世纪初,医学诊疗技术进步,医学得到快速发展,专科发展尤为迅速。然而,尽管学科日益细化,却不能满足老龄化社会人员的服务需求。因此,美英两大医疗体系先后在 20 世纪 60 年代开始培训以在基层医疗执业为主的家庭医生(family physician)或者全科医生(general practitioner)。1972 年,世界全科/家庭医师组织(WONCA)在澳大利亚墨尔本成立,是全世界全科/家庭医师的学术组织,也是世界卫生组织(WHO)在社区卫生方面的高级顾问与工作伙伴。"WONCA"由世界全科医学/家庭医生国立学院、大学和学会组织的前五个单词的第一个字母缩写组成。在我国,中华医学会于 1993 年 11 月成立了全科医学分会,1994 年成为WONCA 的正式成员。目前英国、澳大利亚、中国香港地区使用全科医学/全科医疗的名称,美国、加拿大则使用家庭医学/家庭医疗的称谓。我国基层医疗称为社区卫生服务(community health care)采用全科医学/全科医疗/全科医生的称呼。全科医学(general practice)的"全"(general)强调"总的、全面的";practice 原意指实践,可引申为"用于医疗或法律的业务";general practice 就是指"全面的医疗业务"。

对于全科医学的定义,国内通用的是:全科医学是应用于全科医疗的学术理论,它整合了生物医学、行为科学和社会科学,主要研究不同类型社区中的常见健康问题,以及解决这些问题所需要的知识、技能和态度。全科医学是临床医学二级学科,又称家庭医学,是一门范围宽广、内容丰富的综合性学科,涉及相关的基础医学、临床医学、预防医学、流行病学、医学心理学、行为科学、社会科学、医学伦理学、医学哲学等学科,具有民族性与地域性的特点。

二、研究内容

全科医学主要研究内容:完整的人及其健康问题,个人及其健康问题与家庭的互动关系,社区中全体人群的健康特征与需要,以社区常见健康问题进行预防为主的学科特征。

全科医学充分体现生物-心理-社会医学模式,将科学技术与人文关怀相结合、对居民进行预防—治疗—康复整体性健康照顾,针对个人—家庭—社区实施一体化健康服务。全科医学是从健康问题出发，以人为中心，以家庭为单位，以社区为基础，以预防为导向，通过团队合作形式，为居民提供综合性、连续性、可及性、协调性的健康照顾服务。

三、发展全科医学的必要性

随着社会经济的发展和卫生健康服务水平的不断提高，我国居民人均预期寿命增长，人口老龄化明显，加之城镇化、工业化进程的加快，居民生活方式发生巨大改变，致使我国居民机能衰退相关健康问题和慢性非传染性疾病的发病率、患病率、死亡率均明显增加，卫生总费用急剧增长。国家第七次人口普查结果显示，2019 年我国由慢性病导致的死亡数占总死亡数的 88.5%，其中心脑血管病、癌症、慢性呼吸系统疾病死亡占比高达 80.7%。不健康生活方式（如膳食中脂肪供能比例上升，儿童和青少年过多饮用含糖饮料，15 岁以上人群吸烟率和成人 30 天内饮酒率升高，身体活动不足，居民超重和肥胖等普遍存在）是慢性病发生的主要危险因素。同时，医学领域高新技术的无序发展超出了医保和人民的经济承受能力，医疗卫生行业的主要矛盾演变为人民日益增长的对美好生活的健康需求与不平衡、不充分的医疗服务发展之间的矛盾，医疗服务供给的结构和品质不能适应居民健康需求。

发展全科医学是健康中国的需要。《"健康中国 2030"规划纲要》的实施表明，应由以疾病为中心的治愈医疗模式向以健康为中心的照护医疗模式转变。基层是全科医疗的服务场所，是分级诊疗的基础。要建立符合我国国情的分级诊疗制度，做到"基层首诊、双向转诊、急慢分治、上下联动"诊疗模式，就必须发展全科医学，培养合格的全科医生。这样才能实现新时代医疗卫生服务目标：为人民群众提供全生命周期健康服务，全面建立中国特色基本医疗卫生制度、医疗保障制度和优质高效的医疗卫生服务体系，加强基层医疗卫生服务体系和全科医生队伍建设。

第二节　全科医疗服务特征

一、全科医学模式

医学模式是在不同历史阶段和医学科学水平上观察和处理医学问题的思想和方法，是对人类健康与疾病总体特征和本质的概括。

现阶段生物医学模式和生物-心理-社会医学模式并行存在。生物医学模式是以专科医疗服务为主，是以疾病为中心的诊断、治疗模式。其优点是：以生物科学为基础，具有客观性和科学性，理论和方法简单、直观、易于掌握；资料可以得到科学方法的验证；高度技术化的诊疗手段可使许多危急重症得到有效救治。但是专科医疗模式发展至今，也显示出其不足：注重疾病，忽略健康照顾的整体性；忽略了与疾病相关的心理和社会功能方面的问题；医患关系疏远、患者依从性差；医师的思维局限和封闭于某一领域。总体来说，专科医疗模式忽略了对健康人群、亚健康人群的照顾，重视治疗，轻视预防，是"无病即健康"在现实中的表现。

全科医疗是以生物-心理-社会医学模式为指导的卫生服务模式。其特点是：以人为中心的照顾模式将每个人看成整体，充分尊重患者；了解患者的病情、就诊目的、情感状态、文化价值、就医背景；对患者进行整体评价，与患者协商并获得认可，进行个体化的干预；全科医疗中患者主观性强，合作差异大，医生以引导为主，有些情况下医生作用弱。另外，该模式对从事全科医疗工作的医生要求很高，相关医生需要具备的能力包括个人知识、人格魅力、独立工作能力、法律知识、与人合作的精神、引导患者共同参与健康行为的能力等。

全科医疗与专科医疗各司其职，互补互利。全科医疗提供基本医疗保健服务，针对居民的健康问题进行预防、筛查、诊疗、干预、转诊、康复指导；专科医疗接收基层转诊患者进行确诊及住院治疗，负责疑难急重问题的诊治以及高科技医学研究。二者形成"接力棒"式服务，使得医疗服务有序、连续、合作完成，实现分级诊疗服务方针。

目前我国三种类型的医疗机构的职能如下：基层医疗卫生机构主要提供疾病预防、保健、健康教育，进行疾病管理，为居民建立健康档案，进行常见病、多发病的诊疗以及部分疾病的康复、护理，接收医院转诊患者，向医院转诊超出自身服务能力的患者等基本医疗卫生服务。医院主要提供疾病诊治，特别是急危重症和疑难病症的诊疗、突发事件医疗处置和救援以及健康教育等医疗卫生服务，并开展医学教育、医疗卫生人员培训、医学科学研究和对基层医疗卫生机构进行业务指导等工作。专业公共卫生机构主要提供传染病、慢性非传染性疾病、职业病、地方病等疾病预防控制和健康教育、妇幼保健、精神卫生保健、院前急救、采供血、食品安全风险监测评估、出生缺陷防治等公共卫生服务。

二、全科医疗服务特征

基于全科医疗服务在基层医疗机构为主，其所提供的服务具有下列特点。

1. 首诊服务（first point of services）：指当居民有健康问题时，将基层医疗机构和全科医生作为首选进入卫生保健系统。通过全科医生的接诊服务，使其得到初步诊疗和帮助，健康问题得到改善，或者根据需要转诊到相应的专科医师处，从而减少因患者盲目就医所致的无序现象，有利于增加患者对整个卫生服务系统的满意度，同时提高医疗安全，节省了专科医生和患者的时间和经济成本。

2. 可及性服务（accessibility of care）：包括地理可及、经济可及、服务内容可及等。当居民出现健康问题，能够就近得到全科医生的帮助，等候时间短暂，使用方便，服务周到，效果满意。当诊治有困难时，又能通过全科医生及时、准确地转诊至专科医生处，做到转诊时间、过程、途径、对接人员恰当和可及，减少就医弯路。

3. 连续性服务（continuity of care）：是指在全科医生与患者之间签订契约的基础上，全科医生对患者负有不间断的照顾责任，形成固定、长期、亲密的服务关系。它不同于专科医生仅在诊疗和住院期间与患者保持的短暂服务关系。连续性医疗服务模式强化了全科医生对居民健康问题的监管权力，明确其"健康守门人"的职责，可以做到预防疾病，对疾病早发现、早诊断、早治疗。

4. 综合性服务（comprehensiveness of care）：全科医疗服务内容包含全人群和全生命周期的健康问题。由于疾病具有复杂性和变化的不确定性，全科医生不可能掌握所有医学知识和技能,常以医疗团队方式负责满足个人、家庭、社区所有居民的生理和心理健康需求,提供融预防、医疗、康复和健康促进于一体的综合性服务。其服务范围广、内容多,满足居民最常见、最普遍的健康需求。

5. 协调性服务(coordination of care):全科医生以居民健康代理人的身份调动个人、家庭、社区、社会资源,针对不同个体的具体需求整合医疗卫生服务资源,协调患者的预防保健、健康监测、健康促进、健康教育,帮助患者联系专科会诊或者转诊,以及专科治疗后的康复指导。协调性服务既在全科医疗团队内部实施,也在全科与专科之间,更在整个医疗体系之间实施。在全科医生的帮助下,患者权益得到保障,既能合理而充分地利用整个医疗体系,又能避免不必要的检查和治疗,还能获得所需要的恰当照护。

三、全科医疗服务团队

为了更好地完成对服务人群多维度的健康维护功能,我国的基层医疗机构在城市以社区卫生服务中心(站)为主体,农村以乡镇卫生院、村卫生室为主体。各个医疗机构根据辖区服务人口学特征,以团队的形式提供具体服务内容。全科医疗团队是全科医生通过与其他专业人员协调配合,形成卓有成效的综合性工作团队,是社区卫生服务机构人力资源有效整合的产物,是社区基本医疗和公共卫生"网底"的执行者。全科医疗团队人员包括全科医生、社区护士、公共卫生人员、康复指导师、健康管理师、社会工作者、志愿者、管理人员、心理咨询师等。为保证团队工作顺利进行,设立团队长,实行团队长负责制;在团队长的带领下,分片负责、网格管理、团队协作,承担所辖社区的基本医疗和公共卫生工作,以"家庭医生签约"形式为居民提供健康服务。全科医生是全科医疗团队的灵魂人物,需要在面对复杂的诊断和治疗问题时,根据所在社区的发病率、问题严重程度、疾病的可能原因等因素综合考虑,提供正确的诊断,结合当地卫生资源,保证患者得到正确治疗。全科医生成长为团队长,除了需要具有医学诊疗技能,还需要具有一定的管理水平、组织指挥能力、协调沟通能力以及爱岗敬业的奉献精神、积极主动的服务意识,在团队组建、工作安排与协调、团队的绩效管理等过程中,能够带领全科医生团队成员们全心全意完成健康服务任务。

第三节　全科医生工作特点

一、全科医生岗位胜任力

世界全科/家庭医生组织提出了全科医生岗位胜任力模型,即 WONCA 树模型,用以描述全科医生的核心技能和专业特点(图1-1-1)。全科医师核心技能是:

(1)基本医疗,包括基层首诊、协调专科,执行代理人职责;

(2)社区导向服务,负责社区健康;

(3)具体问题解决技能,主要指未分化疾病诊疗、特殊决策方法;

(4)综合的诊疗方案,如急、慢性病的诊治,预防与健康促进;

（5）以人为中心的照顾，如连续性地照顾、尊重患者自主权及考虑环境、良好的医患关系；

（6）全人医疗模式，以及生物-心理-社会、精神-文化-存在（临终）的思维方式。

全科医生在运用这些技能时必须考虑到下列因素：① 环境，了解相应社区经济和文化因素、工作的条件、医疗相关财政及法律政策等；② 态度，全科医生的专业能力、价值观和伦理观，医生的自我觉察能力等；③ 科学，具有牢固的基础知识，不断更新医学知识，处理不确定性健康问题，提升医疗质量。

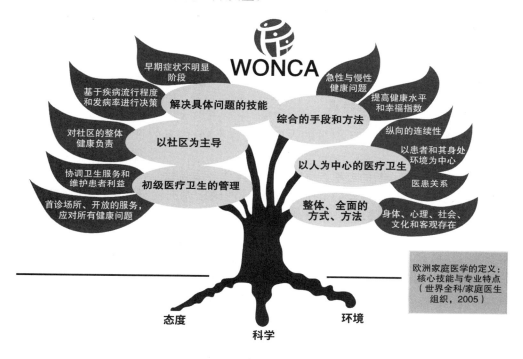

图 1-1-1　世界全科/家庭医生组织的全科/家庭医生岗位胜任力图

我国《住院医师规范化培训内容与标准（2022 年版）》中，明确提出了住院医师六大核心胜任力：职业素养、专业能力、病人管理、沟通合作、教学能力、学习提升。虽然没有针对全科医生岗位胜任力的标准，但是 2011 年国务院《关于建立全科医生制度的指导意见》给出了全科医生的定义："全科医师是综合程度较高的医学人才，主要在基层承担预防保健、常见病和多发病诊疗和转诊、患者康复和慢性病管理、健康管理等一体化服务，能够安全、有效地解决社区居民绝大多数的常见健康问题，还有一定的心理及社会工作能力，特别是应对突发公共卫生事件的能力及防治融合的健康管理能力。"全科医生的工作目标是全面了解所在社区居民的健康状况，管理居民的全面健康，协调居民的全生命周期的医疗服务，使得 80%～90% 常见病的诊疗、会诊、转诊服务在社区完成。全科医生是解决社区中常见健康问题的临床专家。

全科医生需要的专业技能包括：

（1）掌握与疾病诊疗和照顾相关的各种医学知识与技能,特别是询问病史、体格检查、辅助检查的判读等疾病诊断的能力;具有实事求是的工作态度和逻辑思维的能力。

（2）掌握与患者健康问题发生、发展和与康复相关联的社会学、心理学知识和技能;诊疗过程中考虑患者就医的目的、依从性和成本效益等非医疗性因素。

（3）具有与服务体系相关的知识和技能,如医疗服务体系的利用、医疗管理、团队合作能力等。

（4）具有与职业价值观形成相关的知识和技能,如医生自身的服务态度、价值观、职业责任感以及对自我认知进行修正的自省能力。

（5）具有与业务发展相关的知识与技能,包括终身学习能力、基于岗位不断提高技能的能力、参与科研教学的能力、评估与质量保证能力、信息收集与批判性分析能力、思考能力等。

二、全科医生诊疗思维特点

由于全科医生与专科医生服务的人群和内容不同,两者的日常诊疗思维方式有所不同。

临床思维是疾病诊断的灵魂。全科医生的工作环境是社区,服务于个体、家庭,所涉及的健康问题比专科医生涉及的范围更宽泛;同时缺乏先进仪器设备,很少使用高技术辅助手段,缺少上级医师及时指导;意味着全科医生需要更多地强调物理诊断、临床思维或判断能力的培养。收集病史、全面查体、辅助检查、综合分析、反复验证是疾病诊断的基本要素。尽管仪器、设备为诊断提供了帮助,但它们不能代替临床思维;病史和查体迄今依然是做出疾病正确诊断的先决基础,60%～70%的病例依靠详细询问病史和仔细查体得出正确诊断,实事求是、良好的逻辑思维能力是临床医生疾病诊断思维中不可或缺的。

影响医生正确诊疗思维的因素,包括医生个人生活经历、社会经验;医生的基础医学知识;医生的哲学修养,如逻辑学、辩证法、认识论、矛盾论等基本知识,以及透过现象看本质、发现事物间的内在联系、寻找主要矛盾的思维方式等,都对临床思维能力有影响。

临床诊断过程与教科书的叙述顺序是相反的。教科书是从病名、概述、病因、发病机制、病理生理、临床表现、并发症、辅助检查、诊断和鉴别诊断、治疗等内容进行描述;而临床诊断则是医生通过采集病史,归纳总结出主诉、现病史、既往史、家族病史,结合查体、辅助检查,最后得出疾病诊断。疾病的发生、发展是一个过程,医生的诊断却是在一个较短暂的时间段内进行的:患者就诊早,症状显露少,诊断相对难,但是疗效好;患者就诊晚,症状显露多,诊断相对易,但是治疗效果差。对于首诊负责制的全科医生,其所接诊的患者多数处于疾病早期,症状显露少,更加需要全科医生具备良好的诊断思维能力。

准确地收集患者病史资料是正确诊断疾病的第一步。详细的病史资料包括患者一般资料(如姓名、性别、年龄、职业、体型、外貌、穿着、肢体语言等),主诉(患者就医的主要问题,希望解决的主要健康问题,突出的不舒服症状和最初发生的征兆等),以及时间、部位、性质、诱因、全身或局部伴随症状、就诊过程等。

医生运用已有的知识和经验,对疾病现象进行分析、综合、比较、辨别、推理、判断,做到去粗取精、去伪存真、由此及彼、由表及里。社区全科医生的诊疗思维包括:根据患者资料和既往健康档案、查体所得信息,初步判断其有无健康问题,存在的健康问题是急性还是非急性的,是躯体疾病还是精神疾病。全科医生通常处理的是非急性的、以躯体疾病为主的健康问题,如果是急症或者精神疾病,则按照相关流程进行转诊(如图1-1-2所示)。

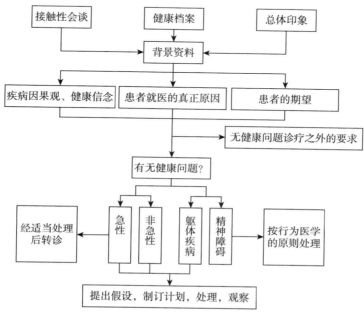

图1-1-2　全科医生的接诊思路

全科医生是以健康问题为出发点来思考和评估患者的,许多患者就诊时并不能明确疾病诊断,因此学会处理各种不同的、不确定性的健康问题是全科医生的重要技能。健康问题,尤其是非特异性症状,如疲劳、乏力、头晕、消瘦、厌食等可能是疾病的早期表现,因此全科医生需要提高诊疗能力,在短时间内明确诊疗思路,减少疾病的误诊或漏诊。

澳大利亚全科医生约翰·莫塔(John Murtagh)在《全科医学》书中提出"安全的诊断策略",帮助全科医生在遇到不确定性问题时从五个方面思考,防止误诊。根据我国医生思维习惯和临床实践,我们将其概述如下(表1-1-1):对不确定性健康问题,先进行症状鉴别,排除危急重症性疾病,然后从不典型症状和复杂性疾病去思考,不断进行自我反思,最后从社会心理学角度考虑心身疾病可能。《全科医学》中还提出全科医生在每次接诊患者时,要充分利用接触患者的时机完成一些具体工作任务,包括:① 治疗患者现有疾病;② 改善患者健康行为;③ 治疗患者后续性疾病;④ 找机会对患者进行健康教育。

表 1－1－1 "安全的诊断策略"原文及简化表述

序号	原文	简化表述
1	具有这种症状或体征的常见病有哪些？	症状鉴别：常见症状定位、定性分析
2	不能忽略哪些严重的疾病？	危急重症的识别与紧急处理
3	有什么容易遗漏的病因？	不典型症状和自我审慎（反思）
4	患者是否有潜在的常被掩盖的疾病？	复杂疾病（辨别假象）
5	这个患者是不是还有什么话没有说？	心理、社会因素（心身疾病/反应）

　　由于我国医疗机构的倒三角结构，大型医院在医疗设备、人才、技术等领域内占据绝对优势，造成了居民对社区卫生机构及全科医生的信任程度比较低，患病后优先选择去大医院就诊的局面。患者生病（尤其是急性、重症性疾病）后，对医生具有天然的信任和依赖感，对医嘱的依从性也高。相反，身体出现轻度不适感觉或者是慢性疾病时，不舒服的症状短时间不易消除，患者会反复就诊，要求医生为其"消除不适"或"治愈疾病"，如果医生难以达到患者要求，患者则对医生的诊疗结论、诊疗能力抱有怀疑态度。社区的全科医生遇到的常常是后者。全科医生在基层工作中遇到多是常见病、多发病、慢性病，或者与增龄相关的功能衰退性健康问题，只能缓解，难以治愈。因此全科医生的能力受到患者的质疑，不被患者信任的现象较为常见。如要改变这一现状，首先要改变目前全科医生的诊疗思维方式，培养"评估和帮助"的服务思想，做到：首诊接触，赢得信任；评估患者，诊断病情；充分沟通，选择措施。全科医生在接诊的日常行为中，要表现出良好而自信的外貌形象、严谨而认真的专业态度、准确而有亲和力的沟通能力去主动赢得患者和家属的信任，结合患者健康档案、病史资料和仔细查体，从心理、身体两方面评估患者是怎样的人，存在哪些健康问题，甄别、评估、诊断患者现有的疾病，判断其病情严重程度，然后根据初步的判断与患者进行沟通，取得认可后进行相应的临床处置措施。对全科医生的培训从提高"自我效能、诊断能力、沟通能力和专业素养"四方面入手。该诊疗思维方式的内在逻辑如图 1－1－3 所示。

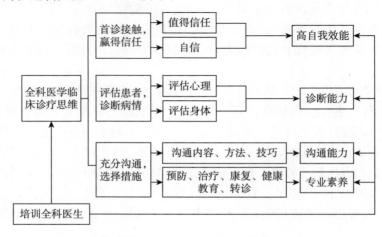

图 1－1－3　全科医生临床诊疗思维方式

三、完整的门诊病历，彰显诊疗思维过程

病历书写是反映医生诊疗思维能力的重要因素。目前社区医疗服务的弱化，导致就诊患者以慢性病配药居多，医疗病历日渐简化，疏于记录。病历属于医药卫生科技档案，是医疗工作的全面记录，是客观反映疾病诊断、治疗及其转归的全过程，也是医生诊疗水平、诊疗思路的集中体现。全科医疗以门诊服务为主，其病历书写要遵照国家《病历书写基本规范》要求，内容客观、真实、准确、及时、完整、重点突出、层次分明，表述准确、语句简练、通顺，书写工整、清楚。病历既是患者健康档案，又是司法文件依据，还是医保付费的凭证。全科医生要重视病历书写，凝练笔墨，彰显诊疗思维过程。

目前在基层医疗机构推广应用的病历书写格式是以问题为导向的医学评估记录方法（problem-oriented medical record），与综合医院的病历记录格式略有差别，包括：主观资料（subject）、客观资料（object）、评估（assessment）、处理计划（plan），简称 SOAP 病历书写。在此做简单介绍：

1. 主观资料（S）：包括主诉、症状、患病史、家族史、社会生活史等患者提供的描述内容的客观记录。

（1）主诉：① 因症状而来就诊的疾病。

例如："头晕、头痛 1 个月，加重 1 周"。

② 已经明确诊断的慢性病，或者某种单发的慢性疾病。

例如："发现血压升高 5 年"，或"确诊慢性阻塞性肺疾病 10 年"等。

③ 两种及以上慢性病共存，应按照发病及诊断的时间顺序进行描述。

例如："发现血压升高 5 年，发现血糖升高 3 年，冠脉支架术后 2 年，心前区疼痛 2 天"。

（2）现病史：从生物、心理、社会三个方面采集病史[运用 BATHE 问诊技巧，了解患者就诊的原因（reason），想法、主意（idea），担心、顾虑（concern），期望、期待（expectation），简称"RICE 问诊"]。多种慢性病共存时，按发生的先后顺序依次书写，每个问题均另起一段，首行缩进 2 字符；内容包括起病时间，诱因，症状，伴随情况，具有鉴别意义的症状和体征，就医、诊断治疗经过，目前疾病控制情况，病情缓解的其他因素，并发症，发病后的一般情况，生活方式。

（3）既往史：过去的健康和疾病情况，包括相关病史、其他主要健康问题等。

（4）家族史：与此次疾病有关的家族病史，包括父母、兄弟、姐妹健康状况，有无类似疾病，有无家族遗传倾向的疾病病史等。

（5）生活方式：饮食情况、运动强度、烟酒嗜好、心理问题、睡眠、工作和家庭环境、经济状况、工作或就业情况、生活嗜好、远距离迁徙的经历等。

2. 客观资料（O）：指医生观察到的患者态度、行为、体征，以及患者客观检查的资料如实验室检查结果、心理行为测量结果、影像学检查结果等。

3. 健康问题评估（A）：包括诊断及诊断依据、鉴别诊断。评估现存的健康问题以及问题的严重程度、合并症或者并发症、患者可能存在的危险因素以及预后等。

4. 问题的处理计划（P）：包括辅助检查计划、诊断计划、治疗计划、转诊指征、随诊

要求、健康处方等内容。

SOAP 还应记录专科会诊意见、与患者和家属交流谈话内容等,做到全面、准确、规范、简明扼要。

第四节　全科医疗中的医患沟通

全科医生沟通能力是需要不断思考、努力实践的临床技能。良好的沟通不仅能够帮助患者减轻病痛,而且能传播健康知识,进行健康教育,帮助患者掌握健康生活方式的技能,促进居民健康。

一、医患沟通基本要素

医患沟通(doctor-patient communication)是医患关系的基础,是提高医务人员知识和技能的需要,也是医务人员医德水平的体现。

1. 医患沟通的目的:医生通过询问病史,了解疾病发生、发展、演变的过程,反馈疾病的诊断和治疗方案,传播健康知识,帮助患者了解健康相关问题。在诊疗过程中,表达对患者病痛的同情、关心、理解,从而建立相互信任和合作的关系,实现帮助患者解除病痛、改善健康、消除疑虑的目的。

2. 影响沟通的因素:患者、医生、健康问题,以及沟通所在的环境都可以影响沟通的效果。

全科医生所服务的人群是所有居民。患者的性别、年龄、文化程度、职业,对健康和疾病的认识,疾病所致的身体难受程度,对自己的关注度,就医时的心境,既往就医体验,对疾病后果的担忧等,都会影响患者与医生交流的内容和态度。而医生个人生活背景、个性特征,对患者疾病病情的了解程度,还有谈话时医生的身体、心理状态,时间和环境因素等,也会直接或者间接影响沟通的效果。

沟通是“同伴间舞蹈”,是医生、患者和健康问题交融的过程。医生具有主导权,如果医生以“摔跤”的心态把患者作为对手,沟通就会出现障碍。

3. 评估先于沟通:医生需要边接诊边评估判断患者是什么样的人。在短时间内准确判断患者是怎样的人是有难度的。全科医生要学会观察,掌握“三只眼”的观察方式:用“显微镜”看患者的生物体,判断其生理功能和病理改变;用“肉眼”看患者心理,判断其正常(常态)和异常(变态:精神病性)心理移行;用“望远镜”看患者社会背景,由个体(性别、年龄、体态),延伸到家庭(家庭角色、家庭地位、家庭生命周期),再拓展至社会(职业角色、社会地位、贡献)等,判断完整的人,评估患者就诊的真正需求而有目的的沟通。

二、医患沟通的内容

1. 询问病史:运用熟练而灵活的问诊技能,能够获得患者生活与疾病相关的大部分信息,体现医生的专业素养,是医生临床诊疗思维过程的体现,也是顺利实现医疗措施的重要因素。详细的病史问诊,不仅能得到疾病的诊断信息,也是了解患者、建立信任关系的重要步骤。

2. 告知病情：医生在诊查之后，根据患者的病情和实际情况，有分寸地告诉患者其病情。对于具有民事行为责任能力的人或者具有自知力的人，应当告知患者所有病情。告知的方式常有口头告知和书面告知两种。

医务人员在实施特殊检查、特殊治疗前，必须向患者说明医疗风险、替代医疗方案等情况，从而取得患者或者其监护人的书面同意。

签订知情同意书是为了使患者免受轻率而不负责任的医疗伤害，尊重患者的健康知情权，不是为了减轻医生在诊疗过程中的责任，更不是医疗机构的免责声明和医务人员推卸责任的手段和凭据。因此，知情同意的告知过程具有很强的艺术性和灵活性。

3. 讨论治疗：医生采取的治疗方案需要和患者本人及其家属进行沟通，征得患者同意后方能实施。患者的配合程度取决于医生对患者提供的有关疾病的信息，以及提供信息时的医生的态度、方法和能力。

让患者了解治疗原则、过程、利弊、风险，使患者理解疾病诊治过程的复杂性，理解作为健康主体、疾病承载者的责任。全科医生作为居民健康代理人，要以患者利益最大化原则，帮助患者选择恰当的诊疗措施，既减少医疗对患者的伤害，也避免过度使用医疗资源。适时对居民进行健康教育。

4. 沟通的特殊情况

（1）告诉患者坏消息：在澳大利亚的全科医生沟通技能培训中，"告诉患者坏消息"是经常被提及的。所谓"坏消息"，就是患者被检查出预后不良性疾病，如恶性肿瘤、生存期不长的疾病等。在此进行简单介绍。在准备告诉患者坏消息之前，需要做好准备。可以采用"SPIKES 六步法"：S(setting，选择环境)，P(perception，了解认知)，I(invitation，再次探询)，K(knowledge，告知情况)，E(empathy，表达同理心)，S(strategy and summarize，建议与总结)，缓慢推进。

每位医生都需要根据接诊者的具体情况，结合当时的情境选择沟通方式，灵活使用沟通技能。

（2）与难缠的患者沟通："难缠患者"的定义是：医生很难与之建立有效工作关系的患者。即患者有问题，医生没有好办法解决。提醒医生在考虑器质性疾病的同时，要注意可能隐匿的精神心理问题，如焦虑、抑郁、强迫、人格障碍、药物依赖、酗酒、精神分裂症等。医生在遇到此类情况时，要足够机敏，识别患者的精神状态，并想办法控制局面，防治事态恶化。结合经验建议：

① 保持冷静，表现出应有的礼貌，表情平和，看着患者，保持目光接触。

② 真诚的倾听，保持耐心，听取患者的诉求，让对方宣泄情绪，不要打断对方，不要表现出不耐烦、希望患者尽快离开的样子。

③ 找上级医生或者其他人员来帮忙。告诉患者，我个人难以解决你的问题，需要他人帮助；或者询问患者是否有陪同人员，想详细了解情况。

④ 不要轻易承诺，尤其是反复来开药、要求注射治疗的患者。

⑤ 表现出认真的态度，对于有意找事、提出不合理要求的患者，要表达自己的无奈和能力限制。

三、沟通技能培养与提高

良好的沟通是建立在相互信任的基础之上，了解患者是怎样的人，有什么需求，就医的真正目的。需要全科医生进行机敏地观察，洞察患者非语言信息和语言信息的含义。

非语言信息包括了肢体动作、眼神、表情、手势等，又称"身体语言"。大多数沟通的信号是由非语言信息传递的，在面对面的沟通中，65％的信息是以非语言信息传达的，交流双方的面部表情、语音语调、目光手势等表达的意义，补充了语言信息的意义，并赋之以某种情绪色彩。

同时，全科医生应修饰自己的非语言信息。患者也会根据医生的言行判断其专业性和人品。全科医生言行要传递出尊重、信任、关切的态度，体现"医生也是治疗药"的效果。着装、表情、动作应符合医疗专业服务的要求；语言、语气表现出稳重、认真、敬业、可信赖、有力量的形象；保持内心平静，表情平和，不急不躁，利用镜像原理，保持与患者和境遇相一致的表情、动作，传递与工作环境以及患者相匹配的情绪。

查体动作要认真、规范、稳重、轻柔，注意保护隐私，对异性患者的查体行为不能使人产生歧义；对危急重症患者进行抢救或家属情绪不稳定时，可以握住患者的手，给对方以支持和力量。非查体必要的身体接触部位要符合双方身份和当时情境，以肩部、背部为合适，不要随意触碰患者头面部或者其他部位。

耐心、认真而积极地倾听是建立信任的关键。把注意力放在对方身上，对患者说的内容进行积极反馈，注意力集中，不过早评论，在听出或猜测出患者真实意图时，用不同的措辞和语句进行归纳、总结和重复，用不改变患者说话的意图和目的的语言进行反馈。医生尽可能使用患者所说的原话进行引导，不要用过多的专业术语。有时候不加任何评判性地接受患者所说的话，不做安慰、辩驳或者表达赞同的意见，只是以点头或者"嗯""继续说""还有吗？"等鼓励患者表述。

沟通是两个不同个体的思维对话、能量交换。医生在有限的时间内，针对不同患者，以自己最擅长、最有效的方法实施医疗服务。医术高超的医生更注重对疾病的预防，利用每次与患者密切接触的机会，以自身的形象、知识、技能还有语言功能来影响对方，营造积极向上、健康的生活态度。全科医生要养成一种"强调积极性"的思维方式，使肯定和鼓励的语言成为自己与患者交流时的一种习惯，调动患者的主观能动性，使其主动践行健康的生活方式，保障身心健康。

全科医生要不断总结沟通的成败因素，提高自身修养，融合文、史、哲中优秀的思想于日常的行为准则；展现出良好的心理状态，推己及人，对居民起传递健康、关爱、照护、榜样和引领的作用。

当然，沟通也是有局限性，沟通也不是越多越好，成功的沟通并不代表彼此理解，沟通也不会解决所有的问题。另外，没有理想的沟通之道，只有在工作中不断思考，结合自身特点，在实践中不断练习、修正，才能提高沟通的技能。

第二章　社区常见临床症状

全科医生在临床工作中会面对很多不确定性健康问题：有些是疾病发展的早期，症状特点还没有完全显露，起病隐匿，后期发展变异性大；有些是一过性、自限性问题，完全自愈，没有留下痕迹；或者是慢性疾病，恢复周期长；或者是成因复杂的疾病且伴有心理、社会问题，迁延不愈，反复发作。所以全科医生要明确所遇到的每一位患者的临床症状，认真评估其健康问题。本书结合医院和社区的实际情况，介绍部分常见的临床症状。

第一节　发　热

发热是全科门诊常见的症状，是许多疾病的共同表现。其机制是下丘脑体温调节中枢的体温调定点升高，致机体散热减少而产热增加。生理情况下，体温有一定的波动。清晨体温略低，下午略高，24 h 内波动幅度一般不超过 1℃；运动或进食后体温略高；老年人体温略低；月经期前或妊娠期妇女体温略高。体温高于正常称为发热。体温低于正常称为体温过低，见于休克、严重营养不良、甲状腺功能减退、低血糖昏迷等情况（见表2-1-1，表2-1-2）。

表 2-1-1　体温测量及正常范围

方法	部位	正常值/℃	特　点
腋测法	腋窝(10 min)	36.0~37.0	简便、安全，且不易发生交叉感染，最常用
口测法	舌下(5 min)	36.3~37.2	结果较为准确，但不能用于婴幼儿及神志不清者
肛测法	肛门(5 min)	36.5~37.7	测值稳定，多用于婴幼儿及神志不清者

表 2-1-2　发热的分级

分级	体温/℃	处　理
低热	37.3~38.0	无须特殊处理，可仅饮用温水，开窗通风
中等度热	38.1~39.0	通常情况下未必需要用到物理或化学降温，需适当补液，注意电解质紊乱
高热	39.1~41.0	需物理或化学降温，加强补液，注意电解质紊乱，注意观察患者神志，体温高于 40℃必须保护中枢系统
超高热	>41.0	肛温持续超过 41℃，可造成永久性的脑损伤；高热持续在 42℃以上 2 h 即可出现休克及严重并发症，随时有死亡可能

一、诊断思路

(一)常见病因

常见引起发热的疾病有感染性疾病、肿瘤性疾病、非感染性炎症性疾病、其他疾病等。不同时期、不同地区、不同年龄的患者和不同医疗资源造成发热待查的病因谱构成比例不同。

1. 感染性疾病

引起发热最主要的病因是感染,感染性疾病约占发热原因待查病例的 $40\%\sim55\%$ 左右,以细菌感染占多数,病毒次之。感染性疾病根据病原体种类的不同又分为以下几种:

(1)细菌性疾病:常见的有细菌性脓肿(腹腔、盆腔、中枢)、感染性心内膜炎、牙源性感染、肾盂肾炎、肺外结核(肾、骨、中枢)、非结核分枝杆菌感染、布鲁菌病、军团菌病、伤寒、诺卡菌病、慢性鼻窦炎、感染性动脉瘤等。

(2)真菌性疾病:曲霉病、念珠菌病、隐球菌病、耶氏肺孢子菌肺炎等。

(3)寄生虫性疾病:阿米巴病、弓形虫病、疟疾、棘球蚴病(包虫病)等。

(4)其他:莱姆病、EB病毒感染、巨细胞病毒感染、立克次体病、鹦鹉热(病原体为鹦鹉热衣原体)、钩端螺旋体病、人埃立克体病、梅毒、猫抓病等等。

2. 非感染性疾病

在发热原因待查中,非感染性疾病占比近年来有上升趋势。常见的有:

(1)血液病:如白血病、淋巴瘤、恶性组织细胞病等。

(2)结缔组织疾病:如系统性红斑狼疮、皮肌炎、硬皮病、类风湿关节炎和结节性多动脉炎等。

(3)变态反应性疾病:如风湿热、药物热、血清病、溶血反应等。

(4)内分泌代谢疾病:如甲状腺功能亢进症、甲状腺炎、痛风和重度脱水等。

(5)血栓及栓塞疾病:如心肌梗死、肺梗死、脾梗死和肢体坏死等,通常称为吸收热。

(6)颅内疾病:如脑出血、脑震荡、脑挫伤等,引起中枢性发热。癫痫持续状态可引起发热,为产热过多所致。

(7)皮肤病变:皮肤广泛病变致皮肤散热减少而发热,见于广泛性皮炎、鱼鳞癣等。慢性心力衰竭使皮肤散热减少,也可引起发热。

(8)恶性肿瘤:各种恶性肿瘤均有可能引起发热。

(9)物理及化学性损害:如中暑、大手术后、内出血、骨折、大面积烧伤及重度安眠药中毒等。

(10)自主神经功能紊乱:自主神经功能紊乱,影响正常的体温调节过程,使产热大于散热,体温升高。多为低热,常伴有自主神经功能紊乱的其他表现,属功能性发热范畴。

(二)诊断与评估

详细的病史询问和全面、细致的体格检查是从发热现象中寻找病因的基础。

1. 根据发热持续时间判断

(1)短程发热:即急性发热,病程通常在2周内。起病急、病程短的发热以感染性发热为多,如病毒感染、细菌感染等,病毒性感染更常见。

（2）长程发热：发热病程在2周以上的发热。感染性疾病及非感染性疾病均可有长程发热。超过2周发热不退,要排查是否有深部脓肿形成、细菌不敏感或抗生素药量不足,或者夹杂感染（二重感染）,合并其他疾病,或存在全身状况差、抵抗力低等原因也会导致抗感染治疗效果不佳。随着发热病程的延长,感染性疾病比例下降,风湿免疫性疾病和肿瘤性疾病逐渐增加,时间越长越明显。

2. 根据热型判断

（1）稽留热,常见于大叶性肺炎、斑疹伤寒及伤寒高热期。

（2）弛张热,又称败血症热型,常见于败血症、风湿热、重症肺结核及化脓性炎症等。

（3）间歇热,常见于疟疾、急性肾盂肾炎等。

（4）波状热,常见于布鲁氏杆菌病。

3. 根据发热时伴随症状和体征

（1）与发热相关联的症状：

① 咳嗽、咽痛伴发热,考虑呼吸道感染。

② 咳嗽、咯血伴发热,考虑肺炎。

③ 泌尿道刺激症状伴发热,考虑膀胱炎、肾盂肾炎。

④ 腹痛伴发热,如果为转移性右下腹痛伴发热,考虑阑尾炎;腹痛在左上腹伴发热,考虑胰腺炎;腹痛在右上腹伴发热,考虑胆道感染。

⑤ 发热伴昏迷,考虑流行性脑脊髓膜炎、流行性乙型脑炎、中暑、重症感染等。

（2）与发热相关联的体征：

① 发热伴黄疸,考虑肝炎;发热、黄疸、腹痛,考虑胆道感染。

② 发热伴关节肿痛,考虑化脓性关节炎、过敏性关节炎、风湿性疾病。

③ 发热伴扁桃体化脓、颌下淋巴结肿大,考虑急性化脓性扁桃体炎。

④ 发热伴鼻窦压痛、流黄涕,考虑鼻窦炎。

⑤ 发热伴颌下淋巴结肿大,考虑口腔、牙根、扁桃体化脓及川崎病;全身的淋巴结肿大应考虑淋巴瘤等。

4. 辅助检查

（1）血沉：急性感染开始约30 h后,红细胞沉降开始加速,持续时间较长,至恢复期亦常未恢复至正常。急性黄疸型病毒性肝炎患者血沉多不加快,有助于与黄疸型钩端螺旋体病相鉴别。伤寒早期血沉也不加快,有助于与败血症相鉴别。

（2）C反应蛋白：正常值为≤8 mg/L。在细菌感染性疾病发病后几小时就开始增高,平均约8 h在人体中增高1倍;在多数病毒感染中保持不变。≥100 mg/L提示败血症或其他侵袭性感染。

（3）白细胞计数及分类：白细胞计数及中性粒细胞比值升高最常见于细菌性感染。

（4）风湿性疾病检查：如果怀疑发热由风湿性疾病引起,需要检查抗核抗体（ANA）系列,如抗DNA抗体、抗组蛋白、抗非组蛋白（抗ENA抗体、抗着丝点抗体）和抗核仁抗体等。

（5）病原学检查：应当在使用抗生素前采集标本,如痰、胸腹水、胆汁、脑脊液、尿、粪便、脓汁等进行培养或者分离,根据药敏试验指导临床治疗。

（三）诊断流程

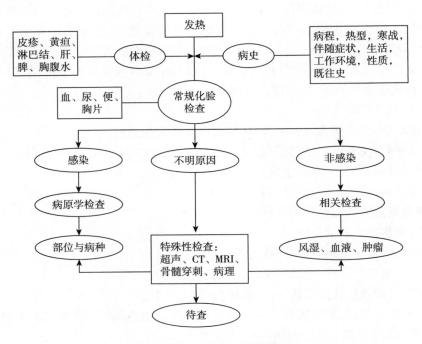

图 2-1-5　发热诊断流程图

二、治疗原则

1. 明确病因,对因治疗:感染性发热,根据细菌、病毒、支原体或者其他感染因素,选择目标性抗感染治疗。一时不能查到病原菌的高热患者,应采集培养标本后根据临床特点,经验性选择抗生素治疗。怀疑结核菌感染的患者,可给予试验性抗结核治疗,如果抗结核治疗 6 周患者体温仍不能明显下降,要重新评估诊断问题。

2. 对症处理,慎用激素:主要采用物理降温,包括酒精或温水擦浴、使用冰袋或冰帽等;可以选用非甾体抗炎药物控制症状。高热出汗、失水较多者可以适度补液、补充电解质等。

糖皮质激素药物也有退热作用,但常会掩盖病情,增加诊断难度,容易加重感染性疾病病情,导致细菌、病毒、真菌等感染扩散,诱发二重感染;糖皮质激素还会掩盖血液系统恶性疾病的病情,因此应慎用。对于高度怀疑结缔组织病,如成人斯蒂尔病(adult onset still disease)的患者可试用。

3. 及时转诊:出现下列情况需要及时转诊:① 经处理高热不退,伴有某种危重病症,如昏迷、抽搐、剧痛、呼吸困难、发绀、休克、重度心律失常等。② 经初步检查,对发热诊断不清,需要做进一步检查。③ 疑为风湿、肿瘤、血液系统疾病导致的发热。

第二节　胸　痛

研究显示约20%～40%的个体一生中有过胸痛主诉,胸痛年发生率约为15.5%。胸痛在老年人群中高发,以男性为著,病因可涵盖多个器官和系统。胸痛表现多样,其疼痛部位、疼痛程度与病情严重程度并不一致,增加了诊断难度。

一、诊断思路

胸痛是指胸前区的不适或疼痛感,可覆盖胸前区从颈部到上腹部之间部位。胸痛的病因涵盖多个系统,有多种分类方法,从急诊处理和临床实用角度,可将胸痛分为致命性胸痛和非致命性胸痛两大类。致命性胸痛常见于急性冠脉综合征(ACS)、主动脉夹层、肺栓塞等可导致患者死亡的危急重症。

而对于自行步入诊室,主诉胸痛、胸闷的患者,全科医生需要仔细甄别,确定胸痛的可能原因。其评估和诊疗思路如下:

(一)根据胸痛的诱发因素判断

无明确诱因,呈持续性胸痛的,可见于带状疱疹、肋软骨炎等。

胸痛存在诱发因素,劳累、紧张、剧烈活动可以诱发心肌缺血,引起心绞痛,而休息、含服硝酸酯类药物则可以缓解心绞痛的发作,但对心肌梗死导致的胸痛患者无效。

胸膜炎的疼痛可因咳嗽、呼吸而加剧,停止胸廓运动后症状则减轻或消失。胃食管反流的胸部烧灼痛于饱餐后出现,取仰卧或俯卧位加重,服用抗酸药物或促胃动力药物(多潘立酮)后症状可以得到部分缓解。

(二)根据胸痛的部位判断

胸壁疾病的疼痛部位局限且有局部压痛。外伤或炎症所致胸痛可有局部的红、肿、热、痛等表现。

带状疱疹患者的典型胸痛沿某一周围神经分布区排列,以胸段(肋间神经)最为多见,可引起胸骨后左侧或右侧的胸痛,伴随左侧或右侧的腋窝以及左侧的背痛。疼痛可放射至左侧的颈部、肩部和上肢。引起的胸痛范围可以小至几厘米,大至半个躯干部。一般疱疹不越过体表中线。

肋软骨炎患者的疼痛往往会累及邻近胸骨的多个肋关节,胸痛的范围除了炎症累及的肋关节外,还常常放射至炎症同侧的肩部或手臂,呈弥漫性分布。局部皮肤颜色正常,但会出现压痛。

食管、胃及纵隔病变胸痛多位于胸骨后,进食或吞咽时症状可加重。胃食管反流和食管狭窄引起胸痛的部位多数位于胸骨后,而上消化道溃疡的疼痛则位于上腹部,有时疼痛会放射至胸骨下缘。如果疼痛涉及后背,要警惕消化道穿孔的可能。

气胸、胸膜炎、肺栓塞患者的胸痛位于患侧腋前线和腋中线附近,如果累及肺底和膈胸膜,疼痛也可放射至同侧肩部和后背部。疼痛范围约为一手掌大小。肺尖部癌的疼痛以肩部腋下为主,可以向上肢内侧放射。

心绞痛的位置通常位于心前区、胸骨后或剑突下,放射部位多为颈部、下颌、肩及左上肢内侧。偶尔患者的疼痛也会放射至手指、手臂、颈部或下颌。疼痛的范围大小相当于一个握住的拳头。心肌梗死时的疼痛位置与心绞痛相似,但持续时间长,疼痛也更加剧烈。放射痛的部位也类似于心绞痛。有些心梗患者以牙痛为首发症状而就医。

主动脉夹层是引起胸痛的危重病症。其疼痛的部位一般位于胸背部,可向下放射至下腹、腰部、两侧腹股沟及下肢。疼痛范围扩大多与夹层扩展相关。

（三）根据胸痛的性质判断

胸痛的性质也是诊断的重要线索。带状疱疹的疼痛呈刀割样,剧烈难忍,疱疹所在部位的皮肤对痛觉高度敏感;消化道疾病引起的疼痛则以烧灼感为主;典型的心绞痛及心肌梗死表现为压榨样痛、烧灼痛、闷痛及重压窒息感,有些心肌梗死患者甚至表现出恐惧、濒死的感觉;胸膜炎的疼痛呈剧烈尖锐刺痛及撕裂痛;肺癌患者有时会出现胸部闷痛;主动脉夹层或动脉瘤破裂表现为难以忍受的胸背部撕裂样痛;肺栓塞的疼痛也为剧烈刺痛或绞痛,同时伴有呼吸困难;而焦虑、抑郁症患者及神经心理因素所致的胸痛症状缺乏特异性,患者的主诉常有变化。

（四）根据胸痛的伴随症状判断

伴有吞咽困难、嗳气、反酸、恶心、呕吐等症状,提示为消化系统疾病。伴有呼吸困难时,提示发生了较大范围的肺部病变,如大叶性肺炎、自发性气胸、渗出性胸膜炎或肺栓塞等。心源性胸痛患者常伴发心悸、呼吸困难等症状。而当患者出现苍白、大汗、血压下降甚至休克表现时,多考虑严重的心绞痛或心肌梗死、急性纵隔或心包疾病、主动脉夹层或夹层动脉瘤、主动脉窦瘤破裂或大片肺栓塞等致命性疾病。

（五）诊断基础来自病史、体格检查及实验室检查

1. 详细采集病史:问诊时重点关注胸痛的部位(胸骨后、心前区、侧胸),性质(阵发性灼痛、刀割样痛、压榨样痛),持续时间(持续性、间断性,数秒钟、数分钟、数小时),加重、缓解或者诱发因素(外力、活动、情绪激动、饱食、休息、呼吸、服硝酸甘油后是否缓解等),伴随症状(咳嗽、咳痰、发热、休克、反酸、吞咽困难、出汗、焦虑、抑郁),年龄(老年、中青年),既往病史(高血压、糖尿病、冠心病、吸烟)等。

2. 体格检查和辅助检查:细致的查体包括:① 望诊:观察皮肤是否有疱疹、红肿、胸廓畸形等。② 触诊:明确患者胸部是否有压痛、触痛。③ 叩诊:明确有无浊音、过清音,心界浊音是否扩大或缩小。④ 听诊:肺部呼吸音、心脏的心率、节律、心音、杂音等。辅助检查可以有针对性地选择心电图、心肌酶、胸部 X 线、CT、血尿便常规检查、超声心动图等。

3. 胸痛的安全诊断策略:面对胸痛患者需要反复问"为什么":① 导致胸痛最可能的疾病是什么?为什么?② 是否为致命性胸痛?为什么?③ 还有其他导致胸痛的疾病吗?为什么?识别出致命性胸痛患者、危急重症患者,不要忽略隐匿性胸痛疾病如气胸、冠心病、带状疱疹等。

（六）诊断流程

胸痛的诊断流程见图 2-2-1。

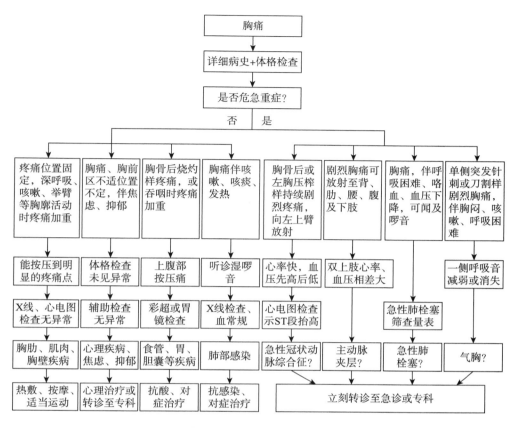

图 2-2-1　胸痛诊断流程

二、治疗原则

对于怀疑致命性胸痛的患者,在保证生命体征、采取适当急救措施同时,通过急救车转诊,首选就近有胸痛中心的医院。如果怀疑食管或其他胃肠道疾病,需内镜检查和治疗;或者肺炎、气胸、肿瘤、椎体病变等疾病,基层诊疗困难的患者也需要尽快转诊。

排除致命性胸痛的患者,可以根据胸痛部位、疼痛性质、持续时间、诱发及加重的因素、与随体位变换的关系等进行逐一排查。对于暂时无法确诊病因的患者,需进行跟踪随访,尽可能最终确定病因。

第三节　头　晕

头晕是一种常见的、主观的感觉异常,表现为头昏、头胀、视物旋转、头重脚轻、脑内摇晃、眼花等感觉。头晕大约是 3% 急诊患者的主诉,涉及多种病因。根据患者所述的临床表现特点,常可将头晕分为 4 个类型,即:A. 眩晕;B. 晕厥前状态;C. 步态不稳;D. 不典型头晕。多种疾病均可引起头晕,不同病因导致其治疗与预后截然不同。

一、诊断思路

(一) 分类

需关注患者的意识状态及基本生命体征,根据患者是否存在视物旋转的症状,将头晕初步分为眩晕和非眩晕性头晕两类。

1. 判断是否为眩晕(A 型头晕)。眩晕为前庭神经周围及中枢通路病变导致的身体与外界物体发生相对运动的一种主观感受。表现为睁开眼睛发现周围的物体在运动(上下、水平、旋转运动等),闭上眼睛时感觉身体不稳定或者在漂移。

2. 对于非眩晕的头晕患者,确定是否为晕厥前状态(B 型头晕)。晕厥前状态是指大脑血液供应普遍下降后出现黑矇,快失去意识,即将要晕倒的感觉。主要病因包括心脏病变、脑血管病变导致的低灌注,迷走反射性血压降低,低血糖以及低氧血症(如一氧化碳中毒)。

3. 对于非眩晕、非晕厥的患者,要确定是否为神经系统疾病或其他躯体疾病(如骨关节病)导致的步态不稳(C 型头晕),如周围神经病、深感觉异常、前庭小脑疾病、大脑疾病导致的步态不稳等。需要进行详细的神经系统病史询问、体格检查及相关辅助检查。

4. 对于非眩晕、非晕厥且排除导致步态不稳的疾病的患者,则归入不典型头晕(D 型头晕),需要对身体健康状况进行全面评估,排除重要脏器疾病,特别是危及生命的疾病(出现异常生命体征)。

5. 在除外上述器质性疾病之后,心理因素如抑郁、焦虑等也可以导致头晕。

(二) 鉴别诊断

临床上常见的引起头晕的疾病见表 2-3-1。

表 2-3-1　常见头晕的鉴别

疾病	起病	症状	头晕性质
前庭神经炎	急性	眩晕、平衡失调、恶心呕吐	自发,头部运动时加剧
良性阵发性位置性眩晕	发作性,数秒	眩晕、头晕目眩、恶心	在体位改变时诱发
迷路炎	急性	眩晕、平衡失调、恶心呕吐、振动幻视、听力损失、耳鸣	自发,头部运动时加剧
短暂性脑缺血发作	发作性,数分钟	眩晕、头晕目眩、平衡失调	自发
直立性低血压	发作性,数秒	头晕目眩	站立时引发
焦虑/抑郁状态	慢性	头晕目眩、浮动或摇摆	头不动、眼睛运动时引起
基底动脉型偏头痛	发作性,数分钟	眩晕、轻度头晕、头晕后头痛	通常为运动诱发

（三）诊断流程

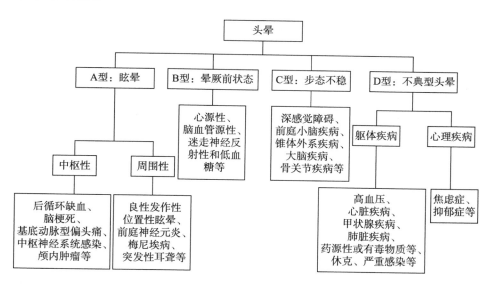

图 2-3-1 头晕诊断流程

二、治疗原则

（一）明确病因，治疗原发病

1. 前庭神经元炎：消除诱因，采取抗感染、抗病毒等治疗。可用苯海拉明、氨茶碱、氯硝西泮、泼尼松等药物治疗，反复发作者行前庭康复治疗。

2. 良性位置性眩晕：主要是耳石手法复位治疗。针对后半规管耳石症患者或者外半规管耳石症患者引起的头晕，采用不同的复位手法。

3. 突发性耳聋：休息，适当镇静，积极治疗相关疾病，如高血压、糖尿病等。采用改善内耳微循环药物、糖皮质激素类药物、降低血液黏稠度和抗凝药物、神经营养类药物治疗突发性耳聋。其他治疗方法包括混合氧、高压氧等治疗。

4. 其他：如后循环缺血、炎症或肿瘤、中枢系统感染等中枢性疾病，以及心源性晕厥、甲状腺疾病、低血压、贫血、一氧化碳中毒等因素引起的头晕，需要诊断病因，治疗原发疾病，多数头晕可以缓解。

梅尼埃病（MD）：治疗方法多样，但疗效存在较大差异。可将利尿剂和（或）倍他司汀作为维持治疗药物。

迷路瘘管：卧床休息，避免举重、潜水、乘飞机等增加颅内压的活动，物理治疗/前庭康复技术可以帮助控制运动敏感性的症状。

（二）转诊指征

当临床怀疑后循环缺血性卒中导致的头晕，或其他中枢性眩晕，需尽快转诊。

第四节 头 痛

头痛指外眦、外耳道与枕外隆突连线以上部位的疼痛。根据病因分为原发性和继发性。原发性头痛的病因未完全明了,其分类主要依靠临床表现。最常见的原发性头痛为紧张型头痛、偏头痛和丛集性头痛。继发性头痛则归因于致病的病因,最常见的是颅内血管性、炎症性、肿瘤性、外伤性疾病,其次是头颅外器官如皮肤、血管、眼耳病等五官疾病原因导致。

一、诊断思路

(一)诊断要点

为了快速梳理出患者的头痛诊断思路,病史询问非常重要,应熟练掌握提问技巧。头痛症状的问诊最主要的有三点"时间"、"部位"与"性质"。"时间"是指要明确头痛发生的时间特征,发生多长时间了? 是突然发生的还是慢慢出现的? 有没有好转还是越来越严重? 以往有没有类似头痛?"部位"是指头痛的具体位置,是整个头部都感到疼痛,还是局部,如后枕部、颞部(太阳穴附近)、头顶部、前额部?"性质"是指患者对头痛的感受,例如"胀痛""刺痛""炸裂样"等。有时患者也会形容头痛为"跳痛",此时则要进一步确认,是有节律的类似心跳或脉搏样的"搏动性头痛"还是毫无规律的"抽痛"。前者提示为血管性头痛,后者则多见于神经痛。此外,还需要询问伴随症状。伴恶心呕吐,提示颅内高压,需排查脑部肿瘤、脑出血、大面积脑梗死等;伴视物模糊,则需要考虑青光眼、枕叶脑出血、脑梗死等;伴发热者,则需警惕各种原因的颅内感染;伴一侧肢体麻木乏力时,脑出血、脑梗死等需要优先考虑。

头痛病因复杂,在诊疗过程中可以遵循"优先排查危险的病因""尽快排查简单的病因"的原则,避免危险病因的误诊漏诊,也可以减少过度检查。虽然只有不到1%的头痛患者存在生命危险,但一旦忽视会引发严重的后果。

(二)鉴别诊断

表2-4-1列出了常见引起头痛的疾病的临床特点。

表2-4-1 常见头痛的鉴别

疾病	起病形式	原因/诱因	头痛部位及性质	伴随症状	神经系统体征	重要特征
脑膜脑炎	急骤	近期感染史	弥漫性胀痛,波及颈部	发热、呕吐、抽搐	可有意识障碍,可有脑膜刺激征,局灶性定位体征少见	头颅CT检查可无明显异常;脑脊液检查提示炎性改变

续表

疾病	起病形式	原因/诱因	头痛部位及性质	伴随症状	神经系统体征	重要特征
蛛网膜下腔出血	急骤	情绪激动、用力	弥漫性炸裂样，波及颈部	呕吐	可有意识障碍，可有脑膜刺激征，局灶性定位体征少见	头颅CT检查可见蛛网膜下腔高密度病灶；腰穿见血性脑脊液
脑肿瘤	亚急性、慢性	不明	局部钝痛，进行性加重	呕吐、抽搐、精神障碍	后期可有意识障碍，脑膜刺激征少见，局灶性定位体征多见，包括视乳头水肿	头颅CT检查可见病灶
CO中毒	急性	CO中毒	全头钝痛	头晕、呕吐、胸闷、乏力	可有意识障碍，无脑膜刺激征，局灶性定位体征少见	头颅CT检查可见双侧基底节区低密度改变。碳氧血红蛋白（＋）
偏头痛	急性	劳累、情绪、经期	单侧搏动性	面色苍白、肢冷、嗜睡、恶心呕吐	无意识障碍，无脑膜刺激征，偶有局灶性定位体征	头颅CT检查可无明显异常；青春期发病，有家族史
紧张性头痛	慢性持续性	头颈部肌肉收缩	双枕部钝痛，紧箍感	头晕、失眠、烦躁、健忘	无	头颅CT检查可无明显异常；青年女性多见，颈部压痛
功能性头痛		劳累、情绪、天气	部位不定，性质多变	焦虑抑郁、癔症表现	无	头颅CT检查可无明显异常；有明确的神经衰弱的表现，暗示治疗有效

（三）诊断流程

病史的采集。详细了解每一位头痛患者的头痛发生的时间特征、疼痛部位、疼痛性质以及伴随症状，这些信息的整合有助于我们的判断。

血压测量。每一位头痛患者都常规测量血压，尤其中、老年患者。发作性头痛的患者，可以建议其在头痛发作时测量血压。

头颅CT检查。大部分患者应该考虑头颅CT检查，以及时发现颅内肿瘤、血管性疾病。

根据采集的病史特点以及查体结果，进一步明确诊断或安排下一步检查（详见鉴别诊断）。

二、治疗原则

（一）明确病因，治疗原发病

针对急性出现的头痛患者，如脑膜脑炎，抗感染治疗为主；蛛网膜下腔出血者，应尽早行脑血管造影或 CT 血管成像检查,尽快准备实施开颅夹闭手术或血管内介入栓塞治疗;脑肿瘤则行手术治疗;CO 中毒则首先现场急救,迅速纠正缺氧,高压氧治疗,防治脑水肿。

针对慢性或者发作性头痛患者,如偏头痛:① 急性期治疗原则:终止头痛发作、缓解伴随症状、并兼顾精神症状和躯体症状。首先要消除危险因素,让患者放松和休息,然后针对头痛和伴随症状进行紧急镇痛和对症治疗,可采用针灸、神经调节技术和行为疗法。② 间歇期治疗原则:疾病管理、调理体质、预防头痛复发、并兼顾精神症状。应鼓励患者记录偏头痛日记,观察各种诱发因素与偏头痛发作之间的关系,调整生活方式,给予行为疗法,减少偏头痛发作频率。可选择中医治疗,间歇期给予针灸疗法也有助于控制偏头痛发作。

（二）转诊指征

当遇到急性头痛,临床高度考虑头痛原因系器质性原因所致,需及时转诊。转诊过程中注意维持生命体征的平稳。

第五节　晕　厥

晕厥是指一过性全脑血液低灌注导致的短暂意识丧失,特点为发生迅速、一过性、自限性并能够完全恢复。国外报道不同年龄的晕厥年发病率为 2.6‰～19.5‰,且发病风险随着年龄的增长逐渐增加,我国目前尚缺乏大规模流行病学统计资料。依据病理生理特点,晕厥可分为三类:神经介导性晕厥(反射性晕厥)、直立性低血压(orthostatic hypotension,OH)晕厥和心源性晕厥。心源性晕厥又分为心律失常性晕厥和器质性心血管病晕厥两类。

一、诊断思路

（一）初步评估

通过病史询问、体格检查和心电图检查,明确是否为晕厥,确定晕厥的病因,并评估是否为高危患者。因病因不同,晕厥可能预后良好,也可能危及生命,危险分层对指导治疗和减少复发与死亡都非常重要。

（二）诊断要点

1. 反射性晕厥:特点为病史长,晕厥反复发作,通常在 40 岁以前发生,可发生于不良视觉、声音、味道的刺激后,或者疼痛之后、长时间站立后或用餐期间;也可发生于拥挤和炎热的环境。晕厥前存在自主神经系统激活症状:如面色苍白、出汗、恶心呕吐、眩晕等表现,或由肿瘤、剃须、衣领紧等原因引起颈动脉窦压力增高。多数无基础心脏疾病。

2. OH 晕厥:典型的 OH 发生在体位由卧位或者坐位站立 3 min 内,收缩压下降≥20 mmHg 和/或舒张压下降≥10 mmHg 时,患者出现晕厥。OH 晕厥常见于老年人、使用降压药物不当、患有多系统疾病、自主神经病变、帕金森病、糖尿病脊髓病变或者心脏疾病患者等。

3. 心源性晕厥:特点是用力或仰卧时发生;突发心悸,随后立即发生晕厥;家族史中有不明原因的年轻猝死者;患有结构性心脏病、各种类型心律失常或者冠状动脉疾病。

（三）鉴别诊断

1. 癫痫：癫痫与晕厥的鉴别要点在于病史。癫痫发作诱因不明确，发作时多有肢体抖动，伴牙关紧闭、四肢僵硬、两眼上翻或瞪直等表现；晕厥时多四肢软、闭目，罕见尿便失禁。癫痫患者脑电图检查有特征性改变，如果常规脑电图检查阴性，可行视频脑电图监测。

2. 短暂性脑缺血发作：短暂性脑缺血发作是颈动脉或椎基底动脉系统发生短暂性血液供应不足，引起局灶性脑缺血导致的突发、短暂性、可逆性神经功能障碍。其中，椎基底动脉系统短暂性脑缺血发作患者往往发病突然，多在体位改变、活动过度、颈部突然转动或屈伸等等情况下发病。发病无先兆，有一过性的神经系统定位体征，一般无意识障碍，历时 5～20 min，通常在 30 min 内完全恢复。可反复发作，但一般在 24 h 内完全恢复，无后遗症。特殊表现是跌倒发作，即不伴意识丧失的突然摔倒。

3. 低血糖：低血糖指成年人空腹血糖值＜2.8 mmol/L，糖尿病患者血糖值≤3.9 mmol/L。常表现为出汗、饥饿、心慌、颤抖、面色苍白等交感神经兴奋症状，严重者可有精神不集中、躁动、易怒、昏迷等脑细胞缺氧表现。有或无糖尿病病史，发作时血糖低，供糖后症状迅速缓解是鉴别要点。

4. 低氧血症：低氧血症是指血液中含氧不足，动脉血氧分压（PaO_2）低于同龄人的正常下限。主要表现为血氧分压与血氧饱和度下降所表现出的憋气、胸闷、乏力、思维迟钝、反应变慢、犯困，严重者可出现精神不集中、躁动，甚至昏迷。血氧饱和度或血气分析可明确诊断。吸氧后患者的症状可以得到缓解。

5. 过度通气综合征：过度通气综合征是呼吸中枢调节异常，过度通气超过生理代谢所需而引起的一组症候群。发病时呼吸加深加快，患者诉呼吸费力；有胸闷压迫感或窒息感，可有胸痛、心悸、心动过速等；四肢末端及颜面麻木，手足抽搐，肌肉痉挛甚至强直，也可有头痛、头晕、意识障碍。查体无阳性体征。采用面罩限制通气，重复吸入面罩内二氧化碳，纠正低碳酸血症，症状可以很快得到缓解。

（四）诊断流程

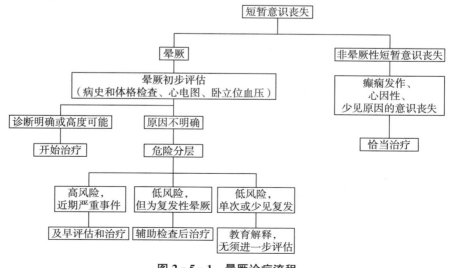

图 2 - 5 - 1　晕厥诊疗流程

二、治疗原则

（一）明确晕厥发病原因和发生机制，对因治疗。

1. 直立性低血压：健康教育和改变生活方式。如：采用肢体加压动作；使用腹带或穿用弹力袜；睡眠时头部抬高 10°以减少夜间多尿；充足摄入水和盐；快速饮用冷水以减轻直立位不耐受及餐后低血压；避免过度使用降压药。盐酸米多君可提高站立位血压，改善症状。

2. 心源性晕厥：晕厥患者如记录到无症状的心室停搏＞3 s，在排除年轻人体能训练、睡眠和服药及其他因素如低血压后，需起搏治疗。窦房结恢复时间显著延长者也需要起搏治疗。

（二）转诊指征

对于急性发病，病因不清，无条件进一步检查者应转诊。病因清楚但无条件进行医治，或预计对生命有重要影响的，应及时转诊。

第六节　麻　木

麻木是一个常见的症状，属于感觉障碍里的刺激症状。指在没有任何外界刺激的情况下，患者感到某些部位有发麻的感觉。导致麻木的病变部位分布较广，可累及大脑、脊髓、颅神经及周围神经。

一、诊断思路

（一）定位

根据病史和痛觉检查的结果，确定感觉障碍的范围；再根据感觉障碍范围，确定病变类型，如末梢型、后根型、神经干型、神经丛型、脊髓型、交叉型（延髓病变）、偏身型（内囊病变）和癔症型。

（二）定性

根据"MIDNIGHTS"原则，在仔细了解病史、神经系统体征和辅助检查的基础上，对引起感觉障碍的病变进行定性诊断。M：代谢性。I：感染性。D：退行性。N：肿瘤。I：自身免疫性。G：腺体内分泌。H：遗传性。T：创伤或中毒。S：血管源性。

（三）诊断要点

1. 上肢麻木

（1）神经（桡神经、尺神经、正中神经）损伤。患者有神经分布区的麻木伴无力。神经彩超及肌电图可协助诊断。

（2）脑血管病。患者多急性起病，可有偏侧肢体麻木。头颅 CT 及 MRI 可协助诊断。

（3）颈椎病。可压迫神经根引起上肢麻木，多呈不对称性。CT 和核磁共振成像可协助诊断。

（4）脊髓肿瘤。可有颈、肩、枕、臂、手部疼痛或感觉障碍，同侧上肢为下运动神经元损害,下肢为上运动神经元损害。诊断要点:① 从 X 线平片上可以看椎间孔增大,椎体或椎弓有破坏。② 脊髓造影显示梗阻部呈倒杯状。

(5)脊髓空洞症。好发于年轻人,颈胸段多见。有典型的痛觉和其他深浅感觉分离,温度觉减退或消失。其他表现为颈肩痛、头晕头痛、上肢麻木、肌肉萎缩,严重者双下肢痉挛、行走困难,甚至四肢麻痹、大小便障碍、出现偏瘫。CT 和核磁共振成像可以清楚地看到脊髓病变。

2. 四肢远端麻木

(1)营养缺乏和代谢障碍性肢体麻木,如糖尿病末梢神经炎、酒精导致体内 B 族维生素缺乏而引起麻木。

(2)急性多发性神经根神经炎,常急性或亚急性起病,出现肢体对称麻木,可伴有肌无力。辅助肌电图和腰穿检查可明确诊断。

3. 下肢麻木

(1)脊髓压迫症如腰椎间盘突出、脊髓肿瘤、外伤等压迫神经根可出现肢体麻木。

(2)自主神经紊乱所导致的主观麻木,检查未发现客观依据,证实有器质性疾病所导致的麻木。

4. 面部麻木

(1)脑血管疾病:脑血管病引起的脸麻木,多数是一侧的面部麻木,如丘脑病变可导致偏身感觉障碍,伴有一侧脸麻木。

(2)周围性面神经炎:面部神经炎患者出现受累侧面部感觉异常,脸部麻木,可同时伴有眼裂增宽、耳根后疼痛、口角歪斜等症状,需与中枢性面瘫、面部麻木进行鉴别。

(四)鉴别诊断

1. 中枢型麻木

麻木范围呈偏身型、交叉型、双侧节段型、脊髓半切或横贯型。中枢神经系统病变通常伴有其他神经系统症状,如言语困难、复视、共济失调、颅神经受累,或者为肠道、膀胱功能减退。深部腱反射常泛化或亢进,肌张力增高,病理征阳性。

2. 周围型麻木

(1)神经根损害表现为不对称,出现某皮节分布区的感觉症状,可伴发颈痛和腰痛。

(2)神经丛病损为一侧肢体多神经受累,呈非对称感觉运动障碍。

(3)末梢型周围神经病早期呈肢体远端进行性感觉损伤症状,如感觉缺失、麻木、疼痛或烧灼感,表现为手套袜套状分布。晚期麻木向近端扩展,可发生轻度远端肌肉无力和萎缩。急性周围神经病病症,最常见的如急性炎性脱髓鞘病,即格林-巴利综合征(GBS);慢性炎性脱髓鞘性多发性神经病,早期体征以无力为主而不是感觉缺失。

二、治疗原则

(一)对因治疗
积极寻找到病因,清除有害物质,纠正营养缺乏,治疗原发疾病。

(二)对症治疗
帮助患者控制不适的症状,减轻麻木和疼痛。常用治疗神经性疼痛药物:抗癫痫药

（如加巴喷丁、托吡酯、卡马西平、普瑞巴林）和抗抑郁药（阿米替林）。也可局部用含利多卡因敷贴和喷剂，或用辣椒辣素乳膏，以缓解疼痛。支持治疗包括足部护理、减轻体重和鞋子适脚也有帮助。严重者可酌情选用麻醉剂，注意做药物滥用和成瘾评估。

（三）转诊指征

1. 伴有神经系统阳性体征而不能明确诊断者。

2. 怀疑麻木症状系急性脑血管病早期症状者。

3. 急性、进展的麻木症状者。

转诊途中注意监测患者生命体征。

第七节　咳　嗽

咳嗽（cough）是一种机体防御性反射动作，有利于清除呼吸道分泌物及气道内异物。按病程划分，咳嗽可分为急性咳嗽（<3 周）、亚急性咳嗽（3～8 周）和慢性咳嗽（>8 周）。慢性咳嗽是社区门诊常见主诉之一，其患病率约为 10%，以中青年患者居多。

一、常见病因

（一）急性咳嗽

1. 普通感冒：主要为咳嗽、流涕、喷嚏、鼻塞和鼻后滴流感、咽喉刺激感或不适等上呼吸道相关症状。流行性感冒还可能存在发热、肌痛等全身症状。

2. 急性气管-支气管炎症：初期常有上呼吸道感染症状，随后咳嗽可渐加剧，伴或不伴咳痰，伴细菌感染者常咳黄脓痰。咳嗽、咳痰一般持续 2～3 周。

3. 其他少数严重疾病的征象之一，如新型冠状病毒感染、急性心肌梗死、左心功能不全、肺炎、气胸、肺栓塞及异物吸入。

（二）亚急性咳嗽

1. 感染后咳嗽：多表现为刺激性干咳或咳少量白色黏液痰，通常持续 3～8 周，以病毒感冒引起的咳嗽最为常见。

2. 慢性咳嗽的亚急性阶段。

（三）慢性咳嗽

常见病因包括：上气道综合征（UACS）、鼻后滴流综合征（PNDS）、咳嗽变异性哮喘（CVA）、嗜酸性粒细胞性支气管炎（EB）、胃食管反流性咳嗽（GERC）、变应性咳嗽（AC）等。

1. UACS/PNDS：除咳嗽、咳痰外，可表现鼻塞、鼻腔分泌物增加、频繁清嗓、咽后黏液附着及鼻后滴流感。变应性鼻炎还表现为鼻痒、喷嚏、水样涕及眼痒等。鼻—鼻窦炎常有鼻塞和脓涕等症状，也可伴有面部疼痛/肿胀感和嗅觉异常等。

2. CVA：主要表现为刺激性干咳，夜间及凌晨咳嗽为重要特征。感冒、冷空气、灰尘及油烟等容易诱发或加重咳嗽。

3. EB：其主要症状为刺激性干咳，咳嗽无昼夜规律，无喘息、呼吸困难等。

4. GERC：40%～68%的 GERC 患者可伴反酸、胸骨后烧灼感及嗳气等典型反流症状,但也有不少患者以咳嗽为唯一的表现。咳嗽大多发生在日间和直立位以及体位变换时,干咳或咳少量白色黏痰。进食酸性、油腻食物容易诱发或加重咳嗽。

5. AC:主要表现为刺激性干咳,多为阵发性,白天或夜间均可咳嗽,油烟、灰尘、冷空气、讲话等容易诱发咳嗽,常伴有咽喉发痒。通气功能正常,无气道高反应性,诱导痰细胞学检查嗜酸性粒细胞比例正常,糖皮质激素及抗组胺药物治疗有效。

6. 其他:慢性支气管炎、支气管扩张症、气管-支气管结核、ACEI 和其他药物诱发的咳嗽、支气管肺癌、心理性咳嗽等。

二、诊断思路

咳嗽病因众多,诊断需结合病史、查体、辅助检查,必要时还需要根据经验性治疗来综合判断。

（一）病史

需要关注患者的性别、年龄,有无前期呼吸道感染史,咳嗽的特点及伴随症状,既往病史,过敏史,吸烟史,粉尘或其他刺激性物质接触史,用药史等。

1. 咳嗽伴发热:见于急性呼吸道感染、肺结核、胸膜炎等。

2. 咳嗽伴胸痛:见于肺炎、胸膜炎、支气管肺癌、肺栓塞和继发性气胸。

3. 咳嗽伴咯血:多见于支气管扩张、肺结核、肺脓肿、支气管肺癌、二尖瓣狭窄、支气管结石、肺含铁血黄素沉着症等。

4. 咳嗽伴大量脓痰:常见于肺脓肿、支气管扩张、支气管胸膜瘘和肺囊肿合并感染。

5. 咳嗽伴呼吸困难:见于喉水肿、喉肿瘤、支气管哮喘、慢性阻塞性肺疾病、重症肺炎、肺结核、大量胸腔积液、气胸、肺淤血、肺水肿及气管或支气管异物。

（二）体格检查

重点检查气管的位置,颈静脉充盈情况,咽喉、鼻腔情况,双肺呼吸音及有无哮鸣音和爆裂音。咳嗽伴有哮鸣音多见于支气管哮喘、心源性哮喘、慢性喘息性支气管炎、弥漫性泛细支气管炎、气管与支气管异物等。当支气管肺癌引起气管与支气管不完全阻塞时可出现呈局限性分布的吸气性哮鸣音。伴有杵状指（趾）常见于支气管扩张、慢性肺脓肿、支气管肺癌和脓胸。

（三）辅助检查

1. 常规检查:血常规、血气分析、痰检查和痰培养。

2. 影像学检查:X 线胸片或胸部 CT,高分辨率 CT 对支气管扩张诊断具有重要意义。

3. 肺功能检查:评估肺通气功能,必要时联合支气管舒张试验可帮助诊断和鉴别气道阻塞性疾病,如支气管哮喘、慢性阻塞性肺疾病和大气道肿瘤等。如怀疑咳嗽变异性哮喘,可行支气管激发试验。

4. 纤维支气管镜:可用于诊断气管腔内病变:如支气管肺癌、异物、结核等。可以采用肺泡灌洗液留取病原学标本,提高培养的阳性率。必要时予以气管镜下治疗,如取出异物、吸痰、切除肿瘤等。

5. 24 h 食管 pH 监测:可用于判断是否存在胃食管反流。

（四）经验性治疗

根据临床特征先进行诊断性治疗,并根据治疗反应确定咳嗽病因。治疗部分有效但未完全缓解,应评估影响疗效的因素和是否存在其他慢性咳嗽的病因。治疗无效时应评估是否诊断错误,治疗力度和时间是否足够,有无影响治疗疗效的因素如职业或环境暴露因素等。

（五）诊断流程（图2-7-1至图2-7-3）

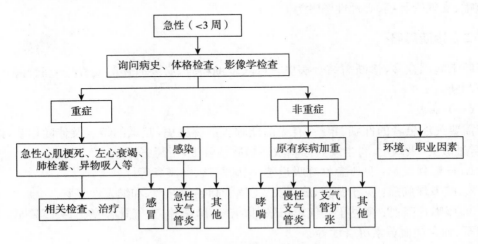

图2-7-1 急性咳嗽诊断流程

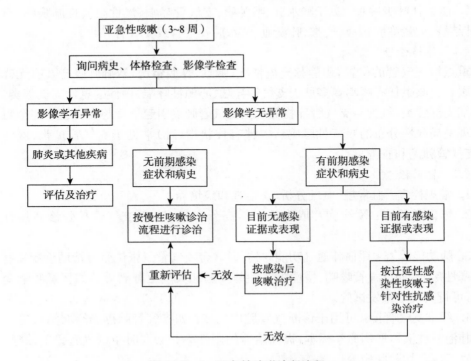

图2-7-2 亚急性咳嗽诊断流程

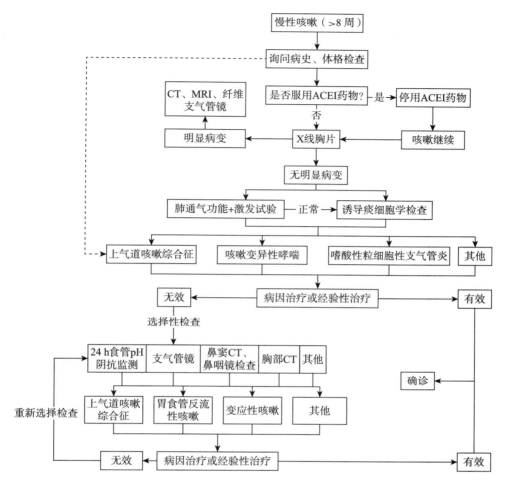

图 2-7-3　慢性咳嗽诊断流程

三、治疗原则

（一）急性咳嗽的治疗原则

1. 不常规推荐使用抗生素,如有明确细菌感染征象,可考虑给予 β-内酰胺类、喹诺酮类等口服抗菌药物。

2. 可适当使用减充血剂。儿童使用充血剂会增加惊厥、心率增快甚至死亡风险,需谨慎。

3. 剧烈干咳者可应用第一代抗组胺药物镇咳,如效果不佳,可使用中枢性镇咳药或外周性镇咳药。

4. 解热镇痛药类:主要针对普通感冒患者的发热、咽痛、全身酸痛等症。

5. 有痰而不易咳出者使用祛痰剂或黏痰溶解剂。

（二）亚急性咳嗽的治疗原则

感染后咳嗽为自限性,多能自行缓解,通常不必使用抗生素。如咳嗽系迁延性感染所致；咳嗽由肺炎支原体和肺炎衣原体所致，可使用大环内酯类或喹诺酮类抗菌药物；咳嗽由革兰阳性球菌所致，可使用阿莫西林或头孢菌素类药物；咳嗽症状明显者，可短期应用镇咳药、抗组胺药加减充血剂。

（三）慢性咳嗽的治疗原则

1. UACS/PNDS：合并变应性鼻炎者首选鼻腔吸入糖皮质激素和口服第二代抗组胺药治疗。如非变应性鼻炎以及普通感冒患者，治疗首选第一代抗组胺药和减充血剂。如合并细菌性鼻窦炎，应行正规抗感染治疗。

2. CVA：推荐使用吸入性糖皮质激素（ICS）联合支气管舒张剂的复方制剂。如症状较重或对吸入激素治疗反应不佳，可短期口服糖皮质激素治疗。

3. EB：建议首选 ICS 治疗，初始治疗可联合应用泼尼松口服。

4. GERC：减肥，避免过饱和睡前进食，避免进食酸性、辛辣和油腻食物，避免饮用咖啡、酸性饮料及吸烟，避免剧烈运动。使用制酸药，有食管运动功能障碍者，建议联合使用促胃动力药。

5. AC：糖皮质激素或抗组胺药物治疗有效。

（四）转诊原则

1. 紧急转诊：当患者咳嗽系气胸、气道异物、肺栓塞、肺水肿、急性心肌梗死等严重疾病引起，需密切监测患者生命体征，立即转诊至上级医院行积极抢救治疗。

2. 普通转诊

（1）针对慢性咳嗽常见病因进行了充分、规范治疗 2～4 周后，患者咳嗽症状仍无缓解，需转诊至上级医院明确病因。

（2）治疗仅部分有效，或未能排除某些严重或恶性病变应予以转诊。

（3）症状虽缓解，但是频繁反复发作，未能明确具体病因且影响患者生命质量，应转诊明确具体诊断。

（4）传染病病例，应按卫生法规、条例等要求转诊至专科医院诊治。

第八节　咯　血

咯血（hemoptysis）：喉及喉部以下的呼吸道及肺任何部位的出血，经口腔咯出。临床根据咯血量分为两类：$\leqslant 100$ mL/24 h 为少量咯血，$\geqslant 500$ mL/24 h 或一次咯血量 $\geqslant 200$ mL 为大量咯血。少量咯血有时仅表现为痰中带血，大量咯血时血液从口鼻涌出，常可阻塞呼吸道，造成窒息死亡。

一、病因

1. 气道疾病：常见于慢性支气管炎、支气管扩张、支气管结核、支气管肿瘤等，少见于气道异物、支气管结石、外伤性支气管断裂等。

2. 肺源性疾病：常见于肺炎、肺结核、肺脓肿等，少见于肺真菌病、肺寄生虫病、肺泡蛋白沉着症、尘肺等。在我国，引起咯血的首要原因是肺结核。

3. 心肺血管疾病：常见于二尖瓣狭窄，其他如肺梗死、肺动脉高压、肺动静脉瘘、心力衰竭、单侧肺动脉发育不全等。

4. 结缔组织病和血管炎：如系统性红斑狼疮、ANCA 相关性肺小血管炎、白塞氏综合征、干燥综合征、肺出血肾炎综合征等。

5. 血液病：常见于血小板减少性紫癜、白血病、血友病等。

6. 其他：某些急性传染病（流行性出血热、肺出血钩端螺旋体病等），某些药物（抗凝、抗血小板药物、非甾体抗炎药、抗甲状腺药物等）所致，支气管镜下组织活检、介入治疗等有创检查和治疗，气管、支气管子宫内膜异位症等。

二、诊断思路

（一）询问病史

1. 首先明确是否为咯血，排除鼻腔、牙龈和上消化道出血。

表 2-8-1　咯血与呕血的鉴别

鉴别要点	咯血	呕血
出血方式	咳出	呕出
颜色	泡沫状，色鲜红	无泡沫，呈暗红色或棕色
混杂内容物	常混有痰	常混有食物及胃液
酸碱度	呈碱性反应	呈酸性反应或碱性反应
基础疾病	有肺或心脏疾病史	有胃病或肝硬化病史
出血前兆	咯血前喉部瘙痒、胸闷、咳嗽	呕血前常上腹不适及恶心
出血后有无血便	除非经咽下，否则无血便改变	粪便带黑色或呈柏油状

2. 询问咯血量、次数和时间：大量咯血常发生于肺结核空洞、支气管扩张和慢性肺脓肿、二尖瓣重度狭窄，痰中带血持续数周或数个月应警惕肺癌，慢性支气管炎患者剧烈咳嗽时可偶有血性痰。同时需要询问出血是初次或多次，如为多次应了解此次咯血与以往有无不同；对于反复咯血者，应追问是否有呼吸系统疾病和心源性疾病的病史。

3. 咯血的颜色及性状：空洞型肺结核、气管支气管结核、支气管扩张咯血颜色多为鲜红，大叶性肺炎咳铁锈色痰，肺炎克雷伯菌肺炎可见砖红色胶冻样血痰，卫氏并殖吸虫病患者咳出烂桃样血痰，肺阿米巴病患者咳痰为棕褐色、带有腥臭味的脓血痰，肺淤血者咯血一般为暗红色，左心衰竭肺水肿患者常咳出浆液性粉红色泡沫样血痰，肺血栓栓塞时咳黏稠暗红色血痰。

4. 起病急缓：起病急多考虑肺炎、传染性疾病；慢性起病，病程长，多次咯血多考虑肺结核空洞、支气管扩张、心血管疾病等。

5. 伴随症状

（1）伴有发热、咳嗽、脓痰等：咯血伴有急性发热者常见于肺炎或急性传染病，如流行性出血热；长期低热、盗汗、消瘦的咯血患者，应考虑肺结核；咯血、发热同时伴有咳嗽、咳大量脓痰，多见于肺脓肿；反复咳嗽、咳脓痰，不伴有发热，多见于支气管扩张。

（2）伴呛咳：应考虑气道异物、气道肿瘤、支气管肺癌。

（3）伴胸痛、呼吸困难：常见于肺血栓栓塞、肺癌和肺炎。

（4）伴关节痛、肌肉痛：常见于狼疮性肺炎。

（5）伴皮肤瘀斑或口腔出血：应考虑血液系统疾病。

（6）伴血尿或尿量明显减少：应考虑 ANCA 相关性血管炎、肺出血-肾炎综合征（Goodpasture 综合征）及系统性红斑狼疮等。

6. 年龄、性别、吸烟史：儿童慢性咳嗽、小量咯血伴有贫血，应注意特发性含铁血黄素沉着症；咯血发生于幼年，可见于支气管扩张、先天性心脏病；青壮年咯血多注意肺结核、支气管扩张等；中年以上咯血伴有慢性咳嗽和吸烟者应警惕支气管肺癌的可能性；年轻女性反复咯血要考虑支气管结核和支气管腺瘤；生育期女性咯血应考虑子宫内膜异位症；女性患者有多系统损害的症状和咯血应考虑结缔组织病所致的咯血，如系统性红斑狼疮、结节性多动脉炎。

7. 基础疾病及个人生活史：幼年时曾患麻疹、百日咳、肺炎，而后长期反复咳嗽、咯血、咳脓痰较多者多考虑为支气管扩张；有风湿病、心脏病史者要注意二尖瓣狭窄和左心功能衰竭；个人生活史中还需要注意是否有结核病密切接触史；有长期职业性粉尘接触者要考虑尘肺；有生食螃蟹与蝲蛄者应警惕卫氏并殖吸虫病；女性患者在月经周期或流产葡萄胎后咯血，需要警惕子宫内膜异位症或绒毛膜上皮癌肺转移；骨折外伤、长期卧床、口服避孕药者咯血伴有胸痛，需要警惕肺栓塞引起的肺梗死。

8. 诱因：需要询问有无感染和外伤。支气管肺癌合并肺炎、金黄色葡萄球菌性肺炎、克雷伯菌性肺炎时可有咯血，此外还注意询问有无服用抗凝药物史。

（二）体格检查

1. 口咽和鼻咽部检查，可除外声门以上部位出血。

2. 胸部检查：咯血开始时，听诊一侧肺部呼吸音减弱，或出现啰音，而对侧肺呼吸音良好，常提示咯血发生在前者；如局部出现哮鸣音，常提示支气管腔内病变，如肺癌、支气管结核或异物；心尖部舒张期隆隆样杂音有利于风湿性心脏病二尖瓣狭窄的诊断；肺野内听到血管杂音支持肺动静脉畸形；肺部出现局限性呼吸音减弱和固定性湿啰音多见于支气管扩张患者；肺部听到湿啰音同时伴有胸膜摩擦音可能是肺部炎性病变；肺部湿啰音也应当考虑是否为血液存积在呼吸道所致。

3. 浅表淋巴结检查：锁骨上及前斜角肌淋巴结肿大多见于肺癌淋巴结转移。

4. 全身其他部位：杵状指（趾）多见于支气管扩张、肺脓肿及肺癌，男性乳房女性化支持肺转移癌，黏膜及皮下出血者要考虑血液病，活动性肺结核、支气管肺癌患者常有明显的体重减轻。

（三）辅助检查

1. 实验室检查：血常规，尿常规，红细胞沉降率，抗结核抗体及结核菌素纯蛋白衍生物及 T-SPOT A、B 检测，肺部肿瘤标志物，自身抗体，类风湿因子，抗中性粒细胞胞浆抗体，D-二聚体检测，脑钠肽及 N 端脑钠肽前体，痰病原学检查等，以帮助明确诊断。

2. 影像学：胸部 X 线或胸部 CT 检查，必要时可行增强 CT 明确出血部位。

3. 其他：支气管镜检查、支气管动脉造影、超声心动图检查和右心导管检查等。

（四）诊断流程

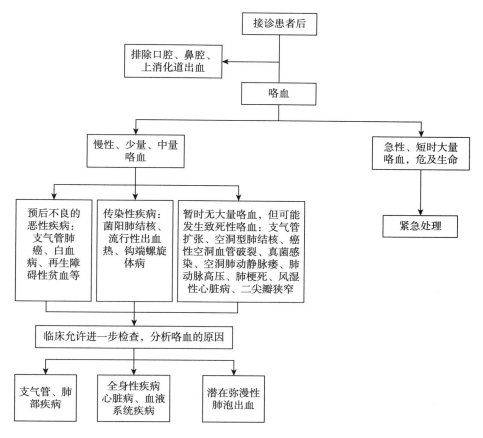

图 2-8-1 咯血的诊断流程

三、治疗原则

1. 一般治疗：大量咯血患者要求绝对卧床，就地抢救，避免不必要搬动，以免加重出血。出血部位明确者应采取患侧卧位，呼吸困难者可取半卧位，缺氧者给予吸氧。安慰患者消除紧张焦虑情绪，必要时给予小剂量镇静剂。

2. 药物治疗：止血，垂体后叶素是治疗咯血的首选药物。垂体后叶素禁忌或无效时可使用酚妥拉明。另外还可使用 6-氨基己酸、氨甲苯酸、酚磺乙胺、巴曲酶、肾上腺色腙（卡巴克洛）、维生素 K_1、鱼精蛋白等。

3. 输血：收缩压低于 90 mmHg 以下者或血红蛋白明显降低者应考虑输血。如果患者存在凝血基因异常，可考虑给予新鲜冻干血浆或重组凝血因子Ⅶa；如果患者血小板减少，也可以考虑单纯补充血小板。

4. 抗感染治疗：当合并肺部感染时应给予抗感染治疗。

5. 非药物治疗：药物治疗效果不佳时可考虑行支气管动脉栓塞、经支气管镜治疗，必要时可行手术治疗。

6. 转诊

（1）虽病因明确，但经初步处理后咯血不止者，给予止血及对症处理，维持患者生命体征平稳，向上级医院转诊。转诊过程中注意安抚患者情绪，避免其情绪激动。

（2）咯血原因不明，如怀疑肺结核引起咯血、考虑肺内占位病变、血液系统疾病引起咯血等，需转诊至上级医院或者专科医院明确诊断，给予相应治疗。

第九节　腹　痛

腹痛是指各种原因导致的腹腔内外脏器病变或非器质性病变，表现为膈肌到盆腔之间发生的疼痛感觉。是临床常见的症状之一，也是常见就诊原因。

腹痛的原因非常复杂，按其发生机制可分为内脏性腹痛、躯体性腹痛、牵涉痛三类。由于腹部受到躯体感觉神经纤维和内脏传达纤维共同支配，腹痛实际上是腹腔内脏痛和腹壁痛两部分的综合。

腹痛根据起病急缓可以分为三类：急性腹痛（病程为 1 周以内）、亚急性腹痛（病程为 1 周到 6 个月）、慢性腹痛（病程为 6 个月以上）。对于病程在 1 周内的急性腹痛，应重视识别"危重腹痛"。病程为 1 周到 6 个月的亚急性腹痛和病程为 6 个月以上的慢性腹痛，不能忽视被掩盖的病因和容易忽视的疾病。

腹痛的性质从疼痛程度上可以划分为隐痛、钝痛、剧烈疼痛、持续性疼痛阵发加剧等。有些疾病的疼痛有其自身特点，如剧烈的刀割样痛、烧灼样痛提示胃肠道穿孔可能，阵发性绞痛提示肠梗阻、胆石症、输尿管结石等可能，严重、持续性上腹剧痛提示急性胰腺炎可能，阵发性、钻顶样疼痛提示胆道蛔虫病可能，撕裂样疼痛提示主动脉夹层动脉瘤破裂，持续、剧烈腹痛伴腹肌板样强直提示急性腹膜炎可能。

牵涉痛与病变的内脏有一定解剖相关性，故对病变部位的判断有一定帮助，常见胆囊疾病牵涉至右肩背部，心绞痛牵涉至左上肢内侧，阑尾炎早期疼痛在脐周或胃部，急性胰腺炎放射至左腰背部或呈束带状放射痛。

疼痛发作的时间也有助于寻找病因，如消化道、胆囊穿孔和腹主动脉夹层多为突发性疼痛，消化道、实质脏器炎症多为渐进性疼痛，十二指肠溃疡为饥饿痛，胃溃疡、胆囊炎、缺血性肠病为餐后痛，子宫内膜异位、黄体破裂的疼痛与月经有关。

腹痛存在的诱因：典型的进食油腻食物后诱发胆囊炎、胆石症，暴饮暴食、酗酒诱发急性胰腺炎，腹部外伤往往是肝、脾破裂的病因。

通过体位改变，疼痛程度能有所缓解，如：胃黏膜脱垂可以通过左侧卧位缓解，十二指肠雍滞症可以通过胸膝位或侧卧位缓解，胰腺癌可以通过前倾位或俯卧位减轻，十二指肠溃疡进食后缓解，反流性食管炎取直立位可减轻。

一、诊断思路

急性腹痛要重视识别"危重型腹痛"，而慢性腹痛要从全科医学整体性临床思维理念出发，因此两者在诊疗思路上存在差别，要区分对待。

（一）急性腹痛

1. 评估生命体征：观察血压、呼吸、脉搏、体温、神志，对于生命体征看似相对平稳者，尤其应注意有无休克前期的表现，如有无反应迟钝、皮肤苍白、出冷汗、烦躁不安、少尿、发绀等。

2. 评估是否存在危重型腹痛：通过问诊查体和必要的辅助检查评估是否存在如出血坏死性胰腺炎、急性梗阻性化脓性胆管炎、绞窄性肠梗阻、肠系膜动脉栓塞、腹主动脉瘤、弥漫性腹膜炎、异位妊娠破裂出血等危重型腹痛。

3. 排查原发病在腹腔或腹外：原发病在腹外，如急性肺炎、胸膜炎、心绞痛可以表现为急性腹痛；还有全身疾病的腹部表现，如腹型过敏性紫癜、糖尿病酮症酸中毒等。

4. 原发病在腹腔内的，应区别是偏内科性的还是偏外科性的，往往外科性的腹痛更紧急和危重。

内科性的急腹症少器质性病变，多为功能性的原因。常有发热或其他前驱症状，而后出现腹痛；常不能准确定位，疼痛范围不局限，缺乏固定痛点，并无腹膜刺激征，喜按；腹痛可轻可重，短期内病情不恶化；发病短期内白细胞计数正常或稍高，无中毒血常规表现；影像学检查常无阳性发现。

外科性的急腹症多为器质性的改变，腹痛突然发作，剧烈，急剧发展，不及时处理，短期内病情常迅速恶化；患者表情痛苦，呻吟，大汗，面色苍白，辗转不安或蜷曲静卧；可有腹膜刺激征及肝浊音界缩小或消失等，常有休克表现；短期内可有白细胞明显增多、中性粒细胞增高、进行性血色素下降等；影像学检查可见膈下游离气体、高度胀气、梯形性液气平等阳性表现。

5. 具体病因的诊断。常见急性腹痛可以分为以下七类（表2-9-1）：

表2-9-1　急性腹痛分类及临床表现

类型	诊断要点	临床特点	常见疾病
炎症性急性腹痛	腹痛＋腹膜刺激征＋发热	腹穿可抽出炎性渗出物，腹膜刺激征阳性	多见于腹腔感染如急性胆囊炎、急性阑尾炎、急性胰腺炎、急性坏死性肠炎、急性盆腔炎
穿孔性急性腹痛	突发性持续性腹痛＋腹膜刺激征＋气腹、板状腹	影像学检查可见膈下游离气体，腹穿有阳性发现，抽出肠内容物、血液或胆汁等	多见于胃、十二指肠溃疡穿孔
梗阻性急性腹痛	阵发性腹痛＋腹胀＋呕吐＋排泄功能障碍	梗阻部位可以是胃肠道、胆道、尿道，腹胀和（或）相应器官肿胀明显	如肝内、外胆管结石，胆绞痛，胆道蛔虫病，肠梗阻，肠套叠，嵌顿性疝，肾、输尿管结石等
出血性急性腹痛	腹痛＋内（或外）出血＋休克	急性失血表现为面色苍白，出冷汗，尿少，脉搏、血压下降，休克。可有外出血（呕血、血便）或内出血（腹穿抽出不凝血）	如胆道出血、肝癌破裂出血、腹主动脉瘤破裂出血、异位妊娠破裂等

类型	诊断要点	临床特点	常见疾病
缺血性急性腹痛	持续腹痛＋随缺血坏死而出现的腹膜刺激征	腹痛特点为突然发生、剧烈、持续，可伴阵发性加剧；早期可有"症征分离"，即症状明显，但体征不明显	常见病因有各种腹内疝、腹外疝，带蒂肿瘤及系膜较长的肠扭转，肠系膜动脉阻塞，静脉血栓等
损伤性急性腹痛	外伤史＋腹痛＋内出血或腹膜炎体征	有胸腹部外伤史，伤后有持续性腹痛，往往空腔脏器损伤，会出现腹膜炎体征，腹穿有消化道分泌物或炎性液体。实质性脏器损伤腹穿有不凝血，但腹痛轻	如胃肠道破裂、肝破裂、脾破裂等
全身型疾病及功能紊乱所致急性腹痛	腹痛无固定部位，呈间歇性，一过性或不规则	症状可轻可重，体征轻，无固定的腹痛压痛、肌紧张及反跳痛	如功能性消化不良、肠易激综合征、酮症酸中毒等

(二) 慢性腹痛

从全科学视角出发，采用约翰·莫塔教授的临床安全策略——临床 5 问思维法，对该患者进行分析。

1. 哪些重要疾病不能被忽视？包括创伤史、停经史、既往史、腹痛性状，注意全身体检，如仔细观察肠型、肠道蠕动波，听诊肠鸣音，检查有无心律失常、腹部血管杂音，有无肌卫。遇到腹痛加剧，需要按急性腹痛诊疗。有些腹痛虽然无须紧急处理，但仍不能忽视，如患者年龄超过 40 岁、消瘦、腹部包块、淋巴结肿大、隐血阳性、贫血、肿瘤家族史等要排除肿瘤的可能。

2. 导致腹痛的常见疾病有哪些？消化道疾病多见，如急性胃肠炎，胃十二指肠黏膜病变等，育龄期女性要考虑存在痛经的可能。

3. 有什么容易被遗漏的疾病吗？腹腔脏器感染，如胆囊炎、胰腺炎、阑尾炎、憩室炎；泌尿系统疾病，如膀胱炎尿路结石；下腹部压痛尚需考虑妇科疾病；儿童还需排查寄生虫感染。

4. 是否患有潜在的常被掩盖的疾病？关注腹痛以外的症状，如出现呼吸深大、呼出烂苹果气味，要注意糖尿病酮症。了解各种药物的不良反应，如 α-糖苷酶抑制剂服用后会出现肠道胀气、腹痛症状。还有些患者虽以腹胀、腹痛就诊，但原因却是心力衰竭引起的胃肠道、肝脏淤血，需要结合下肢是否水肿、颈静脉是否怒张、肝颈静脉反流征等综合判断。

5. 是不是还有什么话没有说？与患者建立良好的医患关系，有效沟通并取得患者信任，了解患者内心的想法。如考虑躯体化症状、焦虑症、抑郁症、中枢介导的腹痛综合征等。

无论急性腹痛和慢性腹痛，在初步诊断后，还需进行鉴别诊断，根据患者的临床表现，特别需要在常见的病因和不可忽视的病因中加以甄别。

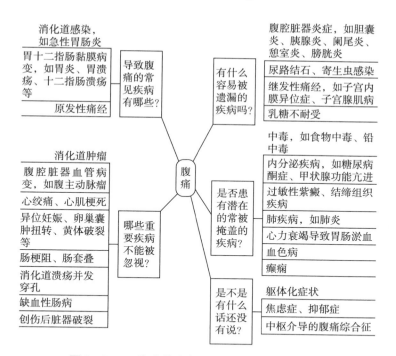

图 2-9-1 腹痛的诊断——5 问法临床思维导图

二、治疗原则

1. 处理原则：要求及时、准确、有效。

2. 先评估，再诊断：先对患者全身情况进行评估，再对腹部情况进行判断。

3. 先抢救，再治疗：先关注患者是否属于危重情况，需要做何紧急处理。无论诊断是否明确，均应考虑患者有无急诊手术包括开腹探查的适应证。如果暂时不需手术，应做动态观察，观察过程中把握手术时机。

4. 出现下列情况，说明患者病情恶化：

（1）患者出现血压降低或休克、急性弥漫性腹膜炎，伴脉搏过快（>130 次/分）、高热（体温≥39 ℃）或体温不升（≤36 ℃）、烦躁、冷汗等严重感染中毒症状，白细胞计数>$20×10^9$/L 或降低。

（2）黄疸伴高热患者，如胆道系统严重感染，容易发生感染性休克。

（3）呕吐、腹泻、出现脱水征、尿少（尿量<25 mL/h）的患者出现水、电解质紊乱〔血钠<130 mmol/L、钾<3.5 mmol/L、CO_2 结合力<18 mmol/L 或>32 mmol/L、碱剩余>4 mmol/L、血氧分压<60 mmHg（8 kPa）〕。

（4）腹部手术后近期出现急性腹痛，多数与手术有关，如出血、吻合口瘘、肠梗阻等，少数是腹腔内暴发性感染（如产气性细菌感染）、手术后急性胰腺炎或血管栓塞导致器官梗死等，病情多严重且复杂。

5. 诊断明确的腹痛治疗

需要急诊手术的常见疾病有急性阑尾炎、化脓性梗阻性胆总管炎、化脓性或坏疽性胆囊炎溃疡病急性穿孔伴有弥漫性腹膜炎、绞窄性肠梗阻、肝癌破裂出血等。凡诊断明确、非手术治疗不能遏制病情发展者均应急诊手术。

暂时采用非手术治疗者,应密切观察病情进展,根据病情变化随时调整治疗方案。

观察中注意:

(1) 评价诊断是否正确。当出现新的症状、体征,或经特殊检查发现新证据,应及时补充或修改原来的诊断。

(2) 评价治疗是否有效,治疗无效时应及时调整,包括从非手术治疗转为手术治疗。

(3) 评价治疗过程中症状、体征及其他化验指标的变化规律,为判断疗效及探讨疗效机制提供依据。

6. 诊断不明确的腹痛治疗

(1) 无明显腹膜炎,患者一般情况较好,可严密观察生命体征变化,反复检查重要脏器功能情况和腹部体征。

(2) 给予必要的治疗,包括输液、应用抗生素,必要时行胃肠减压及各种必要的辅助检查。未明确诊断前,慎用吗啡类镇痛药,适当选用解痉药;不能排除肠坏死和肠穿孔时,禁用泻药和灌肠。

(3) 积极纠正水、电解质平衡紊乱。观察期间定时反复行血气分析、血电解质等检查,有可能逐步明确诊断。

(4) 诊断不明应嘱随访,病情较重者切不可轻易让患者离院,以免延误治疗。

7. 剖腹探查手术指征如下:

(1) 弥漫性腹膜炎而病因不明者。

(2) 腹膜炎刺激征经观察无好转,反而恶化者。

(3) 症状和体征经非手术治疗后范围不断扩大和加重者。

(4) 腹腔穿刺抽出不凝固血液,伴失血性休克者。

(5) 疑有空腔脏器穿孔无局限趋势,且有明显移动性浊音者。

(6) 腹膜刺激征不典型,腹痛、腹胀进行性加重,体温和白细胞计数上升,脉搏过快,全身炎症反应严重者。

(7) 疑有脏器绞窄者。

(8) 腹内病变明确,伴有感染性休克,难以纠正或逐渐加重者。

8. 其他治疗措施:

(1) 必要时禁食水,必要时给予有效的胃肠减压。

(2) 取半卧位可缓解腹肌紧张,减轻疼痛,有利于腹腔液体引流至盆腔。

(3) 补充营养,纠正水、电解质及酸碱失衡。

(4) 应用有效抗生素。

(5) 对症处理。

9. 转诊指征及注意事项

优秀的全科医生在日常工作中需要不断总结反思,知道自己的不足;对于患者复杂疾病、超出自己能力范围或者基层医疗机构诊治条件的患者,需要及时转诊至上级医疗机构。转诊之前要做好评估,做好转诊途中的准备工作,预计病情变化,做好针对性的预案。下面以"腹痛"为例,从转诊指征、患者准备,转运人员、装备、家属准备等方面详述转诊的注意事项。

（1）转诊指征:

① 病因诊断不明;

② 观察治疗期间患者病情无改善;

③ 超出所在执业机构能力范围,如需要的检查设备该单位缺少、需要手术但该单位没有资质和条件。

对于病情恶化,需要手术或进一步干预的,需要从医疗机构诊疗能力和转运风险双方面进行衡量考虑。

（2）转运过程注意事项:

① 转运人员准备:一是按照转运分级人员配备,标准要求选定相应的医护人员;二是做好转运人员分工,明确职责。护士群体相对固定,熟悉工作流程以及应急方案,由转运护士来担当领队,负责转运过程中的协调管理工作。

② 转运装备准备:一是按照转运分级装备配备标准要求配备相应的仪器设备和药品;二是转运仪器设备调试并试运行,及时发现问题并解决问题。

③ 患者准备:出发前按照转运分级再次评估病情:主要包括生命体征、意识、呼吸及循环情况等,并检查以确保各种管路及引流固定妥当、通畅,尽量在患者病情稳定的情况下转运。

④ 接收方准备:告知接收方患者的病情及生命体征、所用仪器设备、用药情况及到达时间等,使其充分做好接收患者的准备。

（3）确保患者及医护人员安全:

① 为确保患者安全,医护人员必须各司其职,在转运过程中持续监测患者生命体征;患者在床单位间移动的过程中要注意各种管路连接的有效性,避免牵拉松脱;保证仪器正常工作;力求在最短时间内完成转运工作。

② 为确保医护人员安全,转运仪器须规范放置,防止人员被仪器砸伤;同时,在转运途中也要特别注意行人,避免不必要的意外事件。

（4）与家属沟通内容:

① 告知转运的目的地。

② 告知患者目前病情及转运的必要性。

③ 告知转运存在的风险,获取家属的知情同意及配合,在转运告知书上签字确认。

第十节　腹　泻

腹泻（diarrhea）指排便次数明显超过平时习惯（＞3 次/d）,粪质稀薄,含水量增加（＞85％）,大便可伴有黏液、脓血或未消化的食物。腹泻可分为急性与慢性两种,一般来说,急性腹泻病程为 2～3 周,而慢性腹泻病程＞4 周。腹泻的常见病因及分类见表 2-10-1。

表 2 - 10 - 1　腹泻的常见病因及分类

分类	发生机制	相关疾病
分泌性腹泻	肠黏膜分泌过多	感染、中毒所致急、慢性肠炎
渗透性腹泻	肠腔内渗透性升高	服盐类泻药
渗出性腹泻	黏膜炎症、溃疡、浸润性病变致血浆、黏液、脓血渗出	肠道炎症
动力性腹泻	肠蠕动亢进	肠炎、胃肠功能紊乱、甲状腺功能亢进
吸收不良性腹泻	肠道黏膜吸收障碍	大部分肠切除术后、吸收不良综合征

一、诊断思路

1. 诊断要点：根据腹泻的起因，大便的性状及臭味，腹泻伴随症状，同食者群集发病的历史，腹泻加重、缓解的因素，病后一般情况变化等临床表现进行考虑。如：

伴发热者，可见于急性细菌性痢疾、伤寒或副伤寒、肠结核、肠道恶性淋巴瘤、克罗恩病、溃疡性结肠炎急性发作期、败血症等。

伴里急后重者，提示病变以直肠乙状结肠为主，如细菌性痢疾、直肠炎、直肠肿瘤等。

伴明显消瘦者，提示病变位于小肠，如胃肠道恶性肿瘤、肠结核及吸收不良综合征。

伴皮疹或皮下出血者，见于败血症、伤寒或副伤寒、麻疹、过敏性紫癜、糙皮病等。

伴腹部包块者，见于胃肠道恶性肿瘤、肠结核、克罗恩病及血吸虫病性肉芽肿。

伴重度失水者，常见于分泌性腹泻，如霍乱、细菌性食物中毒或尿毒症。

伴关节痛或关节肿胀者，见于克罗恩病、溃疡性结肠炎、系统性红斑狼疮、肠结核、肠性脂质营养不良（Whipple 病）等。

2. 体格检查：注意有无明显消瘦和营养不良、慢性腹泻伴发热、腹块、腹部压痛、肠鸣音亢进等。

3. 辅助检查：常规化验、小肠吸收功能试验、影像检查（X 线检查、内镜检查、B 超检查、小肠黏膜活组织检查、选择性血管造影和 CT 等）。

4. 诊断流程：详见急性、慢性腹泻诊疗流程如图 2 - 10 - 1 和图 2 - 10 - 2。

二、治疗原则

1. 病因治疗：抗感染治疗，如乳糖不耐受症应避免摄入乳制品；因服药所致的腹泻应及时停用相关药物。

2. 对症治疗：纠正水、电解质平衡紊乱；纠正营养失衡；给予黏膜保护剂，微生态制剂，止泻剂，解痉、止痛药等。

3. 转诊指征：出现以下情况应及时转诊：腹泻原因不明，需要做相关检查明确诊断者；结肠癌等肠道肿瘤需手术治疗者；严重肠道感染者，如霍乱、急性胃肠炎患者，或腹泻持续，导致水及电解质平衡紊乱、酸碱失衡，甚至休克者。

4. 预防措施

（1）感染性腹泻者，应避免不洁饮食，注意卫生，防止粪-口途径传播。

（2）肠易激综合征患者需建立良好的生活习惯，饮食上避免产气的食物，如奶制品、大豆等。伴有焦虑者可采取心理治疗或药物治疗。

（3）乳糖不耐受者，不宜使用牛奶等乳制品。

（4）因服药所致腹泻者，应及时停用有关药物。

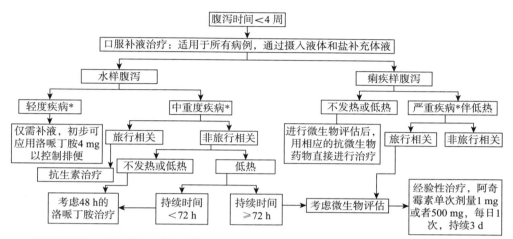

* 疾病严重程度：严重，指由于腹泻全身不能动；中等，指能够活动，但由于疾病一些活动被迫改变；轻度，指活动没有变化

图 2‑10‑1　急性腹泻诊断流程

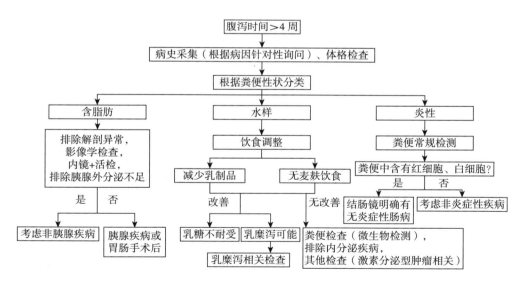

注：相关实验室检查、影像学检查及内镜检查均阴性者高度提示功能性疾病

图 2‑10‑2　慢性腹泻诊断流程

第十一节 恶心、呕吐

恶心为上腹部不适和紧迫欲吐的感觉,可伴有迷走神经兴奋的症状,如皮肤苍白、出汗、流涎、血压降低及心动过缓等,常为呕吐的前奏。一般恶心后随之呕吐,但也可仅有恶心而无呕吐,或仅有呕吐而无恶心。呕吐是通过胃的强烈收缩迫使胃或部分小肠内容物经食管、口腔而排出体外的现象。二者均为复杂的反射动作,可由多种原因引起。

一、诊断思路

(一)分类

根据呕吐的疾病性质不同,呕吐分为四类:

1. 反射性呕吐:常见疾病有咽刺激,胃肠道疾病,肝、胆、胰与腹膜疾病,来自胃肠道外的刺激如休克、青光眼、肾绞痛以及各种急性传染病等。

2. 中枢性呕吐:常见原因有中枢神经系统感染、脑血管病、颅内压增高、偏头痛、颅脑外伤、药物或化学毒物的作用、代谢障碍(如糖尿病酮症酸中毒、尿毒症)及妊娠反应等。

3. 前庭障碍性呕吐:见于迷路炎、梅尼埃病、良性位置性眩晕等。

4. 神经性呕吐:见于神经症、癔症等。

(二)病因

引起呕吐的常见消化道疾病有幽门梗阻、肠梗阻、胆道疾病,这三类疾病引起的呕吐的特点有所不同,详见表2-11-1。

表2-11-1 不同疾病引起的呕吐的临床特点

项目	幽门梗阻	肠梗阻	胆囊炎、胆结石
好发年龄	任何年龄	儿童、老年人多见	中年人多见
性别	无性别差异	无性别差别	女：男为1.5:1～2:1
诱因	消化性溃疡、胃癌	炎症、肿瘤、肠套叠、肠扭转	肥胖、高脂饮食、炎症
特点	呕吐量较多、次数不多,呕吐后症状缓解,呕吐胃内容物(宿食),上腹部饱胀,食欲减退	呕吐胃内容物或胆汁、肠内容物,呕吐频繁,腹痛,腹胀,便秘和停止肛门排气	腹痛、呕吐胃内容物或胆汁、食欲减退、寒战、发热,可出现黄疸
发作形式和持续时间	持续性	持续性	持续性
伴随症状或体征	消化性溃疡或胃癌等症状、体征,胃型,上腹部振水音阳性,水、电解质平衡紊乱、酸碱失衡	腹部膨胀、肠鸣音亢进或减弱、肠型和蠕动波、腹部压痛、腹块	感染性休克、烦躁、谵妄、右上腹压痛、墨菲征阳性

(三)伴随症状

根据呕吐的伴随症状,分析病因:

1. 伴腹痛、腹泻者，多见于急性胃肠炎或细菌性食物中毒、霍乱、副霍乱及各种原因的急性中毒。

2. 伴右上腹痛及发热、寒战或有黄疸者，应考虑胆囊炎或胆石症。

3. 伴头痛或喷射性呕吐者，常见于颅内高压症或青光眼。

4. 伴眩晕、眼球震颤者，常见于前庭器官疾病。

5. 应用某些药物如抗生素与抗癌药物等，可能与药物副作用有关。

6. 适龄妇女早晨呕吐，应注意早孕可能等。

详细地询问病史，包括呕吐诱因、呕吐方式、发生时间、呕吐次数和量、呕吐物性状、伴随症状等，结合体格检查及相应的实验室及辅助检查〔如血、尿、粪常规检查，血液生化检查，腹腔穿刺液的常规及生化检查，X 线检查，腹部 B 超，腹部 CT，磁共振胆胰管造影（MRCP）或内镜逆行胆胰管造影（ERCP），经皮经肝胆管造影（PTC），内镜检查等〕。

二、治疗原则

1. 常规治疗原则

（1）呕吐易发生误吸，应抬高床头，取头侧位；对于意识障碍、不能保护气道的患者，考虑气管插管。

（2）剧烈呕吐可能导致贲门黏膜撕裂，必要时对症止吐，可静脉或肌内注射甲氧氯普胺，口服多潘立酮、莫沙必利等。

（3）严重呕吐常伴有低钾、低镁、体液有效容量不足和代谢性碱中毒，需及时补液治疗。患者实际体液丢失量可能远比呕吐量多（例如肠梗阻和胰腺炎患者），补液量根据丢失量＋生理需要量计算补充。

2. 转诊原则

出现以下情况时应转上级医院诊治：怀疑中枢性呕吐；由肿瘤所致呕吐；伴有肠梗阻或者腹膜刺激征者阳性，怀疑肠道有穿孔者；呕吐原因较复杂，诊断困难者；呕吐严重，引起失水、电解质紊乱、酸碱平衡失调者等。

第十二节　黄　疸

黄疸是疾病进展过程中的一个症状，是血清中胆红素升高致使皮肤、巩膜及黏膜黄染。正常胆红素最高为 17.1 μmol/L；其中结合胆红素为 3.42 μmol/L，非结合胆红素为 13.68 μmol/L。胆红素在 17.1～34.2 μmol/L，临床不易察觉，称为隐性黄疸，超过 34.2 μmol/L 时即可出现黄疸。

一、诊断思路

（一）分类

根据病因及发病机制，黄疸主要分为溶血性黄疸、肝细胞性黄疸、胆汁淤积性黄疸及先天性非溶血性黄疸。

1. 溶血性黄疸：是因为大量红细胞破坏,血液中非结合胆红素超过肝细胞的摄取、结合与排泌能力,超过正常水平而出现黄疸。分为先天性溶血性贫血和后天获得性溶血性贫血所致黄疸两类。前者常见于珠蛋白生成障碍性贫血、遗传性红细胞增多症,后者常见于自身免疫性溶血性贫血、新生儿溶血、蚕豆病、阵发性睡眠性血红蛋白尿等。

2. 肝细胞性黄疸：因为肝细胞损伤,对胆红素的摄取、结合及排泄功能降低,毛细胆管受损,胆栓形成,胆汁排泄受阻而反流进入血液循环,导致血中非结合型胆红素和结合型胆红素均增加所致黄疸。可见于各种原因如肝炎病毒、酒精、药物、毒物、细菌毒素、移植物抗宿主病、淋巴瘤、寄生虫病等所致的肝细胞损伤。

3. 胆汁淤积性黄疸：由于胆汁生成或胆汁流动障碍所致黄疸。分为肝内胆汁淤积性黄疸和肝外胆汁淤积性黄疸两类。前者与肝细胞性黄疸病因相似;后者由于胆道阻塞,阻塞上方的压力升高,胆管扩张,导致小胆管及毛细胆管破裂,胆汁中胆红素反流入血。常见病因是肝外胆管结石、狭窄、炎性水肿、癌栓、寄生虫等。

4. 先天性非溶血性黄疸：由于肝细胞对胆红素的摄取、结合和排泄缺陷所致的黄疸。主要见于吉尔伯特综合征(Gilbert syndrome)、克里格勒-纳贾尔综合征(Crigler-Najiar syndrome)、罗托综合征(Rotor syndrome)、杜宾-约翰逊综合征(Dubin-Johnson syndrome)等。

(二)临床表现及实验室特点

患者将出现不同程度的皮肤黄染,或者轻微的皮肤、黏膜泛黄。根据病情不同,还可以表现出皮肤瘙痒、深色尿、恶心呕吐、腹泻、发热及寒战,或者食欲减退、腹痛腹胀、消化道出血等。表2-12-1列举了不同类型黄疸的临床表现及实验室特点。

表2-12-1　不同类型黄疸的临床表现及实验室特点

项目	溶血性黄疸	肝细胞性黄疸	胆汁淤积性黄疸
皮肤颜色	浅柠檬色	浅黄至深黄	暗黄或黄绿色
皮肤瘙痒	无	轻度	明显
大便颜色	加深	加深	色浅或白陶土色
尿颜色	酱油或茶色	色深	色深
其他症状	发热、寒战、头痛、呕吐、腰痛、贫血、脾大	疲乏、食欲减退、腹泻、水肿,严重者可有出血倾向	可有腹痛、发热、心动过缓
TB	升高	升高	升高
DB	正常	升高	明显升高
DB/TB	<20%	20%~60%	>60%
ALT,AST	正常	明显升高	可升高
ALP	正常	升高	明显升高
GGT	正常	升高	明显升高

续表

项目	溶血性黄疸	肝细胞性黄疸	胆汁淤积性黄疸
尿胆原	升高	轻度升高	降低或消失
尿胆红素	—	＋	＋＋

注：TB—总胆红素；DB—直接胆红素；ALT—丙氨酸氨基转移酶；AST—天门冬氨酸氨基转移酶；ALP—碱性磷酸酶；GGT—γ-转肽酶。

（三）诊断流程

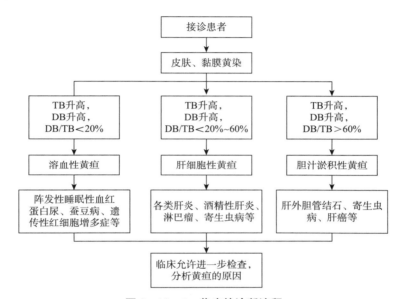

图 2-12-1　黄疸的诊断流程

二、治疗原则

通过详细询问病史及体格检查，结合血常规、尿常规、肝功能、脂肪酶、电解质等实验室检查，初步判断黄疸的类型，必要时还要结合影像学诊断，如超声、CT、MRI、胆道造影等明确诊断。治疗首要原则是病因治疗，治疗原发疾病，辅以保肝、利胆退黄等对症治疗。如果诊断困难应及时转诊到上级医院相应专科。

第十三节　体表肿物

体表肿物是指位于身体表面，发源于皮肤及附属器、皮下及深部软组织，在体表可以触及的肿块，大小、形态各异。体表肿物从性质上可分为良性肿瘤、交界性肿瘤、恶性肿瘤三种，多数是良性疾病。

一、常见类型

1. 色素痣

色素痣是由色素细胞所构成的先天性肿瘤,面颈部为好发部位。可分为非细胞性和细胞性斑痣两类,后者又分为以下几种:

(1)交界痣:痣细胞集中分布在表、真皮的交界位置,以掌跖或外生殖器部位多见,表面平坦稍高出皮面。交界痣有恶变倾向,可发展成为黑色素瘤。

(2)皮内痣:痣细胞和痣细胞巢位于真皮层内。表面光、平坦或稍隆起,可以长毛。皮内痣一般不恶变。

(3)混合痣:为上述两型的混合,特点像皮内痣居多。因其交界痣成分,故也有恶变可能。

(4)蓝痣:少见,多发生于儿童时期,呈深青到蓝黑色,界限明显。蓝痣多为良性,偶有恶变。

此外,还有幼年型黑痣和巨痣两种少见的色素痣。

需要强调的是,有下列表现时应考虑色素痣恶变:① 色素痣突然变大;② 边界模糊;③ 局部发痒作痛;④ 表面破溃、出血或形成溃疡;⑤ 病变四周出现小的卫星状痣;⑥ 颜色突然加深。

2. 皮肤囊肿

(1)皮脂腺囊肿:又名粉瘤,是由于皮脂腺囊管口闭塞或狭窄引起皮脂分泌物淤积而形成,而非真性肿瘤;头、背部常见,略隆起于皮肤,与皮肤粘连,基底可以移动;皮肤表面有腺体导管开口,此处与皮肤粘连最紧,常见黑色粉刺样小栓,挤压时有白色粉状物。粉瘤易感染,极少发生癌变。

(2)表皮囊肿:又称为表皮样囊肿,多因外伤后所致,囊内充满角质物。好发于头皮、颈部、臂及背部,囊肿为单个或多个,基底可以移动,但与皮肤常有粘连。可继发感染,偶有恶变。

(3)皮样囊肿:先天性病变,属于错构瘤,多发于幼儿或青年期。位于皮下,与皮肤不粘连,而与基底组织粘连较紧,不易推动。囊壁含汗腺、毛囊和皮脂腺等,囊腔内可以有毛发,好发于眼眶周围、鼻根、头枕部及口底等处,生长缓慢,极少发生癌变。

3. 脂肪瘤

由脂肪组织组成的良性肿瘤,单发或多发,好发于肩、背、臀部,呈扁圆形或分叶状,与表皮无粘连,边界清楚,发展缓慢,极少恶变。少数压之有疼痛的,称为痛性脂肪瘤。

4. 纤维瘤、神经纤维瘤和神经纤维瘤病

(1)纤维瘤:纤维瘤是由纤维结缔组织形成的良性肿瘤,较常见。可见于全身各部位,表面光滑,可自由推动,有蒂者可以长得很大。纤维瘤可分为软硬两种。硬纤维瘤多数发生于年轻女性,以腹壁多见,生长缓慢,呈浸润生长而无包膜,与周围边界不清,切除后易复发,复发后往往容易变为恶性。

(2)神经纤维瘤和神经纤维瘤病:神经纤维瘤可在神经末端或沿神经干的任何部位发生。多发的神经纤维瘤临床上又称神经纤维瘤病。单发的神经纤维瘤可凸出于皮面或在皮下,多发生于成年人。

神经纤维瘤病是一种具有家族倾向的先天性疾病,在孩童时期即可发病,特点是:① 肿物多发,少则几个,多则成百上千;② 肿物沿神经干走向生长;③ 皮肤出现咖啡斑,常波及中枢神经系统、内分泌系统,引起智力不全。

5. 血管瘤

以血管内皮细胞等增殖形成的良性肿瘤。可发生于头面、四肢、肌肉、内脏等部位,分为毛细血管瘤、海绵状血管瘤、混合性血管瘤和蔓状血管瘤四类。

(1)毛细血管瘤:由真皮内增生扩张的毛细血管构成,出生或出生后1~2个月内出现,1岁内生长活跃,2岁以后多静止或消退。毛细血管瘤可分为葡萄酒斑样和草莓样毛细血管瘤两类,不高或稍高于皮肤,鲜红色或暗红色,压之易褪色。

(2)海绵状血管瘤:因其形态、质地均似海绵得名,隆起于皮肤表面呈紫红或深红色。海绵状血管瘤可向深部发展,侵入肌肉、骨骼或内脏,必要时须行影像学造影,以明确其大小、范围及深度等。

(3)蔓状血管瘤:表现为血管瘤及周围区域内可见念珠状或索状弯曲迂回的粗大而搏动的血管。局部皮温高,有搏动、震颤,可听到持续性吹风样杂音,好发于头皮,可破坏颅骨而侵入板障静脉,与颅内静脉窦相连接。选择性动脉造影是目前蔓状血管瘤最常用的检查手段。

6. 淋巴管瘤

淋巴管瘤是增生和扩张的淋巴管形成的良性肿瘤,可分为毛细淋巴管瘤、海绵状淋巴管瘤和囊性淋巴管瘤三类,多出现于儿童时期,发展较慢。

(1)毛细淋巴管瘤:又称单纯性淋巴管瘤,多发于皮肤,也可发生于口腔黏膜。

(2)海绵状淋巴管瘤:最常见,主要发生于皮肤、皮下组织、肌间结缔组织间隙中,呈多房性,结构形如海绵。

(3)囊性淋巴管瘤:又称水瘤,是一种充满淋巴液的先天性的囊肿,源于胚胎的迷走淋巴管,与周围正常淋巴管并不相连。多见于婴幼儿颈部,左侧多于右侧,好发于颈部后角区,与皮肤无粘连,柔软呈分叶状,能透光。体积过大时,可压迫气管、食管引发呼吸困难或吞咽障碍。

7. 腱鞘囊肿

发生在关节或腱鞘周围的半球状囊性且有弹性的肿块,内含胶冻样物质,表面光滑,边界清楚,质软,无明显自觉症状或有轻微酸痛;囊液充满时,囊壁坚硬,局部压痛。触摸时皮下饱满并有波动囊样感,多伴酸痛或放射性痛。其发生原因多与不恰当的用力方式、局部的外伤史、骨质增生等有关。

8. 黑色素瘤

高度恶性的肿瘤,多数在色素病变基础上发生,是痣细胞或色素细胞的恶性增殖,也可发生于正常皮肤,创伤、慢性刺激、日光照射可增加发病概率,部分病例有家族史。足跟部是好发部位,头颈部、躯干及四肢次之。

9. 皮肤癌

来自表皮细胞外胚叶及其附属器官的一种恶性肿瘤。临床上常见的有鳞状细胞癌和基底细胞癌两种,鳞状细胞癌较基底细胞癌多见。

最初表现为皮肤上结节样突起或浸润性红斑,生长发展较快,迅即破溃而形成慢性溃疡,溃疡外观如菜花状或碟形,常伴局部感染,可有恶臭及疼痛。鳞状细胞癌恶性程度高,较早出现区域性淋巴结转移,预后较差。基底细胞癌发展较慢,恶性程度较鳞状细胞癌低,较少发生淋巴结区域性转移。

二、诊断思路

(一)问诊

问诊中,以下四点要加以重视:

1. 与患者年龄和性别的关系:婴幼儿体表肿物多为先天性,如:好发于颈部、躯干和四肢的囊状淋巴管瘤,好发于头颈或骶尾部的皮样囊肿,好发于胸锁乳突肌上 1/3 前缘、下颌下角后方的腮裂囊肿或腮瘘等;青少年皮下质地坚硬的肿物,与皮肤粘连、界限清楚的要考虑钙化上皮瘤的可能;青壮年人多见纤维瘤、脂肪瘤等;成年女性腋下肿物,如质地柔软、界限不清,要考虑副乳的可能。

2. 是否存在诱因:了解肿物发生的诱因,如:在外伤部位、较浅的动脉附近有肿物,要考虑到假性动脉瘤的可能;局部穿刺或外伤刺入可使小块表皮种植于皮内或皮下而形成植入性囊肿;如创伤后缓慢出现肿物,要考虑血肿可能;如异物刺伤后肿物缓慢生长,要考虑异物肉芽肿的可能。

3. 注意询问肿物出现的时间和生长的速度:可提示肿瘤是良性或恶性,一般长期存在且生长缓慢者多为良性肿瘤。

4. 个人史:饮食习惯,如有吃生或半生不熟的猪肉史,要考虑寄生虫病的可能;饲养过宠物,要考虑非特异性感染可能。

(二)体检

查体中除一般检查外,还应着重肿物局部的检查,了解肿物的物理特点。

1. 肿物的形状:囊肿多为圆形或椭圆形,脂肪瘤可为分叶状。

2. 肿物表面是否光滑:光滑活动者多属于良性肿瘤;形状不规则,表面凹凸不平,质硬而固定的肿物多属恶性肿瘤。

3. 肿物的质地硬度:良性肿瘤质地软而均匀者较多;恶性肿瘤多数质地坚硬。

4. 波动感:囊肿有波动感。张力较小的囊肿易触及波动感,张力大和直径<2 cm的肿物不容易检查出波动感。

5. 肿物的回缩性:海绵状血管瘤可有压缩性;腱鞘囊肿如果发自关节,部分可稍回缩。

6. 肿物的搏动感:搏动为向外扩张性(即向左右方向跳动)说明搏动来自肿物本身;如搏动随手指上下跳动且保持平行,说明搏动为传导性,来自肿物毗邻的血管。

7. 肿物与皮肤是否粘连:肿物与皮肤粘连,如炎性的肿物、来源于皮肤的肿物、恶性肿瘤浸及皮肤等。

8. 判断肿物来自哪层组织

(1)发生于皮肤的肿物:用力推动肿物可见皮肤起皱、凹陷。

（2）发生于皮下组织的肿物：不与皮肤粘连（炎症和恶性肿瘤除外），当肌肉收缩时肿物更显突出或不受影响。

（3）发生于肌肉的肿物：由于肿物在深筋膜的下方，在肌肉收缩时可变得不突出。

（4）发生于骨质或与骨附着的肿物：通常不活动，多数坚硬。

三、治疗原则

恶性肿瘤和怀疑为恶性肿瘤的需要积极手术处理；对于良性肿物，处理措施多样，要根据肿物的性质，也要了解患者的需求。

1. 痣：对交界痣或有恶变倾向以及易受摩擦部的痣应手术切除，标本送病理切片，确定恶变者应再次扩大手术。其他类型的痣可以暂不处理。

2. 皮肤囊肿：手术摘除，需行梭形切口将紧密相连于皮肤的腺体导管开口一并切除，如并发感染，应先控制感染，待炎症消退后再进行手术。

3. 皮样囊肿：考虑手术切除，应完整切除，否则可能复发。

4. 脂肪瘤：一般无须处理。多发性脂肪瘤一般无须手术。

5. 纤维瘤：宜早期手术切除，广泛切除。神经纤维瘤病尚无有效的治疗方法。

6. 血管瘤：治疗方法包括外科手术、放射治疗硬化剂注射、冷冻、激光和激素疗法等。对于蔓状血管瘤，手术更是唯一可行的治疗方法；硬化剂注射可以用作手术治疗前的一种措施；而激素治疗适用于婴幼儿血管瘤的治疗。

7. 淋巴管瘤：瘤体小者可冷冻或激光治疗，瘤体稍大者可用硬化剂或放射疗法，瘤体体积较大者需做手术切除。

8. 腱鞘囊肿：一般无须治疗；若局部有压迫症状或影响外观，可以治疗。治疗方法包括挤压、局部穿刺和手术治疗，均有复发可能，手术切除复发概率低。

9. 黑色素瘤：最佳方法是外科手术扩大切除加局部淋巴结清扫术。

10. 皮肤癌：有手术治疗、放射治疗、冷冻治疗，激光治疗化学疗法等。具体要根据肿瘤的恶性程度、生物学特点及病情进展综合考虑。

第十四节 肥 胖

肥胖是指机体脂肪总含量过多和（或）局部含量增多及分布异常，是由遗传和环境等多因素共同作用而导致的慢性代谢性疾病。肥胖主要包括三个特征：脂肪细胞数量增多，体脂分布失调以及局部脂肪沉积。肥胖是能量代谢平衡失调，热量摄入多于消耗使脂肪合成增加造成的，是遗传、环境和生活方式等多种因素相互作用的结果。

肥胖可分为两类：单纯性肥胖，又称原发性肥胖；继发性肥胖，是继发于神经-内分泌-代谢紊乱基础上的肥胖。依据脂肪积聚部位，又分为中心型肥胖（腹型肥胖）和周围型肥胖（皮下脂肪型肥胖）两种。

一、诊断思路

(一) 临床表现

轻度肥胖多无症状,仅表现为体重增加、腰围增加、体脂百分比增加超过诊断标准。严重的肥胖患者可以有胸闷、气急、胃纳亢进、便秘、腹胀、关节痛、肌肉酸痛、易疲劳、倦怠以及焦虑、抑郁等临床表现。

肥胖患者常合并血脂异常、脂肪肝、高血压、糖耐量异常或糖尿病等疾病,容易伴发阻塞性睡眠呼吸暂停、胆囊疾病、胃食管反流病、高尿酸血症和痛风、骨关节病、静脉血栓、生育功能受损(女性出现多囊卵巢综合征,男性多有阳痿不育、类无睾症)及社会和心理问题。

(二) 诊断标准

1. 计算身体质量指数(BMI):BMI(kg/m^2)=体重/身高^2(标准见图 2-14-1)。

2. 测量腰围判断中心型肥胖:被测量者取立位,测量腋中线肋弓下缘和髂嵴连线中点的水平位置处体围的周径。还可以采用 CT 或 MRI,选取第 4 腰椎与第 5 腰椎间层面图像,测量内脏脂肪面积,中国人群该面积≥80 cm^2 定义为中心型肥胖。

3. 测量体脂率:以生物电阻抗法测量人体脂肪的含量(体脂率)来判断。正常成年男性体内脂肪含量占体重的 10%~20%,女性该比例为 15%~25%。男性体脂率＞25%,女性＞30%,可考虑为肥胖。该方法精度不高,测定值仅作为参考。

(三) 诊断流程

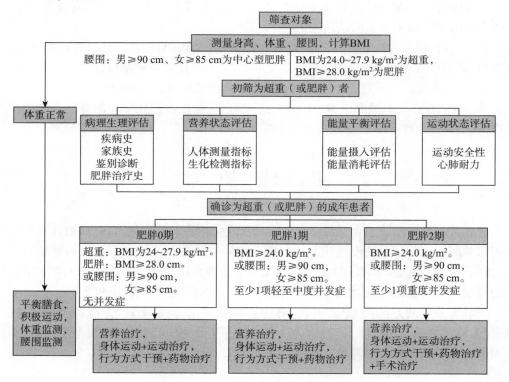

图 2-14-1 肥胖的诊断流程

二、治疗原则

（一）生活及行为方式干预

超重（或肥胖）重在预防，限制热量的摄入及增加热量的消耗是预防及治疗超重（或肥胖）的首选方案。每个人都要做到体重适当。全科医生需要积极关注超重患者，及时做好健康教育（详见本书第九章）。

1. 饮食方式改善：基本原则是低能量、低脂肪、适量蛋白饮食，同时增加新鲜蔬菜和水果在膳食中的比例，限制热量摄入，长期平衡膳食，做到个体化。

2. 运动锻炼：长期、规律运动有利于减轻腹型肥胖，控制血压，进而降低心血管疾病风险。运动前需进行必要的评估，尤其是心肺功能和运动功能的医学评估。

3. 行为方式干预：增加患者治疗的依从性，包括自我管理、目标设定、心理评估、认知调整等。

（二）药物治疗

1. 药物治疗指征：以下情况可考虑药物治疗：

（1）食欲旺盛，餐前饥饿难忍，每餐进食量较多。

（2）合并高血糖、高血压、血脂异常和脂肪肝。

（3）合并负重关节疼痛。

（4）肥胖引起呼吸困难或有阻塞性睡眠呼吸暂停综合征。

（5）BMI≥24 kg/m² 且有上述并发症。

（6）BMI≥28 kg/m²，不论是否有并发症，经过 3 个月的单纯饮食方式改善和增加活动量处理仍不能减重 5%，甚至体重仍有上升趋势者。

2. 常用药物：美国 FDA 批准的治疗肥胖的药物主要有环丙甲羟二羟吗啡酮（纳曲酮）/安非他酮、氯卡色林、芬特明/托吡酯、奥利司他、利拉鲁肽等。我国获得国家药监局批准治疗肥胖的药物只有奥利司他。奥利司他属于胃肠道脂肪酶抑制剂，可以抑制食物中脂肪的分解和吸收，从而减轻体重。推荐剂量为 120 mg，3 次/d，餐前服。奥利司他可用于年龄≥12 岁的青少年患者，孕妇和哺乳期妇女禁用。常见不良反应为排便次数增多、带便性胃肠排气、脂（油）便、脂肪泻、大便失禁等。奥利司他会减少脂溶性维生素与 β 胡萝卜素吸收，因此服药期间应补充包含脂溶性维生素在内的复合维生素。罕见的不良反应包括转氨酶升高和重度肝炎、过敏反应等。

难以通过生活方式干预得到改善的严重肥胖患者，可考虑代谢手术治疗。

（三）转诊指征

以下情况应及时转诊至上级医院：

1. 疑似继发性肥胖症患者。

2. BMI≥32.5 kg/m²，采用生活方式干预 3 个月，体重减轻＜5%或呈进行性增加的患者。

3. 肥胖合并严重的代谢性疾病或合并症。

第十五节　消　瘦

消瘦(emaciation)是指各种原因造成的体重低于正常低限的一种状态。体重低于标准体重的10%就可诊断为消瘦,也有人主张体重低于标准体重的10%为低体重,低于标准体重的20%为消瘦。国内多采用身体质量指数(BMI)判定消瘦,BMI$<$18.5 kg/m^{2}为消瘦。

引起消瘦的常见原因:

1. 食物摄入不足:食物缺乏、偏食或喂养不当可见于小儿营养不良、佝偻病等。进食或吞咽困难常见于口腔溃疡、下颌关节病、颌骨骨髓炎及食管肿瘤等。厌食或食欲减退常见于神经性厌食,慢性胃炎,肾上腺皮质功能减退,急、慢性感染,尿毒症及恶性肿瘤等。

2. 食物消化、吸收利用障碍:胃及十二指肠溃疡、慢性胃炎、胃肠道肿瘤、慢性结肠炎、慢性肠炎、肠结核及克罗恩病等。

3. 糖尿病:长期糖尿病的患者由于胰岛功能下降,糖耐量异常,身体无法充分利用血液中的葡萄糖,通过消耗脂肪来提供机体所需的能量。另外大多数糖尿病患者通过饮食控制及体育锻炼,体重会明显下降。

4. 甲亢:甲亢患者伴机体高代谢状态,会逐渐消瘦。

5. 恶性肿瘤:由于肿瘤对营养物质的大量消耗,许多患者在短期内体重减轻。

6. 慢性肠胃疾病:患有慢性胃肠疾病如慢性胃炎、消化性溃疡、十二指肠球炎、慢性非特异性肠炎、肠易激综合征等,会出现腹泻、大便次数过多等症状,营养物质吸收功能下降从而引起人体消瘦。或者感染寄生虫,引起消化吸收功能紊乱,出现消瘦。

7. 慢性肝病:肝脏是人体蛋白合成的主要场所。肝脏疾病易造成人体合成代谢下降,消耗代谢上升,导致人在短时间内出现消瘦。

8. 精神因素:人受到严重精神创伤时,食欲中枢受到抑制,引起食物摄入量减少。长期紧张、压抑、焦虑、抑郁等会引起神经和内分泌功能紊乱,导致身体消瘦。

9. 减肥不当:主动限制饮食,加大运动量,服用减肥药物抑制食欲、减少吸收、促进排泄,使体重减轻而消瘦。

10. 体质性消瘦:家族史遗传性,生来即消瘦,无任何疾病征象。

一、诊断思路

(一)询问病史的内容

患者什么时候出现的消瘦? 瘦了多少斤? 是否正在减肥? 是否有来自工作和生活上的压力? 是否有精神紧张、过度疲劳? 平时饮食怎么样? 是否有偏食或异食? 是否有什么其他伴随症状? 近亲属是否有类似情况? 家族中是否多数人都比较瘦? 等等。

(二)询问临床表现

1. 消化系统:询问有无食欲不振、恶心呕吐、腹胀、腹痛、腹泻等症状,排除口腔、食管、胃肠及肝、胆、胰等疾病。

2. 神经系统：询问有无厌食、吞咽困难、恶心呕吐等症状,排除神经性厌食、延髓性麻痹和重症肌无力等疾病。

3. 内分泌代谢：询问有无畏热多汗、性情急躁、震颤多动、心悸、突眼和甲状腺肿大等症状,排除甲状腺功能亢进症。询问有无皮肤黏膜色素沉着、乏力、低血压及厌食、腹泻等症状,排除肾上腺皮质功能减退症(艾迪生病)。询问是否为生育期妇女,出现消瘦、性功能减退、闭经、厌食、恶心呕吐和毛发脱落等表现,排除希恩综合征(Sheehan syndrome)。对于多尿、多饮、多食和消瘦等症,排除各种类型糖尿病。

4. 慢性消耗性疾病：如结核病、各类型肿瘤、慢性感染等所具有的非特异性症状等。

5. 神经精神疾病：此类患者除了消瘦,伴有多种躯体症状,可有情绪不稳、自卑、自信心低下、思维缓慢、睡眠障碍、食欲不振、认知功能异常等精神心理症状。

（三）诊断流程

需要行血、尿、大便常规检查,糖耐量试验、血沉、肝功能、甲状腺功能检查、血皮质醇功能等检查,此外结合超声、CT、内镜等影像学检查帮助明确诊断。详见图 2-15-1 消瘦的诊断流程。

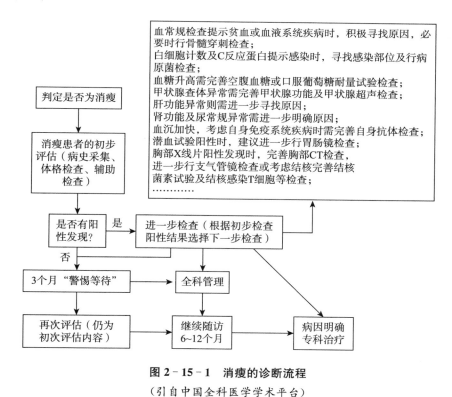

图 2-15-1 消瘦的诊断流程
（引自中国全科医学学术平台）

二、治疗原则

消瘦主要是针对病因进行治疗。积极寻找病因,治疗原发病,对症支持治疗。针对病因不明、严重消瘦、合并有器质性或精神心理疾病,需要及时转至对应专科进行治疗。针对病因明确的消瘦患者需进行全面管理:调整生活方式,改变饮食结构,增加能量膳食,可口服营养补充品,增加抗阻运动等;定期随访,每3～6个月到相关科室进行评估。

第十六节　水　肿

　　水肿是组织间隙过量积液的病理现象在临床上的一种客观表现。轻度的液体潴留可无水肿,当体内液体存储量达4～5 kg以上时,可出现肉眼可见的水肿。水肿分为全身性水肿及局限性水肿。当液体在体内组织间隙呈弥漫性分布时称为全身性水肿,表现为躯体低垂部位或者水肿部位皮肤受压出现凹陷不易恢复,也称凹陷性水肿;液体积聚在局部组织间隙,称为局限性水肿。胸膜腔、心包、腹膜腔中液体积聚过多,分别称为胸腔积液、心包积液、腹水,是水肿的特殊形式。

一、诊断思路

（一）病史

1. 发病情况,持续时间,缓慢出现还是突然发生,严重程度。

2. 病变部位,全身性的还是局部的,一侧还是双侧肢体,上肢还是下肢,或者特定部位如头面部等。

3. 病变特征,凹陷性或非凹陷性水肿,有无压痛,皮肤有无破损、增生、色泽变化。

4. 伴随症状,体重增加和减少,有无呼吸困难或夜间呼吸困难。

5. 加重因素,体位或体位变化的影响,饮食习惯,使用药物情况等。

（二）体格检查

　　除了全身的仔细查体外,对四肢水肿部位需要细致检查周围血管和皮肤改变,注意浅静脉充盈、动脉搏动情况,皮肤的颜色、温度、溃疡及其他病变。对胸、腹水,除物理检查外,辅助以B超、X线摄片、CT等影像学检查,穿刺抽取积液检查以明确诊断。

1. 水肿发生于单侧下肢:常见于下肢深静脉血栓、静脉闭塞、淋巴管阻塞。一般静脉性血栓或闭塞所致水肿多为可凹陷性、不累及脚趾,而淋巴管阻塞所致水肿不为凹陷性、质地较硬,累及脚趾。

2. 水肿仅限于双侧下肢:常见于神经性水肿、药源性水肿(钙通道阻滞剂、雌激素、类固醇等)、肥胖、高血压、妊娠、月经期、更年期、老年人、贫血、特发性水肿等。如果水肿仅仅局限于双下肢胫骨下缘,常见于甲状腺功能减退症。

3. 水肿仅发生于上肢及面部:常见于上腔静脉阻塞综合征。

4. 水肿发生于眼睑及颜面部,以早晨起床时最明显:见于肾性疾病,常见于肾炎。

5. 如果水肿初发生于下肢,尔后蔓延至全身:常见于心源性水肿、肝源性水肿、肾源性水肿、重度贫血、重度营养不良等疾病。

6. 水肿仅发生于下肢及腰骶部:常见于下腔静脉阻塞综合征、截瘫、长期卧床、营养不良等疾病。

（三）鉴别诊断

1. 全身性水肿

（1）心源性水肿：心力衰竭所致。水肿首先出现在身体下垂部位，伴有体循环淤血表现，如颈静脉怒张、肝大、静脉压升高，严重时可出现胸腔积液、腹水。

（2）肾源性水肿：可见于各种肾脏疾病。水肿初为晨起眼睑和颜面水肿，以后发展为全身性水肿，水肿发生、发展情况及轻重程度不一，视病因而定。

（3）肝源性水肿：肝功能失代偿导致。常见腹水，大量腹水时腹内压增加，阻碍下肢静脉回流而引起下肢水肿，头面部及上肢常无水肿。有肝功能异常的其他表现，如脾大、腹壁静脉怒张、食管-胃底静脉曲张，以及黄疸、肝掌、蜘蛛痣等。

（4）营养不良性水肿：见于长期慢性消耗性疾病所致营养缺乏、蛋白丢失性胃肠病和重度烧伤患者。水肿的特点是先从足部开始，逐渐蔓延至全身，常伴消瘦及体重减轻。

（5）黏液性水肿：主要见于甲状腺功能减退者。水肿表现为非凹陷性，因为组织液中蛋白含量较高，好发于胫骨前，也可出现于眼眶周围。

（6）经前期紧张综合征：常表现为月经前7～14 d出现眼睑、踝部及手部轻度水肿，可伴乳房胀痛，盆腔沉重感。月经后水肿逐渐消退。

（7）药物性水肿：肾上腺皮质激素、雄激素、雌激素、胰岛素、扩血管药物等引起的水肿。

（8）特发性水肿：多见于中老年人，尤其多见于身体肥胖的老年妇女。以下肢踝关节附近较为显著，为凹陷性水肿，每日下午较重，休息后症状减轻或消失。目前病因尚不明确，有研究认为其与水盐代谢紊乱息息相关。

2. 局限性水肿

主要由局部静脉、淋巴回流受阻或毛细血管通透性增加所引起，常见于静脉血栓形成、血栓性静脉炎、上下腔静脉阻塞综合征及丝虫病。

（四）诊断流程

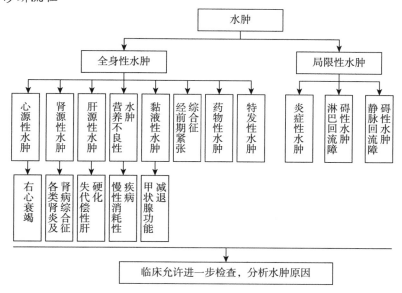

图 2－16－1　水肿的诊断流程

二、治疗原则

如果全身性水肿明显,严重心源性疾病导致心力衰竭、大量心包积液危及生命应紧急处理,使用利尿剂减轻心脏负荷;同时明确病因,治疗原发病;维持生命体征平稳,积极协调转诊上级医院。

第十七节 关节痛

关节痛是指各种原因导致关节腔内或关节周围组织损伤和病变进而引起的关节及周围疼痛,是临床常见症状。可引起关节痛的病因多种多样,牵涉范围广泛,种类繁多。

一、诊断思路

（一）病因及临床表现

1. 创伤:急性外伤性关节痛常在外伤后即出现受累关节疼痛、肿胀和功能障碍。慢性外伤性关节痛有明确的既往外伤史,反复出现关节痛,常于过度活动和负重及气候寒冷等刺激时诱发,药物及物理治疗后缓解。

2. 感染细菌直接侵入:关节内外伤后细菌侵入关节,败血症时细菌经血液到达关节内,关节邻近骨髓炎、软组织炎症、脓肿蔓延至关节内,关节穿刺时消毒不严或将关节外细菌带入关节内。常见疾病包括化脓性关节炎、结核性关节炎。

3. 变态反应和自身免疫:因病原微生物及其产物、药物、异种血清与血液中的抗体形成免疫复合物,流经关节沉积在关节腔引起组织损伤和关节病变。常见疾病包括风湿性关节炎、类风湿关节炎。

4. 退行性关节病:分原发性退行性关节病和继发性退行性关节病两种。原发性退行性关节病多见于高龄和肥胖的老人,女性多见,有家族史,常有多关节受累。继发性退行性关节病关节病变多有创伤、感染、先天性畸形等基础病变,并与吸烟、肥胖和重体力劳动有关。常见疾病为退行性骨关节炎、冻结肩和肩袖损伤。

5. 代谢性骨病:维生素 D 代谢障碍所致的骨质软化性骨关节病,嘌呤代谢障碍所致的痛风关节炎,其他内分泌疾病如糖尿病性骨病,皮质醇增多症性骨病,甲状腺或甲状旁腺疾病引起的骨关节病均可出现关节疼痛。

6. 骨关节肿瘤:良性肿瘤如骨样骨瘤、骨软骨瘤、骨巨细胞瘤和骨纤维异常增殖症。恶性骨肿瘤如骨肉瘤、软骨肉瘤、骨纤维肉瘤、滑膜肉瘤和转移性骨肿瘤。

7. 药物性关节病:急性痛风可由口服利尿剂,或由促尿酸排泄药物所激发;大剂量应用铁葡聚糖可使类风湿性关节炎症状加重;关节内反复注射皮质激素可引起关节软骨的破坏性改变,导致关节疼痛。

（二）问诊要点

关节疼痛出现的时间,疼痛的诱因,疼痛部位,疼痛出现的缓急程度及性质,加重与缓解因素,伴随症状,职业及居住环境,慢性病史及用药史。

（三）体格检查

关节的检查分为"视、触、动、量"这四步,每个关节都要在此基础上进行细致的体格检查。

1. 视诊观察关节部位有无红肿、隆起、静脉怒张、窦道、瘢痕、肌肉萎缩、畸形等情况。

2. 触诊了解两侧是否对称、等长,是否有关节积液。如膝关节的浮髌试验是检查关节积液的常用方法。

3. 主动、被动活动各个关节,观察关节各个方向的主动和被动活动度。

4. 测试肢体远端的感觉和肌力等。

（四）辅助检查

包括类风湿因子（RE）检测、红斑狼疮细胞试验、红细胞沉降率、抗链球菌溶血素"O"试验、C反应蛋白检测、抗核抗体检测、免疫球蛋白和补体检测、HLA-B27 的检测、尿酸检测、关节滑液的检查、关节镜检查、影像学检查等。

（五）鉴别诊断(图 2-17-1)

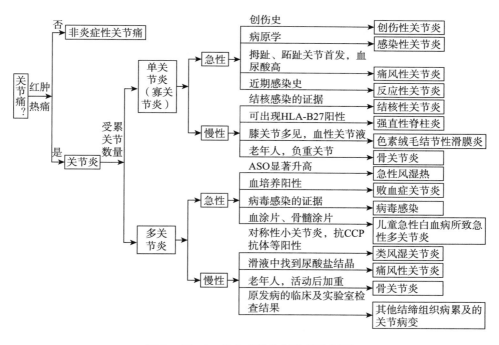

图 2-17-1 关节痛的鉴别诊断路径图

二、治疗原则

1. 主要分为基础治疗（患者教育、运动治疗、物理治疗等）、药物治疗和手术治疗等,例如膝关节炎的阶梯化治疗(图 2-17-2)。

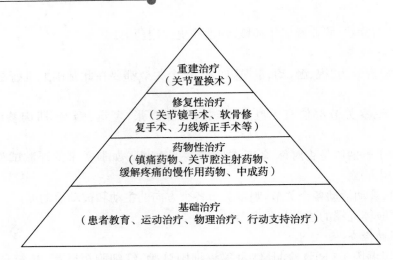

图 2 - 17 - 2　膝关节炎的阶梯化治疗

2. 转诊指征：有下列情况的需要及时转诊至上级医院专科就诊。

（1）关节痛的病因诊断不明。

（2）药物治疗效果不佳，或出现药物不良反应。

（3）多系统表现考虑风湿免疫性疾病。

（4）引起关节痛的病因为急性感染性（化脓性）关节炎。

第三章 危急重症患者的早期识别与评估

全科医生在日常工作中通常处理的是以非急症、躯体健康问题为主的健康问题,但在实际工作中,常常会遇到突发情况、病情快速进展,或者意料之外的事件。作为基层一线的医务人员,掌握在第一时间内对疾病严重程度进行初步判断的方法是非常重要的。判断的方法仍然要遵循望、触、叩、听的查体基本原则,从面容气色、呼吸、意识、体温、瞳孔、血压、脉搏等生命体征着手。做到:望诊观察面容气色,看呼吸频率和费力程度,摸脉搏测试体温,拨开眼睑看瞳孔大小;问姓名、年龄、不舒服之处,观其反应灵敏程度判断意识,从而迅速判断其病情严重性。另外,在日常工作中对常见辅助检查项目中出现的异常数值要有敏锐性,需及时发现潜在危险,迅速处理。

第一节 危急重症患者的早期评估

一、面容气色

(一)概述

面容气色与人体健康有关,同时也能反映一个人的情绪状态。通过面容气色诊断疾病,有着悠久的历史,《素问·阴阳应象大论》说:"善诊者,察色按脉,先别阴阳。"诊察面容气色在疾病的诊断中有重要的临床价值,如果患者面色异常,应当提高警惕性。

(二)早期识别与评估

1. 面容与疾病的关系(表 3-1-1)

表 3-1-1 危重症相关面容

名称	面容特征	病症
二尖瓣面容	两颧绀红色,口唇轻度发绀	风湿性心脏病
瘫痪面容	单侧面部肌肉瘫痪,表情动作丧失,眼裂扩大,鼻唇沟变浅,口角下坠	面神经炎、周围性面瘫
醉酒面容	面色潮红,醉眼蒙眬	肺源性心脏病、高原病或潜水病
假面具面容	面部无表情,像戴了面具	帕金森病或脑炎
苦笑面容	面部肌肉痉挛,牙关紧闭,呈苦笑样	破伤风
甲亢面容	眼球凸出,眼裂开大,面黄肌瘦,兴奋不安	甲亢
伤寒面容	反应迟钝,表情淡漠,舌红少苔,气短懒言	肠伤寒、脑炎、脑脊膜炎
猩红热面容	面部潮红,口鼻周围较苍白,即环口苍白圈	猩红热
CO 中毒面容	面部、口唇、眼睑结膜樱桃红色	CO 中毒

续表

名称	面容特征	病症
Addison 病面容	面部灰黑,前额最明显,口唇发青	肾上腺皮质功能不全
发绀面容	面部和口唇出现青紫色	缺氧
恶病质面容	面部肌肉瘦削,眼窝凹陷,面色晦暗或萎黄,表情痛苦或淡漠	重病晚期,如癌症晚期
急性病面容	面色苍白或潮红,表情痛苦,鼻翼翕动	急性发热疾病,如肺炎、疟疾
甲状腺功能减退面容	面白水肿,眼睑松弛,眼裂变小,表情迟钝	甲状腺功能减退症
重症肌无力面容	单侧或双侧眼睑下垂,皱纹增多,眼眉抬高,仰头伸脖	重症肌无力

2. 面色与疾病的关系

健康人面色应该为微黄并且红润有光泽。当面色出现以下的情况,要警惕存在相应的疾病可能。

(1)面色苍白:尤其是嘴唇、眼睑内侧和脸颊苍白,可能是贫血;面色发白合并水肿,可见于慢性肾炎、哮喘、甲状腺功能减退等;面色灰白可能是铅中毒;面部灰白兼见白点或白斑,可能是寄生虫病。

(2)面色发红:正常人的面色略微带点红润,如果持续发红需引起重视。面色潮红,提示急性病容,往往合并痛苦表情、兴奋不安、鼻翼翕动、呼吸增快等,多见于急性发热性疾病;面色赤红,可能是高血压病;面色晦暗深红,多为心脏原因,如风湿性心脏病二尖瓣狭窄,双颊紫红;面色泛出樱桃红色,可能是一氧化碳中毒;两颧部呈现绯红色,可能是结核病。

(3)面色发青:多数是缺氧和面部血管收缩造成,但在寒冷的天气正常人脸色也会发青。相关的疾病包括胃部或肠部痉挛性疼痛、心绞痛、胆绞痛等,也可见于肺结核病晚期、慢性支气管炎和严重肺感染者。

(4)面色萎黄:提示营养不良或者消化不良;某些先天性胡萝卜素代谢转换酶缺乏症的人,一旦进食黄色或红色的食物过多也可能出现面色发黄;血清中胆红素升高可以致使皮肤、黏膜和巩膜发黄,常见于溶血性疾病、肝脏和胆道系统疾病,具体要根据胆红素代谢紊乱的性质来诊断。

(5)面色晦暗发黑:可能是肾上腺皮质功能减退症、慢性肾功能不全、慢性心肺功能不全、肝硬化、肝癌等慢性疾病;长期服用某些药物如抗癌药、砷剂等也会导致面色发黑;食物中摄入过多的铜、铁、锌等金属元素也可使皮肤变黑。

(三)处理原则

1. 注意病色与常色的比较

观察面色时一定注意把患者的面色与其所处人群的常色比较来加以判断,所接诊患者属局部色泽改变,还应与自身对应部位的正常肤色进行比较,加以判断。

2. 注意面部色泽的动态变化

疾病是动态变化的,在疾病的发展过程中,随着病情的变化,患者的面色也会发生相应的变化。

3. 注意非疾病因素对面色的影响

面部色泽变化可能是疾病导致,还可能是由于气候、季节、光线、饮食、情绪等非疾病因素的影响,应注意排除上述因素的干扰,以免造成误诊。

二、呼吸

(一)概述

呼吸异常是最直观的生命体征改变。各种原因导致外呼吸、内呼吸异常,或者存在环境缺氧等都可使呼吸运动节律和频率发生改变。肺或胸膜疾病如肺炎、重症肺结核和胸膜炎,或者胸壁疾病如肋间神经痛、肋骨骨折等,均可使胸式呼吸减弱而腹式呼吸增强。腹膜炎、大量腹水、肝脾极度肿大、腹腔内巨大肿瘤及妊娠晚期时,膈肌向下运动受限,则腹式呼吸减弱,胸式呼吸代偿性增强。

上呼吸道部分阻塞患者,因气流不能顺利进入肺,故当吸气时呼吸肌收缩,造成胸内负压极度增高,从而引起胸骨上窝、锁骨上窝及肋间隙向内凹陷,称为"三凹征"(three depressions sign)。因吸气时间延长,又称之为吸气性呼吸困难,见于气管阻塞,如肿瘤、异物等。反之,下呼吸道阻塞患者,因气流呼出不畅,呼气需要用力,从而引起肋间隙膨隆,呼气时间延长,又称为呼气性呼吸困难,见于支气管哮喘和慢性阻塞性肺疾病。

(二)早期识别与评估

1. 临床常见的呼吸类型及其特点(图 3-1-1)

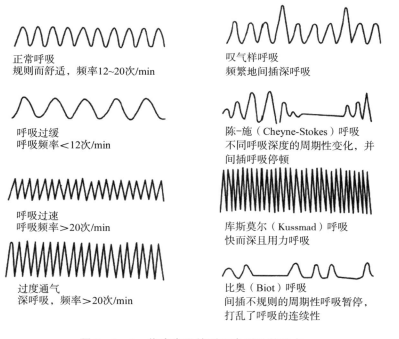

正常呼吸
规则而舒适,频率12~20次/min

呼吸过缓
呼吸频率<12次/min

呼吸过速
呼吸频率>20次/min

过度通气
深呼吸,频率>20次/min

叹气样呼吸
频繁地间插深呼吸

陈-施(Cheyne-Stokes)呼吸
不同呼吸深度的周期性变化,并间插呼吸停顿

库斯莫尔(Kussmad)呼吸
快而深且用力呼吸

比奥(Biot)呼吸
间插不规则的周期性呼吸暂停,打乱了呼吸的连续性

图 3-1-1 临床常见的呼吸类型及其特点

2. 呼吸频率变化需要注意的疾病

增快：常见于代谢性酸中毒、中枢神经系统(脑桥)病变、焦虑、阿司匹林中毒、低氧血症、疼痛等。

减慢：常见于代谢性碱中毒、中枢神经系统(大脑)病变、重症肌无力、麻醉药物过量、重度肥胖等。

3. 常见异常呼吸类型的病因和特点(表3-1-2)

表3-1-2 常见异常呼吸类型的病因和特点

类型	特点	病因
呼吸停止	呼吸消失	心脏停搏
比奥呼吸/间停呼吸	规则呼吸后出现长周期呼吸停止又开始呼吸	颅内压增高、药物引起呼吸抑制、大脑损害(通常于延髓水平)
陈-施呼吸/潮式呼吸	不规则呼吸呈周期性,呼吸频率和深度逐渐增加和逐渐减少导致呼吸暂停相交替出现	药物引起的呼吸抑制、充血性心力衰竭、大脑损伤(通常于脑皮质水平)
库斯莫尔呼吸	呼吸深慢	代谢性酸中毒

4. 引起呼吸困难的常见疾病及伴随症状(表3-1-3)

表3-1-3 引起呼吸困难的常见疾病及伴随症状

疾病	呼吸困难	其他伴随症状
哮喘	发作性,两次发作期间无症状	喘息、胸闷、咳嗽、咳痰
肺炎	起病逐渐,劳力性	咳嗽、咳痰、胸膜炎性疼痛
肺水肿	突发	呼吸增快、咳嗽、端坐呼吸和阵发性夜间呼吸困难
肺纤维化	进行性	呼吸增快、干咳
气胸	突然发作,中至重度呼吸困难	突感胸痛
慢性阻塞性肺疾病	起病逐渐,重度呼吸困难	当疾病进展时可出现咳嗽
肺栓塞	突发或逐渐,中至重度呼吸困难	胸痛、咯血、静脉血栓征象
肥胖	劳力性	——

（三）处理原则

急救处理原则：立刻检查患者口腔、鼻腔等外气道,清除气道异物、痰液、呕吐物,保持呼吸道通畅;梗阻物较大或移位较深到咽喉部或气道者,可行腹部冲击法(海姆立克手法)等;如果不能去除气道梗阻,应立刻实施环甲膜穿刺术、气管插管或气管切开术等急救措施。在患者呼吸平稳后评估其病情,根据原发疾病、患者及家属意愿准备转诊。

转诊途中做好急救准备,确保患者呼吸道通畅,可以给予高浓度吸氧;防止再次发生窒息或误吸,合理使用呼吸兴奋剂,预防感染,进行纠正酸碱平衡失调等对症处理。

三、意识

（一）概述

意识障碍是指人对周围环境及自身状态的识别和觉察能力出现障碍。多由高级中枢神经活动受损引起，可表现为嗜睡、意识模糊、昏睡和谵妄，严重的意识障碍为昏迷。

（二）早期识别与评估

1. 临床表现

（1）嗜睡：是最轻的意识障碍，是一种病理性倦睡。患者陷入持续的睡眠状态，可被唤醒，并能正确回答和做出各种反应，但当刺激去除后很快又再入睡。

（2）意识模糊：是意识水平轻度下降，较嗜睡为深的一种意识障碍。患者能保持简单的精神活动，但对时间、人物、地点的定向能力发生障碍。

（3）昏睡：对呼唤、轻拍等普通刺激无反应，强烈刺激下（如压迫眶上神经，摇动患者身体等）可被唤醒，但很快又再入睡，醒时答话含糊或答非所问。

（4）谵妄：是一种以兴奋性增高为主的高级神经中枢急性活动失调状态，临床上表现为意识模糊、定向力丧失、感觉错乱（幻觉、错觉）、躁动不安、言语杂乱。谵妄可发生于急性感染的发热期间，也可见于某些药物中毒（如颠茄类药物中毒、急性酒精中毒）、代谢障碍（如肝性脑病）、循环障碍或中枢神经疾病等。由于病因不同，有些患者可以康复，有些患者可发展为昏迷状态。

（5）昏迷：是严重的意识障碍，表现为意识持续性的中断或完全丧失。按其程度可分为三阶段。

轻度昏迷：意识大部分丧失，无自主运动，对声、光刺激无反应，对疼痛刺激尚可出现痛苦的表情或肢体退缩等防御反应。角膜反射、瞳孔对光反射、眼球运动、吞咽反射等可存在。

中度昏迷：对周围事物及各种刺激均无反应，对于剧烈刺激可出现防御反射。角膜反射减弱，瞳孔对光反射迟钝，眼球无转动。

深度昏迷：全身肌肉松弛，对各种刺激全无反应。深、浅反射均消失。

2. 伴随症状

（1）伴发热：先发热然后有意识障碍见于重症感染性疾病，先有意识障碍然后有发热见于脑出血、蛛网膜下腔出血、巴比妥类药物中毒等。

（2）伴呼吸缓慢：呼吸中枢受抑制的表现，见于吗啡类药物、巴比妥类药物、有机磷杀虫药等中毒，以及银环蛇咬伤等。

（3）伴瞳孔变化：散大见于颠茄类、酒精、氰化物等中毒以及癫痫、低血糖状态等，瞳孔缩小见于吗啡类药物、巴比妥类药物、有机磷杀虫药等中毒。

（4）伴心动过缓：见于颅内高压症、房室传导阻滞以及吗啡类药物、毒蕈等中毒。

（5）伴血压变化：血压增高见于高血压脑病、脑血管意外、肾炎、尿毒症等，血压降低者见于各种原因导致的休克。

（6）伴皮肤黏膜改变：出血点、瘀斑和紫癜等见于严重感染和出血性疾病。

（7）伴脑膜刺激征：见于脑膜炎、蛛网膜下腔出血等。

（8）伴瘫痪：见于脑出血、脑梗死、脑肿瘤等。

（三）处理原则

密切监测，保持呼吸道通畅，吸氧，禁止口服任何液体或药物；若有呕吐则应将患者的头偏向一侧，清理口腔，防止误吸。仔细询问家属、目击者、送医者，了解发病情况，寻找病因，争取尽早对因治疗。在保持生命体征平稳的情况下立刻转诊至有条件的医院。

四、体温

（一）概述

临床上对体温升高导致的发热关注较高（详见本书第二章第一节），但是如果体温<36 ℃可能存在体温低的情况。当体温下降到35 ℃以下时，就会发生"低体温症"，又称失温症。失温在临床上虽不常见，也不应当忽略。

（二）早期识别与评估

1. 失温常见原因

（1）环境因素：若患者长期在寒冷的环境中活动或生活，可以出现体温下降的情况；处于潮湿、阴冷的环境下也可以引起体温下降。

（2）体质因素：老年人、幼儿及其他体质较弱的人群，其基础体温可能偏低。另外，长期在户外活动的运动员或户外爱好者的基础体温也可能偏低。

（3）疾病因素：若存在甲状腺功能减退症、垂体功能减退症等内分泌疾病，患者的代谢水平下降，也会导致基础体温偏低。

2. 失温症判断

轻度失温：体温为32～35 ℃。中度失温：体温为28～32 ℃。重度失温：体温在28 ℃以下。

3. 临床表现

失温症的临床表现是循序渐进的，早期仅表现为身体不由自主地颤抖，无法完成复杂的动作，手不听使唤，步伐不稳。逐渐出现手指敏捷下降60%左右，握力下降30%左右，身体剧烈颤抖，意识模糊，言语含糊，行为举止异常；此时应当及时救治，否则将进入危险状态，表现为意识不清加重，皮肤发白、变青，瞳孔放大，肌肉发硬，心跳和呼吸减慢；体温低于32 ℃时身体呈现"冬眠"状态，四肢血流缓慢，心跳和呼吸频率进一步下降；体温为30 ℃时身体进入新陈代谢几乎停止的"冰人"状态，看似死亡。

（三）处理原则

1. 预防

（1）户外运动时不宜穿全棉内衣，通常应穿化纤的内衣或者专门设计的吸汗面料的内衣。

（2）严寒天气下头部散热明显，户外运动要戴帽子。

（3）运动量因人而异，应知道自己的极限，避免透支。

（4）学习判断低体温症的早期症状。

2. 救护措施：一旦遇到低体温状态，需要及时救治，恰当转诊。

（1）保持身体干燥，脱掉湿的内衣。

（2）运动出汗后及时更换干衣服，多加外衣，避免吹风，减少热散失。

（3）服用温热含糖饮料，不宜用酒精、咖啡和尼古丁。

（4）保持环境温度，如外部取热、烤火等。

（5）安置温热水袋在伤者腋窝和腿之间。

（6）避免对失温症或者低体温患者身体进行直接加热和按摩，尤其是手臂与腿，将会使冷的血液回流至心肺和脑部，导致体温进一步下降。

（7）出现中等程度以上的失温，需要医疗专业救护。

五、脉搏

（一）概述

脉搏是在体表能够摸到的动脉搏动（血管内血液的流动对血管壁产生压力的变化）。检查脉搏可选择桡动脉、肱动脉、股动脉、颈动脉及足背动脉等。在检查时应注意脉搏的脉率、节律、紧张度、动脉壁弹性、强弱和波形变化。正常成人在安静、清醒的情况下脉率为 60～100 次/min，老年人偏慢，女性稍快，儿童较快，3 岁以下的儿童脉率多在 100 次/min 以上。多种生理、病理情况或者药物会影响脉率。

（二）早期识别与评估

1. 脉率：脉率≤60 次/min，或者≥100 次/min 均为异常范围。但是需要结合患者所处情境、身体状况、脉搏的节律、紧张度、强弱等因素，还有其他生命体征综合考虑。身体处于运动、情绪紧张、应激状态时，脉率增快；在安静、睡眠、低温等状态下，脉率减慢。另外正常脉率与心率一致；在心房颤动时脉率少于心率，称脉搏短绌，同时伴有脉律绝对不规则、脉搏强弱不等。心脏搏动出现期前收缩，称为早搏；如果节律呈二联律或三联律，可形成二联脉、三联脉；二度房室传导阻滞者可有脉搏脱漏，称脱落脉。

2. 脉搏的紧张度：与动脉硬化的程度有关。检查时，可将两个手指指腹置于桡动脉上，近心端手指用力按压阻断血流，使远端手指触不到脉搏，通过施加压力的大小及感觉血管壁弹性状态判断脉搏紧张度。如果远端手指触不到动脉搏动，但可触及条状动脉，并且硬而缺乏弹性似条索状、迂曲或结节状，提示动脉硬化。

3. 脉搏的强弱：与每搏输出量、脉压和外周血管阻力相关。脉搏增强且振幅大，见于高热、甲状腺功能亢进、主动脉瓣关闭不全；脉搏减弱而振幅低，见于心力衰竭、主动脉瓣狭窄、水肿或者休克状态等。

4. 异常脉波：通过仔细触诊动脉（如桡动脉、肱动脉或股动脉）可发现各种脉波异常的脉搏（见图 3-1-2）。

正常脉波：由升支（叩击波）、波峰（潮波）和降支（重搏波）三部分构成。

水冲脉：脉搏骤起骤落，犹如潮水涨落，检查者握紧患者手腕掌面，将其前臂高举过头部，可明显感知桡动脉犹如水冲的急促而有力的脉搏冲击。水冲脉常见于主动脉瓣关闭不全、先天性心脏病动脉导管未闭、动静脉瘘等，或者甲状腺功能亢进、严重贫血、脚气病等疾病。

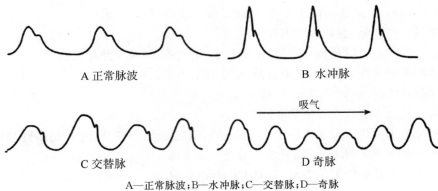

A 正常脉波　　　　　　　　B 水冲脉

吸气

C 交替脉　　　　　　　　D 奇脉

A—正常脉波；B—水冲脉；C—交替脉；D—奇脉

图 3-1-2　脉波类型

交替脉：是节律规则而强弱交替的脉搏。检查时可嘱患者在呼气中期屏住呼吸，排除呼吸对脉搏的影响。测量血压可发现强弱脉搏间有 10～30 mmHg 的压力差，当气袖慢慢放气至脉搏声刚出现时，此时的脉率是心率的一半。交替脉系左室收缩力强弱交替所致，为左室心力衰竭的重要体征之一。交替脉常见于高血压性心脏病、急性心肌梗死和主动脉瓣关闭不全所致心力衰竭等。

奇脉：是指吸气时脉搏明显减弱或消失，又称"吸停脉"，系左心室搏血量减少所致，当有心脏压塞或心包缩窄时发生。明显的奇脉触诊时即可按知，不明显的可用血压计检测，吸气时收缩压较呼气时低 10 mmHg 以上。

5. 无脉：即脉搏消失，可见于严重休克及多发性大动脉炎，后者系由于某一部位动脉闭塞而致相应部位脉搏消失。

（三）处理原则

紧急医疗时或者条件限制时，迅速检查患者脉搏，判断是否有搏动，或者搏动是否有力。桡动脉触及困难时，可触摸颈部脉搏。如果患者没有呼吸，或者仅有濒死叹气样呼吸，并在 10 s 之内没有触及搏动，应即刻开始心肺复苏。

六、瞳孔

（一）概述

正常瞳孔的直径为 2～5 mm，随着光线的强弱及交感/副交感神经兴奋性的改变而呈现动态的变化。瞳孔缩小（瞳孔括约肌收缩）由动眼神经的副交感神经纤维支配，瞳孔扩大（瞳孔扩大肌收缩）由交感神经支配。

（二）早期识别与评估

1. 形状与大小：正常瞳孔为圆形，双侧等大。如果瞳孔边界欠规则或不圆，需要利用裂隙灯观察是否存在炎症导致虹膜粘连、晶状体后粘连等情况。青光眼或眼内肿瘤时瞳孔可呈椭圆形，虹膜粘连时瞳孔形状可不规则。引起瞳孔大小改变的因素包括生理因素和病理因素：生理情况下，婴幼儿和老年人瞳孔较小，青少年瞳孔较大；在光亮处瞳孔较小，兴奋或在暗处瞳孔扩大。病理情况下，瞳孔缩小见于虹膜炎症、中毒（有机磷类农药）、药物（毛果芸香碱、吗啡、氯丙嗪）反应等；瞳孔扩大见于外伤、颈交感神经刺激、青光眼绝对期、视神经萎缩、药物（阿托品、可卡因）影响等。双侧瞳孔散大并伴有对光反射消失为濒死状态的表现。一侧眼交感神经麻痹，产生霍纳（Horner）征，出现瞳孔缩小、眼睑下垂和眼球下陷，同侧结膜充血及面部无汗。

2. 双侧瞳孔大小不等：常提示有颅内病变，如脑外伤、脑肿瘤、中枢神经梅毒、脑疝等。双侧瞳孔不等，且变化不定，可能是中枢神经和虹膜的神经支配障碍；双侧瞳孔不等，且伴有对光反射减弱或消失以及神志不清，往往是中脑功能损害的表现，病情危重。

3. 对光反射：由于支配瞳孔的副交感神经纤维随动眼神经走行，故动眼神经损害常出现瞳孔异常：患侧瞳孔散大，直接/间接对光反射均消失，近反射（near reflex）消失。动眼神经麻痹出现瞳孔异常的同时多伴随同侧上睑下垂，眼球上、下、内转障碍。

4. 集合反射：动眼神经功能损害时，睫状肌和双眼内直肌麻痹，集合反射和调节反射均消失。

（三）处理原则

对于出现意识变化的患者一定要检查其瞳孔，以判断是否有颅内疾病。对于双侧瞳孔不等大、等圆的患者，要考虑动眼神经受损，判断有无脑疝形成。

七、血压

（一）高血压

血压的正常范围和高血压的分类如表 3-1-4。如果血压超出正常范围，需要及时查明病因，并予以治疗。血压增高相关内容参见本书第四章第一节。

表 3-1-4　正常血压及高血压分类

类别		收缩压/mmHg	舒张压/mmHg
正常血压		<120	<80
正常高值		120～139	80～89
高血压	1级高血压（轻度）	140～159	90～99
	2级高血压（中度）	160～179	100～109
	3级高血压（重度）	≥180	≥110
单纯收缩期高血压		≥140	<90

注：当收缩压与舒张压属于不同分级时，以较高的级别为准。以上标准适合成年男性和女性。

（二）低血压

凡血压低于 90/60 mmHg 时称为低血压。急性的持续（>30 min）低血压状态多见于严重病症，如休克、心肌梗死、急性心脏压塞等。慢性低血压也可能有体质的原因，患者血压偏低，但没有自觉无症状。

如果患者由平卧或坐位站立 3 min 内测定血压，收缩压下降 20 mmHg 以上并伴有头晕或晕厥，为直立性低血压。

低血压处理流程见图 3 - 1 - 3。

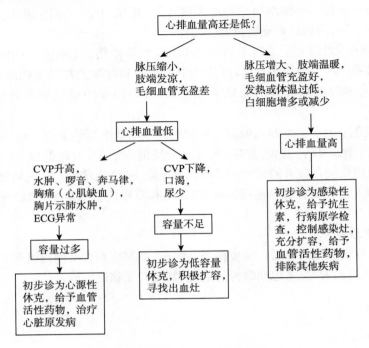

图 3 - 1 - 3 低血压处理流程

（三）双侧上肢血压差别显著

正常双侧上肢血压差达 5～10 mmHg,若超过此范围则属异常,见于多发性大动脉炎或先天性动脉畸形等。

（四）上下肢血压差异常

正常下肢血压高于上肢血压 20～40 mmHg,如下肢血压低于上肢应考虑主动脉缩窄或胸腹主动脉型大动脉炎等。

（五）脉压改变

脉压明显增大(≥60 mmHg),结合病史,可考虑甲状腺功能亢进、主动脉瓣关闭不全和动脉硬化等。脉压减小(＜30 mmHg)可见于主动脉瓣狭窄、心包积液及严重心力衰竭患者等。

第二节　常用辅助检查结果的评估

我国城市社区卫生服务中心已经向社区医院转变,承担更多的医疗工作;而部分乡镇卫生院也有一定的规模,具有相应的辅助检查项目和设备。另外,很多患者到综合医院就诊,做完辅助检查,带着疑问到全科医生处,希望全科医生帮助解答。因此,及时发现隐藏在辅助检查结果中的疾病线索甚至危险信号,是非常必要的。本节罗列出常见辅助检查项目的参考数值和异常所含的临床意义,供大家参考。

一、实验室检查

(一)血、尿、便常规检查

表 3-2-1　血液常规

名称	正常参考值	降低及临床意义	增高及临床意义	危急值	备注
白细胞	$(4 \sim 10) \times 10^9/L$	某些 G^- 杆菌感染、疟疾、慢性理化损伤	见于生理性、化脓性炎症和急性感染	$>30 \times 10^9/L$	提示可能为白血病
中性粒细胞	$(2.0 \sim 7.5) \times 10^9/L$	与白细胞总数减少一致	与白细胞总数减少一致	$<0.5 \times 10^9/L$	患者有高度易感染性
淋巴细胞	$(0.8 \sim 4.0) \times 10^9/L$	某些血液病(再障)	见于病毒感染	—	—
红细胞	男性 $(4.0 \sim 5.5) \times 10^{12}/L$,女性 $(3.5 \sim 5.0) \times 10^{12}/L$	各种贫血	红细胞增多症	—	—
血红蛋白	男性 $120 \sim 160$ g/L,女性 $110 \sim 150$ g/L	同红细胞	同红细胞	<60 g/L	应予输血,但应结合患者的临床状况
血小板	$(100 \sim 300) \times 10^9/L$	见于血小板生成障碍(急性白血病、再生障碍性贫血)、血小板破坏过多、弥散性血管内凝血	见于骨髓增生性疾病(慢粒、真性红细胞增多症)、原发性血小板增多症	$\leqslant 3.0 \times 10^9/L$	严重的出血倾向,需要输注血小板

表 3-2-2　尿常规

名称	正常参考值	降低及临床意义	增高及临床意义
酸碱度(pH 值)	$4.5 \sim 7.9$	$4.5 \sim 5.5$,尿液偏酸	>7.9,尿液偏碱
葡萄糖	阴性	—	(+)微量、(++)少量、(+++)中等量、(++++)多量
蛋白	阴性	—	阳性见于肾炎、肾病综合征

名称	正常参考值	降低及临床意义	增高及临床意义
酮体	阴性	—	阳性见于饥饿、剧烈运动,糖尿病酮症酸中毒等疾病
白细胞	男性0~2个/HP,女性0~5个/HP	—	见于尿路炎症(肾盂肾炎、膀胱炎、尿道炎和前列腺炎)性疾病
红细胞	红细胞<50万/12 h夜尿(相当于常规尿镜检0~3个/HP)	—	见于肾小球肾炎、尿路感染、肿瘤等
肾小管上皮细胞	阴性	—	阳性表示肾小管有病变
透明管型	阴性	—	阳性见于肾实质病变(肾炎)

表3-2-3 粪便常规

名称	正常	异常及临床意义
颜色	成人黄褐色,婴儿金黄色	灰白色:也称白陶土样便,由于胆汁减少或缺如,常见原因为阻塞性黄疸。 鲜红色:见于结肠或直肠癌、痢疾、痔出血等。 绿色:见于乳儿消化不良时,是肠蠕动过快、胆绿素由便中排出之故。 黑色:见于上消化道出血
性状	呈条状	食糜样或稀汁样便:肠蠕动亢进或分泌增多所致,见于各种感染。 米泔样便:见于霍乱或副霍乱。 柏油样便:见于上消化道出血。 黏液便:见于肠道病变。 脓性及脓血便:见于下段肠道有炎症时,如痢疾、溃疡性结肠炎或直肠癌。阿米巴痢疾时呈暗红色稀果酱样。 胶冻状便:常见于过敏性结肠炎腹部绞痛之后
寄生虫	阴性	常见的有钩虫、蛔虫、蛲虫、姜片虫、绦虫节片等
红细胞	阴性	肠道炎症或出血时可见,如痢疾、溃疡性结肠炎、结肠癌
白细胞	阴性	肠道炎症,尤其在钩虫病或阿米巴痢疾时
隐血试验	阴性	见于上消化道出血
霉菌	阴性	见于上消化道出血

(二)血液生化指标

血液生化指标内容比较多,包括血糖、电解质、肝功能、肾功能、血脂等。由于各级医疗机构血液生化检测仪不同,有些参考值也不完全相同,所以查看血液生化的检验单,需要根据检查单位的仪器给出的参考值,还需要结合患者的具体情况。表3-2-2至表3-2-6列出了常用的血液生化指标的正常参考值、异常数值、危急值、临床意义等。

表 3－2－2　常见生化指标数值及意义

名称	正常参考值	降低及临床意义	增高及临床意义	危急值	备注
血糖	3.9～6.1 mmol/L	<3.9 mmol/L 提示低血糖	>6.1 mmol/L 提示空腹血糖受损	≤2.8 mmol/L 或≥15 mmol/L	高血糖：应激反应、皮质激素机能亢进、糖尿病、胰腺炎 低血糖：肝脏疾病（肝糖原）、严重细菌感染（消耗）、胰岛素过量、甲状腺功能减退、皮质激素分泌不足、胰岛素细胞瘤
尿素氮	2.86～7.14 mmol/L	肝脏疾病和饥饿	脱水、肾衰和肾病、休克（肾脏灌注不好）、尿路梗阻、高蛋白质食物、某些毒素	—	机体主要的蛋白质代谢产物，肝脏产生，肾脏排出
肌酐	44～133 μmol/L	肝脏疾病、饥饿、肌肉减少	肾脏衰竭或肾病、脱水、休克（肾脏灌注不好）、尿路梗阻、某些毒素	>654 μmol/L	肌肉内磷酸肌酐的代谢产物
钾	3.5～5.5 mmol/L	胃肠道疾病：呕吐、腹泻、胃肠道溃疡、胰岛素注射过量、皮质机能亢进	尿路堵塞、急性肾衰、糖尿病、严重肌肉损伤、皮质机能不足	≤2.7 mmol/L 或≥6.0 mmol/L	维持组织的功能活性和体液渗透压的主要电解质
钠	135～155 mmol/L	饥饿、严重腹泻、皮质机能不足	脱水或缺水、呕吐、隐性糖尿病、摄入食盐太多	>160 mmol/L 或<120 mmol/L	维持组织的功能活性和体液渗透压的主要电解质
钙	2.25～2.75 mmol/L	妊娠和哺乳（产后惊厥）、饮食不平衡、肠道吸收紊乱	摄入维生素D过量	>3.5 mmol/L 或≤1.60 mmol/L	钙和磷有一个比例，是机体（牙齿、骨骼）的组成部分，并参与神经和肌肉的活动
总蛋白	60～80 g/L	肠道吸收障碍（肠道淋巴管肿大）、肝脏疾病	脱水、炎症（免疫反应）、慢性感染	—	白蛋白和球蛋白的总和
白蛋白	35～51 g/L	慢性炎症（组织修复）、肝脏疾病	脱水		产生于肝脏，在肠道和肾脏丢失
胆红素	1.71～21 μmol/L	临床上相对没有意义	黄疸、粪便颜色改变、胆管堵塞、胆囊堵塞、肝脏疾病		红细胞崩解后的产物，由白蛋白送到肝脏处理，变成结合胆红素后由胆囊排出

名称	正常参考值	降低及临床意义	增高及临床意义	危急值	备注
甘油三酯	0.45～1.69 mmol/L	饥饿和营养不良	饭后采血（应该禁食12 h）、特发性的高脂血症	—	参与脂肪代谢，用于储存脂肪和释放脂肪酸
淀粉酶	0～150 U/L	饥饿或营养不良	胰腺炎症或癌症、糖尿病性酮症、肝脏癌症	＞500 mmol/L	来自胰腺，消化淀粉和脂肪，由肾脏排出
胆固醇	2.34～3.38 mmol/L	慢性肝脏疾病、饥饿	食入高脂肪的食物（饭后）、甲状腺功能低下	—	某些激素合成的原料，由肠道吸收和肝脏合成
谷丙转氨酶	5～40 U/L	饥饿、营养不良	肝脏损伤、毒素摄入、皮质机能亢进	大于正常上限的三倍	主要在肝脏细胞内，具有肝脏特异性

表3-2-3 血液纤溶功能指标及数值

名称	正常参考值	降低及临床意义	增高及临床意义	危急值	备注
凝血酶原时间(PT)	11～14.5 s	见于先天性凝血因子Ⅴ增多、口服避孕药、高凝状态、血栓疾病等	见于先天性凝血因子Ⅱ、Ⅴ、Ⅶ、Ⅹ缺乏症	＞35 s	＞35 s 见于出血性疾病或者弥散性血管内凝血。
激活凝血活酶时间（APTT）	28～43.5 s	弥散性血管内凝血的高凝血期、心肌梗死	血友病 A、血友病 B、凝血因子Ⅺ缺乏症	＞100 s	＞100 s 见于严重的肝脏疾病、阻塞性黄疸、新生儿出血症
纤维蛋白原(FIB)	2～4 g/L	常见于弥散性血管内凝血、重症肝炎	常见于老年人糖尿病、动脉粥样硬化、急性传染病	＜1 g/L	＜1 g/L 时，要排除正在使用口服抗凝剂
国际标准化比值(INR)	深静脉血栓形成：2.0～3.0。非髋部外科手术前：1.5～2.5。治疗肺梗死：2.0～4.0。人工瓣膜手术：3.0～4.0	—	—	＞4.0	＞4.0 见于弥散性血管内凝血、原发性纤溶症、梗阻性黄疸、先天性缺乏凝血酶原、严重肝病

续表

名称	正常参考值	降低及临床意义	增高及临床意义	危急值	备注
D-二聚体	定性阴性	—	增高或阳性见于继发性纤维蛋白溶解功能亢进	>3 μg/mL	>3 μg/mL 见于严重的弥散性血管内凝血状态，但溶栓治疗时不作为危急值

表 3-2-4　血气分析检查数值及意义

名称	正常参考值	危急值及临床意义
酸碱度（pH）	7.35~7.45	判断酸碱失调中机体代偿程度的重要指标：<7.35 失代偿性酸中毒，>7.45 失代偿性碱中毒。 pH<7.30，且 PCO_2>40 mmHg、PO_2<60 mmHg，表示有呼吸衰竭，应进行气管插管和辅助呼吸。 pH<7.35 为酸中毒。在单纯酸碱失调中，呼吸性酸中毒常 PCO_2>45 mmHg，代谢性酸中毒则 HCO_3^-<20 mmol/L。 pH>7.45 为碱中毒。在单纯性碱失衡中，呼吸性碱中毒 PCO_2>35 mmHg，代谢性碱中毒则 HCO_3^->26 mmol/L
动脉血氧分压（PaO_2）	80~100 mmHg	判断有无缺氧及缺氧的程度： 轻度：80~60 mmHg。 中度：60~40 mmHg。 重度：<40 mmHg
动脉血二氧化碳分压（$PaCO_2$）	35~45 mmHg	判断呼吸衰竭类型和程度的指标。 呼吸衰竭分为Ⅰ型和Ⅱ型。 Ⅰ型指缺氧无 CO_2 潴留（PaO_2<60 mmHg，$PaCO_2$ 降低或正常）； Ⅱ型指缺氧伴有 CO_2 潴留（PaO_2<60 mmHg，$PaCO_2$>50 mmHg）。 $PaCO_2$ 水平决定临床意义： 35 mmHg：低于此值而 pH>7.5，提示为呼吸性碱中毒。 45 mmHg：高于此值且 pH<7.35，表明为呼吸性酸中毒。 50 mmHg：高于此值，表明换气衰竭，应予以合适的治疗。 70 mmHg：高于此值，尤其是急性升高，多可引起昏迷

表 3-2-5　心肌损伤标志物检查数值及意义

名称	正常参考值	危急值及临床意义
谷草转氨酶（AST）	<40 U/L	AST 在急性心肌梗死发生后 6~12 h 升高，24~48 h 达峰值，持续 5 d 或 1 周，随后降低。因为 AST 不具备组织特异性，故单纯的 AST 升高不能诊断心肌损伤
乳酸脱氢酶（LDH）	109~245 U/L	乳酸脱氢酶及其同工酶 LD1 在急性心肌梗死发作后 8~12 h 开始升高，48~72 h 达高峰，7~12 d 恢复正常。连续测定乳酸脱氢酶，对于就诊较迟、肌酸激酶已恢复正常的急性心肌梗死患者有一定的参考价值

名称	正常参考值	危急值及临床意义
肌酸激酶（CK）	男性 38～174 U/L，女性 26～140 U/L	① 诊断急性心肌梗死：肌酸激酶于急性心肌梗死发病后 3～8 h 即明显升高，10～36 h 达高峰，3～4 d 恢复正常。如肌酸激酶小于参考值上限可排除急性心肌梗死，但也应除外心肌小范围损伤及心内膜下梗死等情况。 ② 病毒性心肌炎时，肌酸激酶明显升高。 ③ 多发性肌炎和各种原因引起的骨骼肌损伤、各种插管术后、肌内注射氯丙嗪等，肌酸激酶均可升高
肌酸激酶同工酶（CK-MB）	CK-MB<5%	① 诊断急性心肌梗死：CK-MB 于急性心肌梗死发病 2 h 后增高，9～30 h 达高峰，2～3 d 恢复正常。CK-MB 对急性心肌梗死诊断的敏感性及特异性均优于肌酸激酶。急性心肌梗死发病后 CK-MB 持续处于高水平，说明心肌梗死在持续；若下降后又升高，提示原梗死部位在扩展或又有新的梗死出现。 ② 心绞痛、心包炎、慢性心房颤动、心脏手术、冠状动脉造影也会出现 CK-MB 的升高。 ③ 肌营养不良、多发性肌炎、肌萎缩、挤压综合征、肌内注射等，CK-MB 也可轻微升高
心肌肌钙蛋白（TnT、TnI）	TnT 正常范围是 0.02～0.13 μg/L，>0.2 μg/L 为临界值，>0.5 μg/L 可诊断急性心肌梗死； TnI 正常范围是 0.1～0.2 μg/L，>1.5 μg/L 为临界值	① 诊断急性心肌梗死：心肌肌钙蛋白是诊断急性心肌梗死的首选标志物。TnT 于急性心肌梗死发病后 3～6 h 开始升高，10～24 h 达高峰，10～15 d 恢复正常；TnI 于急性心肌梗死发病后 3～6 h 开始升高，14～20 h 达高峰，5～7 d 恢复正常。 ② TnT 和 TnI 可敏感地反映出小灶性、可逆性心肌损伤的存在。 ③ 可用于溶栓后再灌注的判断
肌红蛋白（MyO）	采用酶联免疫吸附法，50～85 μg/L；采用放射免疫分析法，6～85 μg/L	① 诊断急性心肌梗死：肌红蛋白于急性心肌梗死发病后 0.5～2 h 即可升高，5～12 h 达高峰，18～30 h 恢复正常。 ② 其他：肌肉损伤、休克及肾衰竭时肌红蛋白也增高
B 型钠尿肽（BNP）	小于 100 pg/mL 或 0～100 pg/mL	BNP<100 pg/L，心衰的可能性极小，其阴性预测值为 90%；如果 BNP>500 pg/L，心衰可能性极大，其阳性预测值为 90%；BNP 在 100～400 ng/mL 之间还应考虑其他原因，如肺栓塞、慢性阻塞性肺部疾病、心衰代偿期等

表 3-2-6　甲状腺功能检测项目数值及意义

名称	正常参考值	危急值及临床意义
总三碘甲腺原氨酸（TT_3）	0.45～1.37 ng/mL	增高：甲亢、高 TBG 血症、医源性甲亢、甲亢治疗中及甲减早期 TT_3 相对性增高；碘缺乏性甲状腺肿患者的 TT_4 可降低，但 TT_3 正常，亦呈相对性升高；T_3 型甲亢，部分甲亢患者 TT_4 浓度正常，TSH 降低，TT_3 明显增高。 降低：甲减、低 T_3 综合征（见于各种严重感染，慢性心、肾、肝、肺功能衰竭，慢性消耗性疾病等）、低甲状腺结合球蛋白（TBG）血症等

名称	正常参考值	危急值及临床意义
总甲状腺素（TT$_4$）	4.5～12 μg/dL	增高：甲亢、高 TBG 血症（妊娠、口服雌激素及口服避孕药、家族性）、急性甲状腺炎、亚急性甲状腺炎、急性肝炎、肥胖、应用甲状腺激素时，进食富含甲状腺激素的甲状腺组织等。 降低：甲减、低 TBG 血症（肾病综合征、慢性肝病、蛋白丢失性肠病、遗传性低 TBG 血症等）、全垂体功能减退症、下丘脑病变、剧烈活动等
游离三碘甲腺原氨酸（FT$_3$）/游离甲状腺素（FT$_4$）	FT$_3$：1.45～3.48 pg/mL；FT$_4$：0.71～1.85 ng/dL	FT$_3$ 含量对鉴别诊断甲状腺功能是否正常、亢进或低下有重要意义，对甲亢的诊断很敏感，是诊断 T$_3$ 型甲亢的特异性指标。 FT$_4$ 测定是临床常规诊断的重要部分，可作为甲状腺抑制治疗的监测手段。当怀疑甲状腺功能紊乱时，FT$_4$ 和促甲状腺激素（TSH）常常一起测定。TSH、FT$_3$ 和 FT$_4$ 三项联检常用于确认甲亢或甲低，以及追踪疗效
促甲状腺激素（TSH）	0.49～4.67 mIU/L	增高：原发性甲减、异位 TSH 分泌综合征（异位 TSH 瘤）、垂体 TSH 瘤、亚急性甲状腺炎恢复期。 降低：继发性甲减、第三性（下丘脑性）甲减，甲亢 CTSH 瘤所致者例外，EDTA 抗凝血者的测得值偏低。
抗甲状腺球蛋白抗体（Anti-TG，TGA）	0～34 IU/mL	在自身免疫性甲状腺炎患者中可发现 TGA 浓度升高，出现频率大约是 70%～80%。格雷夫斯（Graves）病 TGA 的阳性率约为 60%，经治疗后滴度下降提示治疗有效，如果滴度持续较高，易发展成黏液性水肿。甲亢患者测得 TGA 阳性且滴度较高，提示抗甲状腺药物治疗效果不佳，且停药后易复发。甲状腺癌与 TGA 呈一定的相关性，阳性率可达 13%～65%，TGA 值升高是肿瘤恶化的一种标志
抗甲状腺微粒体抗体（Anti-TM，TMA）	0～50 IU/mL	① 甲亢：TGA、TMA 均强阳性，TMA 高于 TGA，两种抗体均低于桥本甲状腺炎。部分患者治疗后 TGA、TMA 可转为阴性，但多数临床治愈的甲亢患者 TGA、TMA 长期测定弱阳性。因此应定期复查甲状腺功能，以防复发。 ② 桥本甲状腺炎、艾迪生病：TGA、TMA 均表现强阳性，亦有少部分患者 TMA 强阳性，TGA 弱阳性或阴性。亚急性甲状腺炎患者两种抗体明显高于正常人，低于桥本甲状腺炎。 ③ 原发性甲低症：TGA、TMA 均阳性，但继发性甲低 TGA、TMA 阴性，用以鉴别继发性甲低。 ④ 甲状腺癌：TGA 增高明显。 ⑤ 孕期自身免疫疾病：TGA、TMA 均可增高
抗甲状腺过氧化物酶抗体（Anti-TPO，TPOA）	0～12 IU/mL	TPOA 的主要临床应用：诊断桥本甲状腺炎和自身免疫性甲亢，毒性弥漫性甲状腺肿（格雷夫斯病），监测免疫治疗效果，检测家族甲状腺疾病的发病可能，预测孕妇产后甲状腺功能障碍的发生
甲状腺球蛋白（TBG）	5～40 μg/L	临床上检测 TBG 主要用于对分化性甲状腺癌术后随访。检测 TBG 对腺叶切除术后随访、预测复发有重要价值，是治疗监测的一个良好观察指标。在分化性甲状腺癌中，TBG 升高多为肿瘤组织自身异常释放所致，腺叶切除术后 TBG 仍较高，常提示肿瘤残余或转移癌原发病灶可能为甲状腺，对分化性甲状腺癌的治疗监测有重要临床意义

续表

名称	正常参考值	危急值及临床意义
甲状旁腺素（PTH）	15～65 ng/L	甲状旁腺机能紊乱可引起 PTH 分泌改变，进而导致血钙水平升高或降低（高钙血症或低钙血症）。甲状旁腺腺瘤可引起甲状旁腺功能亢进，进而导致 PTH 分泌上升，因此在甲状旁腺腺瘤切除手术前后测定 PTH 能帮助外科医生了解手术效果

二、常见辅助检查结果判断

心电图、B 超、X 线摄片、CT 等是临床常用的辅助检查。全科医生需要了解不同设备检查的适应证，选择适宜辅助检查帮助诊断，评估治疗。本部分列出常用的辅助检查结果和危急值的表现。

（一）心电图

1. 正常心电图（图 3 - 2 - 1）

窦性心律，心率 60～100 次/min，Ⅰ、Ⅲ 导联主波均向上。P 波钝圆，Ⅱ 导联直立，aVR 导联倒置，时限<0.12 s，肢体导联振幅一般<0.25 mV，胸前导联<0.2 mV。P-R 间期为 0.12～0.21 s。QRS 波群为 0.06～0.11 s，Ⅰ、Ⅱ、Ⅲ、aVL、aVF 导联向上，aVR 导联向下；V1～V6 导联 R 波递增，S 波递减。ST 段下移一般不超过 0.05 mV，V1、V2 导联 ST 段抬高一般不超过 0.3 mV。T 波方向应与 QRS 波群主波方向一致，双支不对称，振幅一般不应低于同导联 R 波的 1/10。Q-T 间期时限 0.44 s。

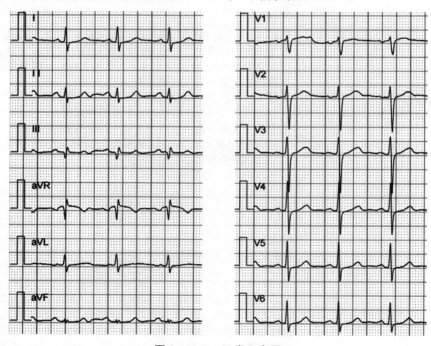

图 3 - 2 - 1　正常心电图

2. 心电图异常危急值

（1）疑似急性冠脉综合征

① 首次发现疑似急性心肌梗死心电图改变

ST 段抬高型心肌梗死（图 3-2-2）：2 个或 2 个以上相邻的导联出现 ST 段抬高（在 V2、V3 导联男性 J 点抬高≥0.2 mV，女性 J 点抬高≥0.15 mV；其他导联男、女性 J 点抬高≥0.1 mV）。

非 ST 段抬高型心肌梗死：ST 段压低和（或）T 波倒置，或无 ST-T 异常。

② 首次发现各种急性心肌缺血的心电图改变

ST 段呈水平型、低垂型、下斜型及 J 点型压低，ST 段下移≥0.1mV，持续时间在 1 min 以上，ST 段出现在两个或两个以上相邻的导联，可以单独发生，也可以伴有 T 波倒置等。

③ 再发急性心肌梗死的心电图改变

至少 2 个相邻导联 ST 段出现再次抬高＞0.1 mV 或新出现病理性 Q 波。

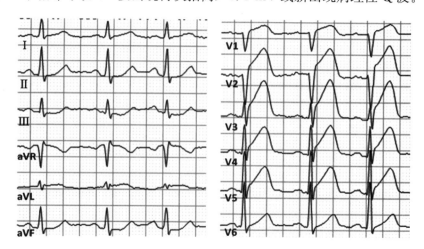

图 3-2-2　急性广泛前壁心肌梗死心电图：胸导联 ST 段在 V1～V5 呈弓背样向上抬高

处理原则：可酌情使用吗啡镇痛、镇静，硝酸酯类药物缓解心绞痛，β 受体阻滞剂或联合长效二氢吡啶类钙离子通道拮抗剂控制心率，尽早抗凝，稳定斑块。尽早行再灌注治疗。

（2）严重快速型心律失常

① 心室扑动、颤动

心室扑动：QRS-ST-T 波群完全消失，代之以振幅较大、匀齐的连续波动，其形似正弦波（扑动波）。扑动波较规则，频率为 180～250 次/min。

心室颤动（图 3-2-3）：QRS-ST-T 波群完全消失，代之以基线不规则的颤动波。出现频率极不均匀的不规则波群，波幅大小不一，频率为 250～500 次/min。

处理原则：应立即给予非同步直流电除颤，实施规范的心肺复苏。

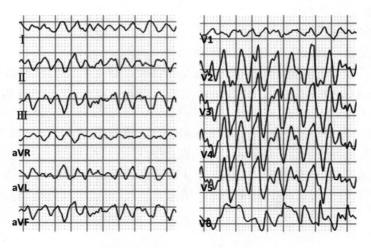

图 3-2-3 心室颤动心电图

② 室性心动过速(图 3-2-4)

室率≥150 次/min,持续时间≥30 s 或持续时间不足 30 s 伴血流动力学障碍。阵发性室性心动过速诊断要点:a. 连续出现宽大畸形的 QRS 波心动过速,QRS 波时限≥0.12 s,频率多为 140～180 次/min,R-R 间期不匀齐,可出现电交替。b. 出现房室分离,房率慢于室率。c. 出现心室夺获和室性融合波。d. Ⅰ、aVF 导联主波向下。e. 胸导联出现负向或正向同向性。f. 左束支传导阻滞型伴电轴右偏。g. QRS 时限:左束支传导阻滞型>0.16 s,右束支传导阻滞型>0.14 s。室性心动过速发作前或终止后可有与室性心动过速图形基本一致的室性期前收缩。当室性心动过速发作持续时间≥30 s 或持续时间不足 30 s 伴血流动力学障碍时考虑存在持续性室性心动过速。

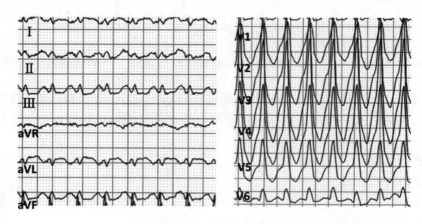

图 3-2-4 室性心动过速心电图

处理原则:合并血流动力学障碍应立即同步直流电复律;血流动力学稳定可首先使用抗心律失常药物,如胺碘酮、利多卡因等。

③ 尖端扭转型室性心动过速(TdP,图 3 - 2 - 5)

连续出现宽大畸形 QRS 波群,频率为 200～250 次/min;其 QRS 波的极性及振幅呈进行性改变,沿着基线上下扭转。发作期或终止后伴有 Q-T 间期延长。

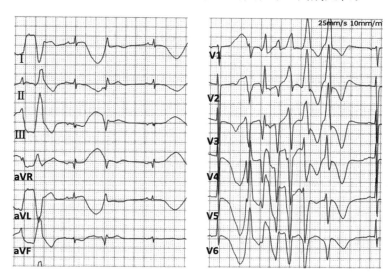

图 3 - 2 - 5　尖端扭转型室性心动过速心电图

处理原则:如为获得性,应去除诱因、补钾、植入临时起搏器治疗;如为先天性,则可使用 β 受体阻滞剂、利多卡因治疗。

④ 多形性室性心动过速(图 3 - 2 - 6)

心电图示 QRS 波群加宽,且形态多变,几乎每搏均不相同;心室率 150～300 次/min。

处理原则:血流动力学不稳定者应按室颤处理;血流动力学稳定或短阵发作者,应积极去除诱因、纠正病因,必要时植入埋藏式复律除颤器(ICD)。

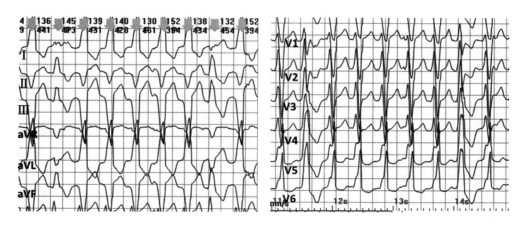

图 3 - 2 - 6　多形性室性心动过速心电图

⑤ 双向性室性心动过速(图3-2-7)

同一导联出现两种形态的宽 QRS 波,其额面电轴呈左偏、右偏交替出现。V1 导联常呈右束支传导阻滞。频率 140～180 次/min,R-R 间期基本规则或长短交替。

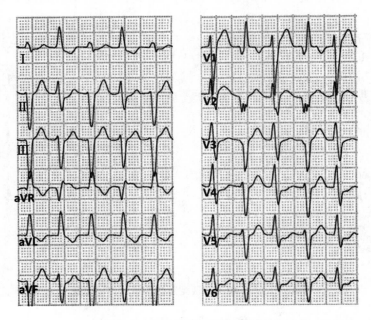

图 3-2-7 双向性室性心动过速心电图

处理原则:首先要明确诱因或病因并祛除或治疗。起搏治疗可有效终止该心动过速。

⑥ 各种类型室上性心动过速,室率≥200 次/min

窦性心动过速:P 波窦性,P 波频率≥100 次/min,P-R 间期>0.12 s,可合并传导阻滞或异位搏动,伴有继发性 ST 段压低和(或)T 波振幅低平。

房性心动过速:房率 150～200 次/min,P 波形态与窦性心律不同,P 波之间具有等电位线,常合并房室传导阻滞。

心房扑动:P 波消失,代之以 F 波(呈锯齿状,等电位线消失,频率 250～300 次/min);房室常 2:1 下传,心室率在 150 次/min 左右;QRS 波群呈室上性,伴有差异性传导时,QRS 波群可呈束支阻滞波形;R-R 间期可因房室传导比例不同而不等。

心房颤动:P 波消失,代之以振幅大小不一、形态各异、间期不等的 f 波,频率 350～600 次/min;心室率≥100 次/min 为快速心室率房颤;R-R 间期绝对不等。

阵发性室上性心动过速(图 3-2-8):心动过速发作时有突发、突止特点;频率多为 160～250 次/min,节律快而规则;P 波多为逆行波,QRS 波群形态与时限一般正常。

处理原则:窦性心动过速应重点放在解除诱因、治疗病因上。房性心动过速、快速室率房颤或房扑应尽快控制室率,尽早开始抗凝治疗。阵发性室上速时可按压颈动脉窦等或使用腺苷快速静脉推注;如血流动力学不稳定,推荐同步电复律。

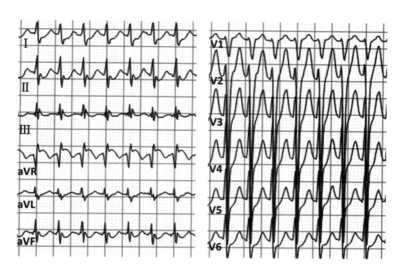

图 3 - 2 - 8　阵发性室上性心动过速心电图

⑦ 心房颤动伴心室预激（图 3 - 2 - 9），R-R 间期≤0.25 s

多为阵发性；各导联 P 波消失，代之以 f 波，室率多在 180～200 次/min 及以上；QRS 波群宽大、起始缓慢，有预激波；R-R 间期不等；QRS 波群形态不一，呈多样性。

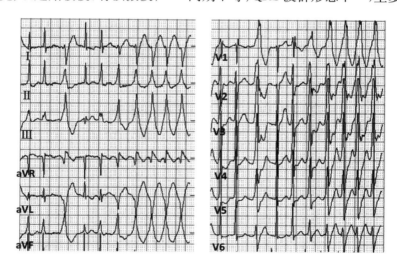

图 3 - 2 - 9　心房颤动伴心室预激心电图

处理原则：必须同步直流电复律尽快将其终止，禁用 β 受体阻滞剂、非二氢吡啶类钙通道阻滞剂、洋地黄类药物。

（3）严重缓慢型心律失常

① 严重心动过缓、高度及三度房室传导阻滞，平均室率≤35 次/min

三度房室传导阻滞（图 3 - 2 - 10）：P 波和 QRS 波群不相关，房率大于室率，室率＜45 次/min。

处理原则：当平均室率≤35 次/min,容易出现低血压、心绞痛、心力衰竭、黑矇、晕厥、抽搐等血流动力学障碍症状,应尽早行起搏治疗。

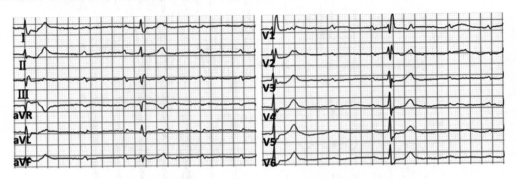

图 3-2-10　三度房室传导阻滞心电图

② 长 R-R 间期伴症状≥3.0 s,无症状≥5.0 s

心电图 R-R 间期伴症状≥3.0 s 或无症状≥5.0 s,可出现在窦性心动过缓,窦性停搏,房室传导阻滞,起搏心律,快速房性心律失常,连续心房波未下传等心律失常。

处理原则：具有起搏器植入指征,应立即行起搏器植入术。

（4）其他

① 严重低钾血症（图 3-2-11）

U 波增高,振幅≥0.1 mV;U 波振幅大于同导联 T 波;T-U 波融合;T 波低平或倒置,ST 段压低≥0.05 mV;P 波振幅及宽度增加;P-R 间期延长;早搏及持续性快速性心律失常 QT(U)延长。

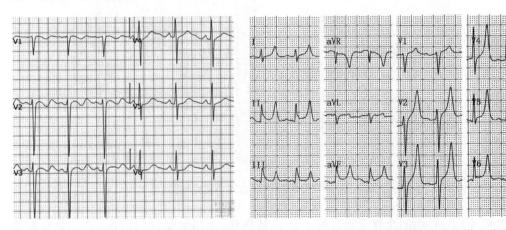

**图 3-2-11　低钾血症心电图：胸前导联　　　图 3-2-12　高钾血症心电图：胸前导联 T 波形态
　　　　　　U 波>T 波,Q-T 间期延长　　　　　　　　　高尖峰锐,双支对称,基底部变窄**

② 严重高钾血症（图 3-2-12）

心电图表现：T 波高尖,基底部变窄,双支对称,呈帐篷状,在 Ⅱ、Ⅲ、V2、V3、V4 导联最为明显;QRS 波群时限增宽,P 波低平,严重者 P 波消失,出现窦室传导;ST 段压低。见于各种心律失常,如窦性心动过缓、交界性心律、传导阻滞、窦性停搏,严重者出现室性心动过速、心室颤动,而有的呈急性心肌损伤表现。

③ 疑似急性肺栓塞(图 3 - 2 - 13)

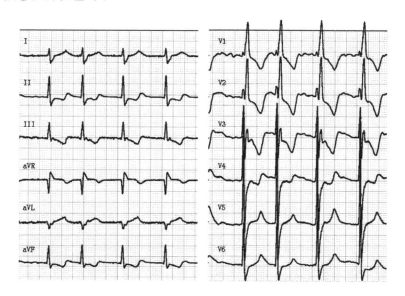

图 3 - 2 - 13　急性肺栓塞心电图

心电图表现:窦性心动过速,ST-T 改变,S Ⅰ、Q Ⅲ、T Ⅲ 及电轴右偏,右束支阻滞,aVR 导联 R 波振幅增高伴 ST 段抬高,房性心律失常,肺性 P 波,右心室高电压及明显顺钟向转位等。

处理原则:如果存在休克或持续性低血压即为可疑高危急性肺栓塞,应立即启动再灌注治疗(抗凝、溶栓治疗);非高危者应给予抗凝治疗,转诊至上级医院行肺动脉 CTA 检查。

④ Q-T 间期延长,Q-Tc 间期≥0.55 s

心电图上 Q-T 间期>0.44 s 为 Q-T 间期延长。Q-Tc 间期是按心率校正过的 Q-T 间期,≥0.47 s 者为 Q-Tc 间期延长。

注意:当 Q-Tc 间期≥0.55 s,易产生室性心律失常,尤其是尖端扭转型室性心动过速,导致患者晕厥甚至猝死。

⑤ 显性 T 波电交替

心电图上同一导联 T 波形态、振幅及极性出现逐搏交替的变化,排除心外因素的影响,T 波振幅相差 1 mm。

注意:该现象可见于长 Q-T 间期综合征、急性心肌缺血、变异型心绞痛、儿茶酚胺释放过多以及电解质紊乱等。

⑥ R 在 T 上(R-on-T)型室性期前收缩

心电图表现:室性期间收缩落于前一窦性搏动的 T 波顶峰附近。

注意:常诱发室性心动过速或心室颤动。与心肌缺血、缺氧、内环境紊乱等相关。

（二）超声检查

B超是利用超声波了解体内结构及有无异常的一种观察仪器,具有无痛、无创、无辐射及便利等特点,常用于腹腔脏器、盆腔脏器、心脏、泌尿生殖系统、胎儿、外周血管、关节等检查。下面介绍临床常见的危急重症性疾病的超声特征。

1. 腹部超声及妇科超声危急值项目

（1）急诊外伤着重观察有无肝脏、脾脏或肾脏等内脏器官破裂出血。

① 肝破裂

正常肝脏表现:大小正常,外形规则,包膜光滑,实质回声分布均匀,未见异常回声。肝内血管显示清晰,肝内胆管未见扩张。

肝脏外伤后肝实质内出现边缘不清的血凝块低回声区,或边界较清晰的无回声区,中间可有条索状分隔,后方有增强效应。若肝实质内广泛出血,超声可见肝明显增大,肝内出血区域呈片状的略强回声区,呈弥散状。肝包膜下也可出现无回声区,当血肿内有血液和血凝块同时存在时,可伴有高回声,并有漂浮现象。肝包膜破裂时,可在破裂处及肝周围腹膜间隙或腹腔内探及出血的无回声区（图3-2-14）。

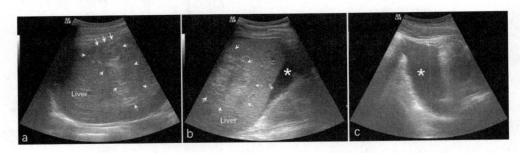

图 a 示肝包膜局部显示不清、肝内不均匀回声区,图 b 示肝周积液,图 c 示髂窝积液。

注:Liver 指肝脏,空心箭头所指为显示不清的肝包膜区域,实心箭头所指肝内不均匀回声,星号处为无回声积液

图 3-2-14　肝破裂声像图

② 脾破裂

正常脾脏表现:大小正常,外形规则,实质回声均匀,内未见明显异常回声。

真性脾破裂根据脾脏出血的部位可分为中央破裂和包膜下破裂两类。中央破裂 B 超可见脾脏体积增大,局部回声紊乱,密度不均,可出现不规则回声增强区、减低区或无回声区。包膜下破裂 B 超下见脾脏体积增大,形态改变,在脾外周部可见形态不规则的低回声或无回声区,脾包膜明显隆起,病灶后方回声增强（图3-2-15）。

③ 肾破裂

正常肾脏表现:双肾长 10～12 cm,宽 5～6 cm,实质厚 1～2 cm,外形规则,实质回声分布均匀,未见明显异常回声。皮、髓质分界清,集合系统无分离,内未见异常回声。

肾破裂时 B 超见肾周围有血肿,呈低回声区,肾脏断裂、移位处均可见血肿低回声区,肾内血肿在断裂处显示或位于肾的中部、上极、下极等处。

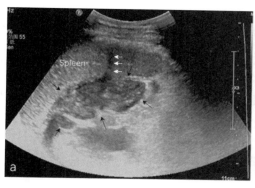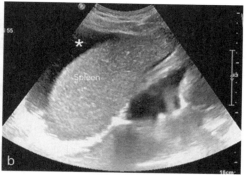

图 a 示脾脏破裂伴包裹性血肿,图 b 示脾周积液。

注:Spleen 指脾脏,白色箭头所指为破裂口,黑色箭头所指为周围血肿,星号处为积液

图 3-2-15　脾破裂声像图

④ 膀胱破裂

正常膀胱表现:充盈佳,壁光滑,内未见异常回声。

膀胱破裂时 B 超在耻骨联合处扫查未见膀胱充盈区,仅见前列腺上方有团状低回声,为收缩的膀胱。由于膀胱破裂导致尿液及部分血液流入盆腔,盆腔内有较多无回声区。

(2)急性坏死性胰腺炎

正常胰腺表现:大小正常,外形规则,实质回声均匀,未见明显异常回声,主胰管未见扩张。

重型胰腺炎 B 超显示胰腺边缘模糊,形态不规则,与周围组织分界不清,边缘不光滑。伴有出血和坏死时,胰腺内部强弱不均,弥漫性散在分布极低回声区,内可见不规则高回声斑点,严重时可表现为不规则液性暗区。

(3)胆囊结石、胆囊炎及胆囊穿孔

正常胆囊表现:大小正常,囊壁光滑,囊内胆汁透声好,内未见异常回声。

胆囊穿孔超声显示胆囊壁局部膨出或缺损。邻近胆囊壁肿胀、毛糙,胆囊周围局限性积液。胆囊窝可见液性暗区,与胆汁信号一致(图 3-2-16)。

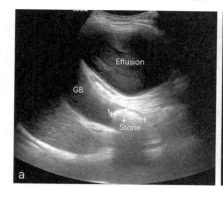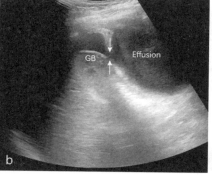

图 a 胆囊结石伴胆囊周围局限性积液。图 b 胆囊壁破裂伴周围局限性积液。

注:GB 为胆囊,Stone 为结石,Effusion 为局限性积液,白箭头所指为胆囊壁破裂处

图 3-2-16　胆囊结石、胆囊炎伴胆囊穿孔

（4）巨大腹主动脉瘤

正常表现：二维声像图示纵断面有明显搏动的管状结构，内径递减；管壁内膜回声较亮、光滑，中层回声较低，外膜回声亮，较毛糙。彩色多普勒（CDFI）血流显像示每一个心动周期呈现红—蓝—红的快速转变频谱多普勒表现，高阻力型。

存在腹主动脉瘤时：腹主动脉呈梭形或囊形扩张；病变处腹主动脉外径与其正常段外径之比超过 1.5；腹主动脉局限性扩张，外径＞3.0 cm。以上符合其一即可诊断为腹主动脉瘤（图 3-2-17）。如果腹主动脉瘤体积增大，血栓管径比低，提示动脉瘤不稳定或先兆性破裂。腹主动脉周围血液向腹腔内延伸，形成腹膜后血肿，提示动脉瘤破裂。

注意：一旦检查发现腹主动脉瘤，应及时转诊。注意监测患者血压，如出现血压下降，应考虑出现腹主动脉瘤破裂可能。

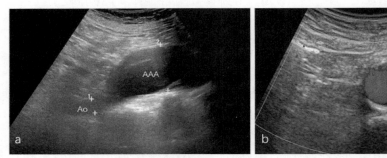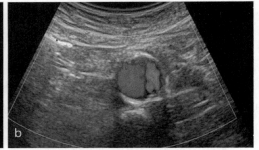

图 a 二维超声示瘤体内径是正常腹主动脉内径的 4 倍。图 b 彩色多普勒示瘤体内血流呈"八卦征"。

注：Ao 指股动脉，AAA 指腹主动脉瘤

图 3-2-17　腹主动脉瘤声像图

（5）外周动静脉急性栓塞

正常表现：动静脉二维表现血管显示清晰，走行自然，管腔通畅，内未见明显斑块回声。彩色多普勒血流显示良好，血流方向正常。

急性外周动脉栓塞：动脉管腔内显示不均质偏低回声结构。彩色多普勒血栓处血流中断（图 3-2-18）。

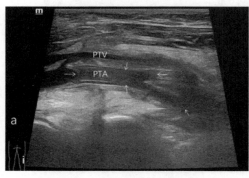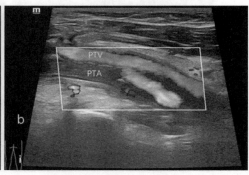

图 a 二维超声显示胫后动脉内血栓；图 b 彩色多普勒显示胫后动脉内未见血流信号，胫后静脉内血流信号正常。

注：PTA 指胫后动脉，PTV 指胫后静脉，白色箭头所指为血栓

图 3-2-18　胫后动脉急性血栓形成

急性外周静脉栓塞：血栓处静脉管径明显扩张。静脉管腔不能被压瘪。彩色多普勒血栓段静脉内完全无血流信号或探及少量血流信号(图3-2-19)。

注意：急性外周动脉栓塞时，将患肢放置低于心脏的水平面，避免局部冷、热敷。需尽早行溶栓、抗凝治疗或行取栓手术治疗。

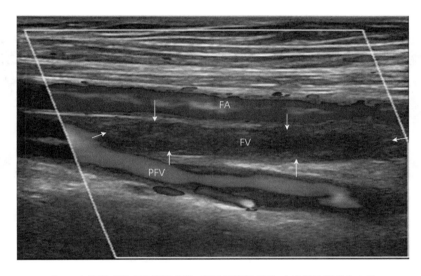

注：FA 指股动脉，FV 指股静脉，PFV 指股深静脉，白色箭头所指为血栓

图3-2-19　股静脉血栓形成

(6)急性睾丸扭转

正常睾丸表现：卵圆形的低至中等回声，内部光点细密，分布均匀。

睾丸扭转患侧睾丸实质回声低于健侧，分布不均匀。彩色多普勒显示睾丸、扭转精索无血流信号，精索末段扭曲、增粗，呈线团样高回声，并可见到"线团嵌入睾丸门"而形成的镶嵌征(图3-2-20)。

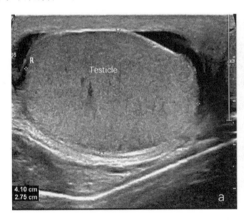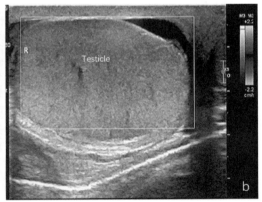

图 a 二维超声示睾丸外形饱满，内可见条索状低回声；图 b 彩色多普勒示睾丸内无血流信号

图3-2-20　睾丸扭转

（7）异位妊娠破裂伴腹腔出血

正常子宫附件 B 超：正常成年女性子宫外形规则，实质回声分布均匀，未见异常回声，双侧卵巢实质内未见异常回声，子宫直肠陷窝未见液体回声。

异位妊娠破裂：宫旁肿块较大，无明显边界，内部回声杂乱，难辨妊娠结构。彩超表现为不规则肿块内散在点状血流信号（图 3-2-21）。

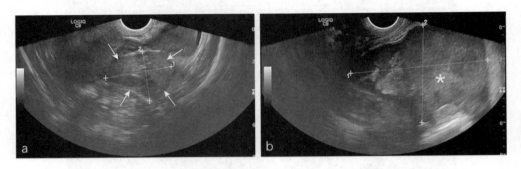

图 a 示破裂的妊娠囊形成不均匀团块，图 b 示盆腔大量积血。

注：白箭头所指为破裂妊娠囊所形成的包裹团块，星号处为积血

图 3-2-21　异位妊娠破裂伴盆腔大量积血

（8）晚期妊娠出现羊水过少或过多伴有胎儿心率过快

正常妊娠期 B 超：FHR（120～160 次/min），羊水指数（妊娠晚期）8～24 cm。

羊水过少：妊娠晚期羊水最大暗区深度≤2 cm，孕 37 周前羊水指数≤8 cm，孕 37 周后羊水指数≤5 cm，胎儿多小于孕周，姿势固定，胎动少，且肢体明显聚拢（图 3-2-22）。

羊水过多：妊娠晚期羊水最大暗区深度＞8 cm，羊水指数＞20 cm，胎儿结构不易完全显示，常沉于宫腔后部且胎动频繁。胎儿心率高于 180 次/min 为心动过速。

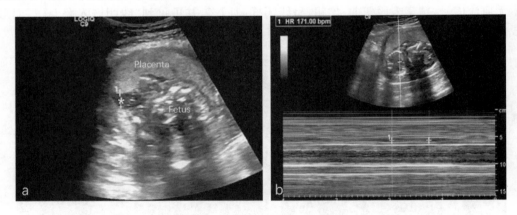

图 a 二维超声仅见微量羊水，图 b M 型超声测得胎心率 171 次/min。

注：星号处为羊水，Placenta 为胎盘，Fetus 为胎儿

图 3-2-22　中期妊娠羊水过少伴胎心率过快

注意：如合并胎儿严重致死性结构异常，尽早终止妊娠；如胎儿无严重结构异常，羊水过多或过少并伴有胎心增快、胎儿呼吸频率增加，需立即剖宫产终止妊娠。

2. 心脏彩超

正常心脏表现：主肺动脉连接关系及内径正常，心脏各房室腔内径处于正常范围内。房室间隔未见回声中断。室壁未见增厚，收缩幅度正常，未见明显节段性运动异常。各瓣膜形态、结构、启闭运动未见明显异常。心包腔未见明显异常。彩色多普勒及频谱多普勒示二尖瓣、三尖瓣、主动脉瓣、肺动脉瓣未见反流，E/A＞1。组织多普勒提示二尖瓣环运动速度正常，E/A＞1。

（1）心脏普大合并急性心衰：二维超声示四个房室腔均明显增大，以左室、左房为主，左室呈球形扩大，室间隔向右室侧膨突，左室壁相对变薄。M型超声示室壁运动弥漫性减低，左室收缩功能减低，左室射血分数 EF≤30％。彩色多普勒示各瓣口血流色彩暗淡，常见二、三尖瓣反流。频谱多普勒示主动脉瓣口收缩期最大血流速度、血流速度积分减低；二尖瓣口血流频谱呈"限制性"充盈，E峰呈高耸尖峰波，A峰极低甚至消失。

（2）大面积心肌坏死：二维超声示心腔扩大，室壁变薄，相应心室壁节段性运动消失，心功能异常。M型超声显示室壁运动幅度、运动速率及增厚率明显减低或消失。

（3）大量心包积液合并心脏压塞：左右室腔缩小，心脏舒张受限，各瓣膜开放幅度减小，室间隔与左室后壁呈同向运动，下腔静脉、肝静脉呈淤血性扩张。舒张早期右室塌陷，舒张晚期右房塌陷，M型超声显示右室前壁呈波浪状曲线。急性大量心包积液时，心包腔无回声宽度＞2 cm，心脏在液性暗区内明显摆动。

（三）影像学检查

本书只介绍临床常见的X线摄片和CT的典型异常表现。

1. 中枢神经系统

（1）颅脑外伤

① 外伤性蛛网膜下腔出血：外伤后剧烈头痛，CT检查是首选。出血最初24 h内CT显示率可达到90％，表现为沿蛛网膜下腔分布的线状高密度影（图3-3-1）。

② 硬脑膜外血肿：典型病例呈头部外伤—原发性昏迷—中间意识清醒（好转）—继发性昏迷，CT示血肿呈颅板下梭形或弓形高密度区，边缘锐利、清楚，范围较局限（见图3-3-2）。

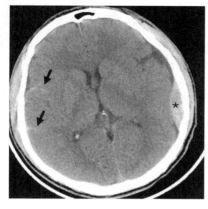

图3-3-1　左颞部颅板下硬膜外血肿（＊），右额颞部脑沟内可见线样铸型高密度影，为蛛网膜下腔出血（黑箭）

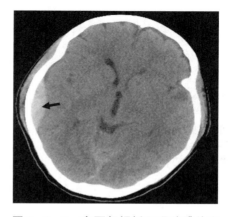

图3-3-2　右颞部颅板下硬脑膜外血肿（黑箭），表现为局限性梭形高密度，邻近脑实质受压

③ 硬脑膜下血肿：临床上患者多有昏迷、单侧瞳孔散大或其他脑压迫症状,CT 示急性期血肿呈颅板下方新月形高密度区,血肿范围较广,可超越颅缝(见图 3-3-3)。

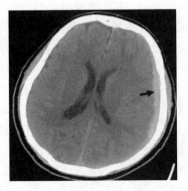 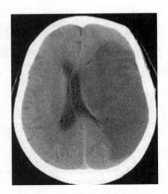

图 3-3-3　左侧额顶颞部硬脑膜下血肿(黑箭),表现为新月形高密度,邻近脑组织受压

图 3-3-4　左侧大脑中动脉供血区急性脑梗死。可见左侧额顶颞叶大片低密度灶伴占位效应

(2) 脑血管疾病

① 脑梗死：中老年人多发,发病时间短于 6 h(超急性期脑梗死),CT 呈低灌注状态,CT 常阴性,病灶不能显现。大血管的急性期脑梗死 CT 可出现动脉高密度征、局部脑肿胀征和脑实质密度减低征,MRI 的 T1WI 呈低信号、T2WI 呈高信号(图 3-3-4)。

② 脑出血：病情起病急剧,临床表现视出血量、出血部位不同而不同。急性期 CT 典型表现为脑内圆形、类圆形、线形或不规则形的高密度灶,CT 值在 50~80 HU 之间。血肿可破入脑室或蛛网膜下腔,破入脑室可形成脑室铸形。病灶周围水肿轻,血肿大者可有占位效应(图 3-3-5)。

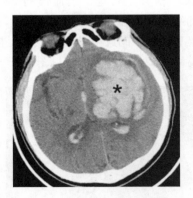 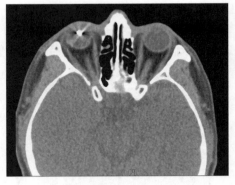

图 3-3-5　左侧基底节区高密度血肿(*),并破入第三及第四脑室。血肿形成占位效应,可见中线结构向对侧移位

图 3-3-6　右眼球内斑片状金属异物,周围可见放射状伪影

(3) 眼与眶内异物：分为金属异物及非金属异物两类。有外伤史。CT 上能够显示大多数异物及异物引起的眼内改变和眶壁骨折。

金属异物：CT 上示眼球内或眶内异常高密度影,CT 值在 +2 000 HU 以上,其周围有明显的放射状金属伪影(图 3-3-6)。

非金属异物:高密度非金属异物(沙石、玻璃和骨片等),CT值多在+300 HU以上,一般无明显伪影。低密度非金属(植物类、塑料类)异物中,木质异物表现为明显低密度影,CT值为−199~−50 HU,塑料类异物的CT值为0~20 HU。

2. 呼吸系统

(1)气胸:多数起病急骤,临床表现有胸痛、胸闷、呼吸困难或咳嗽、发绀等。X线典型表现为外凸弧形的细线条阴影,称为气胸线,线外透亮度增高,无肺纹理,线内为压缩的肺组织。CT示肺外周无肺纹理的气体密度弧状带,内侧可见压缩的肺。患侧胸部容积增加,同侧肋间隙增宽,同侧心缘变平,同侧膈肌变平,纵隔向对侧移位。气胸容量的大小可根据X线胸片判断。在肺门水平侧胸壁至肺边缘的距离为1 cm时,约占单侧胸腔容量的25%左右,肺门水平侧胸壁至肺边缘的距离为2 cm时,气胸容量约占50%(图3-3-7)。

(2)肺栓塞:肺动脉CTA示直接征象:肺动脉内的低密度充盈缺损,部分或完全包围在不透光的血流之间(轨道征),或者呈完全充盈缺损,远端血管不显影。间接征象:肺野楔形密度增高影,条带状高密度区或盘状肺不张,中心肺动脉扩张及远端血管分支减少或消失(图3-3-8)。

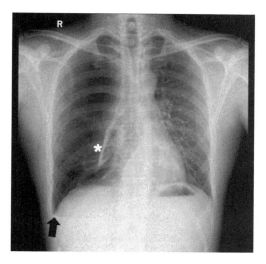

图3-3-7 右侧张力性气胸(压缩约90%)。可见右侧胸腔大量无肺纹理透亮区,肺组织压缩至肺门周围(＊),同侧肋间隙增宽。右侧少许胸腔积液(黑箭)

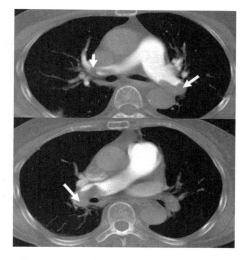

图3-3-8 肺动脉栓塞。左、右肺动脉主干及其分支内可见多发低密度充盈缺损(白箭)

3. 消化系统

(1)食管异物:有吞食异物病史,钝性异物常引起吞咽梗阻感、作呕或因异物刺激致频繁做吞咽动作。不透X线异物多为金属性异物,呈特殊形态的高密度影(图3-3-9)。

(2)胃肠道穿孔:立位腹平片可见膈下游离气体,表现为膈下线条状或新月状透光影,边界清楚,其上缘为光滑整齐的双侧膈肌,下缘分别为肝、脾上缘(图3-3-10)。

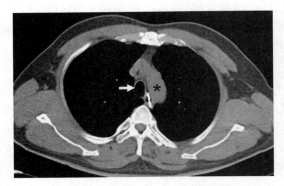

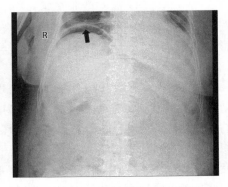

图 3‑3‑9　食管中段管腔内短条状金属异物，前端与主动脉弓（＊）及主气管（白箭）相贴近

图 3‑3‑10　右膈下见弧形低密度影，提示腹腔积气（黑箭）

（3）急性肠梗阻：典型 X 线表现为梗阻以上肠腔扩大，积气、积液，立位或水平侧位可见气液平面，梗阻以下肠腔萎陷无气或仅见少量气体。CT 示扩张的小肠肠袢（直径大于 2.5 cm），伴气液平，"小肠积粪征"（梗阻点近端小肠肠袢扩张，内可见混合的气泡及微粒物质）。其中梗阻性肠梗阻可见"靶环征"（肠壁环形增厚，密度增高）、"锯齿状鸟喙征"（肠管扭曲，肠系膜水肿，肠壁增厚）（图 3‑3‑11）。

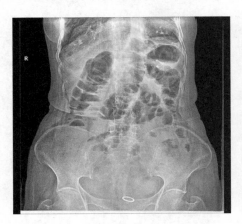

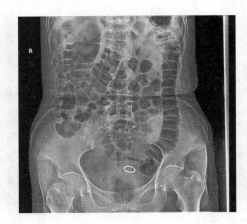

图 3‑3‑11　肠梗阻。腹部立位片（左图）可见多发肠管扩张，并可见多个气液平，呈阶梯状排列。卧位片（右图）清晰显示扩张积气肠管

4. 循环系统

（1）主动脉夹层：突发的前胸或胸背部持续性撕裂样疼痛的患者如果怀疑有主动脉夹层，则主动脉 CTA 是首选检查方法（图 3‑3‑12）。

（2）心脏压塞：临床上表现为贝克三体征：低血压、心音低弱、颈静脉怒张。平片示心影迅速增大，"烧瓶样"心。心脏彩超可确诊（图 3‑3‑13）。

注意：上述疾病属于临床危急重症，一旦怀疑需要密切观察，快速选择合适的辅助检查，并在检查和向上级医院转运过程中采取措施，维持患者的生命体征。

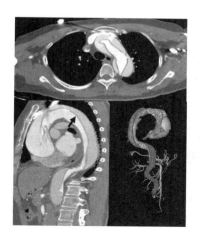

图 3‑3‑12　Stanford A 型主动脉夹层。增强 CT 显示管腔内低密度内膜片影(黑箭),斜矢状位重建及 VR 图显示夹层累及范围

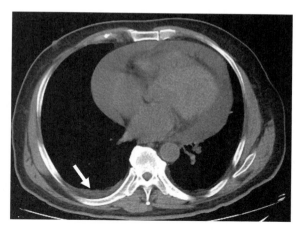

图 3‑3‑13　大量心包积液,同时可见右侧胸腔积液(白箭)

第四章　慢性非传染性疾病的诊疗与管理

慢性非传染性疾病,简称慢性病(NCDs),是具有病程长、病因复杂、健康损害和社会危害严重、病程迁延、难以自愈和/或治愈等特点的一类疾病。常见的慢性病有以高血压病为代表的心、脑血管疾病,以慢性阻塞性肺疾病为代表的呼吸系统疾病,以糖尿病为代表的代谢性异常性疾病,还有恶性肿瘤、骨关节病、牙病、精神异常与精神病等。全世界约60％的死亡和43％的疾病负担由慢性病造成。我国慢性病死亡占全部死亡可达85％以上。随着人群平均期望寿命的延长,慢性病发病、死亡呈上升趋势,已成为重要的公共卫生问题,严重威胁着劳动力人口的健康,是造成医疗费用上涨的主要原因。

全科医生在慢性病的预防、诊断、治疗、康复、日常管理中发挥着重要的作用。本章节结合我国基层卫生服务实际,概括介绍高血压病、冠心病、糖尿病、脑血管病、慢性阻塞性肺疾病和骨质疏松症。

第一节　高血压

高血压是指以人体内体循环动脉压升高为主要表现的临床综合征,可分为原发性高血压和继发性高血压两类。临床上以原发性高血压常见,它是与遗传、年龄、情绪,以及不健康生活方式密切相关的多因素导致的疾病。另有5％的高血压病是由某种疾病或者病因导致,临床上称为继发性高血压,或症状性高血压。本节以原发性高血压为例进行阐述。其诊断标准见第三章表3-1-4。

原发性高血压多为遗传与环境因素相互作用的结果,但具体发病机制尚无统一的认识。公认的高血压危险因素有:① 膳食。高钠、低钾、高蛋白质摄入及低叶酸水平与高血压发病呈正相关。② 超重和肥胖。③ 过量饮酒。④ 长期精神紧张,如焦虑、担忧、心理紧张、愤怒、恐慌或恐惧等。⑤ 其他危险因素如年龄、高血压家族史、缺乏锻炼、糖尿病、血脂异常、睡眠呼吸暂停等。

高血压是可以预防和控制的慢性疾病。了解高血压危险分层因素,对患者进行长期管理,可以改善预后。表4-1-1为高血压患者心血管疾病风险水平分层。表4-1-2为用于分层的其他心血管危险因素、靶器官损害及伴发临床疾病。

表 4 - 1 - 1　血压升高患者心血管风险水平分层

其他心血管危险因素和疾病史	血压/mmHg			
	收缩压 130～139 和（或）舒张压 85～89	收缩压 140～159 和（或）舒张压 90～99	收缩压 160～179 和（或）舒张压 100～109	收缩压≥180 和（或）舒张压≥110
无	—	低危	中危	高危
1～2 个其他危险因素	低危	中危	中/高危	很高危
≥3 个其他危险因素，靶器官损害，或 CKD 3 期、无并发症的糖尿病	中/高危	高危	高危	很高危
临床并发症，或 CKD≥4 期、有并发症的糖尿病	高/很高危	很高危	很高危	很高危

注：CKD—慢性肾脏疾病。

资料来源：《中国高血压防治指南》(2018 修订版)。

表 4 - 1 - 2　高血压心血管危险因素、靶器官损害及伴发临床疾病

心血管危险因素	靶器官损害	伴发临床疾病
① 高血压（1～3 级） ② 男性>55 岁，女性>65 岁 ③ 吸烟或被动吸烟 ④ 糖耐量受损（2 h 血糖 7.8～11.0 mmol/L）和（或）空腹血糖异常（6.1～6.9 mmol/L） ⑤ 血脂异常：TC≥5.2 mmol/L（200 mg/dL）或 LDL-C≥3.4 mmol/L（130 mg/dL）或 HDL-C<1.0 mmol/L（40 mg/dL） ⑥ 早发心血管病家族史（一级亲属发病年龄<50 岁） ⑦ 腹型肥胖（腰围：男性≥90 cm，女性≥85 cm）或肥胖（BMI≥28 kg/m²） ⑧ 高同型半胱氨酸血症（≥15 μmol/L）	① 左心室肥厚： 心电图：Sokolow-Lyon 电压>3.8 mV 或 Cornell 乘积>244 mV·ms 超声心动图 LVMI：男≥115 g/m²，女≥95 g/m² ② 颈动脉超声 IMT≥0.9 mm 或动脉粥样斑块 ③ 颈-股动脉搏波速度≥12 m/s（＊选择使用） ④ 踝/臂血压指数<0.9（＊选择使用） ⑤ 估算的肾小球滤过率降低[eGFR 30～59 mL/(min·1.73 m²)]或血清肌酐轻度升高[男性 115～133 μmol/L(1.3～1.5 mg/dL)，女性 107～124 μmol/L(1.2～1.4 mg/dL)] ⑥ 微量白蛋白尿：30～300 mg/24 h 或白蛋白肌酐比≥30 mg/g（3.5 mg/mmol）	① 脑血管病：脑出血、缺血性脑卒中、短暂性脑缺血发作 ② 心脏疾病：心肌梗死史、心绞痛、冠状动脉血运重建、慢性心力衰竭、心房颤动 ③ 肾脏疾病：糖尿病肾病、肾功能受损{包括 a. eGFR<30 mL/(min·1.73 m²)；b. 血肌酐升高[男性≥133 μmol/L(1.5 mg/dL)，女性≥124 μmol/L(1.4 mg/dL)]；c. 蛋白尿（≥300 mg/24 h）} ④ 外周血管疾病 ⑤ 视网膜病变：出血或渗出、视盘水肿 ⑥ 糖尿病：新诊断：空腹血糖≥7.0 mmol/L（126 mg/dL），餐后血糖≥11.1 mmol/L（200 mg/dL） 已治疗但未控制：糖化血红蛋白（HbA_{1c}）>6.5%

注：TC—总胆固醇；LDL-C—低密度脂蛋白胆固醇；HDL-C—高密度脂蛋白胆固醇；LVMI—左心室重量指数；IMT—颈动脉内膜中层厚度；BMI—身体质量指数。

资料来源：《中国高血压防治指南》(2018 修订版)。

一、诊断及日常管理

(一)临床表现

大多数高血压起病缓慢,缺乏特殊的临床表现,仅在测量血压时偶尔发现,或者出现心、脑、肾等并发症时才被发现。常见症状有头晕、头痛、疲劳、心悸等,或者出现一过性视物模糊。如果患者突然出现严重头晕与眩晕,要注意发生高血压脑病或者脑血管病的可能。后期高血压患者合并靶器官受损,可以出现胸闷、气短、心悸、多尿等表现。当遇到高血压患者合并如腰部肿块、向心性肥胖、多毛等,需排除继发性高血压可能。

(二)诊断与鉴别诊断

血压测量是评估血压、诊断高血压以及观察疗效的根本方法。高血压的主要诊断依据为于诊室测量的血压值。采用经核查的水银柱或电子血压计,被测者安静休息至少 5 min 后开始测量坐位时上臂血压,上臂应于心脏水平保持一致。首诊时应测量双上臂血压,以血压读数较高的一侧作为测量的值。复测血压时,应间隔 1~2 min,取 2 次读数的平均值记录。如果收缩压或舒张压的 2 次读数相差 5 mmHg 以上,应再次测量,取 3 次读数的平均值记录。在未使用降压药物的情况下,非同日 3 次测量诊室血压收缩压≥140 mmHg 和(或)舒张压≥90 mmHg 即可诊断为高血压。如收缩压≥140 mmHg 和舒张压<90 mmHg 为单纯收缩期高血压。患者既往有高血压史,目前正在使用降压药物,血压虽然低于 140/90 mmHg,仍应诊断为高血压。如患者佩戴 24 h 动态血压检测或家庭自测血压,高血压的诊断范围与诊室血压范围不同,24 h 动态血压检测的高血压诊断标准为:24 h 平均血压≥130/80 mmHg;白天≥135/85 mmHg,夜间≥120/70 mmHg;家庭血压监测(HBPM)的高血压诊断标准为≥135/85 mmHg。正常左、右上臂血压相差<10~20 mmHg。

诊断高血压疾病时,需要排除继发性高血压。

1. 肾实质性高血压。导致肾脏实质性高血压的常见疾病包括各种原发性肾小球肾炎(IgA 肾病、局灶节段肾小球硬化等)、肾小管间质疾病(慢性肾盂肾炎、梗阻性肾病等)、代谢性疾病肾损害(糖尿病肾病等)、结缔组织疾病肾损害(狼疮性肾炎、硬皮病等)、单克隆免疫球蛋白相关的肾脏疾病(轻链沉积病)、遗传性肾脏疾病(利德尔综合征等)。肾实质性高血压的诊断依赖于肾脏病史、蛋白尿以及血尿,肾功能异常,eGFR 降低,肾脏大小、形态异常,必要时行肾脏病理活检。同时,肾实质性高血压需与高血压引起的肾脏损害相鉴别,前者肾脏病变的发生常先于高血压或与其同时出现,血压较高且难以控制,蛋白尿(或血尿)发生早、程度重,肾脏功能受损明显。

2. 肾动脉狭窄以及其他血管病引起的高血压。肾动脉狭窄经动脉血管造影明确诊断。

3. 内分泌性高血压。常见于:① 原发性醛固酮增多症。以高血压、低钾血症为主要表现的临床综合征。② 嗜铬细胞瘤/副神经节瘤。源自肾上腺髓质或肾上腺外神经链嗜铬细胞的肿瘤,其可分泌过多儿茶酚胺(CA),引起持续性或阵发性高血压,以及数个器官功能及代谢紊乱,是可以临床治愈的继发性高血压。③ 库欣综合征。即皮质醇增多症,过高的皮质醇血症可伴有多种合并症,引起以向心性肥胖、高血压、糖代谢异常、低钾血症和骨质疏松为典型表现的综合征。

（三）高血压患者的日常管理

预防高血压的发生，需要从居民饮食、运动、服药等多方面管理。早期发现是预防的重要目标，全科医生应利用可及性原则，对高危人群频测血压，增加发现高血压患者的机会。如果患者血压增高，要确定血压水平分级；判断高血压的原因，区分原发性和继发性高血压；寻找其他心脑血管危险因素、靶器官损害以及相关临床情况。一旦明确诊断高血压，需要对其进行终身管理，首先进行生活方式干预，如降低钠盐摄入、合理膳食、控制体重、戒烟限酒、增强运动、减轻压力等。

1. 药物治疗时机

在改善生活方式的基础上，血压仍超过 140/90 mmHg 和/或目标水平的患者应给予药物治疗。高血压处于高危和很高危的患者，应及时启动降压药物治疗，并对危险因素和合并症进行综合治疗；中危患者可观察数周，评估靶器官损害情况，如血压仍不达标，开始药物治疗；低危患者可进行 1～3 个月的观察、随诊，如血压仍不达标可药物治疗。降压目标需将血压控制到 140/90 mmHg 以下，具有生活方式危险因素患者、可耐受患者，合并有糖尿病、蛋白尿等的高危患者的血压可控制在 130/80 mmHg 以下。除高血压急症和亚急症外，对大多数高血压患者，应在 4 周内或 12 周内将血压逐渐降至目标水平。

图 4-1-2 示初诊高血压患者评估及监测程序。

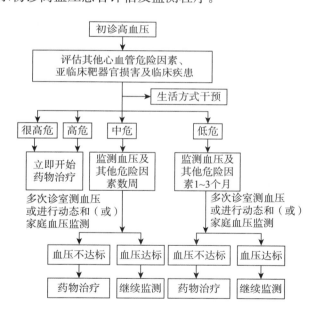

图 4-1-2　初诊高血压评估及监测程序

资料来源：《中国高血压防治指南》（2018 修订版）

2. 药物治疗

（1）基本原则：高血压药物治疗要遵循个体化原则，根据患者合并症的不同、药物疗效及耐受性，以及患者个人意愿或长期承受能力，选择适合患者个体的降压药物。高血压治疗是终身治疗,需要考虑药物的成本效益比。一般患者采用常规起始剂量,老年人及高龄老年人初始治疗时通常应采用较小的有效治疗剂量,逐渐增加至足剂量。优先使用长效降压药物,以平稳控制 24 h 血压。对血压≥160/100 mmHg 或者高于目标血压20/10 mmHg 的高危患者,或单药治疗未达标的高血压患者,应进行联合降压治疗,包括自由联合或单片复方制剂。大部分高血压患者需要使用 2 种或 2 种以上降压药物。初始联合治疗对心血管中高危的中老年高血压患者有良好的降压作用,可明显提高血压控制率。两药联合时,降压作用机制应具有互补性,或者具有相加的降压作用,互相抵消或减轻不良反应。

(2) 常用药物:常见的降压药包括钙通道阻滞剂(CCB)、血管紧张素转化酶抑制剂(ACEI)、血管紧张素受体拮抗剂(ARB)、利尿剂和 β 受体阻滞剂五类,以及由上述药物组成的固定配比复方制剂。此外 α 受体阻滞剂或其他种类降压药有时亦可应用于某些高血压人群。临床上常用"A、B、C、D、F"代表不同的降压药物的简称。A:ACEI 或ARB。B:β 受体阻滞剂。C:二氢吡啶类 CCB。D:噻嗪类利尿剂。F:固定复方制剂。

钙通道阻滞剂(CCB):通过阻断血管平滑肌细胞上的钙离子通道发挥扩张血管、降低血压的作用,包括二氢吡啶类 CCB 和非二氢吡啶类 CCB。二氢吡啶类 CCB(如硝苯地平、氨氯地平、非洛地平、拉西地平等)可与其他四类药联合应用,尤其适用于老年高血压、单纯收缩期高血压、稳定型心绞痛、冠状动脉或颈动脉粥样硬化及周围血管病患者。常见不良反应包括反射性交感神经激活导致心跳加快、面部潮红、脚踝部水肿、牙龈增生等。非二氢吡啶类 CCB(如维拉帕米、地尔硫草)也可用于降压治疗,常见不良反应包括抑制心脏收缩功能和传导功能、二度至三度房室传导阻滞;心力衰竭患者禁忌使用,有时也会出现牙龈增生。使用非二氢吡啶类 CCB 前应详细询问病史,进行心电图检查,并在用药 2～6 周内复查。

血管紧张素转化酶抑制剂(ACEI):通过抑制血管紧张素转换酶,阻断肾素血管紧张素 Ⅱ 的生成,抑制激肽酶的降解而发挥降压作用。ACEI 降压作用明确,具有良好的靶器官保护和心血管终点事件预防作用,对糖脂代谢无不良影响。限盐或加用利尿剂可增加 ACEI 的降压效应。尤其适用于伴慢性心力衰竭、心肌梗死后心功能不全、心房颤动预防、糖尿病肾病、非糖尿病肾病、代谢综合征、蛋白尿或微量白蛋白尿患者。常见不良反应为干咳,多见于用药初期,症状较轻者可坚持服药,不能耐受者可改用 ARB。其他不良反应有低血压、皮疹,偶见血管神经性水肿及味觉障碍。长期应用有可能导致血钾升高,应监测血钾和血肌酐水平。禁忌证为双侧肾动脉狭窄、高钾血症及妊娠妇女。ACEI 类常用药物包括培哚普利、卡托普利、贝那普利、依那普利、赖诺普利。

血管紧张素受体拮抗剂(ARB):通过阻断血管紧张素 Ⅱ 1 型受体而发挥降压作用。ARB 可降低有心血管病史(冠心病、脑卒中、外周动脉病)患者心血管并发症的发生率和高血压患者心血管事件风险,改善糖尿病或肾病患者的蛋白尿及微量白蛋白尿。ARB尤其适用于伴左心室肥厚、心力衰竭、糖尿病肾病、冠心病、代谢综合征、微量白蛋白尿或蛋白尿患者以及不能耐受 ACEI 的患者,并可预防心房颤动。不良反应少见,偶有腹泻,长期应用可升高血钾,应注意监测。双侧肾动脉狭窄、妊娠妇女、高钾血症者禁用。ARB类常用药物包括氯沙坦、缬沙坦、厄贝沙坦、替米沙坦、奥美沙坦、坎地沙坦、阿利沙坦。

利尿剂：通过利钠排尿、降低容量负荷而发挥降压作用。主要是噻嗪类利尿剂，分为噻嗪型利尿剂和噻嗪样利尿剂两种，前者包括氢氯噻嗪和苄氟噻嗪等，后者包括氯噻酮和吲达帕胺等。我国常用的噻嗪类利尿剂是氢氯噻嗪和吲达帕胺。吲达帕胺治疗可减少脑卒中再发风险。小剂量噻嗪类利尿剂对代谢影响很小，与其他降压药（尤其ACEI 或 ARB）合用可显著增加后者的降压作用。适用于老年高血压、单纯收缩期高血压或伴心力衰竭患者，是难治性高血压的基础药物之一。其不良反应与剂量密切相关，故通常应采用小剂量。噻嗪类利尿剂可引起低血钾，长期应用者应定期监测血钾，并适量补钾，痛风者禁用。对高尿酸血症以及明显肾功能不全者慎用，后者如需使用利尿剂，应使用袢利尿剂，如呋塞米等。保钾利尿剂如阿米洛利、醛固酮受体拮抗剂如螺内酯等也可用于控制难治性高血压。在利钠排尿的同时不增加钾的排出，与其他具有保钾作用的降压药如 ACEI 或 ARB 合用时需注意发生高钾血症的危险。螺内酯长期应用有可能导致男性乳房发育等不良反应。

β受体阻滞剂：通过抑制过度激活的交感神经活性、抑制心肌收缩力、减慢心率发挥降压作用，同时保护靶器官，降低心血管事件风险。适用于伴快速性心律失常、冠心病、慢性心力衰竭、交感神经活性增高以及高动力状态的高血压患者。常见的不良反应有疲乏、肢体冷感、激动不安、胃肠不适等，还可能影响糖、脂代谢。二/三度房室传导阻滞、哮喘患者禁用。慢性阻塞型肺病、运动员、周围血管病或糖耐量异常者慎用。糖脂代谢异常时一般不首选β受体阻滞剂，必要时也可慎重选用高选择性β受体阻滞剂。长期应用者突然停药可发生症状反跳现象，常见症状包括血压反跳性升高，伴头痛、焦虑等，称为撤药综合征。常用药物包括比索洛尔、美托洛尔、艾司洛尔、普萘洛尔。

α受体阻滞剂：不作为高血压治疗的首选药，适用于高血压伴前列腺增生患者，也用于难治性高血压患者的治疗。应在入睡前给药，以预防直立性低血压发生，注意测量坐、立位血压。直立性低血压者禁用。心力衰竭者慎用。常用药物包括酚妥拉明、酚苄明、哌唑嗪、盐酸特拉唑嗪、甲磺酸多沙唑嗪。

肾素抑制剂：通过抑制肾素，减少血管紧张素Ⅱ的产生，可显著降低高血压患者的血压水平。药物耐受性良好。最常见的不良反应为皮疹、腹泻。常用药物包括阿利吉仑。

常见高血压药物分类详见表 4 - 1 - 3。

（3）药物联合方案

① 两种药物联合方案

A＋D：即 ACEI 或 ARB＋噻嗪类利尿剂。ACEI 和 ARB 可使血钾水平略有上升，能拮抗噻嗪类利尿剂长期应用所致的低血钾等不良反应。ACEI 或 ARB＋噻嗪类利尿剂合用有协同作用，有利于改善降压效果。

A＋C：即 ACEI 或 ARB ＋二氢吡啶类 CCB。CCB 具有直接扩张动脉的作用，ACEI 或 ARB 既扩张动脉又扩张静脉，两药合用有协同降压作用。二氢吡啶类 CCB 常见的不良反应为踝部水肿，可被 ACEI 或 ARB 减轻或抵消。

C＋D：即二氢吡啶类 CCB＋噻嗪类利尿剂。FEVER 研究（非洛地平降低心、脑血管并发症的研究）证实，二氢吡啶类 CCB＋噻嗪类利尿剂治疗可降低高血压患者脑卒中发生的风险。

C+B：即二氢吡啶类 CCB+β 受体阻滞剂。CCB 具有扩张血管和轻度增加心率的作用，恰好抵消 β 受体阻滞剂的缩血管及减慢心率的作用，两药联合可使不良反应减轻。

我国临床推荐应用联合治疗方案：二氢吡啶类 CCB+ARB，二氢吡啶类 CCB+ACEI，ARB+噻嗪类利尿剂，ACEI+噻嗪类利尿剂，二氢吡啶类 CCB+噻嗪类利尿剂，二氢吡啶类 CCB+β 受体阻滞剂。

其他联合治疗方案包括：利尿剂+β 受体阻滞剂，α 受体阻滞剂+β 受体阻滞剂，二氢吡啶类 CCB+保钾利尿剂，噻嗪类利尿剂+保钾利尿剂。

不常规推荐但必要时可慎用的联合治疗方案包括：ACEI+β 受体阻滞剂，ARB+β 受体阻滞剂，ACEI+ARB，中枢作用药+β 受体阻滞剂。

② 三种药物联合方案

在上述各种两药联合方式中加上另一种降压药物便构成三药联合方案，其中二氢吡啶类 CCB+ACEI(或 ARB)+噻嗪类利尿剂组成(C+A+D)的联合方案最为常用。

③ 四种药物联合方案

主要适用于难治性高血压患者，可以在上述三药联合基础上加用第四种药物如 β 受体阻滞剂、醛固酮受体拮抗剂、氨苯蝶啶、可乐定或 α 受体阻滞剂等。

表 4-1-3　常见高血压药物分类

分类	适应证	禁忌证	
		绝对禁忌证	相对禁忌证
二氢吡啶类 CCB	老年高血压、周围血管病、单纯收缩期高血压、稳定型心绞痛、颈动脉粥样硬化、冠状动脉粥样硬化	无	快速型心律失常、心力衰竭
非二氢吡啶类 CCB	心绞痛、颈动脉粥样硬化、室上性快速心律失常	二度至三度房室传导阻滞、心力衰竭	
ACEI	心力衰竭、冠心病、左室肥厚、左心室功能不全、心房颤动预防、颈动脉粥样硬化、非糖尿病肾病、糖尿病肾病、蛋白尿/微量白蛋白尿代谢综合征	妊娠、高血钾、双侧肾动脉狭窄	
ARB	糖尿病肾病、蛋白尿/微量白蛋白尿、冠心病、心力衰竭、左心室肥厚、心房颤动预防、ACEI 引起的咳嗽、代谢综合征	妊娠、高血钾、双侧肾动脉狭窄	
噻嗪类利尿剂	心力衰竭、老年高血压、高龄老年高血压、单纯收缩期高血压	痛风	妊娠
袢利尿剂	肾功能不全、心力衰竭		

续表

分类	适应证	禁忌证	
		绝对禁忌证	相对禁忌证
醛固酮拮抗剂	心力衰竭、心肌梗死后	肾衰竭、高血钾	
β受体阻滞剂	心绞痛、心肌梗死后、快速性心律失常、慢性心力衰竭	二度至三度心脏传导阻滞、哮喘	慢性阻塞性肺病、周围血管病、糖耐量低减运动员
α受体阻滞剂	前列腺增生、高脂血症	直立性低血压	心力衰竭

注：ACEI—血管紧张素转换酶抑制剂；ARB—血管紧张素Ⅱ受体阻滞剂；CCB—钙通道阻滞剂。
资料来源：《中国高血压防治指南》(2018修订版)。

表4-1-4　常见单片复方制剂及主要不良反应

单片复方制剂主要组分	主要不良反应
氯沙坦钾/氢氯噻嗪	偶见血管神经性水肿、血钾异常
缬沙坦/氢氯噻嗪	
厄贝沙坦/氢氯噻嗪	
奥美沙坦/氢氯噻嗪	
卡托普利/氢氯噻嗪	咳嗽,偶见血管神经性水肿、血钾异常
赖诺普利/氢氯噻嗪	
依那普利/氢氯噻嗪	
贝那普利/氢氯噻嗪	
培哚普利/吲达帕胺	
培哚普利/氨氯地平	头晕、头痛、咳嗽
氨氯地平/缬沙坦	头痛、踝部水肿,偶见血管神经性水肿
氨氯地平/替米沙坦	
氨氯地平/贝那普利	
阿米洛利/氢氯噻嗪	血钾异常、尿酸升高
尼群地平/阿替洛尔	头痛、踝部水肿、支气管痉挛、心动过缓
复方利血平片	消化性溃疡、困倦
珍菊降压片	低血压、血钾异常
依那普利/叶酸片	咳嗽、恶心、头痛、踝部水肿,偶见血管神经性水肿、肌肉疼痛

资料来源：《中国高血压防治指南》(2018修订版)。

常见降压药物还包括由上述药物组成的固定配比复方制剂。此外 α 受体阻滞剂或其他种类降压药有时亦可应用于某些高血压人群。

二、急性并发症的诊疗

(一)高血压急症

高血压急症是指原发性或继发性高血压患者在某些诱因作用下,血压突然和显著升高(一般超过 180/120 mmHg),同时伴有进行性心、脑、肾等重要靶器官功能不全的表现。高血压急症包括高血压脑病,高血压伴颅内出血(脑出血和蛛网膜下隙出血),脑梗死,心力衰竭,急性冠脉综合征(不稳定型心绞痛、急性心肌梗死),主动脉夹层,嗜铬细胞瘤危象,使用毒品如安非他明、可卡因、迷幻药等,围术期高血压,子痫前期或子痫等。应注意血压水平的高低与急性靶器官损害的程度并非成正比。一部分靶器官损害并不伴有特别高的血压值,血压仅为中度升高,如并发急性肺水肿、主动脉夹层、心肌梗死等,但这类损害对靶器官功能影响重大,也应视为高血压急症。

(二)诊治原则

一旦怀疑为高血压急症,应即刻监测血压及生命体征,去除或纠正引起血压升高的诱因及病因,酌情使用有效的镇静药以消除恐惧心理,尽快静脉应用合适的降压药控制血压。常用药物有硝酸甘油、尼卡地平、硝普钠等,可以先静脉用药使血压趋于平稳,再开始口服药物。

用药初始阶段(1 h 内)血压控制的目标为平均动脉压的降低幅度不超过治疗前水平的 25%。在随后的 2~6 h 内将血压降至较安全水平,一般为 160/100 mmHg 左右为宜。如果可耐受,在以后的 24~48 h 逐步降压达到正常水平。对于妊娠合并高血压急症的患者,应尽快、平稳地将血压控制到相对安全的范围(<150/100 mmHg),并避免血压骤降而影响胎盘血液循环。不同靶器官受损的高血压急症患者,降压的幅度及速度不同:合并急性冠脉综合征、急性左心衰,需要尽快将血压降至可以改善心脏供血、降低心肌氧耗量、改善心功能的水平;如为合并主动脉夹层,应该迅速降压至维持组织脏器基本灌注的最低血压水平,一般需要联合使用降压药,并要重视足量 β 受体阻滞剂的使用,如不适用(如气道阻力增加),可考虑改用非二氢吡啶类 CCB。对于已经存在靶器官损害的患者,过快或过度降压容易导致其组织灌注压降低,诱发缺血事件。

(三)转诊原则

1. 高血压患者普通转诊

(1)采用两种以上降压药物规律治疗,血压仍不达标。

(2)血压控制平稳的患者再度出现血压升高并难以控制。

(3)血压波动较大,临床处理有困难。

(4)出现新的严重临床疾患或原有疾病加重。

(5)患者服降压药后出现不能解释或难以处理的不良反应。

(6)高血压伴发多重危险因素或靶器官损害而处理困难。

2. 亚急性转诊

（1）合并严重的临床情况或靶器官损害,需要进一步评估治疗。

（2）多次测量血压水平达 3 级,需要进一步评估治疗。

（3）怀疑继发性高血压。

（4）妊娠和哺乳期妇女。

（5）高血压急症及亚急症。

（6）因诊断需要到上级医院进一步检查。

3. 紧急转诊

（1）血压增高伴有意识丧失或模糊。

（2）血压≥180/110 mmHg 伴剧烈头痛、呕吐,或突发言语障碍和（或）肢体瘫痪。

（3）血压显著升高伴持续性胸背部剧烈疼痛。

（4）血压升高伴下肢水肿、呼吸困难,或不能平卧。

（5）胸闷、胸痛持续至少 10 min,伴大汗,心电图示至少 2 个导联 ST 段抬高,应以最快速度转诊,考虑溶栓或行急诊冠状动脉介入治疗。

（6）其他影响生命体征的严重情况,如意识淡漠伴血压过低或测不出、心率过慢或过快、突发全身严重过敏反应等。

若需要急诊转诊,需注意配备急诊车、必要的抢救设施以及人员配置,务必保障人员安全。

第二节　冠心病

冠状动脉粥样硬化性心脏病（coronary atherosclerotic heart disease）指冠状动脉发生粥样硬化引起管腔狭窄或闭塞,导致心肌缺血缺氧或坏死而引起的心脏病,简称冠心病（coronary heart disease,CHD）。

冠心病多发于 40 岁以上成人,男性发病年龄低于女性,在经济发达国家居民中发病率较高。近年来冠心病发病呈年轻化趋势,已成为威胁人类健康的主要疾病之一。

由于病理解剖和病理生理变化的不同,冠心病有不同的临床表型。1979 年 WHO 曾将之分为五型：① 隐匿型或无症状性冠心病;② 心绞痛;③ 心肌梗死;④ 缺血性心肌病;⑤ 猝死。近年趋向于根据发病特点和治疗原则不同将冠心病分为两大类：① 慢性冠脉疾病（stable coronary artery disease,SCAD）,也称为慢性心肌缺血综合征（chronic ischemic syndrome,CIS）。包括 3 种情况,即稳定型心绞痛、缺血性心肌病和隐匿性冠心病等。② 急性冠脉综合征（acute coronary syndrome,ACS）,包括不稳定型心绞痛（unstable angina,UA）、非 ST 段抬高型心肌梗死（non-ST-segment elevation myocardial infarction,NSTEMI）和 ST 段抬高型心肌梗死（ST-segment elevation myocardial infarction,STEMI）。本节重点介绍稳定型心绞痛、NSTEMI 和 STEMI。

稳定型心绞痛

稳定型心绞痛是在冠状动脉固定性严重狭窄的基础上，由心肌负荷增加引起的心肌急剧的、暂时的缺血、缺氧临床综合征。其特点为阵发性的胸骨后压榨性疼痛或憋闷感（心绞痛），可由运动、情绪波动或其他应激诱发，持续数分钟，休息或用硝酸酯制剂后疼痛消失。疼痛发作的程度、频率、性质、持续时间及诱发因素等在数月内无明显变化。

一、诊断及日常管理

（一）临床表现

发作性胸痛是心绞痛的主要临床表现，疼痛的特点为：

1. 诱因：常由体力劳动或情绪激动（如愤怒、焦急、过度兴奋等）所诱发，饱食、寒冷、吸烟、心动过速、休克等亦可诱发。疼痛多发生于劳累或激动当时，而不是在劳累之后。典型的稳定型心绞痛常在相似的条件下重复发生。

2. 部位：主要在胸骨后方，可波及心前区，手掌大小范围，也可横贯前胸，界限不清。常放射至左肩、左臂内侧达无名指和小指，或至颈、咽或下颌部。

3. 性质：胸痛常为压迫、发闷或紧缩性，也可有烧灼感，但不像针刺或刀扎样锐性痛，偶伴濒死感。有些患者仅觉胸闷不适而非胸痛。发作时患者往往被迫停止正在进行的活动，直至症状缓解。

4. 持续时间：心绞痛一般持续数分钟至十余分钟，多为 $3\sim5$ min，一般不超过 30 min。

5. 缓解方式：一般停止原来诱发症状的活动后即可缓解，舌下含用硝酸甘油等硝酸酯类药物也能在几分钟内使之缓解。

发作间期无异常体征。发作时常见心率增快、血压升高、表情焦虑、皮肤冷或出汗，有时出现第四或第三心音奔马律。可有暂时性心尖部收缩期杂音，是乳头肌缺血以致功能失调引起二尖瓣关闭不全所致。

（二）诊断及鉴别诊断

稳定型心绞痛的诊断主要依据典型的临床症状、冠心病危险因素和辅助检查。体格检查对于鉴别由贫血、高血压、心脏瓣膜病、肥厚型梗阻性心肌病引发的心绞痛有重要意义。

辅助检查：

1. 实验室检查：检查血常规、血糖、血脂等，了解冠心病危险因素；胸痛较明显的患者，需查血肌钙蛋白 T 或 I（cTnT 或 cTnI）、肌酸激酶（CK）及同工酶（CK-MB），与 ACS 相鉴别，其中特异性与敏感性最高的是 cTn。

2. 心电图：对于疑诊稳定型心绞痛的患者，在就诊时均建议行静息心电图检查。静息心电图正常并不能排除心肌缺血，但能提供患者罹患冠心病的某些信息，如既往心肌梗死史或复极异常等,并作为患者病情发生变化时的心电参照。有条件的建议行动态心电图监测。稳定型心绞痛发作时特征性心电图异常为 ST－T 发生明显改变,发作后恢复至发作前水平。因心绞痛发作时心内膜下心肌更容易缺血,故常见反映心内膜下心肌缺血的 ST 段压低(水平型或下斜型压低,$\geqslant 0.1$ mV)、T 波低平或倒置,ST 段改变比 T 波改变更具特异性。少数在平时有 T 波持续倒置或低平的患者,发作时 T 波可变为直立("假性正常化")。如 T 波改变与平时心电图比较有明显差别,有助于诊断。

3. 胸部 X 线:胸痛患者应常规行胸部 X 线检查,以评估是否合并心力衰竭,排除肺部疾病。

4. 超声心动图:静息经胸超声心动图有助于了解心脏结构和功能。如发现局部心室壁活动异常,提示罹患冠心病的可能性大。超声心动图还有助于排除其他结构性心脏疾病,如瓣膜病、肥厚型心肌病等。大部分稳定型心绞痛患者的静息超声心动图无异常表现。

5. 诊断心肌缺血的负荷试验:心电图负荷试验包括运动负荷试验和药物负荷试验(多巴酚丁胺、双嘧达莫或腺苷负荷试验)。负荷运动过程中心电图 2 个以上导联 J 点后 $0.06 \sim 0.08$ s 的 ST 段出现水平或下斜性下移 $\geqslant 0.1$ mV 有诊断意义。超声心动图负荷试验和核素心肌负荷试验检查,比运动负荷心电图能更精确地诊断冠心病。

6. 冠状动脉 CTA:作为显示冠状动脉解剖结构的无创影像技术,CTA 具有较高的阴性预测价值,若 CTA 未见狭窄病变,一般无须进行有创检查。有碘对比剂过敏者,严重心、肾功能不全者,未经治疗的甲状腺功能亢进患者及妊娠期妇女禁忌行 CTA 检查。哮喘、高敏体质、频发期前收缩或心房颤动者慎行 CTA 检查。

7. 冠状动脉造影:是诊断冠心病的金标准,可发现各支动脉狭窄性病变的部位并评估其程度。冠状动脉造影检查发现心外膜下冠状动脉直径狭窄 $>50\%$,且患者有典型心绞痛症状或无创性检查显示患者有心肌缺血证据,可诊断为冠心病。

稳定型心绞痛需和 ACS、非冠心病的心脏性疾病及消化系统疾病、胸壁疾病、肺部疾病、精神疾病导致的躯体化症状等进行鉴别。

(三)治疗原则

冠心病的治疗目标是预防新的动脉粥样硬化发生、发展,治疗已存在的动脉粥样硬化病变。稳定型心绞痛的治疗原则是改善冠脉血供和降低心肌耗氧,改善患者症状,提高其生活质量,同时治疗冠脉粥样硬化,预防心肌梗死和死亡,延长患者生存期。

1. 发作时的治疗

(1)休息:发作时立刻休息,一般患者在停止活动后症状即逐渐消失。

(2)药物:可使用作用较快的硝酸酯制剂。

硝酸甘油:可用 0.5 mg,置于舌下含化。$1 \sim 2$ min 即开始起作用,约 30 min 后作用消失。延迟见效或完全无效时提示患者并非患冠心病或为严重的冠心病。副作用有头痛、面色潮红、心率反射性加快和低血压等。第一次含服硝酸甘油时应注意可能发生直立性低血压。

硝酸异山梨酯:可用 $5 \sim 10$ mg,舌下含化。$2 \sim 5$ min 见效,作用维持 $2 \sim 3$ h。还有

供喷雾吸入用的制剂。

2. 缓解期的治疗

(1) 生活方式的调整：宜尽量避免各种诱发因素。清淡饮食，进食不应过饱；戒烟限酒；调整日常生活与工作量；减轻精神负担；保持适当的体力活动，但以不致发生疼痛症状为度；一般不需卧床休息。

(2) 药物治疗：

① 改善缺血、减轻症状的药物

β受体拮抗剂：建议用药后静息心率降至 55～60 次/min，严重心绞痛患者如无心动过缓症状可降至 50 次/min。临床常用的 β_1 受体拮抗剂包括酒石酸美托洛尔（25～100 mg，每日 2 次口服）、琥珀酸美托洛尔缓释片（47.5～190 mg，每日 1 次口服）和比索洛尔（5～10 mg，每日 1 次口服）等。

硝酸酯类药：常用药物包括二硝酸异山梨酯（普通片 5～20 mg，每日 3～4 次口服；缓释片 20～40 mg，每日 1～2 次口服）和单硝酸异山梨酯（普通片 20 mg，每日 2 次口服；缓释片 40～60 mg，每日 1 次口服）等。每天用药时应注意给予足够的无药间期，以减少耐药性的发生。

钙通道阻滞剂：非二氢吡啶类包括维拉帕米（普通片 40～80 mg，每日 3 次；缓释片 240 mg，每日 1 次）、地尔硫䓬（普通片 30～60 mg，每日 3 次；缓释片 90 mg，每日 1 次）；左室功能不全的患者慎用，与 β受体阻滞剂联合使用需谨慎，已有严重心动过缓、高度房室传导阻滞和病态窦房结综合征的患者应禁用。二氢吡啶类包括硝苯地平（控释片 30 mg，每日 1 次）、氨氯地平（5～10 mg，每日 1 次）等。

其他药物：主要用于 β受体阻滞剂或者钙通道阻滞剂有禁忌或者不耐受，或者不能控制症状的情况下，包括：曲美他嗪（20～60 mg，每日 3 次），尼可地尔（5 mg，每日 3 次），盐酸伊伐布雷定，雷诺嗪等，可改善心绞痛症状；中成药类主要有活血化瘀、芳香温通和祛痰通络等药物。

② 预防心肌梗死，改善预后的药物（抗血小板药物）

抗血小板药物：包括不可逆环氧化酶（COX）抑制剂阿司匹林和可逆 COX 抑制剂吲哚布芬。阿司匹林剂量范围为 75～150 mg/d，其不良反应主要为胃出血或过敏。吲哚布芬胃肠反应小，出血风险少，用于胃肠道出血、消化道溃疡病史等阿司匹林不耐受患者的替代治疗，维持剂量为 100 mg，每日两次。其他有 G 蛋白偶联嘌呤（P2Y12）受体拮抗剂，常用药物有氯吡格雷和替格瑞洛。氯吡格雷常用维持剂量为每日 75 mg。替格瑞洛常用剂量为 90 mg，每日 2 次。

③ 降低低密度脂蛋白胆固醇（LDL-C）的药物

他汀类药物：所有冠心病诊断明确的患者，无论其血脂水平如何，均应给予他汀类药物，并将 LDL-C 降至 1.8 mmoL/L（70 mg/dL）以下水平。常用药物有辛伐他汀（20～40 mg，每晚 1 次）、阿托伐他汀（10～80 mg，每日 1 次）、普伐他汀（20～40 mg，每晚 1 次）、氟伐他汀（40～80 mg，每晚 1 次）、瑞舒伐他汀（5～20 mg，每晚 1 次）等。他汀类药物的总体安全性很高，常见副作用有肝脏损害和他汀相关肌肉不良反应，需要监测转氨酶、肌酸激酶等生化指标。其他降脂药物包括胆固醇吸收抑制剂依折麦布等。

④ 降压类药物：

ACEI 或 ARB：稳定型心绞痛患者中，合并高血压、糖尿病、心力衰竭或左心室收缩功能不全的高危患者建议使用 ACEI。不能耐受 ACEI 类药物者可使用 ARB 类药物。

β 受体拮抗剂：对于心肌梗死后的稳定型心绞痛患者，β 受体拮抗剂可以减少心血管事件的发生。

3. 血运重建治疗

冠心病患者是采用药物保守治疗还是血运重建治疗（包括经皮介入治疗或者旁路移植术），需根据冠脉的病变解剖特征、患者临床特征以及当地医疗中心手术经验等综合判断决定。

（1）经皮冠状动脉介入治疗（PCI）：包括经皮冠状动脉球囊扩张成形术、冠状动脉支架置入术和斑块旋磨术等。在没有临床缺血证据的情况下，可应用血流储备分数（FFR）等技术进行功能评估，FFR<0. 75 可以考虑介入治疗。

（2）冠状动脉旁路移植术（CABG）：术后心绞痛症状改善者可达 80%～90%，且 65%～85% 的患者生活质量有所提高。这种手术创伤较大，有风险，随着手术技能及器械的改进，手术成功率已大幅度提高。

二、评估及转诊

（一）病情评估

1. 临床症状评估：根据加拿大心血管病学会（CCS）分级方法，心绞痛严重程度分为四级。Ⅰ级：一般体力活动（如步行和登楼）不受限，但在强、快或持续用力时发生心绞痛。Ⅱ级：一般体力活动轻度受限。快步、饭后、寒冷或刮风中、精神应激或醒后数小时内发作心绞痛。一般情况下平地步行 200 米以上或登楼 1 层以上受限。Ⅲ级：一般体力活动明显受限，平地步行 200 米以内或登楼 1 层引起心绞痛。Ⅳ级：轻微活动或休息时即可发生心绞痛。

2. 根据冠状动脉造影结果评估：对心绞痛症状轻微（CCS Ⅰ～Ⅱ级）或无症状、正接受药物治疗的患者，建议药物治疗，定期评估。如病程中发生不稳定型心绞痛、心肌梗死、心力衰竭等，或经充分康复后仍有明显心绞痛症状，建议行冠状动脉造影检查以便决定血运重建策略。

（二）转诊建议

1. 紧急转诊

（1）稳定型心绞痛病情变化发生急性心肌梗死。

（2）稳定型心绞痛转变为不稳定型心绞痛：患者近 48 h 内发生缺血性胸痛加重；出现严重心律失常；低血压（收缩压≤90 mmHg）；左心室功能不全（LVEF<40%），存在与缺血有关的肺水肿，出现第三心音、新的或加重的奔马律；休息时胸痛发作伴有 ST 段变化>0.1 mV，或者新出现 Q 波或束支传导阻滞。

转诊时需患者立即卧床休息、吸氧，监测血压、心率等生命体征，无禁忌证者立即嚼服肠溶阿司匹林 300 mg 及氯吡格雷 300 mg（或替格瑞洛 180 mg），建立静脉通道。

2. 普通转诊

（1）需进行特殊检查评估，如冠状动脉造影、心脏磁共振成像、心脏负荷试验等基层医疗机构无法完成的项目时。

（2）冠心病危险因素控制不理想，希望转诊上级医院更好地控制危险因素。

（3）经过规范化治疗，症状控制不理想，仍有频繁心绞痛症状发作。

非 ST 段抬高型急性冠脉综合征

非 ST 段抬高型急性冠脉综合征（NSTE-ACS）根据心脏肌钙蛋白（cTn）测定结果分为非 ST 段抬高型心肌梗死（NSTEMI）和不稳定型心绞痛（UA）两类，后者包括静息型心绞痛、初发型心绞痛、恶化型心绞痛和变异型心绞痛。UA 与 NSTEMI 的发病机制和临床表现相似，其区别主要是缺血是否严重到导致心肌损伤，并可定量检测到 cTn。

目前临床诊断急性冠脉综合征（ACS）患者中，超过 70% 的患者为 NSTE-ACS。NSTE-ACS 已成为常见临床急重症。研究表明 NSTE-ACS 患者再次心肌梗死率、再住院率及远期死亡率均高于 STEMI。

二、诊断

（一）临床表现

1. 症状：NSTE-ACS 典型临床症状表现为胸骨后压榨性疼痛，并且向左上臂（双上臂或右上臂少见）、颈或颌放射，症状可为间歇性或持续性。症状与典型的稳定型心绞痛相似，通常程度更重，持续时间更长，可达数十分钟，胸痛在休息时也可发生。诱发心绞痛的体力活动阈值突然或持久降低，心绞痛发生频率、严重程度和持续时间增加，出现静息或夜间心绞痛，胸痛放射至新的部位，发作时伴有出汗、恶心、呕吐、心悸或呼吸困难等新的相关症状。常规休息或舌下含服硝酸甘油只能暂时缓解，甚至不能完全缓解症状。需要注意的是老年女性和糖尿病患者症状往往不典型。

2. 体征：同稳定型心绞痛，无特异性体征。但详细的体格检查可发现潜在的加重心肌缺血的因素，并成为判断预后非常重要的依据。

（二）诊断及鉴别诊断

1. NSTE-ACS 的诊断基于病史、典型临床症状、心电图和心肌损伤生物标志物。

（1）心电图：特征性心电图异常包括心绞痛症状出现时的 ST 段下移、一过性 ST 段抬高和 T 波改变。对疑似 NSTE-ACS 患者应注意连续观察，到达急诊室后 10 min 内检测 12 导联心电图，评价是否存在缺血及缺血程度。如果怀疑有进行性缺血，而常规 12 导联心电图无法明确诊断，建议加做右胸及正后壁导联心电图（V3R－V5R、V7－V9）。

（2）心肌损伤生物标志物：cTn 是 NSTE-ACS 最敏感和最特异的心肌损伤生物标志物。所有疑似 NSTE-ACS 患者均应在症状发作后 3～6 h 内检测 cTnI 和 cTnT。cTn 至少有一次超过第 99 百分位正常参考值上限被认为是 cTn 升高。

（3）影像学检查：超声心动图检查可评价左心室功能,明确有无节段性室壁活动异常。心绞痛患者在心绞痛发作、局部心肌缺血时可能出现一过性可恢复的节段性室壁运动异常。

2. NSTE-ACS 应与引起胸痛的常见疾病相鉴别。

（1）如向背部放射的严重撕裂样疼痛发作,伴有呼吸困难或晕厥,但无典型的 STE-MI 心电图变化者,应警惕主动脉夹层。

（2）急性心包炎表现为发热,胸痛,向肩部放射,前倾坐位时减轻,部分患者可闻及心包摩擦音,心电图表现为 PR 段压低、ST 段呈弓背向下型抬高,无镜像改变。

（3）肺栓塞常表现为呼吸困难、血压降低、低氧血症。心电图有右心室负荷加重的表现。

（4）气胸可以表现为急性呼吸困难、胸痛和患侧呼吸音减弱。

（5）消化性溃疡可有胸部或上腹部疼痛,有时向后背放射,可伴黑便、呕血或晕厥。

（6）焦虑和（或）抑郁可有胸痛表现,焦虑的急性发作可伴濒死感,但症状不同于心绞痛,心电图、超声心动图、心肌损伤生物标志物等检查均无冠心病的证据,常伴有睡眠障碍和情绪改变。

三、治疗

NSTE-ACS 患者治疗策略包括药物保守治疗和血运重建治疗,血运重建治疗包括 PCI 和 CABG。NSTE-ACS 优先选择血运重建治疗,一旦怀疑,或者确诊 NSTE-ACS 尤其是 cTn 升高,应尽快转诊至有胸痛中心的上级医院,同时予以建立静脉通道和给予负荷剂量抗血小板聚集药物等药物治疗。对于出现心源性休克、急性心力衰竭、呼吸心搏骤停等的极高危患者,应予以积极纠正。如患方拒绝血运重建治疗,或者存在活动性出血等禁忌证,或者路途遥远来不及转诊,或者不便转运,可在充分沟通情况下选择药物保守治疗。

（一）一般治疗

应让患者卧床休息,建立静脉通道,保持给药途径通畅,密切观察心律、心率、血压和心功能变化。对于 NSTE-ACS 合并动脉血氧饱和度<90%、呼吸窘迫或其他低氧血症的高危患者,给予辅助氧疗。如无禁忌证,在给予最大耐受剂量抗心肌缺血药物之后仍有持续缺血性胸痛的患者,可静脉注射吗啡 2～4 mg,必要时 5～10 min 后重复,以减轻患者交感神经过度兴奋和濒死感。需注意吗啡可引起低血压和呼吸功能抑制的不良反应。

（二）药物治疗

1. 抗心肌缺血药物治疗

（1）硝酸酯类：可以舌下含服硝酸甘油或静脉使用硝酸酯类药物缓解心绞痛。如患者有反复心绞痛发作、难以控制的高血压或心力衰竭,推荐静脉使用硝酸酯类药物。使用时注意监测血压,逐渐增加硝酸酯类剂量,直至症状缓解和（或）血压得到控制。

（2）β受体阻滞剂：见本节"稳定型心绞痛"治疗部分。对于高危患者,可早期静脉注射美托洛尔,随后长期口服美托洛尔,口服剂量可逐渐增加至 200 mg/d。中或低危患

者可直接口服 β 受体阻滞剂,推荐使用具有 $β_1$ 选择性的药物美托洛尔和比索洛尔,并长期使用。

(3) 钙通道阻滞剂(CCB):可用于冠状动脉痉挛造成的 NSTE-ACS。在应用 β 受体阻滞剂和硝酸酯类药物后,对于仍存在心绞痛症状或难以控制的高血压的患者,可加用长效二氢吡啶类 CCB。

(4) 尼可地尔:尼可地尔兼有 ATP 依赖的钾通道开放作用及硝酸酯样作用,可用于对硝酸酯类不能耐受的 NSTE-ACS 患者。

(5) 肾素-血管紧张素-醛固酮系统抑制剂:对于所有 LVEF<40%,以及高血压、糖尿病或稳定的慢性肾脏病患者,如无禁忌证,应长期使用血管紧张素转化酶抑制剂(ACEI)。对 ACEI 不耐受的患者,可用血管紧张素Ⅱ受体拮抗剂(ARB)替代,但不推荐两者联合使用。

2. 抗血小板治疗

(1) 阿司匹林:口服阿司匹林,首剂负荷量 300 mg,维持剂量 75~100 mg/d。

(2) P2Y12 受体抑制剂:目前可选择的药物包括氯吡格雷(负荷剂量 300~600 mg,维持剂量 75 mg/d)或替格瑞洛(负荷剂量 180 mg,维持剂量 90 mg/次、2 次/d),并维持至少 12 个月。有极高出血风险者禁忌。

(3) 双联抗血小板药物治疗持续时间:对于所有 NSTE-ACS 患者,不论是接受药物保守治疗还是置入支架治疗,均应接受 P2Y12 受体抑制剂(氯吡格雷或替格瑞洛)治疗至少持续 12 个月。

(4) 血小板糖蛋白Ⅱb Ⅲa 受体拮抗剂(GPI):目前不建议常规使用 GPI。如未预先接受足够的氯吡格雷或替格瑞洛,PCI 时可使用 GPI。

(5) 需长期口服抗凝剂治疗患者的抗血小板治疗参考相关指南。

3. 抗凝治疗

抗凝治疗是为了抑制凝血酶的生成和(或)活化,减少血栓相关的事件发生。抗凝联合抗血小板治疗比任何单一治疗更有效。目前在临床上使用的抗凝药物包括普通肝素、低分子肝素、磺达肝癸钠和比伐卢定,其中普通肝素、低分子肝素临床常用。

(1) 普通肝素:对于拟行 PCI 治疗且未接受任何抗凝治疗的患者,给予普通肝素 70~100 U/kg;如果联合应用 GPI,则给予 50~70 U/kg 剂量。

(2) 低分子肝素:NSTE-ACS 患者中常用低分子肝素。PCI 术后即可停用抗凝药物,除非有其他治疗指征。

(3) 磺达肝癸钠:无论采用何种治疗策略,可使用磺达肝癸钠(每日 2.5 mg 皮下注射)。正在接受磺达肝癸钠治疗的患者行 PCI 时,建议术中一次性静脉推注普通肝素 85 U/kg 或在联合应用 GPI 时推注普通肝素 60 U/kg。

(4) 比伐卢定:对于肝素诱导的血小板减少症患者,可使用比伐卢定。PCI 时比伐卢定[静脉推注 0.75 mg/kg,然后以 1.75 mg/(kg·h) 速率术后静脉滴注,维持 3~4 h]可作为普通肝素联合 GPI 的替代治疗。

4. 调脂治疗

常用他汀类药物、依折麦布、PCSK9 抑制剂等。无禁忌证患者,无论血脂水平如何,均应尽早启动他汀治疗,并长期维持。

（三）转诊原则

1. 极高危患者应紧急转诊至可行 PCI 的医院实施直接 PCI(<2 h)。

（1）血流动力学不稳定或心源性休克。

（2）药物治疗无效的反复发作或持续性胸痛。

（3）致命性心律失常或心搏骤停。

（4）心肌梗死合并机械并发症。

（5）急性心力衰竭。

（6）反复的 ST-T 动态改变,尤其是伴随间歇的 ST 段抬高。

2. 高危患者应尽快转诊至可行 PCI 的医院早期侵入治疗(<24 h)。

（1）急性事件全球登记注册研究(GRACE)评分>140 分(详见表 4-2-1,表 4-2-2)。

（2）心肌梗死相关的 cTn 上升或下降,ST-T 动态改变。

表 4-2-1 GRACE 评分表（院内评分：入院 24 h 内完成）

年龄/岁	得分	心率/(次/min)	得分	收缩压/mmHg	得分	肌酐/(mg/dL)	得分	Killip分级	得分	危险因素	得分
<30	0	<50	0	<80	58	0~0.39	1	Ⅰ	0	入院时心搏骤停	39
30~39	8	50~69	3	80~99	53	0.4~0.79	4	Ⅱ	20	心电图 ST 段改变	28
40~49	25	70~89	9	100~119	43	0.8~1.19	7	Ⅲ	39	心肌损伤标志物升高	14
50~59	41	90~109	15	120~139	34	1.2~1.59	10	Ⅳ	59		
60~69	58	110~149	24	140~159	24	1.6~1.99	13				
70~79	75	150~199	38	160~199	10	2.0~3.99	21				
80~89	91	≥200	46	≥200	0	≥4.0	28				
患者得分		患者得分		患者得分		患者得分		患者得分		患者得分	
患者合计得分：											

表 4-2-2 GRACE 评分危险分层

危险级别	GRACE 评分	院内死亡风险/%
低危	≤108	<1
中危	109~140	1~3
高危	>140	>3

3. 中危患者可转诊至可行 PCI 的医院行延迟侵入治疗(<72 h)。

（1）GRACE 评分 109~140 分。

（2）糖尿病。

（3）肾功能不全[估算的肾小球滤过率（GFR）<60 mL/(min·1.73 m^2)]。

（4）LVEF<40%或慢性心力衰竭。

（5）早期心肌梗死后心绞痛。

（6）PCI史。

（7）CABG史。

4. 低危患者可安排普通转诊。

（1）因确诊和随访需要或条件所限不能行相关检查。

（2）经规范化治疗症状控制仍不理想。

（3）为评价冠状动脉情况需进一步诊治。

ST段抬高型心肌梗死

根据第4版"全球心肌梗死通用定义"的标准，心肌梗死是指急性心肌损伤[血清心脏肌钙蛋白（cTn）升高和（或）回落，且至少一次高于正常值上限（参考值上限值的99百分位值）]，同时有急性心肌缺血的临床证据，包括：① 急性心肌缺血症状；② 新的缺血性心电图改变；③ 新发病理Q波；④ 新的存活心肌丢失或室壁节段运动异常的影像学证据；⑤ 冠状动脉造影、腔内影像学检查或尸检证实冠状动脉血栓。

根据上述标准，可将心肌梗死分为五型。

1型：冠状动脉粥样硬化斑块急性破裂或侵蚀，血小板激活，继发冠状动脉血栓性阻塞，引起心肌缺血、损伤或坏死。

2型：为心肌供氧和需氧之间失平衡所致心肌梗死，与冠状动脉粥样硬化斑块急性破裂或侵蚀、血栓形成无关。

3型：指心脏性死亡伴心肌缺血症状和新发生的缺血性心电图改变或心室颤动，但死亡发生于心脏生物标志物的血样本采集之前或发生于心脏生物标志物明确升高之前，尸检证实为心肌梗死。

4型：包括经皮冠状动脉介入治疗（PCI）相关心肌梗死（4a型）、冠状动脉内支架或支撑物血栓形成相关心肌梗死（4b型）及再狭窄相关心肌梗死（4c型）。

5型：为冠状动脉旁路移植术（CABG）相关心肌梗死。

为便于确定即刻治疗策略（如再灌注治疗），在临床实践中通常根据有缺血症状时心电图是否存在相邻至少2个导联ST段抬高，将心肌梗死分为ST段抬高型心肌梗死（STEMI）和非ST段抬高型心肌梗死（NSTEMI）两类。大多数STEMI属于1型心肌梗死。

一、临床表现

与梗死的面积大小、部位、冠状动脉侧支循环情况密切相关。

（一）先兆

50%～81.2%的患者在发病前数日有乏力，胸部不适，活动时心悸、气急、烦躁、心绞痛等前驱症状,其中以新发生心绞痛(初发型心绞痛)或原有心绞痛加重(恶化型心绞痛)为最突出。

（二）症状

1. 疼痛是最先出现的症状,多发生于清晨,疼痛部位和性质与心绞痛相同,但诱因多不明显,常发生于安静时,程度较重,持续时间较长,可达数小时或更长,休息和含用硝酸甘油片多不能缓解。患者常烦躁不安、出汗、恐惧、胸闷或有濒死感。少数患者无疼痛,一开始即表现为休克或急性心力衰竭。部分患者疼痛位于上腹部,被误认为胃穿孔、急性胰腺炎等急腹症;部分患者疼痛放射至下颌、颈部、背部上方,被误认为牙痛或骨关节痛。

2. 全身症状有发热、心动过速、白细胞计数增高和红细胞沉降率增快等,由坏死物质被吸收所引起。一般在疼痛发生后 24～48 h 出现,程度与梗死范围常呈正相关,体温一般在 38 ℃左右,很少达到 39 ℃,持续约一周。

3. 胃肠道症状疼痛剧烈时常伴有频繁的恶心、呕吐和上腹胀痛,与迷走神经受坏死心肌刺激和心排血量降低、组织灌注不足等有关。

4. 心律失常见于 75%～95%的患者,多发生在起病 1～2 d 内,而以 24 h 内最多见,可伴乏力、头晕、晕厥等症状。各种心律失常中室性心律失常最多,尤其是室性期前收缩,如室性期前收缩频发(5 次/min 以上),成对出现或呈短阵室性心动过速,多源性或落在前一心搏的易损期(R on T)时,常为心室颤动的先兆。心室颤动是 STEMI 早期,特别是入院前主要的死因。房室传导阻滞和束支传导阻滞也较多见,室上性心律失常则较少,多发生在心力衰竭者中。前壁心肌梗死如发生房室传导阻滞,表明梗死范围广泛、情况严重。

5. 低血压和休克疼痛期中血压下降常见,未必是休克。如疼痛缓解而收缩压仍低于 80 mmHg,有烦躁不安、面色苍白、皮肤湿冷、脉细而快、大汗淋漓、尿量减少(<20 mL/h)、神志迟钝甚至晕厥等症状,则为休克表现。

6. 心力衰竭主要是急性左心衰竭,可在起病最初几天内发生,或在疼痛、休克好转阶段出现,严重者可发生肺水肿,随后可有颈静脉怒张、肝大、水肿等右心衰竭表现。右心室心肌梗死者可一开始即出现右心衰竭表现,伴血压下降。

（三）体征

1. 心脏体征:心脏浊音界可正常也可轻度至中度增大。心率多加快,少数也可减慢。心尖区第一心音减弱,可出现第四心音(心房性)奔马律,少数有第三心音(心室性)奔马律。

2. 血压:除极早期血压可增高外,几乎所有患者都出现血压降低现象。起病前有高血压者,血压可降至正常,且可能不再恢复到起病前的水平。

3. 其他:可有与心律失常、休克或心力衰竭相关的其他体征。

二、诊断及鉴别诊断

（一）诊断流程

STEMI 的诊断基于症状、心电图和心肌损伤标志物(图 4-2-1)。因此,对于疑为

STEMI 的患者,需要仔细询问患者的症状,在患者就诊后 10 min 内记录 18 导联心电图,在急性期常规检测心肌损伤标志物水平(优选 cTn),且应动态观察心肌损伤标志物水平的变化。

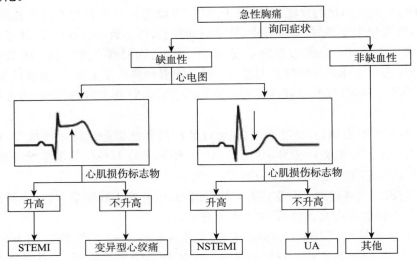

图 4 - 2 - 1 急性胸痛的诊疗流程

（二）诊断方法

STEMI 的典型症状是急性缺血性胸痛,表现为胸骨后或心前区剧烈的压榨性疼痛(持续时间通常超过 10～20 min),可向左上臂、下颌、颈部、背部或肩部放射;常伴有恶心、呕吐、大汗和呼吸困难等,部分患者可发生晕厥。含服硝酸甘油后症状不能完全缓解。STEMI 的特征性心电图表现为:ST 段弓背向上型抬高(呈单相曲线),伴或不伴病理性 Q 波、R 波减低(正后壁心肌梗死时,ST 段变化可以不明显),常伴对应导联镜像性 ST 段压低。但 STEMI 早期多不出现这种特征性改变,而表现为超急性 T 波(异常高大且两支不对称)改变和(或)ST 段斜直型升高,并发展为 ST-T 融合,伴对应导联的镜像性 ST 段压低。对有持续性胸痛症状但首份心电图不能明确诊断的患者,需在 30 min 内复查心电图。对症状发生变化的患者应随时复查心电图。

（三）诊断标准

诊断 STEMI 需要同时满足急性心肌损伤(血清 cTn 升高)和新出现的缺血性心电图改变(ST 段抬高)2 项标准。cTn 升高的诊断标准:至少 1 次高于正常值上限(参考值上限值的 99 百分位值)。ST 段抬高的诊断标准:相邻 2 个导联 J 点新出现 ST 段抬高且其中 V2～V3 导联≥2.5 mm(男性,<40 岁)、≥2.0 mm(男性,≥40 岁)或≥1.5 mm(女性,任何年龄),其他导联≥1.0 mm。

（四）鉴别诊断

STEMI 应与主动脉夹层、急性心包炎、急性肺栓塞、气胸和消化道疾病(如反流性食管炎)等引起的胸痛相鉴别。但这些疾病均不会出现 STEMI 的心电图特征性改变和演变过程。详见图 4 - 2 - 2。

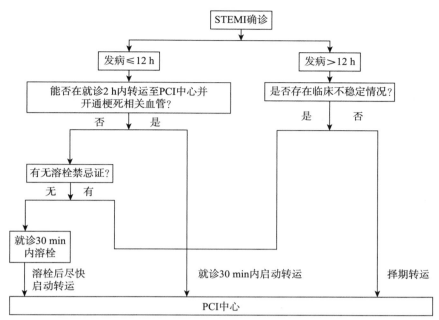

注：临床不稳定情况包括进行性心肌缺血症状、心力衰竭、心源性休克、恶性心律失常等。STEMI—ST段抬高型心肌梗死；PCI—经皮冠状动脉介入治疗

图 4－2－2　STEMI 诊疗流程图

三、治疗原则

尽早恢复心肌的血流灌注,挽救濒死心肌,防止梗死面积扩大,保护心功能,及时处理严重心律失常、泵衰竭和各种并发症,防止猝死。根据 STEMI 的发病机制,治疗的优先顺序为再灌注治疗、抗血栓治疗、抗缺血治疗、处理并发症、抗动脉粥样硬化治疗等。

（一）紧急处置

1. 休息：卧床休息,保持环境安静。

2. 监测：监测生命体征,密切观察心律、心率、血压和心功能变化,除颤仪应处于备用状态,随时采取相应治疗措施。

3. 吸氧：对于有呼吸困难和血氧饱和度降低的患者,可给予吸氧治疗。

4. 建立静脉通道：保持给药途径通畅。

5. 解除疼痛：吗啡 2～4 mg 静脉注射或哌替啶 50～100 mg 肌内注射,必要时 5～10 min 后重复。注意低血压和呼吸功能抑制的不良反应。

（二）再灌注治疗

1. 再灌注治疗方式：包括直接 PCI 和静脉溶栓。选择何种方式具体见图 4－2－2。在此仅介绍静脉溶栓治疗。

2. 溶栓治疗的适应证

（1）发病≤12 h,预期不能在就诊后 2 h 内行 PCI 治疗者,若评估无溶栓禁忌证,应力争 10 min 内进行溶栓治疗。

(2) 发病 12~24 h,仍有进行性缺血性胸痛和心电图相邻 2 个或 2 个以上导联 ST 段抬高≥0.1 mV,或血流动力学不稳定,无直接 PCI 条件,无溶栓禁忌证,可考虑溶栓治疗。

3. 溶栓治疗的禁忌证

(1) 绝对禁忌证:① 既往任何时间发生过颅内出血或未知原因卒中;② 近 6 个月发生过缺血性卒中;③ 中枢神经系统损伤、肿瘤或动静脉畸形;④ 近 1 个月内有严重创伤、手术、头部损伤、胃肠道出血者;⑤ 已知原因的出血性疾病(不包括月经来潮);⑥明确、高度怀疑或不能排除主动脉夹层;⑦ 24 h 内接受非可压迫性穿刺术(如肝脏活检、腰椎穿刺等)。

(2) 相对禁忌证:① 6 个月内有短暂性脑缺血发作;② 口服抗凝药治疗中;③ 妊娠或产后 1 周;④ 严重未控制的高血压[收缩压>180 mmHg 和(或)舒张压>110 mmHg];⑤ 晚期肝脏疾病;⑥感染性心内膜炎;⑦ 活动性消化性溃疡;⑧ 长时间或有创性复苏等。

4. 溶栓药物的选择

(1) 溶栓药物的分类:优先选用特异性纤溶酶原激活剂,包括阿替普酶、瑞替普酶和替奈普酶,其对全身纤溶活性影响较小。非特异性溶栓药包括尿激酶和链激酶,常导致全身性纤溶活性增高,出血风险增加。

(2) 常用溶栓药物:① 阿替普酶:可采用全量 90 min 加速给药法,即首先 15 mg 静脉推注,随后以 0.75 mg/kg 剂量于 30 min 内持续静脉滴注(最大剂量不超过 50 mg),继以 0.5 mg/kg 剂量于 60 min 内持续静脉滴注(最大剂量不超过 35 mg);或半量给药法,即总量 50 mg,首先 8 mg 静脉推注,其余 42 mg 于 90 min 内持续静脉滴注。

② 瑞替普酶:每次 10 MU(百万单位)静脉推注,间隔 30 min,共 2 次。

③ 替奈普酶:根据体重调整剂量(体重<60 kg,剂量为 30 mg;体重每增加 10 kg,剂量增加 5 mg;最大剂量 50 mg)静脉推注。

④ 尿激酶:1.5~2 MU,于 30 min 内静脉滴注。

5. 溶栓疗效的评估

(1) 溶栓成功的临床判断标准:在溶栓开始后 2 h 内达到下列四项标准。

① 抬高的 ST 段回落≥50%。

② 胸痛症状缓解或消失。

③ 出现再灌注性心律失常,如加速性室性自主心律、室性心动过速甚至心室颤动、房室传导阻滞、束支传导阻滞突然改善或消失,或下壁心肌梗死患者出现一过性窦性心动过缓、窦房传导阻滞,伴或不伴低血压。

④ 心肌损伤标志物峰值提前,如 cTn 峰值提前至发病后 12 h 内,肌酸激酶同工酶 CK-MB 峰值提前至发病后 14 h 内。

在上述四项中,心电图变化和心肌损伤标志物峰值前移最为重要。典型的溶栓治疗成功标准是:抬高的 ST 段回落≥50%,伴有胸痛症状明显缓解和(或)出现再灌注性心律失常。

(2) 溶栓成功的冠状动脉造影判断标准:心肌梗死相关血管的血流达到心肌梗死溶

栓(thrombolysis in myocardial infarction,TIMI)2 级或 3 级,为溶栓再通;达到 TIMI 3 级,为完全再通;仍为 TIMI 0~1 级,为溶栓失败。

6. 溶栓后的处理:溶栓后应尽早将患者转运到有 PCI 条件的医院。

(1) 对于溶栓成功的患者,应在溶栓后 2~24 h 内常规行冠状动脉造影并对梗死相关血管进行血运重建治疗。

(2) 对于溶栓失败或在溶栓后任何时间出现血流动力学不稳定、心电不稳定或缺血症状加重的患者,应立即行补救性 PCI。

(3) 初始溶栓成功,但缺血症状再发或有证据提示梗死相关血管发生再闭塞时,应立即行急诊冠状动脉造影和 PCI。

7. 溶栓出血并发症的处理:溶栓治疗的主要风险是出血,尤其是颅内出血(发生率为 0.9%~1.0%)。一旦发生颅内出血,应:

(1) 立即停用溶栓、抗血小板和抗凝治疗。

(2) 行急诊 CT 或磁共振检查。

(3) 测定血红蛋白、红细胞比容、凝血酶原时间、活化部分凝血活酶时间、血小板计数和纤维蛋白原、D-二聚体,并检测血型进行交叉配血。

(4) 降低颅内压。

(5) 对于 4 h 内使用过普通肝素的患者,推荐使用鱼精蛋白(1 mg 鱼精蛋白中和 100 U 普通肝素)。

(6) 对于出血时间异常的患者,可酌情输注血小板。

(三) 其他治疗

抗血栓治疗、抗缺血治疗、抗动脉粥样硬化治疗参见前文"非 ST 段抬高型急性冠状动脉综合征"的治疗内容。

(四) 常见并发症及处理

1. 心脏骤停

(1) 予胸外心脏按压和人工呼吸。

(2) 静脉注射肾上腺素、异丙肾上腺素、阿托品等药物。

(3) 实施其他心肺复苏处理。

2. 心力衰竭

(1) 吸氧,监测心电、血压和血氧饱和度,定时测定血气分析,记录出入量。

(2) 行 X 线胸片、超声心动图等检查。

(3) 予利尿剂治疗,如呋塞米 20~40 mg 缓慢静脉注射,必要时每 1~4 h 重复 1 次。对于合并肾功能衰竭或长期应用利尿剂者,可能需要加大剂量。

(4) 对于无低血压者,可静脉应用硝酸酯类药物。

(5) 对于无低血压、低血容量或明显肾功能衰竭者,应在 24 h 内开始应用 ACEI 或者 ARB 类药物。

(6) 严重心力衰竭(Killip Ⅲ级)或急性肺水肿者,尽早使用机械辅助通气,并考虑早期行血运重建治疗。

(7) 急性肺水肿合并高血压者,适于使用硝普钠静脉滴注,常从小剂量(10 μg/min)

开始,根据血压逐渐增加至合适剂量。

(8) 当血压明显降低时,可使用正性肌力药物,静脉滴注多巴胺[5~15 μg/(kg·min)]和(或)多巴酚丁胺[3~10 μg/(kg·min)]。

(9) 在 STEMI 发病 24 h 内,不主张使用洋地黄制剂,以免增加室性心律失常危险。合并快速心房颤动时可选用胺碘酮治疗。

3. 心源性休克

(1) 需注意排除其他原因导致的低血压,如低血容量、药物、心律失常、心脏压塞、机械并发症或右心室梗死等。

(2) 静脉滴注正性肌力药物,包括多巴胺、多巴酚丁胺,无效时也可静脉滴注去甲肾上腺素(2~8 μg/min)。

(3) 予急诊血运重建治疗(包括直接 PCI 或急诊 CABG)可改善 STEMI 合并心源性休克患者的远期预后。

(4) 不适宜血运重建治疗的患者可给予静脉溶栓治疗。

(5) 血运重建治疗术前置入主动脉内球囊反搏(IABP)有助于稳定血流动力学状态。

4. 心律失常

(1) 室性心律失常

① 对于心室颤动或持续性多形性室性心动过速,应立即行非同步直流电除颤。

② 对于单形性室性心动过速伴血流动力学不稳定或药物疗效不满意时,应尽早行同步直流电复律。

③ 对于室性心动过速经电复律后仍反复发作者,建议静脉应用胺碘酮联合 β 受体阻滞剂治疗。

④ 对于无症状的室性早搏、非持续性室性心动过速(持续时间<30 s)和加速性室性自主心律,不需要预防性使用抗心律失常药物。

(2) 心房颤动

① 应尽快控制室率或恢复窦性心律,但禁用 Ic 类抗心律失常药物转复心房颤动。

② 当出现药物治疗不能控制的快速室率或伴有持续性心肌缺血、严重血流动力学障碍或心力衰竭时,应立即行同步直流电复律。

③ 在心房颤动的转复和室率控制过程中,应充分重视抗凝治疗。

(3) 房室传导阻滞

① 当发生影响血流动力学的房室传导阻滞时,应立即使用正性传导药物,如肾上腺素、阿托品等。

② 当药物治疗无效时,应立即安装临时起搏器。

5. 机械性并发症

机械性并发症属于心肌梗死后严重并发症,包括左心室游离壁破裂、室间隔穿孔、乳头肌功能不全或断裂等,均需要紧急处置,预后极差。

第三节　糖尿病

　　糖尿病是一组由多病因引起的以慢性高血糖为特征的代谢性疾病,由胰岛素分泌和(或)利用缺陷所引起。典型的临床表现为烦渴、多饮、多尿、体重下降等症状,严重时可出现糖尿病酮症酸中毒、糖尿病非酮症高渗性昏迷等急性代谢紊乱,可以危及生命。持续的高血糖状态还引起视网膜、肾脏和神经等微血管病变,也可以导致全身大血管病变,如冠心病、卒中、下肢动脉供血不足等。

　　中国慢性病及危险因素监测报告显示,2018—2019 年我国 18 岁及以上人群糖尿病患病率已达 12.4%,患病人数位居世界第一。

　　我国糖尿病以 2 型糖尿病(T2DM)为主,1 型糖尿病(T1DM)和其他类型糖尿病少见,男性患病率高于女性,经济发达地区的糖尿病患病率高于中等发达地区和不发达地区,但是近年来城乡差别趋于减小,肥胖和超重人群糖尿病患病率增加。2015 年和 2017 年调查显示:身体质量指数(BMI)<25 kg/m^2 者糖尿病患病率分别为 7.4% 和 8.8%;25 $kg/m^2 \leqslant BMI < 30$ kg/m^2 者糖尿病患病率分别为 14.7% 和 13.8%;而 $BMI \geqslant 30$ kg/m^2 者糖尿病患病率分别为 19.6% 和 20.1%。

一、临床表现与诊疗

（一）糖尿病分型及其临床特点

　　血糖升高后,渗透性利尿出现多尿,继而口渴引起多饮;外周组织对葡萄糖利用障碍,脂肪分解增多,蛋白质代谢负平衡,出现乏力、消瘦,儿童生长发育受阻;患者常易饥、多食。因此典型的糖尿病症状包括多饮、多尿、多食、不明原因体重下降。但是随着对糖尿病研究的深入,不同糖尿病有各自不同的表现,且症状多不典型。

　　1. 1 型糖尿病

　　(1)自身免疫性 1 型糖尿病(1A 型):临床表现变化很大,症状变异性很大。多数青少年患者急性起病,症状明显,如未及时治疗,病情进展较快,可出现糖尿病酮症酸中毒(DKA),危及生命。某些成年患者起病缓慢,早期无明显临床表现,病程长短不一,无须胰岛素治疗,称为"成人隐匿性自身免疫性糖尿病(latent autoimmune diabetes in adults,LADA)",后期需要胰岛素控制血糖或维持生命。此类患者很少肥胖,也有肥胖者,但血浆基础胰岛素水平低于正常,葡萄糖刺激后胰岛素分泌曲线低平,胰岛 β 细胞自身抗体检查阳性。

　　(2)特发性 1 型糖尿病(1B 型):通常急性起病,胰岛 β 细胞功能明显减退甚至衰竭,临床上表现为糖尿病酮症甚至酸中毒为首发症状,治疗后 β 细胞功能一度好转以至于无须继续胰岛素治疗。胰岛 β 细胞自身抗体检查阴性,诊断需排除单基因突变糖尿病和其他类型糖尿病。

　　2. 2 型糖尿病

　　95%糖尿病患者患 T2DM,常有家族史。T2DM 由不同病因导致,可发生在任何年龄,成人多见,多数 40 岁以后起病。T2DM 发病缓慢,症状较轻或无任何症状,很多患者因健康检查,或因慢性并发症、伴发病而发现。T2DM 的早期不需胰岛素治疗,随着病情进展,多数患者需用胰岛素控制血糖。临床上肥胖症、血脂异常、脂肪肝、高血压、冠心病与 T2DM 先后发病,都伴有高胰岛素血症、胰岛素抵抗,称为代谢综合征。部分患者早期表现为进食后胰岛素分泌高峰延迟,餐后 3~5 h 血浆胰岛素水平升高,引起反应性低血糖,是糖尿病的首发临床表现。

3. 特殊类型糖尿病

(1) 青年人中的成年发病型糖尿病(MODY)。是一组高度异质性的单基因遗传病。主要临床特征:① 有三代或以上家族发病史,且符合常染色体显性遗传规律;② 发病年龄小于 25 岁;③ 无酮症倾向,至少 5 年内不需用胰岛素治疗。

(2) 线粒体基因突变糖尿病。最早发现的是线粒体 tRNA 亮氨酸基因 3 243 位点发生 A→G 点突变,引起胰岛 β 细胞氧化磷酸化障碍,抑制胰岛素分泌。临床特点为:① 母系遗传;② 发病早,β 细胞功能逐渐减退,自身抗体阴性;③ 身材多消瘦(BMI<24);④ 常伴神经性耳聋或其他神经肌肉表现。

4. 妊娠糖尿病

妊娠过程中初次发现的血糖水平升高,均可认为是妊娠糖尿病(GDM)。GDM 不包括妊娠前已患糖尿病者,后者称为"糖尿病合并妊娠"。但二者均需有效处理,以降低围生期疾病的患病率和病死率。GDM 妇女分娩后血糖可恢复正常,但有若干年后发生 T2DM 的高度危险性;此外,GDM 中可能存有各种类型糖尿病,所以,患者应在产后 6 周复查,确认其归属及分型,并长期追踪观察。

(二) 诊断及鉴别诊断

空腹血糖、随机血糖或餐后 2 h 血糖测定(OGTT 2 h)是诊断糖尿病的主要依据,没有糖尿病典型临床症状时必须重复检测以确认诊断。测定的糖化血红蛋白(HbA_{1c})可作为糖尿病的补充诊断标准。

2011 年 WHO 建议在条件具备的国家和地区采用 HbA_{1c} 诊断糖尿病,诊断切点为 $HbA_{1c} \geqslant 6.5\%$。国内研究显示,中国成人 HbA_{1c} 诊断糖尿病的最佳切点为 $6.2\% \sim 6.5\%$。因此,推荐将 $HbA_{1c} \geqslant 6.5\%$ 作为糖尿病的补充诊断标准(表 4-3-1)。

表 4-3-1　糖尿病的诊断标准

诊断标准		静脉血浆葡萄糖或 HbA_{1c} 水平
典型糖尿病症状	加上随机血糖	$\geqslant 11.1$ mmol/L
	或加上空腹血糖	$\geqslant 7.0$ mmol/L
	或加上 OGTT 2 h 血糖	$\geqslant 11.1$ mmol/L
	或加上 HbA_{1c}	$\geqslant 6.5\%$
无糖尿病典型症状者需改日复查确认		

注:随机血糖指不考虑上次用餐时间,一天中任意时间的血糖,不能用来诊断空腹血糖受损或糖耐量减低;空腹状态指至少 8 h 没有摄入能量。

糖尿病的鉴别诊断：

（1）肾性糖尿病。肾性糖尿病由肾糖阈降低所致，虽然尿糖呈阳性，但是血糖、葡萄糖耐量试验以及糖化血红蛋白都正常。

（2）甲状腺功能亢进症、胃空肠吻合术后。因糖类在肠道吸收比较快，也可以引起进食后 0.5～1 h 的血糖过高，出现糖尿，但是空腹血糖和餐后 2 h 血糖都正常。

（3）极少见的弥漫性肝病患者，葡萄糖转化为肝糖原功能减弱，肝糖原储存减少。进食后 0.5～1 h 血糖升高，出现尿糖。但空腹血糖偏低，餐后 2～3 h 血糖正常或低于正常值。

（4）创伤、感染等使身体处于应激状态时，胰岛素拮抗激素如肾上腺素、促肾上腺皮质激素等分泌增加，会使糖耐量减低，出现一过性的血糖升高，尿糖呈阳性。应激过后，恢复到正常。

（三）日常管理及防治

1. 日常管理

糖尿病自我管理教育和支持（DSMES）综合了临床医学、教育学、社会学、心理学和行为学的内容，通过健康教育促进患者掌握疾病管理所需的知识和技能。

（1）饮食管理：确定合理的总热量，以维持接近理想体重。一般以轻体力劳动者给予约 30 kcal/(kg·d) 能量为基础，消瘦者给予约 35 kcal/(kg·d)，肥胖者给予约 20～25 kcal/(kg·d)。根据总能量安排三大营养素的分配，碳水化合物提供的能量占总能量的 60% 左右（55%～65%）。蛋白质提供的能量约占总能量的 15%，成人约 1.0 g/(kg·d)，儿童、孕妇、乳母、营养不良或伴消耗性疾病者可增加至 1.2～1.5 g/(kg·d)，有微量白蛋白尿者应限制在 0.8 g/(kg·d)，有显性蛋白尿者应限制在 0.8 g/(kg·d) 以下，有氮质血症者应限制在 0.6 g/(kg·d) 以下。脂肪供应的能量限制在总能量的 30% 或以下，其中单不饱和及多不饱和脂肪酸的比例约为 1:1。

（2）运动：对糖尿病患者的运动应因人而异。长期的、有规律的有氧运动可以提高胰岛素敏感性，促进靶组织对葡萄糖的摄取和利用，改善糖耐量，有利于控制血糖、改善血脂异常、减轻体重、矫治肥胖体型。而对于治疗不充分的患者，不适当的运动可使患者血循环中胰岛素水平不足、胰岛素对抗激素水平升高，可使血糖进一步升高，产生过多酮体，诱发酮症酸中毒或诱发低血糖。因此，糖尿病运动治疗需要遵循个体化原则，分析运动益处和风险，根据患者具体情况、病情、用药等因素，制订合理、可行的运动方案。做到运动项目、强度、持续时间、频率、时间等均个体化、具体化。

（3）肥胖者应减重：标准的减重饮食比原来的饮食减少 500～1 000 kcal，使体重每周减轻 0.5～1 kg。

（4）监测血糖：患者自我监测血糖（SMBG）是糖尿病自我患者管理重要措施。血糖检测时间主要是每餐餐前、餐后 2 h 和睡前。出现低血糖警示症状（例如交感神经兴奋症状群）时，进食前及时检测血糖有助于证实低血糖的存在并采取对策。夜间多次测定血糖有助于分析清晨高血糖的原因，鉴别索莫吉反应（Somogyi effect）、黎明现象或夜间胰岛素不足。鼓励患者，尤其是使用胰岛素治疗，应用磺脲类降糖药、促胰岛素分泌剂的患者以及所有血糖控制未达标的患者用 SMBG 监测血糖。监测频率和时间因病情而定：1 型糖尿病患者监测血糖的频率为 3 次/d 或以上，2 型糖尿病患者根据患者掌握自身血糖情况进行监测。病情不稳定、血糖波动大、合并其他疾病（如各种感染）、围手术期者、妊娠糖尿病者等，监测次数应多于平常。血糖控制良好或病情稳定者，可适当延长监测间隔时间。

（5）糖尿病教育：糖尿病健康教育内容包括糖尿病的自然进程，糖尿病的临床表现，糖尿病的危害及如何防治急慢性并发症，个体化的治疗目标，个体化的生活方式干预措施和饮食计划，规律运动和运动处方，口服药、胰岛素治疗及规范的胰岛素注射技术，血糖测定结果的意义和应采取的干预措施，SMBG、尿糖监测（当血糖监测无法实施时），口腔护理、足部护理、皮肤护理的具体方法，特殊情况应对措施（如疾病、低血糖、应激和手术），糖尿病妇女受孕计划及监护，糖尿病患者的社会心理适应，糖尿病自我管理的重要性等内容。

2. 糖尿病治疗

糖尿病患者生活方式管理、血糖监测、糖尿病教育和应用降糖药物等措施都是控制高血糖的基础治疗措施，应贯穿糖尿病管理的始终。

（1）药物治疗

① 口服降糖药物

A. 二甲双胍：具有良好的降糖作用，还有降糖作用之外的潜在益处、优越的费效比、良好的药物可及性、临床用药经验丰富等优点，且不增加低血糖风险。因此，推荐生活方式管理和二甲双胍作为 T2DM 患者高血糖的一线治疗。若无禁忌证，二甲双胍应一直保留在糖尿病的治疗方案中。

B. 磺脲类药物：属于胰岛素促泌剂，主要药理作用是通过刺激胰岛 β 细胞分泌胰岛素，增加体内的胰岛素水平而降低血糖。磺脲类药物可使 HbA_{1c} 降低 $1.0\%\sim1.5\%$。详见表 4-3-2。

表 4-3-2　常用磺酰脲类药物的特点

项目	格列本脲	格列齐特	格列吡嗪	格列喹酮	格列美脲
用法用量	1.25～2.5 mg，每日餐前 1～3 次，最大剂量为 15 mg/d	40～80 mg，每日餐前 1～2 次，最大剂量为 320 mg/d	2.5～5 mg，每日餐前 3 次，最大剂量为 30 mg/d	15～30 mg，每日餐前 3 次，最大剂量为 180 mg/d	1～2 mg，每日 1 次；最大剂量为 6～8 mg/d
体重	增加				
心血管安全性	存在心血管高危风险因素或既往心肌梗死病史者，不建议使用				
肝脏安全性	肝功能损伤患者应慎用，重度肝功能异常者禁用				
肾脏安全性	eGFR≥60 无须减量，30≤eGFR＜60 禁用，eGFR＜30 禁用	eGFR≥60 无须减量，30≤eGFR＜60 需减量使用，eGFR＜30 禁用	eGFR≥60 无须减量，30≤eGFR＜60 需减量使用，eGFR＜30 禁用	eGFR≥60 无须减量；证据有限，ERBP 指南推荐无须减量	eGFR≥60 无须减量，45≤eGFR＜60 需减量使用，eGFR＜45 禁用
主要不良反应	低血糖风险高，其中格列本脲代谢产物仍有降糖活性				

C. 格列奈类药物：为非磺脲类胰岛素促泌剂，主要通过刺激胰岛素的早时相分泌而降低餐后血糖，有一定的降空腹血糖作用，可使 HbA_{1c} 降低 $0.5\%\sim1.5\%$。药物需在餐前即刻服用，可单独使用或与其他降糖药（磺脲类除外）联合应用。在我国新诊断的 T2DM 人群中，瑞格列奈与二甲双胍联合治疗较单用瑞格列奈可更显著地降低 HbA_{1c}，但低血糖的风险显著增加。详见表 4-3-3。

表 4-3-3　常用格列奈类药物的特点

项目	瑞格列奈	那格列奈	米格列奈
用法用量	0.5～4 mg 餐前，最大剂量为 16 mg/d	90～120 mg 餐前，最大剂量为 360 mg	5～10 mg 餐前，最大剂量为 30 mg/d
体重	体重增加		
心血管安全性	缺血性心脏病患者慎用		
肝脏安全性	肝功能损伤的患者应慎用，重度肝功能异常者禁用	轻度至中度肝病患者药物剂量无须调整，严重肝病患者应慎用那格列奈	肝功能损伤的患者应慎用，重度肝功能异常者禁用
肾脏安全性	CKD1～5 期的患者无须调整剂量	CKD1～3a 期患者无须调整剂量，CKD3b～4 期患者减量，CKD5 期患者禁用	肾功能不全患者慎用

D. 噻唑烷二酮类衍生物(thiazolidinediones ，TZDs)：主要通过增加靶细胞对胰岛素作用的敏感性而降低血糖。我国临床研究结果显示，TZDs 可使 HbA_{1c} 下降 $0.7\%\sim1.0\%$。卒中后胰岛素抵抗干预研究(IRIS)表明，在有胰岛素抵抗伴动脉粥样硬化性心血管疾病(ASCVD)的糖耐量减低(IGT)患者中，与安慰剂相比，吡格列酮能减少卒中和心肌梗死再发生的风险，同时降低新发糖尿病的风险。详见表 4-3-4。

表 4-3-4　常用 TZDs 的作用特点

项目	罗格列酮	吡格列酮
用法用量	4 mg 每日睡前，最大剂量为 8 mg/d	15～30 mg 每日睡前，最大剂量为 45 mg/d
体重	增加	
心血管安全性	NYHA 心功能Ⅲ级和Ⅳ级的患者禁用	NYHA 心功能Ⅲ级和Ⅳ级的患者不宜使用
肝脏安全性	活动性肝病或 ALT 大于 2.5 倍正常上限的患者禁用	ALT 大于 3 倍正常上限或患者出现黄疸时禁用
肾脏安全性	无须调整剂量	
主要不良反应	体重增加和水肿。绝经后妇女服用该类药物增加骨折和骨质疏松症风险	

E. α-糖苷酶抑制剂：通过抑制碳水化合物在小肠上部的吸收而降低餐后血糖，适用于以碳水化合物为主要食物成分的餐后血糖升高的患者。推荐患者每日 2～3 次，餐前即刻吞服或与第一口食物一起嚼服。研究显示，α-糖苷酶抑制剂可以使 HbA_{1c} 降低 0.50%，并能使体重下降。在初诊的糖尿病患者中，每天服用 300 mg 阿卡波糖的降糖疗

效与每天服用 1 500 mg 二甲双胍的疗效相当;在初诊的糖尿病患者中,阿卡波糖的降糖疗效与沙格列汀(DPP-4i)相当。详见表 4-3-5。

表 4-3-5　常用 α-糖苷酶抑制剂的特点

项目	阿卡波糖	伏格列波糖	米格列醇
用法用量	起始 25 mg,每日 2～3 次,6～8 周后加量至 50 mg,每日 3 次;最大剂量为 300 mg	起始 0.2 mg,每日 3 次;最大剂量为 0.9 mg	起始剂量为每次 25 mg,每日 3 次,4～8 周后可增量至每次 50 mg,每日 3 次,服用 3 个月;最大剂量为 300 mg
体重	中性	中性	减重可能
心血管安全性	安全		
肝脏安全性	有肝功能损害风险,重度肝功能异常者不推荐使用	有肝功能损害风险,重度肝功能异常者不推荐使用	无须调整剂量
肾脏安全性	GFR≥25 mL/min 无须减量,GFR＜25 mL/min 禁用	GFR≥25 mL/min 无须减量,GFR＜25 mL/min 禁用	轻中度肾功能不全无须调整剂量,不推荐严重肾功能不全患者使用,GFR＜25 mL/min 禁用
主要不良反应	胃肠道反应		

F. DPP-4i:通过抑制二肽基肽酶Ⅳ(DPP-4)而抑制 GLP-1 在体内失活,使内源性 GLP-1 水平升高。GLP-1 以葡萄糖浓度依赖的方式促进胰岛素分泌,抑制胰高糖素分泌。在我国 T2DM 患者中的临床研究结果显示,DPP-4i 的降糖疗效为降低 HbA_{1c} 0.4%～0.9%,其降糖效果与基线 HbA_{1c} 有关,即基线 HbA_{1c} 水平越高,其降低血糖和 HbA_{1c} 的绝对幅度越大。单独使用 DPP-4i 不增加发生低血糖的风险。详见表 4-3-6。

表 4-3-6　常用 DPP-4i 的特点比较

项目	沙格列汀	利格列汀	西格列汀	维格列汀	阿格列汀
用法用量	口服,推荐剂量 5 mg、每日 1 次,服药时间不受进餐影响	口服 5 mg,每日 1 次。本品可在每天的任意时间服用,餐时或非餐时均可服用	单药治疗的推荐剂量为 100 mg,每日 1 次,可与或不与食物同服	口服,推荐剂量 50 mg,每日 2 次,服药时间不受进餐影响	口服,25 mg,每日 1 次
体重	中性				
心血管安全性	或可增加心衰相对风险	无显著影响	无显著影响	无显著影响	无显著影响
肝脏安全性	轻中度肝功能不全无须调整剂量,重度肝功能不全者不推荐使用	无须调整剂量	轻度肝功能不全无须调整剂量,重度肝功能不全者缺乏临床用药经验	不推荐使用	轻中度肝功能不全无须调整剂量

续表

项目	沙格列汀	利格列汀	西格列汀	维格列汀	阿格列汀
肾脏安全性	轻度肾功能不全者无须调整剂量;中重度肾功能不全者临床研究经验有限,不推荐本品用于此类患者	无须调整剂量	轻度肾功能不全者无须调整剂量,中度肾功能不全者1/2剂量,重度肾功能不全者1/4剂量	轻度肾功能不全者无须调整剂量,中度肾功能不全者1/2剂量,重度肾功能不全者1/2剂量	轻度肾功能不全者无须调整剂量,中度肾功能不全者1/2剂量,重度肾功能不全者1/4剂量
主要不良反应	胃肠道反应				

G. SGLT2i:是一类近年受到高度重视的新型口服降糖药物,可抑制肾脏对葡萄糖的重吸收,降低肾糖阈,从而促进尿糖排出。SGLT2i单药治疗能降低HbA_{1c} $0.5\%\sim$ 1.2%,在二甲双胍基础上联合治疗可降低HbA_{1c} $0.4\%\sim0.8\%$。SGLT2i还有一定的减轻体重和降压的作用,可使体重下降$0.6\sim3.0$ kg。SGLT2i可单用或联合其他降糖药物治疗成人T2DM,目前在T1DM、青少年及儿童中无适应证。SGLT2i单药治疗不增加低血糖风险,但与胰岛素或胰岛素促泌剂联用时则增加低血糖风险,因此,SGLT2i与胰岛素或胰岛素促泌剂联用时应下调胰岛素或胰岛素促泌剂的剂量。SGLT2i可显著降低心脏及肾脏复合终点事件发生风险。详见表4-3-7。

表4-3-7　常用SGLT2i的特点比较

项目	卡格列净	达格列净	恩格列净
用法用量	100 mg、每日1次,每天第一餐前服用;如果患者对100 mg、每日1次耐受良好,且eGFR≥60 mL/(min·1.73 m²)或需要进一步控制血糖,则可将剂量升高至300 mg、每日1次	5 mg、每日1次,每天早晨服用,无须考虑是否进食;如果患者对5 mg、每日1次耐受良好且需要进一步控制血糖,则可将剂量升高至10 mg、每日1次	10 mg、每日1次,每天早晨服用,无须考虑是否进食;如果患者对10 mg、每日1次耐受良好且需要进一步控制血糖,则可将剂量升高至25 mg、每日1次
体重	减重		
心血管安全性	降低心血管病总体风险	降低了心衰住院和心血管死亡的复合风险	可降低心血管主要终点事件
肝脏安全性	轻至重度肝损伤患者无须调整剂量,不推荐用于重症肝损伤患者	轻至重度肝损伤患者无须调整剂量,不推荐用于重症肝损伤患者	能用于肝损伤患者
肾脏安全性	若患者eGFR≥60 mL/(min·1.73 m²),则无须调整剂量;若eGFR为30～60 mL/(min·1.73 m²),则不得用作起始治疗;重症肾	若患者eGFR≥60 mL/(min·1.73 m²),则无须调整剂量;若eGFR<60 mL/(min·1.73 m²),则不得用作起始治疗;重症肾	若患者eGFR≥45 mL/(min·1.73 m²),则无须调整剂量;若eGFR<45 mL/(min·1.73 m²),则不得用作起始治疗;重症

项目	卡格列净	达格列净	恩格列净
	损伤［eGFR ＜ 30 mL/（min · 1.73 m²）］者、ESRD 透析患者禁用	损伤［eGFR ＜ 30 mL/（min · 1.73 m²）］者、ESRD 透析患者禁用	肾损伤［eGFR＜30 mL/（min · 1.73 m²）］者、ESRD 透析患者禁用
主要不良反应	低血压、泌尿生殖系统真菌感染风险		

② 胰岛素治疗

基本原则：T2DM 患者在生活方式和口服降糖药联合治疗的基础上，若血糖仍未达到控制目标，应尽早开始胰岛素治疗。T2DM 患者的胰岛素起始治疗可以采用每日 1～2 次胰岛素。对于 $HbA_{1c} \geqslant 9.0\%$ 或空腹血糖 $\geqslant 11.1$ mmol/L 同时伴明显高血糖症状的新诊断 T2DM 患者可考虑实施短期（2 周至 3 个月）胰岛素强化治疗。胰岛素强化治疗可以采用每天 2～4 次注射或持续皮下胰岛素输注（CSII）方法。T2DM 患者采用餐时＋基础胰岛素（每日 4 次）与每日 3 次预混胰岛素类似物治疗的降糖疗效和安全性相似。在糖尿病（包括新诊断的 T2DM）病程中，出现无明显诱因的体重显著下降时，应该尽早使用胰岛素治疗。详见表 4-3-8。

表 4-3-8　常用胰岛素及其作用特点

类别	胰岛素制剂		起效时间	峰值时间	作用持续时间
餐时胰岛素	短效人胰岛素（RI）		15～60 min	2～4 h	5～8 h
	超短效胰岛素类似物	门冬胰岛素	10～15 min	1～2 h	4～6 h
		赖脯胰岛素	10～15 min	1.0～1.5 h	4～5 h
		谷赖胰岛素	10～15 min	1～2 h	4～6 h
基础人胰岛素	中效人胰岛素（NPH）		2.5～3 h	5～7 h	13～16 h
	长效胰岛素（PZI）		3～4 h	8～10 h	20 h
	长效胰岛素类似物	地特胰岛素	3～4 h	3～14 h	24 h
		甘精胰岛素 U100	2～3 h	无峰	30 h
	超长效胰岛素类似物	德谷胰岛素	1 h	无峰	42 h
		甘精胰岛素 U300	6 h	无峰	36 h
预混人胰岛素	预混人胰岛素（30R,70/30）		0.5 h	2～12 h	14～24 h
	预混人胰岛素（40R）		0.5 h	2～8 h	24 h
	预混人胰岛素（50R）		0.5 h	2～3 h	10～24 h
	预混胰岛素类似物	门冬胰岛素 30	10～20 min	1～4 h	14～24 h
		门冬胰岛素 50	15 min	30～70 min	16～24 h
预混胰岛素	赖脯胰岛素 25		15 min	30～70 min	16～24 h
	赖脯胰岛素 50		15 min	30～70 min	16～24 h

续表

类别	胰岛素制剂	起效时间	峰值时间	作用持续时间
双胰岛素	双胰岛素类似物（德谷门冬双胰岛素 70/30）	10～15 min	1.2 h	>24 h

注：因受胰岛素剂量、吸收、降解等多种因素影响，且个体差异大，本表中的胰岛素作用时间仅供参考。

③ 胰高血糖素样肽 1 受体激动剂（GLP-1RA）

属于肠促胰素类药物，以葡萄糖浓度依赖的方式促进胰岛素分泌、抑制胰高血糖素分泌，并能延缓胃排空，通过中枢性的食欲抑制来减少进食量。可使 HbA_{1c} 下降 0.5%～1.5%。主要不良反应为胃肠道反应。可显著降低心脏及肾脏复合终点事件发生风险。详见表 4-3-9。

表 4-3-9　常用 GLP-1RA 的特点比较

项目	艾塞那肽	利拉鲁肽	利司那肽	艾塞那肽周制剂	度拉糖肽
用法用量	起始 5 μg，常规 10 μg、每日 2 次，餐前 60 min 皮下注射	起始 0.6 mg，常规 1.2～1.8 mg、每日 1 次	起始 10 μg，常规 20 μg、每日 1 次餐前 60 min 皮下注射	常规 2 mg、每周 1 次，可在一天中任何时间使用	常规 1.5 mg、每周 1 次，可在一天中任何时间使用
体重	减重				
心血管安全性	安全	有保护作用，在有新序贯疾病患者中优先使用	安全	安全	安全
肝脏安全性	未知	重度肝功能不全禁用	肝损伤患者无须调整剂量	未知	肝损伤患者无须调整剂量
肾脏安全性	适用于轻中度肾功能不全者	轻中重度肾功能不全者* 不需调整剂量	适用于轻中度肾功能不全者	中度肾功能不全者慎用，重度肾功能不全者禁用	轻中重度肾功能不全者* 不需调整剂量
主要不良反应	胃肠道反应				

注：* 轻中重肾功能不全：[eGFR≥15 mL/(min·1.73m²)]。

二、常见急性并发症

糖尿病是一组由遗传、环境、免疫等因素引起的，胰岛素分泌缺陷及（或）其生物学作用障碍导致的以高血糖为特征的代谢性疾病，以慢性病程为表现，但是当患者感染、应激、药物或者胰岛素使用不当或者病情发展时会出现急性并发症，系糖尿病急性代谢紊乱，包括糖尿病酮症酸中毒（DKA）、高血糖高渗状态（HHS）、低血糖的发生等。

（一）糖尿病酮症酸中毒

某些诱因导致胰岛素不足加重，体内脂肪分解加速，血清酮体积聚超过正常（5 mmol/L），称为酮症，当合并代谢性酸中毒时称为酮症酸中毒。病情严重者会发生昏迷。多见于 1 型糖尿病。

1. 临床表现：起病前数天可有多尿、烦渴多饮和乏力症状，即本身症状加重；失代偿阶段出现食欲减退、恶心、呕吐、腹痛等消化道症状，常伴头痛、烦躁、嗜睡等症状，呼吸深快，呼气中有烂苹果味（丙酮气味）；病情进一步发展，出现严重失水现象，尿量减少、皮肤黏膜干燥、眼球下陷，脉快而弱，血压下降、四肢厥冷；到晚期，各种反射迟钝甚至消失，终至昏迷。

辅助检查出现血糖增高（一般在 16.7～33.3 mmol/L）、血酮体升高，尿糖、尿酮体阳性或强阳性，血气分析为阴离子间隙增大的代谢性酸中毒。电解质紊乱，以低血钾为主。

2. 紧急处理

(1) 补液扩容：纠正失水，恢复血容量和肾灌注。治疗中补液速度应先快后慢，第 1 小时输入生理盐水，速度为 15～20 mL/(kg·h)（一般成人 1.0～1.5 L）。随后补液速度取决于脱水程度、电解质水平、尿量等。要在第 1 个 24 h 内补足预先估计的液体丢失量。补液治疗是否奏效，要看血流动力学（如血压）、出入量、实验室指标及临床表现。

(2) 胰岛素治疗：轻至中度的 DKA 患者推荐将小剂量胰岛素连续静脉滴注方案 [0.1 U/(kg·h)] 作为 DKA 的标准治疗；重症患者可采用首剂静脉注射胰岛素 0.1 U/kg，随后以 0.1 U/(kg·h) 速度持续输注，静脉输注胰岛素过程中需严密监测血糖，根据血糖下降速度调整输液速度，以保持血糖每小时下降 2.8～4.2 mmol/L。若第 1 小时内血糖下降不足 10%，或有条件监测血酮时血酮下降速度 <0.5 mmol/(L·h)，且脱水已基本纠正，则增加胰岛素剂量 1 U/h。当 DKA 患者血糖降至 13.9 mmol/L 时，应减少胰岛素输入量至 0.02～0.05 U/(kg·h)，并开始给予 5% 葡萄糖液，此后需要根据血糖来调整胰岛素给药速度和葡萄糖浓度，使血糖维持在 8.3～11.1 mmol/L，同时持续进行胰岛素滴注直至 DKA 缓解。

(3) 补钾治疗：在开始胰岛素及补液治疗后，若患者的尿量正常，血钾 <5.2 mmol/L 即应静脉补钾，在每升输入溶液中加氯化钾 1.5～3.0 g，以维持血钾水平为 4～5 mmol/L。治疗前已有低钾血症，尿量 ≥40 mL/h 者，在补液和胰岛素治疗同时必须补钾。严重低钾血症可危及生命。若发现血钾 <3.3 mmol/L，应优先进行补钾治疗，当血钾升至 3.3 mmol/L 时，再开始胰岛素治疗，以免发生致死性心律失常、心脏骤停和呼吸肌麻痹。必要时考虑胃肠道补钾。

(4) 酸中毒的纠正：DKA 患者在注射胰岛素治疗后会抑制脂肪分解，进而纠正酸中毒，如无循环衰竭，一般无须额外补碱。但严重的代谢性酸中毒可能会引起心肌受损、脑血管扩张、严重的胃肠道并发症以及昏迷等严重并发症。推荐仅在 pH≤6.9 的患者考虑适当补碱治疗。每 2 h 测定 1 次血 pH，直至维持在 7.0 以上。治疗中加强复查，防止过量。

(5) 对症治疗：控制感染，伴高热的患者要降低过高的体温，注意水和电解质平衡，保持呼吸道通畅，注意心脏的功能，有必要时可适当使用利尿剂，保持每天所需要热量的平衡等。

(二) 高血糖高渗状态

1. 临床表现

多见于中年以上人群，尤其是老年人，多尿、烦渴，躁动、全身脱水症状明显，严重者可出现渐进性意识障碍等神经精神症状,可有伴发疾病的症状和体征。临床以严重高血糖而无明显 DKA、血浆渗透压显著升高、脱水和意识障碍为特征。

相较 DKA 起病急骤(表现为 24 h 之内发病),HHS 发病一般在几天到几周之间。常见诱因为感染,其他诱因包括胰岛素治疗不足或中断、胰腺炎、心肌梗死、脑血管意外和药物。原有糖尿病症状加重的临床表现与 DKA 类似,神经系统症状在 HHS 患者中更常见,包括定向力障碍、幻觉、上肢拍击样粗震颤、局灶性神经学体征(偏盲和偏瘫)和癫痫发作(局灶性或全身性癫痫)等。实验室检查通常血糖水平>33.3 mmol/L,血浆渗透压>320 mOsm/kg,伴脱水表现,无酮症酸中毒(动脉 pH$\geqslant7.30$,血清 $HCO_3^-\geqslant$ 18 mmol/L),尿糖呈强阳性,而血清酮体及尿酮体呈阴性或弱阳性,阴离子间隙<12 mmol/L。

2. 紧急处理

(1)补液:HHS 失水比 DKA 更严重,24 h 总的补液量一般应为 $100\sim200$ mL/kg。推荐 0.9%氯化钠溶液作为首选。补液速度与 DKA 治疗相仿,第 1 小时给予 $1.0\sim$ 1.5 L,随后补液速度根据脱水程度、电解质水平、血渗透压、尿量等调整。计算血有效渗透压$=2\times([Na^+]+[K^+])$(mmol/L)$+$血糖(mmol/L)$+$BUN(mol/L),并据此调整输液速度以使其逐渐下降。当补足液体而血浆渗透压不再下降或血钠升高时,可考虑给予 0.45%氯化钠溶液。

(2)胰岛素治疗:胰岛素使用原则与治疗 DKA 相似。一般来说 HHS 患者对胰岛素较为敏感,胰岛素用量相对较小。推荐以 0.1 U/(kg·h)持续静脉输注。当血糖降至 16.7 mmol/L 时,应减慢胰岛素的滴注速度至 $0.02\sim0.05$ U/(kg·h),同时续以葡萄糖溶液静滴,并不断调整胰岛素用量和葡萄糖浓度,使血糖维持在 $13.9\sim16.7$ mmol/L,直至 HHS 高血糖危象缓解。

(3)补钾治疗:同 DKA。

(4)连续性肾脏替代治疗(CRRT):早期给予 CRRT 治疗,能有效减少并发症的出现,减少住院时间,降低患者病死率,CRRT 可以平稳有效地补充水分和降低血浆渗透压,清除循环中的炎性介质、内毒素,减少多器官功能障碍综合征等严重并发症的发生。

(5)其他治疗:包括去除诱因,纠正休克,防治低血糖和脑水肿,预防压疮等。

(三)低血糖

低血糖事件的定义和分级参照美国糖尿病学会(ADA)2020 年低血糖分类进行评估,分为以下 3 级:

1 级:3.0 mmol/L(54 mg/dL)$\leqslant$血糖$<$3.9 mmol/L(70 mg/dL)。

2 级:血糖$<$3.0 mmol/L,提示临床上严重的低血糖。

3 级:重度低血糖,指严重认知损害且需要外界协助以恢复。

低血糖诊治流程见图 4-3-1。

(四)转诊处置

糖尿病是常见病、慢性病,多数在基层医疗机构管理和治疗。出现急性并发症或者其他合并症者,根据病情的严重程度、诊疗条件,做到及时识别,早期处理,积极、恰当转诊。

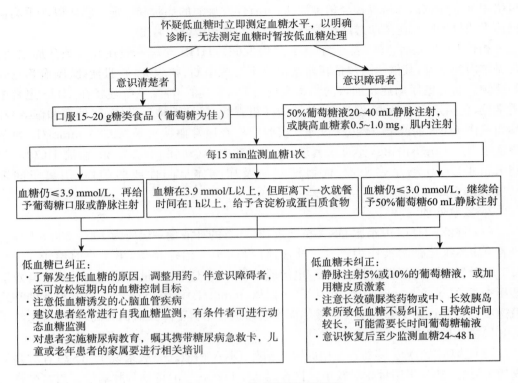

怀疑低血糖时立即测定血糖水平，以明确诊断；无法测定血糖时暂按低血糖处理

意识清楚者

口服15~20 g糖类食品（葡萄糖为佳）

意识障碍者

50%葡萄糖液20~40 mL静脉注射，或胰高血糖素0.5~1.0 mg，肌内注射

每15 min监测血糖1次

血糖仍≤3.9 mmol/L，再给予葡萄糖口服或静脉注射

血糖在3.9 mmol/L以上，但距离下一次就餐时间在1 h以上，给予含淀粉或蛋白质食物

血糖仍≤3.0 mmol/L，继续给予50%葡萄糖60 mL静脉注射

低血糖已纠正：
· 了解发生低血糖的原因，调整用药。伴意识障碍者，还可放松短期内的血糖控制目标
· 注意低血糖诱发的心脑血管疾病
· 建议患者经常进行自我血糖监测，有条件者可进行动态血糖监测
· 对患者实施糖尿病教育，嘱其携带糖尿病急救卡，儿童或老年患者的家属要进行相关培训

低血糖未纠正：
· 静脉注射5%或10%的葡萄糖液，或加用糖皮质激素
· 注意长效磺脲类药物或中、长效胰岛素所致低血糖不易纠正，且持续时间较长，可能需要长时间葡萄糖输液
· 意识恢复后至少监测血糖24~48 h

图4-3-1 低血糖的诊治流程

转诊指征：

（1）出现糖尿病急性并发症不能有效控制者。

（2）糖尿病慢性并发症导致严重靶器官损害需要紧急救治者，如糖尿病性心血管疾病、糖尿病肾病终末期肾病、糖尿病足局部急性血管性坏死患者。

（3）出现严重降糖药物不良反应难以控制者。

（4）糖尿病合并其他专科疾病，诊断、治疗困难者。

注意事项：应向患者及家属交代转诊需要、路途风险、可能预后等，做好转诊过程中的风险防控，提前联系有救治能力的医院和科室。

第四节　脑血管病

脑血管病是指一组由脑血管病变，包括脑血管（动脉或静脉）壁结构异常、血液成分异常或血流动力血液障碍等所引起的脑功能障碍，其共同特点是引起脑组织的急性或慢性缺血、出血而导致脑功能异常。脑血管壁结构异常表现多样，常见的有动脉粥样硬化、小动脉玻璃样变、动脉血栓形成或静脉血栓形成、栓子闭塞、脑动脉瘤、脑血管畸形、动脉炎、遗传性小血管病等。

急性脑血管病是指一组起病急骤的脑部血管循环障碍的疾病，又称脑卒中、脑中风，包括缺血性脑卒中和出血性脑卒中两类，以突然发病、迅速出现局限性或弥散性脑功能缺损为共同临床特征，常伴有各种神经系统症状，如肢体偏瘫和（或）感觉减退、口齿不清、失语、头晕或眩晕、精神异常、共济失调等，严重者昏迷甚至死亡。

脑血管病是一个发病率高、复发率高、致残率高且致死率高的疾病，与心脏病、恶性肿瘤构成了人类的三大死亡原因。与西方国家相比，我国的脑血管病发病率和死亡率明显高于心血管疾病，且发病率呈现城市高于农村、寒冷季节高于温热季节、男性稍高于女性等特点，目前发病有低龄化趋势，"青年卒中"问题已引发临床医生的广泛关注，但高发年龄段有了延后趋势。

（1）危险因素：脑血管病危险因素分为可干预性危险因素和不可干预性危险因素。不可干预性危险因素指年龄、性别、种族及遗传因素等。可以干预的危险因素包括生理学危险因素，如高血压、心脏病、糖尿病、高脂血症等；行为学危险因素，如吸烟、肥胖、缺乏体育锻炼、酗酒、饮食营养摄入不合理、心理因素等。研究结果提示，90％的脑卒中风险归因于可控危险因素。

（2）病因：不同种类的脑血管病，其发病原因不同，综合分为以下四种。

① 血管壁病变：以高血压动脉硬化和动脉粥样硬化所致的血管损害最为常见。高血压所致的小动脉玻璃样变、纤维素样坏死或者是糖尿病所致的小动脉病变，以及血管炎、遗传性小动脉病等是引起缺血性脑血管病常见原因。

② 心脏病和血流动力学：如高血压、低血压或血压的急骤波动，以及心功能障碍、传导阻滞、风湿性或非风湿性心脏病、心肌病及心律失常，特别是心房颤动等引起分水岭性脑梗死、脑栓塞等。

③ 血液成分和血液流变学改变：各种原因所致的血液凝固性增加和出血倾向，以及应用抗凝剂、抗血小板药物、弥散性血管内凝血和各种血液系统疾病等导致的凝血机制异常。

④ 其他病因：包括空气、脂肪、癌细胞和寄生虫等栓子，脑血管受压、外伤、痉挛，或者血管先天畸形等。感染性因素和非感染性因素所致颅内静脉系统血栓形成等。

一、临床表现及诊断

（一）脑血管病分类

按照脑组织损害的病理特征分为两类：缺血性脑卒中（脑梗死）和出血性脑卒中（脑出血、蛛网膜下腔出血）。临床症状取决于不同病变血管以及血管所支配的脑功能区域。全脑的动脉供血系统分为两部分：颈内动脉系统（前循环）和椎基底动脉系统（后循环）。前者血流供应眼部及大脑半球前3/5的脑组织（额、颞、顶、岛叶和基底节），后者血流供应大脑半球后2/5脑组织以及丘脑、脑干、小脑。不同的血管受累发生卒中时，临床表现不同，这与血管病变的性质有关。

（二）缺血性脑血管病

1. 前循环以大脑中动脉为例。当其主干闭塞可出现病灶对侧肢体偏身瘫痪、偏身感觉障碍和同向性偏盲（"三偏"症状）的典型表现，同时也可伴有双眼向病灶侧凝视，优势半球的病灶还可导致失语症状，非优势半球侧病灶则可能出现体象障碍。主干闭塞造成梗死范围较大,往往累及额、顶、颞、岛叶等多个区域(大面积脑梗死),患者可出现不同程度的意识障碍,并可因出现严重脑水肿而引发脑疝。大脑中动脉深穿支闭塞更为常见,症状相对较轻,表现为对侧肢体偏瘫、偏身感觉障碍、中枢性面舌瘫,也可出现偏盲、失语等表现。大脑中动脉皮层支闭塞也可出现偏瘫、偏身感觉障碍,但受累范围较小时可表现为单一肢体(多为上肢)的单瘫和(或)单肢感觉障碍,累及优势半球语言中枢时可出现失语。

2. 后循环以大脑后动脉为例。当其主干闭塞时也可表现为对侧"三偏"症状,或者出现丘脑综合征(深感觉障碍为主的对侧偏身感觉障碍、自发性疼痛、感觉过度、轻偏瘫、共济失调、舞蹈样手足徐动),优势半球受累时可出现失读(在视觉功能基本正常的情况下不能辨识书面文字)。大脑后动脉皮质支闭塞以视觉症状为主要表现,包括对侧同向偏盲(黄斑回避)、视幻觉、视物变形、视觉失认等,优势半球受累还可出现失读及命名性失语,非优势半球受累则可伴体象障碍。大脑后动脉深穿支闭塞临床表现可有丘脑综合征、红核丘脑综合征(病灶侧肢体舞蹈样不自主运动、意向性震颤、小脑性共济失调)、韦伯(Weber)综合征(同侧动眼神经麻痹、对侧偏瘫)或贝内迪克特(Benedikt)综合征(同侧动眼神经麻痹、对侧不自主运动)。

3. 后循环所供应脑部组织中的前庭-小脑系统。当梗死病灶范围累及该结构系统时,可表现出眩晕伴恶心呕吐、眼球震颤、共济失调等。脑干结构中包含上行网状激活系统、皮质脊髓束(锥体束)、脊髓丘脑束以及 12 对颅神经的核团,梗死发生时,可出现意识障碍、偏瘫或四肢瘫、偏身感觉障碍或四肢感觉障碍以及眼球运动障碍、复视、周围性面舌瘫、构音障碍、吞咽困难、饮水呛咳等表现。交叉瘫是脑干梗死的特征性表现,即同侧颅神经运动核团瘫痪表现且对侧肢体瘫痪,如米亚尔-居布勒(Millard-Gubler)综合征,表现为病灶同侧面神经、展神经麻痹及对侧肢体偏瘫。

4. 短暂性脑缺血发作(transient ischemic attack,TIA)。表现为短暂可逆、反复刻板发生的局灶性神经功能缺失症状,症状一般持续数分钟或十余分钟,多在 1 h 内恢复,临床医生一般以 24 h 为界观察临床症状是否完全消失以考虑 TIA 诊断,但仍需结合影像学检查(CT 或 MRI)确认无新发的梗死责任病灶而确立诊断。

(三)出血性脑血管病

1. 脑出血:临床表现与脑梗死类似,均以病变血管支配脑区的神经功能缺失症状为主,有时仅根据临床表现很难分辨是脑梗死还是脑出血。脑实质出血因血肿占位效应,可出现头痛、恶心、呕吐等颅高压症状,脑皮层出血可以有癫痫发作,出血量大或者出血部位空间狭小时,容易挤压周围脑组织,引发脑疝。脑出血发生时经常伴血压明显增高。以上特征有助于脑出血诊断的预判,但由于大面积脑梗死时也可能出现类似临床表现,故明确诊断需要行头颅 CT 检查。

2. 蛛网膜下腔出血:是指脑底部或脑表面血管破裂后血液流入蛛网膜下腔所致的一种脑卒中。起病急骤,以数秒或数分钟内发生的剧烈头痛为主要临床表现。头痛性质往往被描述为炸裂样,难以忍受,多伴有恶心、呕吐,可有意识障碍或谵妄、幻觉、痛性发作等表现。查体可见脑膜刺激征[颈强直、凯尔尼格(Kernig)征、布鲁辛斯基(Brudzinski)征]阳性,有时可见动眼神经麻痹、轻偏瘫、感觉障碍、失语等。头颅 CT 提示的蛛网膜下腔高密度影像改变或腰椎穿刺检查显示均匀一致性血性脑脊液为确诊的证据。

（四）诊断及鉴别诊断

【诊断标准】

1. 缺血性脑卒中诊断标准：① 急性起病；② 局灶神经功能缺损（一侧面部或肢体无力或麻木、语言障碍等），少数为全面神经功能缺损；③ 影像学出现责任病灶或症状/体征持续 24 h 以上；④ 排除非血管性病因；⑤ 颅脑 CT/MRI 排除脑出血。

2. 出血性脑卒中诊断标准：① 急性起病；② 局灶神经功能缺损症状（少数为全面神经功能缺损），常伴有头痛、呕吐、血压升高及不同程度意识障碍；③ 头颅 CT 或 MRI 显示出血灶；④ 排除非血管性脑部病因。

3. 短暂性脑缺血发作的诊断标准：① 急性起病；② 局灶神经功能缺损（一侧面部或肢体无力或麻木、语言障碍等），少数为全面神经功能缺损；③ 症状、体征持续数分钟至数小时，可完全恢复至正常；④ 头颅 CT 或 MR 未见新发的脑梗责任病灶；⑤ 排除非血管性病因。

4. 蛛网膜下腔出血的诊断标准：① 急性起病；② 剧烈头痛，可伴恶心呕吐，脑膜刺激征阳性；③ 头颅 CT 可见蛛网膜下腔高密度影像改变；④ 少量出血头颅 CT 未见明显异常时，腰椎穿刺检查显示均匀一致性血性脑脊液。

5. 颅内静脉系统血栓形成的诊断标准：① 亚急性起病；② 头痛，意识障碍，伴或不伴神经系统局灶性体征；海绵窦血栓形成时还可出现单侧或双侧突眼、水肿及眼球运动受限；③ CT 或 MRI 可见梗死和（或）出血病灶；④ CTV、MRV、DSA 可见某一脑静脉未显影，提示静脉血栓形成。

【鉴别疾病】

1. 癫痫：TIA 的临床特点与癫痫有相似之处，在发作形式上均具有短暂可逆、反复刻板的特点。TIA 的症状多为局灶性神经缺失症状，如无力、感觉减退；单纯部分性痫性发作多为刺激性症状，如抽搐、感觉异常。后循环 TIA 可表现为短暂性意识丧失，全面性痫性发作则可表现为短暂性意识丧失伴四肢抽搐等。癫痫患者还可有脑电图异常，尤其是长时程视频脑电图更有助于癫痫波的发现，有助于诊断。

2. 中枢神经系统感染：可表现为急性起病的局灶神经功能缺损或全面神经功能缺损体征，常合并头痛、发热及脑膜刺激征等症状体征，脑脊液检查及颅脑 MRI 检查有助于鉴别。

3. 颅内占位病变：颅内肿瘤、硬膜下血肿和脑脓肿可呈卒中样发病，出现偏瘫等局灶性体征，颅内压增高征象不明显时易与脑梗死混淆，CT 或 MRI 检查有助于确诊。约1.5% 的脑肿瘤可发生瘤卒中，形成瘤内或瘤旁血肿，合并颅内出血，详细的病史、脑脊液检出瘤或（和）癌细胞及头颅 CT/MRI 检查有助于鉴别。

4. 线粒体脑肌病：线粒体脑肌病伴高乳酸血症和卒中样发作可首先表现为卒中样症状，头颅 CT/MRI 显示主要为枕叶脑软化，病灶范围与主要脑血管分布不一致，也常见脑萎缩、脑室扩大和基底核钙化。血和脑脊液乳酸增高。基因检测可明确诊断。

二、治疗原则

脑血管病病因复杂,病种分类多样。针对不同的发病机制、不同的病程阶段,处理原则也不尽相同。脑血管病的急性期处理要迅速及时,尽可能阻断病情进展,减少脑组织损伤;恢复期及后遗症期的处理则以功能康复训练、二级预防为主。

(一)缺血性脑卒中

1. 超急性期血管再通治疗

快速识别和判断患者病情,如果怀疑发生急性缺血性脑卒中,应立即开通"脑卒中绿色通道"展开救治工作,或立即将患者转运至具备"卒中中心"救治资质的医院治疗。对于发病 4.5 h 内(时间窗)的患者,经详细评估风险与获益后,在做好医患沟通的情况下,推荐阿替普酶静脉溶栓治疗;对于发病 6 h 之内的患者,也可进行尿激酶溶栓治疗。对于发病 6 h 内能够完成动脉穿刺的颈内动脉和大脑中动脉 M1 段闭塞患者,经严格的临床和影像学评估后,可进行血管内机械取栓治疗;对于同时满足静脉溶栓和动脉取栓的患者,推荐静脉溶栓桥接动脉取栓治疗。对于发病 6~24 h 的后循环大动脉闭塞患者,经严格的影像学检查,也可施行血管内治疗。

2. 急性期治疗

缺血性脑卒中治疗包括抗血小板治疗、调脂稳压降糖治疗、改善侧支循环治疗、活血化瘀类中成药物治疗以及抗自由基、神经保护治疗等。

急性期血压控制不宜过快、过低。血压保持在 180/100 mmHg 以下,在无头昏、头痛等高血压症状的情况下,可以暂不处理。多数临床医生会在发病 1 周后启动降压药物治疗。

病情一旦稳定,应尽快启动康复治疗并坚持功能康复训练。

3. 恢复期治疗

患者病情稳定或好转后即可进入恢复期、后遗症期的长期慢性病管理阶段。缺血性卒中的慢性病管理阶段非常重要,也是防止再发的二级预防措施,包括危险因素的管理和抗聚抗凝策略的选择。

危险因素管理主要包括干预生活方式因素和疾病因素。对生活方式因素的干预主要包括戒烟限酒、适当体育锻炼、减轻体重、合理膳食(低盐低脂低糖)等内容。疾病因素则指高血压、糖尿病、高脂血症、动脉粥样硬化斑块、阻塞性睡眠呼吸暂停综合征、高同型半胱氨酸血症等因素。针对疾病因素,应加强降压、降糖、降脂的达标管理以及其他对应性措施。

抗凝抗聚策略的选择,是指选择抗血小板药物(抗聚)还是口服抗凝药物。具体需要根据患者病因、病情严重程度、是否有合并症、对药物的反应、经济承受能力、治疗依从性等多方面综合评估。

(1)非心源性缺血性脑卒中:抗血小板治疗是非心源性脑梗死或 TIA 二级预防的必选方案,治疗应长期维持。抗血小板治疗药物主要包括阿司匹林(100 mg、每晚 1 次)、氯吡格雷(75 mg、每晚 1 次),其他还有双嘧达莫(50 mg、每日 3 次)、西洛他唑(100 mg、每日 2 次)可选择。抗血小板药物在使用过程中均存在一定的出血风险或其他副作用,应加强临床观察,必要时换用另一种抗血小板药物。中成药原则上不应成为抗血小板药物的替代品。

(2)心源性缺血性脑卒中:抗血小板药物不能有效减少心源性缺血性脑卒中的复发。因此心源性缺血性脑卒中或 TIA 的二级预防应选择抗凝药物,包括维生素 K 拮抗剂和新型口服抗凝药(NOACs)。前者临床使用最广的是华法林(2.5 mg、每日 1 次起始,每周 1 次复查国际标准化比值,并根据国标比值调整剂量直至达标),后者则包括达比加群酯(110 mg 或 150 mg、每日 2 次)、利伐沙班(10 mg 或 15 mg、每日 1 次)、阿哌沙班(2.5 mg、每日 2 次)以及依度沙班(30 或 60 mg、每日 1 次)等。

伴有房颤的缺血性卒中或 TIA 患者,建议首选 NOACs 作为抗凝药物。NOACs 的半衰期较短,不需常规监测凝血功能,但对于严重肾功能不良(肌酐清除率≤30 mL/min)的患者应慎用。

对于机械瓣置换术后、二尖瓣重度狭窄及终末期肾病患者,目前仍建议用华法林抗凝治疗,定期监测 INR 的目标值为 2.0~3.0(每月 1 次)。伴有急性心肌梗死的缺血性卒中或 TIA 患者,影像学检查发现左心室附壁血栓形成,推荐至少 3 个月的华法林口服抗凝治疗。不伴有心房颤动的非风湿性二尖瓣病变或其他瓣膜病变(二尖瓣环钙化、二尖瓣脱垂等)的缺血性卒中或 TIA 患者,可以考虑给予抗血小板药物作为二级预防。

(3)血脂管理:高胆固醇水平,尤其是高低密度脂蛋白胆固醇(LDL-C)血症应给予他汀类药物长期治疗,以 LDL-C 水平降低≥50%或 LDL-C≤1.8 mmoL/L 为目标。对高甘油三酯血症的治疗首选饮食和运动疗法,药物可以选用非诺贝特(200 mg,每日 1 次)口服治疗。

(4)血压管理:高血压是脑卒中和 TIA 最重要的危险因素,在发病数天后,如果血压仍然在控制目标之上,应启动降压治疗,使患者血压逐步降至目标值以下。对于伴有严重动脉粥样硬化性狭窄(狭窄率 70%~99%),仍推荐 140/90 mmHg 为控制目标,但也需考虑到降压速度与幅度对患者颅内低灌注的血流动力学影响,选择个体化的血压控制目标。

(5)血糖管理:糖尿病及糖代谢异常,如空腹血糖受损、糖耐量异常是缺血性脑卒中复发及死亡的独立危险因素,因而血糖管理对预防脑卒中复发非常重要。脑血管病患者均应接受空腹血糖、糖化血红蛋白(HbA_{1c})的检测,必要时通过口服葡萄糖糖耐量试验(OGTT)来筛查糖尿病和糖耐量异常。推荐以 HbA_{1c}≤7%为治疗目标。

(6)阻塞性睡眠呼吸暂停综合征的管理:阻塞性睡眠呼吸暂停综合征是缺血性脑卒中,尤其是青年缺血性脑卒中的可能病因,应当进行相关病因筛查。一旦确立诊断,可通过给予正压通气治疗,改善夜间低氧血症以及日间思睡、头晕乏力等表现,降低卒中复发风险。

(7)症状性大动脉粥样硬化的管理:症状性颅外颈动脉狭窄(狭窄程度达 50%~99%)时,在内科药物治疗基础上,可以选择血管介入治疗。

(8)其他特殊病因:烟雾病所致的缺血性脑卒中或 TIA,应首先考虑颅内外血管重建手术。不能接受手术治疗者,可口服抗血小板药物。

（二）出血性脑血管病

1. 急性期治疗

首先应根据头颅 CT 结果评估出血部位和血肿体积。30 mL 以上的壳核出血、15 mL 以上的丘脑出血、10 mL 以上或合并脑积水的小脑出血，可行血肿清除术。少量脑出血则可先行内科保守治疗。脑叶出血常见原因为淀粉样血管病，血肿较大危及生命时需外科手术。动静脉畸形所致的脑叶出血，则应行外科手术治疗。脑室出血，出血严重时（脑室铸型）可行脑室穿刺术引流积血。蛛网膜下腔出血可进行 DSA 明确动脉瘤、动静脉畸形、烟雾病等病因，造影时间一般安排在发病 3 d 之内或 3 周以后，以避开血管痉挛和再出血高峰期。明确病因，可行手术治疗或介入治疗。

病情不宜手术或没有条件手术者，均应行内科保守治疗。

蛛网膜下腔出血在病程中有再出血、继发性血管痉挛、新发脑梗死，以及脑积水等严重并发症的风险。应密切观察患者意识水平、认知功能的变化、患者肢体感觉、运动功能的变化，定期复查头颅 CT。为防治再出血，患者应绝对卧床休息 4～6 周（动脉瘤手术后可相对提早下床活动），避免情绪激动和用力，保持排便通畅。可以使用抗纤溶药物氨基己酸或氨甲苯酸，钙离子通道阻滞剂尼莫地平有助于预防脑血管痉挛。

2. 慢性期管理策略

与原发病或发病原因密切相关。高血压患者应做好血压达标管理，凝血功能障碍所致脑出血应针对原发病进行治疗。药物引起的脑出血则应停用相关药物。动脉瘤、动静脉畸形、烟雾病等应积极进行手术治疗。未手术患者在日常生活中应注意维持血压稳定，避免情绪激动、劳累、搬运重物等，治疗便秘，保持排便通畅。

（三）颅内静脉系统血栓形成（cerebral venous thrombosis，CVT）

对于感染性 CVT 主要是尽早启动抗感染治疗，非感染性 CVT 则需根据可能的病因进行对因治疗，包括纠正脱水、增加血容量、降低血液黏度、改善脑部血液循环、停用相关药物如口服避孕药等。针对血栓的抗凝治疗可解除静脉闭塞，恢复血流。急性期可皮下注射低分子肝素或静脉给予普通肝素注射。症状改善后可继续口服抗凝药物 3～6 个月，直至静脉系统实现再通。

（四）常见急性并发症及处理原则

1. 脑水肿与颅内压增高

严重脑水肿和颅内压增高是导致脑出血死亡的主要原因之一。常见的临床表现有头痛、恶心、呕吐、短暂性视物模糊、波动性耳鸣、眼球外展障碍、瞳孔散大及视盘水肿等。

处理原则：① 避免和处理引起颅内压增高的因素，如头颈部过度扭曲、激动、用力、发热、癫痫、呼吸道不通畅、咳嗽、便秘等。② 建议对颅内压升高、卧床的脑血管病患者采用抬高头位，通常抬高床头大于 30°。③ 甘露醇和高张盐水可明显减轻脑水肿，降低颅内压，降低脑疝的发生风险；可根据患者病情选择药物种类、治疗剂量及给药次数。病情严重时可考虑实施去骨瓣减压手术。

2. 癫痫

缺血性脑卒中后癫痫早期发生率为 2％～33％，晚期发生率为 3％～67％。目前不主张卒中后预防性使用抗癫痫药物。一旦发生卒中后癫痫,处理原则:① 孤立发作一次或急性期痫性发作控制后,不建议长期使用抗癫痫药物;② 卒中后 2～3 个月再发的癫痫,建议按癫痫常规治疗进行长期药物治疗;③ 卒中后癫痫持续状态,建议按癫痫持续状态治疗原则处理。

3. 肺炎

约 5.6% 卒中患者合并肺炎,误吸是主要原因。意识障碍、吞咽困难是导致误吸的主要危险因素,其他危险因素则包括呕吐、不活动等。处理原则:① 早期评估和处理吞咽困难和误吸问题,对吞咽困难、饮水呛咳以及意识障碍患者应特别注意采取预防措施。② 疑有肺炎的发热患者应根据病因给予抗感染治疗,但不推荐预防性使用。

三、急性脑血管病院前管理

(一)病情评估

由于急性脑梗死患者在溶栓治疗时间窗内得到治疗能够极大地改善患者预后,因此快速识别急性脑梗死是挽救患者生命、提高其生活质量的关键。

当患者出现以下任一症状时需考虑罹患脑血管病的可能:① 一侧肢体(伴或不伴面部)无力或麻木;② 一侧面部麻木或口角歪斜;③ 说话不清或理解语言困难;④ 双眼向一侧凝视;⑤ 单眼或双眼视力丧失或模糊;⑥ 眩晕或呕吐;⑦ 既往少见的严重头痛、呕吐;⑧ 意识障碍或抽搐。

(二)转诊处置

如果怀疑急性脑血管病,尤其是在距发病 4.5～6 h 静脉溶栓时间窗内或最长 24 h 的血管内治疗时间窗内,应优先将患者就近转送至具有"卒中中心"、有静脉溶栓及血管内治疗资质的医疗机构。其他情况应综合患者病情、发病时间、当地卒中救治医疗机构分布、交通状况、转运距离、患者意愿,以及转送医院对卒中的救治能力等因素制定合理的转运方案。

在转运途中可进行简要评估和必要的急救处理,包括:

(1)获取简要病史:① 症状开始时间(若于睡眠中起病,应以最后表现正常时间作为起病时间);② 近期患病史;③ 既往病史;④ 近期用药史。

(2)处理气道、呼吸和循环问题。

(3)进行心电图检查及生命体征监测。

(4)建立静脉通道。

(5)吸氧。

(6)评估有无低血糖,应避免非低血糖患者大量输注含糖液体、过度降低血压、大量静脉输液。

院前急救人员应在疑似卒中患者到达接诊医院前预先通知,提前传递患者简要信息,使接诊医院提前启动卒中绿色通道。院前急救人员与接诊医院医护人员应做好患者交接工作。

第五节　慢性阻塞性肺疾病

慢性阻塞性肺疾病(chronic obstructive pulmonary disease,COPD)简称慢阻肺,是一种常见的、可预防和可治疗的呼吸系统疾病,慢性不可逆的气流受限是其主要特征。吸烟是主要环境危险因素,其他环境危险因素包括有机和无机粉尘、化学试剂和烟雾等。内在原因包括患者遗传因素、气道高反应性和儿童时期肺部发育不良等。

一、诊断及鉴别诊断

(一)临床表现

1. 症状。以呼吸道症状为主,起病缓慢,病程较长。包括:

(1)慢性咳嗽:慢性咳嗽通常是慢阻肺的首发症状,通常被患者视为吸烟的预期后果。常晨间咳嗽明显,夜间有阵咳或排痰。

(2)咳痰:一般为白色黏液或浆液性泡沫性痰,清晨排痰较多。急性发作期痰量增多,可有脓性痰,偶可带血丝。

(3)气短或呼吸困难:早期在较剧烈活动时出现,后逐渐加重,以致在轻微活动、日常活动,甚至休息时也感到气短,是慢阻肺的标志性症状。重度患者或急性加重时可出现喘息。

(4)其他:表现为疲劳、体重减轻、肌肉减少、厌食和焦虑等,是严重慢阻肺患者的常见问题。

2. 体征。早期可无明显体征,随疾病进展可出现肺气肿的表现:

(1)视诊:胸廓前后径增大,肋间隙增宽,胸骨下角增宽呈桶状胸。部分患者呼吸变浅、频率增快,严重者可有缩唇呼吸等。

(2)触诊:双侧语颤减弱。

(3)叩诊:肺部呈过清音,心浊音界缩小,肺上界增宽,肺下界和肝浊音界下降,肺下界移动度减小。

(4)听诊:两肺呼吸音减弱,呼气相延长,部分患者可闻及湿啰音和(或)干啰音。

(二)实验室和其他辅助检查

1. 肺功能检查:使用支气管扩张剂后,肺功能一秒率(FEV_1/FVC)<0.70 可确定为持续气流受限。肺总量(TLC)、功能残气量(FRC)和残气量(RV)增高,肺活量(VC)降低,表明肺过度充气。

2. 胸部 X 线检查:慢阻肺早期胸片可无异常改变,疾病进展后可出现肺纹理增粗、紊乱等非特异性改变,进而出现肺透亮度增高,膈肌低平,心影狭长,肺血管纹理残根状,肺外周血管纹理稀疏等,有时见肺大疱形成。胸部 X 线改变对慢阻肺诊断特异性不高,但对鉴别其他肺疾病具有非常重要的价值。

3. 胸部 CT 扫描检查:胸部高分辨率 CT 检查(HRCT)有助于本病鉴别诊断,且对辨别小叶中央型或全小叶型肺气肿及确定肺大疱的大小和数量有很高敏感性和特异性,对预测肺大疱切除或外科减容术的效果也有一定价值。

4. 血气检查：多数 COPD 最初表现为轻中度低氧血症。随着疾病进展，低氧血症逐渐加重，并出现高碳酸血症。

（三）诊断标准

1. 诊断依据

根据是否具有吸烟等高危因素史、临床症状、体征及肺功能检查，排除可以引起类似症状和肺功能改变的其他疾病，综合分析确定诊断。吸入支气管扩张剂后 FEV_1/FVC ＜70％是 COPD 诊断的必备条件。少数患者并无咳嗽、咳痰，仅在肺功能检查时发现 $FEV_1/FV1$＜70％，在排除其他疾病后，也可诊断为 COPD。图 4-5-1 示慢性阻塞性肺疾病诊断流程。

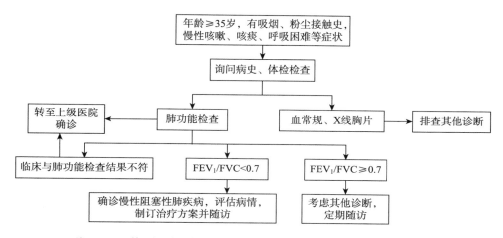

注：FEV_1—第1秒用力呼气容积；FVC—用力肺活量

图 4-5-1　慢性阻塞性肺疾病诊断流程

2. 鉴别诊断

（1）支气管哮喘：支气管哮喘可伴有过敏史、过敏性鼻炎和（或）湿疹，或者具有哮喘家族史。多为早年（如儿童期）发病，症状变化快，夜间和清晨症状明显。大多数哮喘患者的气流受限具有显著的可逆性，是其与慢阻肺相鉴别的一个关键特征。慢阻肺和哮喘亦可同时存在。

（2）引起慢性咳嗽、咳痰症状的其他肺部疾病：如支气管扩张、肺结核、肺癌、特发性肺纤维化等肺部疾病可出现慢性咳嗽、咯痰症状，在诊断慢阻肺时需排除。

（3）引起劳力性气促的疾病：如冠心病、高血压性心脏病、心脏瓣膜疾病等导致的慢性心功能不全，患者在劳累、活动、用力等情况下出现气促。仔细询问病史和查体不难鉴别。

（4）其他原因所致的呼吸气腔扩大：肺气肿是一病理诊断名词，呼吸气腔均匀规则扩大但不伴有肺泡壁的破坏时，虽不符合肺气肿的严格定义，但临床上也常习惯称为肺气肿，如代偿性肺气肿、老年性肺气肿，也可以出现劳力性呼吸困难和肺气肿体征等临床表现。需综合分析以进行鉴别。

3. 并发症

（1）呼吸衰竭：常在 COPD 晚期或急性加重时发生,发生低氧血症和(或)高碳酸血症,出现缺氧和二氧化碳潴留的临床表现。

（2）自发性气胸：如有突然加重的呼吸困难,并伴有明显发绀,患侧肺部叩诊为鼓音,听诊呼吸音减弱或消失,应考虑并发自发性气胸,通过 X 线检查可以确诊。

（3）慢性肺源性心脏病：由于慢性肺脏病变引起肺血管床减少,以及缺氧致肺动脉收缩、血管重塑,导致肺动脉高压、右心室肥厚扩大,最终导致右心功能不全。

4. 病情评估

（1）COPD 稳定期的评估：稳定期 COPD 采用改良版英国医学研究委员会呼吸困难问卷(mMRC 问卷)进行症状评估,根据问卷对慢性阻塞性肺疾病进行评分评级(mMRC 分级),见表 4-5-1。

表 4-5-1 改良版英国医学研究委员会呼吸问卷(mMRC 问卷)

评价等级	严重程度
mMRC 0 级	只在剧烈活动时感到呼吸困难
mMRC 1 级	在快走或上缓坡时感到呼吸困难
mMRC 2 级	由于呼吸困难比同龄人走得慢,或者以自己的速度在平地上行走时需要停下来呼吸
mMRC 3 级	在平地上步行 100 m 或数分钟需要停下来呼吸
mMRC 4 级	因为明显呼吸困难而不能离开房间,或者换衣服时也感到气短

（2）临床上也可以用 COPD 患者自我评估测试问卷(CAT 评分)来判断病情严重程度。详见表 4-5-2。

表 4-5-2 COPD 患者自我评估测试问卷(CAT 评分)

症状	评分(分)						症状
我从不咳嗽	0	1	2	3	4	5	我总是在咳嗽
我一点痰也没有	0	1	2	3	4	5	我有很多很多痰
我没有任何胸闷的感觉	0	1	2	3	4	5	我有很严重的胸闷感觉
当我爬坡或上 1 层楼梯时,没有气喘的感觉	0	1	2	3	4	5	当我爬坡或上 1 层楼梯时,感觉严重喘不过气来
我在家里面能够做任何事情	0	1	2	3	4	5	我在家里做任何事情都很受影响
尽管我有肺部疾病,但对外出很有信心	0	1	2	3	4	5	由于我有肺部疾病,对离开家一点信心都没有
我的睡眠非常好	0	1	2	3	4	5	由于我有肺部疾病,睡眠相当差
我的精力旺盛	0	1	2	3	4	5	我一点精力都没有

（3）根据肺功能的严重程度分级：COPD 的诊断标准是吸入支气管扩张剂后 $FEV_1/$

FVC<0.70,再依据其 FEV_1 下降程度进行气流受限的严重程度分级。表 4-5-3 显示 COPD 气流受限严重程度的肺功能分级(基于支气管扩张剂后 FEV_1),也称为肺功能评估慢性阻塞性肺疾病全球倡议(GOLD)分级。

表 4-5-3　COPD气流受阻严重程度的肺功能分级(基于支气管扩张剂后 FEV_1)

肺功能分级	气流受限程度	FEV_1 占预计值百分比
GOLD 1 级	轻度	≥80%
GOLD 2 级	中度	50%~79%
GOLD 3 级	重度	30%~49%
GOLD 4 级	极重度	<30%

注:GOLD—慢性阻塞性肺疾病全球倡议;FEV_1—第1秒用力呼气容积。

(4)急性加重风险评估:上一年发生 2 次或以上急性加重或 FEV_1 占预计值百分比 <50%,均提示急性加重的风险增加。预测急性加重风险,是为了对稳定期慢阻肺患者的病情严重程度做出综合性评估,选择稳定期的主要治疗药物。图 4-5-2 为 2023GOLD 指南更新的 ABE 评估工具。

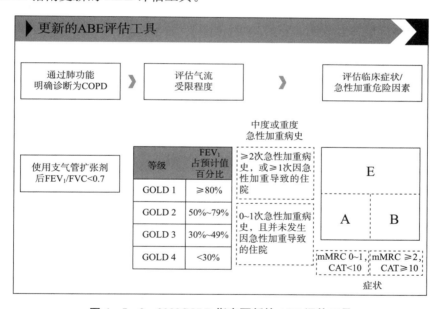

图 4-5-2　2023GOLD 指南更新的 ABE 评估工具

在 2023GOLD 指南修订后的评估方案中,患者应接受肺活量测定,以确定气流受限的严重程度(即肺活量等级)。还应使用 mMRC 进行呼吸困难评估或使用 CAT 进行症状评估。最后记录患者的中度和重度急性加重史(包括既往住院史),GOLD 分级提供了有关气流受限严重程度的信息(GOLD1~4 级),而字母(A、B、E 组)提供了有关症状负担和急性加重风险的信息,可用于指导治疗。在对 COPD 患者进行病情严重程度的综合评估时,还应注意 COPD 患者的各种全身合并疾病,如心血管疾病、肺癌、感染、骨质疏松、焦虑和抑郁和代谢综合征等,治疗时应予兼顾。表 4-5-4 为 COPD

合并症评估。

表 4-5-4 COPD 合并症评估

检查项目	针对的合并症状或并发症	检查频率
测血压	高血压	定期
心脏超声检查	心血管疾病	每年 1 次
BNP,NT-proBNP	心功能不全	必要时或按需
心电图	心律失常	每年 1 次或按需
血生化	糖尿病、高脂血症、高尿酸血症	每年 1 次
D-二聚体	肺栓塞、静脉血栓栓塞症	必要时或按需
CTPA	肺栓塞	必要时或按需
下肢静脉超声	肺栓塞、静脉血栓栓塞症	必要时或按需
X 线、胸部 CT	肺炎、肺癌、支气管扩张症、肺结核等	必要时或按需
血气分析	呼吸衰竭	必要时或按需
焦虑抑郁量表	焦虑抑郁	每年 1 次
骨密度	骨质疏松	每年 1 次

注：BNP：B 型利钠肽；NT-proBNP：N 末端 B 型利钠肽前体。

二、处理原则

临床处理共分四部分,分别为病情评估和监测、减少危险因素、稳定期治疗和急性加重期治疗。管理目标分短期目标和长期目标：短期目标为减轻症状,提高运动耐量,改善健康状态；长期目标包括预防疾病进展,防治急性加重和并发症,减少病死率,减少治疗不良反应。

（一）稳定期治疗

治疗原则为缓解症状,改善运动耐力和健康状态,预防疾病发展。

1. 去除危险因素：劝导患者戒烟；如因职业或环境粉尘、刺激性气体所致者,应脱离相应环境。

2. 稳定期慢阻肺患者病情严重程度的综合性评估及其主要治疗药物详见表 4-5-5。

表 4-5-5 稳定期 COPD 患者病情严重程度的综合性评估及治疗药物

患者综合评估分组	肺功能分级	上一年急性加重次数	mMRC 分级	首选治疗药物
A 组	GOLD 1~2 级	≤1 次	0~1 级	LAMA/SAMA 或 LABA/SABA
B 组	GOLD 1~2 级	≤1 次	≥2 级	LAMA+LABA,或单用 LAMA/LABA
E 组	GOLD 3~4 级	≥2 次	—	LAMA+LABA,或 LAMA+LABA+ICS

注：SABA—短效 β_2 受体激动剂；SAMA—短效抗胆碱能药物；LABA—长效 β_2 受体激动剂；LAMA—长效抗胆碱能药物；ICS—吸入糖皮质激素。

3. 免疫调节剂：对降低急性加重频率及其严重程度可能具有一定的作用。

4. 疫苗：流感疫苗可降低急性加重的严重度和死亡率，可每年给予 1 次(秋季)。推荐 >65 岁或≤65 岁且 FEV_1 <40％预计值的 COPD 患者使用肺炎球菌疫苗，每 5 年 1 次。

5. 中医治疗：可根据患者情况选用具有祛痰、舒张支气管、免疫调节等作用的中药治疗。

6. 非药物治疗：主要包括呼吸康复、氧疗、手术和无创机械通气(NPPV)治疗、患者教育、营养干预。部分临床缓解期患者、有明显缺氧和(或)高碳酸血症患者采取非药物治疗可以延长生存期，减少住院风险，但生活质量的改善不明显。

（二）急性加重期治疗

治疗慢性阻塞性肺疾病急性加重的目标是最大限度地减轻当前恶化的病情，并防止后续事件。

1. 明确急性加重的原因：导致病情加重最常见的原因是呼吸道感染(最多见的是细菌或病毒感染)。当判定患者有呼吸道感染时，应根据患者所在地常见病原菌及其药物敏感情况积极选用抗生素治疗，并根据病情严重程度决定门诊或住院治疗。

2. 支气管扩张剂吸入：短效 β_2 激动剂(含或不含短效抗胆碱能药)被推荐作为治疗急性发作的初始支气管扩张剂。有严重喘息症状者可给予较大剂量雾化吸入治疗，如应用沙丁胺醇 2.5 mg 或异丙托溴铵 500 μg，或沙丁胺醇 2.5 mg 加异丙托溴铵 250～500 μg，通过小型雾化器吸入治疗以缓解症状。

3. 糖皮质激素：对需住院治疗的急性加重期患者可考虑口服泼尼松龙 30～40 mg/d，也可静脉给予甲泼尼龙 40～80 mg，每日 1 次。治疗时间不应超过 5～7 d。

4. 祛痰剂：酌情选用。对痰多及黏稠不易咳出者可选溴己新、盐酸氨溴索或羧甲司坦等化痰药。

5. 呼吸支持氧气疗法：发生低氧血症者可采用鼻导管吸氧，一般吸入氧浓度为 28％～30％，或通过文丘里(Venturi)面罩吸氧、高流量吸氧，目标氧饱和度为 88％～92％。并应经常检查动脉血气，以确保良好的氧合，而不会出现二氧化碳潴留和(或)恶化的酸中毒。

6. 常见并发症及处理

（1）自发性气胸：如有突然加重的呼吸困难，并伴有明显发绀，患侧肺部叩诊为鼓音，听诊呼吸音减弱或消失，应考虑并发自发性气胸，需行胸部 X 线或 CT 检查明确诊断，确诊后需紧急行胸腔闭式引流。

（2）呼吸衰竭：应定期复查血气分析，即使发现呼吸衰竭，可适当提高吸氧浓度，如呼吸衰竭无法纠正或合并高碳酸血症，尽早予高流量氧疗或呼吸机辅助通气，或转至上一级医院。

（3）右心衰竭：主要为体循环淤血的表现，如双下肢水肿、恶心、食欲减退等，查体可见颈静脉怒张，治疗主要以控制原发病、纠正心功能不全为主，必要时需转至上一级医院。

（三）转诊指征

当 COPD 患者出现以下情况时，建议向综合医院呼吸专科转诊：

1. 紧急转诊

当 COPD 患者出现中度至重度急性加重，经过紧急处理后咳嗽、胸闷气喘症状无明显缓解，或出现自发性气胸、呼吸衰竭、心功能不全需要住院或行机械通气治疗，应考虑紧急转诊。

2. 普通转诊

（1）因确诊或随访需求或条件所限，需要做肺功能等检查。

（2）经过规范化治疗症状控制不理想，仍有频繁急性加重。

（3）为评价慢阻肺合并症或并发症，需要做进一步检查或治疗。

3. 定期随访后转诊

（1）急性加重频率：每年≥2 次频繁加重，考虑转诊专科医院。

（2）运动耐量：mMRC 呼吸困难分级 3 级或以上，转诊进行肺康复。

（3）血氧饱和度：如果吸入空气血氧饱和度＜92％，转诊专科医院进行血氧评估。

（4）并发症：出现肺源性心脏病等并发症，为不良预后指标，应转诊专科医院。

4. 分级诊疗管理流程

接诊患者并进行初步诊断，必要时转至二级及以上医院确诊；对诊断为慢性阻塞性肺疾病的患者，判断能否纳入分级诊疗服务；对可以纳入分级诊疗服务的，经患者知情同意后签约，建立健康档案，纳入慢性病管理。为了更好地帮助大家理解，基层诊疗指南特别画出了一幅非常简单明了、通俗易懂的"基层医疗卫生机构 COPD 分级诊疗管理流程图"（图 4-5-3）。

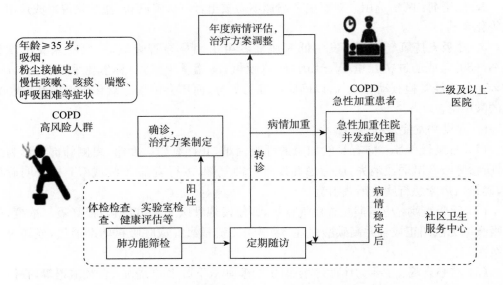

图 4-5-3　基层医疗卫生机构 COPD 分级诊疗管理

5. 随访与评估

（1）患者戒烟状况。

（2）肺功能（FEV_1 占预计值百分比）是否下降。

（3）吸入剂使用方法：多达 90％ 的患者存在吸入剂使用方法不正确的问题，因此，需要每次检查患者吸入剂使用方法，必要时更正。

（4）患者了解疾病及其自我管理能力。

（5）急性加重频率：每年两次或以上为频繁加重，考虑专科转诊。

（6）运动耐量：mMRC 呼吸困难分级 3 级或以上，转诊进行肺疾病康复。

（7）BMI：过高或过低，为不良预后指标，考虑饮食干预。

（8）SaO_2：如果吸入空气 $SaO_2 < 92％$，转诊专科医院进行血氧评估。

（9）疾病的心理影响：采用量表工具量化焦虑或抑郁程度，并提供治疗。

（10）并发症：出现肺源性心脏病等并发症，为不良预后指标，应转专科医院。

慢阻肺的转归和预后因人而异。通过合理治疗与管理，大部分患者可以控制症状，避免急性发作，减缓肺功能下降。而依从性差或不规范治疗、反复出现急性加重者，气流受限进行性加重，病情逐渐加重，最后并发呼吸衰竭、肺源性心脏病等，预后较差。

第六节　骨质疏松症

骨质疏松症（osteoporosis，OP）是一种以骨量降低和骨组织微结构破坏为特征，导致骨脆性增加和易于骨折的全身代谢性疾病。全球大概有 2 亿人患骨质疏松症。我国老年人骨质疏松症发病率为 36％，其中女性较高，为 49％，男性为 23％。骨质疏松性骨折（osteoporotic fracture，OF）是老年骨质疏松患者最常见也是最严重的并发症。2010年我国流行病学调查和 2013 年国际骨质疏松基金会（International Osteoporosis Foundation，IOF）在亚洲的调查报告中显示：中国 OF 患者高达 233 万例，主要是椎体骨折、髋部骨折，还有其他类型骨折，医疗花费 649 亿元人民币；预计到 2050 年，我国 OF 患者将达到 599 万例，医疗花费巨大。可见骨质疏松症是我国的重要公共卫生问题。

正常成熟骨的代谢主要以骨重建（bone remodeling）形式进行。凡使骨吸收增加（或）骨形成减少的因素都会导致骨丢失和骨质量下降、脆性增加，直至发生骨折。其病因有以下几方面：

1. 骨吸收因素

（1）性激素缺乏：雌激素缺乏使破骨细胞功能增强，骨丢失加速，是绝经后妇女骨质疏松症（postmenopausal osteoporosis，PMOP）的主要病因；而雄激素缺乏在老年性 OP 的发病中起了重要作用。

（2）活性维生素 D 缺乏和甲状旁腺素（PTH）增高：由于高龄和肾功能减退等原因致肠钙吸收和 1,25-二羟基维生素 D_3 生成减少，PTH 呈代偿性分泌增多，导致骨转换率加速和骨丢失。

（3）细胞因子表达紊乱：骨组织的 IL-1、IL-6 和 TNF 增高，护骨素（OPG）减少，导致破骨细胞活性增强和骨吸收。

2. 骨形成因素

(1)峰值骨量降低：青春发育期是人体骨量增加最快的时期,约在 30 岁左右达到峰值骨量(PBM)。PBM 主要由遗传因素决定,并与种族、骨折家族史、瘦高身材等临床表现,以及发育、营养和生活方式等相关联。

(2)骨重建：功能衰退是老年性 OP 的重要发病原因。成骨细胞的功能与活性缺陷导致骨形成不足和骨丢失加快。

3. 骨质量下降

骨质量主要与遗传因素有关,包括骨的几何形态、矿化程度、微损伤累积、骨矿物质与骨基质的理化与生物学特性等。骨质量下降导致骨脆性和骨折风险增高。

4. 不良的生活方式和生活环境

OP 和 OP 性骨折的危险因素很多,如高龄、吸烟、制动、体力活动过少、酗酒、跌倒、长期卧床、长期服用糖皮质激素、光照减少、钙和维生素 D 摄入不足等。蛋白质摄入不足、营养不良和肌肉功能减退是老年性 OP 的重要原因。

一、临床表现及诊断

(一)分类

骨质疏松症根据有无伴发其他疾病分为原发和继发性骨质疏松症两类。

1. 原发性骨质疏松症指进行性骨质疏松,占 90%,又分为三种类型。Ⅰ型：绝经后妇女骨质疏松症(PMOP),由于雌激素下降明显,破骨速度较成骨快,属高转换型。Ⅱ型：老年人原发性骨质疏松症(senile osteoporosis, SOP),骨量丢失缓慢,属低转换型。绝经后妇女约历时 5~10 年,随着年龄增加也归入老年性骨质疏松症。特发性骨质疏松症：多发生于青少年,病因不明。

2. 继发性骨质疏松症约占 9%~10%,可以由多种原因引起,常见由疾病和药物因素如遗传疾患、库欣病(Cushing desease)、糖尿病、性功能减退、甲状腺功能亢进、长期应用肾上腺皮激素、风湿病、类风湿等引发。

(二)临床表现

1. 骨折病史：骨折是严重并发症,约占全部并发症的 20%。脆性骨折较多见,即自发性或因受轻微外力影响即可发生完全性骨折。以原发性骨质疏松症最常见(占 90%),多发生于绝经后妇女和老年人。最常见的骨折部位是椎体,其次为桡骨下端。髋部骨折常导致患者卧床,继发感染、心血管病或慢性衰竭而死亡。其幸存者生活自理能力下降或丧失,长期卧床加重骨丢失,使骨折极难愈合。

2. 疼痛是最常见的症状,约占 58%,女性重于男性。其中腰背痛占 70%~80%,多为钝痛,并向脊柱两侧扩散,久坐、久站后疼痛加重。67% 腰背疼痛局限,有的伴有束带感、四肢放射痛或肢体麻木感。骨折引起的疼痛因人而异：有的表现为剧痛；有的无明显症状,仅在 X 线摄片时发现；有的表现为弥漫性骨痛,无固定部位,检查不能发现压痛区(点)。其他表现为乏力、负重能力下降或不能负重。

3. 驼背,因椎体内部松质骨易发生骨质疏松改变,脆弱的椎体受压,出现脊柱前屈,致身长缩短。部分患者出现脊柱侧凸或鸡胸等,多见于绝经后骨质疏松的老年妇女。

4. 功能障碍:在重力的作用下,可引起脊柱后凸、侧凸、胸廓畸形,易产生多个脏器功能障碍,其中以呼吸系统肺部疾病发生率较高,可导致肺功能下降,严重者发生呼吸循环障碍。

（三）诊断

1. 诊断线索

绝经后或双侧卵巢切除后女性;不明原因的慢性腰背疼痛;身材变矮或脊椎畸形;脆性骨折史或脆性骨折家族史;存在多种 OP 危险因素,如高龄、吸烟、制动、低体重、长期卧床、服用糖皮质激素等。

2. 诊断标准

基于双能 X 线吸收测定法测量,骨密度值下降等于或超过同性别、同种族健康成人的骨峰值 2.5 个标准差为骨质疏松;此外,发生了脆性骨折在临床上即可诊断为骨质疏松症。OP 骨折的诊断主要根据年龄、外伤骨折史、临床表现以及影像学检查确立。正、侧位 X 线片(必要时可加特殊位置片)确定骨折的部位、类型、移位方向和程度,CT 三维成像能清晰显示关节内或关节周围骨折,MRI 对鉴别新鲜和陈旧性椎体骨折有较大意义。

3. 鉴别诊断

（1）老年性 OP 与 PMOP 的鉴别:在排除继发性 OP 后,老年女性患者要考虑 PMOP、老年性 OP 或两者合并存在等可能,可根据既往病史、BMD 和骨代谢生化指标测定结果予以鉴别。

（2）内分泌性 OP:甲旁亢患者的骨骼改变主要为纤维囊性骨炎,早期可仅表现为低骨量或 OP,测定血 PTH、血钙和血磷可帮助鉴别。其他内分泌疾病均因本身的原发病表现较明显,鉴别不难。

（3）血液系统疾病:血液系统肿瘤的骨损害有时可酷似原发性 OP 或甲旁亢,有赖于血 PTH、PTH 相关蛋白(PTHrP)和肿瘤特异标志物测定等进行鉴别。

（4）原发性或转移性骨肿瘤:转移性骨肿瘤(如肺癌、前列腺癌、胃肠癌等)或原发性骨肿瘤(如多发性骨髓瘤、骨肉瘤和软骨肉瘤等)的早期表现可酷似 OP。

（5）结缔组织疾病:成骨不全的骨损害特征是骨脆性增加,多数是由于 Ⅰ 型胶原基因突变所致。临床表现依缺陷的类型和程度而异,轻者可仅表现为 OP 而无明显骨折,可借助特殊影像学检查或 Ⅰ 型胶原基因突变分析予以鉴别。

二、治疗原则

治疗目标是减轻症状,改善预后,降低骨折发生率。

（一）药物治疗

1. 补充钙剂和维生素 D。不论何种 OP 均应补充适量钙剂,使每日元素钙的总摄入量达 800～1 200 mg。除增加饮食钙含量外,可补充碳酸钙、葡萄糖酸钙、枸橼酸钙等制剂。同时补充维生素 D 400～600 IU/d。骨化三醇(1,25 -二羟基维生素 D_3,又称钙三醇)或阿法骨化醇的常用量为 0.25 μg/d,应用期间要定期监测血钙、血磷变化。

2. 补充雌激素。主要用于 PMOP 的预防和治疗。雌激素补充治疗的原则是:① 确认患者有雌激素缺乏的证据;② 优先选用天然雌激素制剂(尤其是长期用药时);③ 青春期及育龄期妇女的雌激素用量应使血雌二醇的目标浓度达到中、晚卵泡期水平(150~300 pg/mL 或 410~820 pmol/L),绝经后 5 年内的生理性补充治疗目标浓度为早卵泡期水平(40~60 pg/mL);④ 65 岁以上的绝经后妇女使用时应选择更低的剂量。

雌激素补充注意事项:① 雌激素补充治疗的疗程一般不超过 5 年,要定期进行妇科和乳腺检查;如子宫内膜厚度>5 mm,必须加用适当剂量和疗程的孕激素;反复阴道出血者宜减少用量或停药。② 一般口服给药,伴有胃肠、肝胆、胰腺疾病者,以及轻度高血压、糖尿病、血甘油三酯升高者应选用经皮给药;以泌尿生殖道萎缩症状为主者宜选用经阴道给药。剂量个体化。

3. 雄激素补充。用于男性 OP 的治疗。天然的雄激素主要有睾酮、雄烯二酮及二氢睾酮,但一般宜选用雄酮类似物苯丙酸诺龙或司坦唑醇。雄激素对肝脏有损害,常导致水、钠潴留和前列腺增生,因此长期治疗宜选用经皮制剂。

4. 选择性雌激素受体调节剂(SERM)和选择性雄激素受体调节剂(SARM)。SERM 主要适用于 PMOP 的治疗,可增加 BMD,降低骨折发生率,但偶尔导致血栓栓塞性病变。

5. 二膦酸盐。二膦酸盐抑制破骨细胞生成和骨吸收,主要用于骨吸收明显增强的代谢性骨病(如变形性骨炎、多发性骨髓瘤、甲旁亢等),亦可用于高转换型原发性和继发性 OP、高钙血症危象和骨肿瘤的治疗,对类固醇性 OP 也有良效;但老年性 OP 不宜长期使用该类药物,必要时应与 PTH 等促进骨形成类药物合用。

常用的二膦酸盐类药物有:① 依替膦酸二钠(1-羟基乙膦酸钠):400 mg/d,于清晨空腹时口服,服药 1 h 后方可进餐或饮用含钙饮料,一般连服 2~3 周。通常需隔月 1 个疗程。② 帕米膦酸钠(3-氨基-1-羟基乙膦酸钠):用注射用水稀释成 3 mg/mL 浓度后加入生理盐水中,缓慢静脉滴注(不短于 6 h),每次 15~60 mg,每月注射 1 次,可连用 3 次,此后每 3 个月注射 1 次或改为口服制剂。本药的用量要根据血钙和病情而定,两次给药的间隔时间不得少于 1 周。③ 阿仑膦酸(4-氨基-1-羟丁基乙膦酸钠):常用量为 10 mg/d,服药期间无须间歇;或每周口服 1 次,每次 70 mg。其他还有唑来膦酸二钠、氯屈膦酸二钠、因卡膦酸二钠等,可酌情选用。

用药期间需补充钙剂,偶可发生浅表性消化性溃疡;治疗期间应追踪疗效,并监测血钙、磷和骨吸收生化标志物。

6. 降钙素。降钙素为骨吸收的抑制剂,主要适用于:高转换型 OP、OP 伴或不伴骨折、变形性骨炎、急性高钙血症或高钙血症危象。主要制剂:① 鲑鱼降钙素为人工合成鲑鱼降钙素,每日 50~100 U,皮下或肌内注射;有效后减为每周 2~3 次,每次 50~100 U。② 鳗鱼降钙素为半人工合成的鳗鱼降钙素,每周肌注 2 次,每次 20 U,或根据病情酌情增减。③ 降钙素鼻喷剂,100 IU/d,其疗效与注射剂相同,孕妇和过敏反应者禁用。应用降钙素制剂前需补充数日钙剂和维生素 D。

7. 甲状旁腺素(PTH)。小剂量 PTH 可促进骨形成,增加骨量,对老年性 OP、

PMOP、雌激素缺乏的年轻妇女和糖皮质激素所致的 OP 均有治疗作用。PTH 可单用（400～800 U/d），疗程 6～24 个月，或与雌激素、降钙素、二膦酸盐或活性维生素 D 联合应用。

（二）日常管理

1. 预防为主：通过各种形式的健康教育，在广大人群中进行骨质疏松症的三级预防。

（1）一级预防：预防骨质疏松的发生。增加户外活动，合理接受阳光照射，科学健身，做适宜的承重运动；合理配膳，均衡营养，增加钙的足够摄入，控制体重，减少肥胖，戒烟，限酒等，使儿童期、青春期、孕乳期、成人期能够储备更多的骨矿物，争取获得理想的峰值骨量，降低骨质疏松症的发病率。积极预防继发性骨质疏松症，在治疗原发性疾病时，如需使用能引起骨质疏松等副作用的药物（如糖皮质激素、肝素、抗癫痫类药等），应慎重、适量，并采取相应措施防止骨质疏松并发症发生。

（2）二级预防：通过调查和骨密度筛查，加强对骨质疏松症易患人群的监护和健康指导，通过药物与非药物手段缓解骨痛，增进健康，延缓衰老，提高生活质量。

（3）三级预防：综合防治，防止骨折。除了做好饮食、运动、药物的干预外，消除引起骨折的非骨骼因素，如：日常活动注意安全，避免摔倒；选择适当的锻炼方法，以免受伤；营造良好的居室环境和照明设施；改善着装，使行动方便；调整药物，保持较好的精神状态；高龄老人外出要有人照顾等，预防跌倒。

2. 健康教育

（1）骨质疏松症——绝非简单的"缺钙"：骨质疏松症是一种全身代谢性骨骼疾病。随着增龄性全身脏器功能减退，特别是肾功能衰退，体内活性维生素 D 缺乏，继而人体对钙的利用率下降，骨量减少；女性从更年期开始，卵巢功能衰退致雌激素骤然减少，会加速骨量丢失，加之肌肉较少，平衡能力下降时更易跌跤，骨折风险增加。

（2）骨质疏松症的危害——"寂静的杀手"：骨质疏松症早期，多数患者没有症状。只有当骨量丢失达到严重程度，发生腰背疼痛、身高缩短甚至骨折时，才会引起人们的重视。骨质疏松症导致骨折的死亡率仅次于心血管疾病。老年人骨质疏松性髋部骨折，1 年内死亡率高达 20%，致残率高达 50%。

3. 转诊指征：有以下情况应及时转诊至上级医院。

（1）骨质疏松症初筛后，基层医疗卫生机构无确诊条件，须转诊至上级医院明确诊断、制订治疗方案者。在之后的社区规范随访治疗和管理过程中，定期（可为 0.5～1 年）到上级医院复诊，评估患者治疗及管理效果者。

（2）首次诊断骨质疏松症但病因不明，疑似继发性骨质疏松症患者。

（3）病因无法明确或无法治疗的继发性骨质疏松症患者。

（4）严重骨质疏松症患者或伴全身疼痛症状明显者。

（5）经规范治疗后症状、体征无改善的骨质疏松症患者。

（6）并发骨折，或者其他心、脑血管疾病的骨质疏松症患者。

三、并发症

骨折是骨质疏松症最常见且最严重的并发症。若患者不慎骨折,尤其是老年人髋部骨折,愈合慢,卧床时间长,容易引起多种并发症,如坠积性肺炎、下肢静脉血栓形成、尿路感染、结石、皮肤压力性损伤以及精神症状等。若患者已确诊骨质疏松症,应向患者详细交代骨质疏松性骨折的危害,预防骨质疏松性骨折,尤其是老年人,需特别注意预防跌倒。

第五章　肿瘤患者的长期管理

第一节　常见肿瘤的临床特点及处理原则

一、概述

恶性肿瘤是指生物机体内的正常细胞在各种内因和外因的长期作用下发生质的改变,从而形成具有过度增殖以及侵袭、转移的能力的异常细胞。恶性肿瘤的特征包括维持增殖信号,逃避生长抑制,诱导血管生成,激活侵袭和转移,能量代谢重组,逃避免疫破坏等。恶性肿瘤已成为危害人类健康,威胁人类生命的最主要疾病种类之一。

据 WHO 国际癌症研究机构(International Agency for Research on Cancer,IARC)报道:2020 年全球新发恶性肿瘤 1 929 万例,死亡病例达 996 万例。全球发病人数排名前十的恶性肿瘤分别为乳腺癌、肺癌、结直肠癌、前列腺癌、胃癌、肝癌、宫颈癌、食管癌、甲状腺癌、膀胱癌,死亡人数排名前十的恶性肿瘤是肺癌、结直肠癌、肝癌、胃癌、乳腺癌、食管癌、胰腺癌、前列腺癌、宫颈癌、白血病。2020 年中国新诊断恶性肿瘤病例总数占全球的 24%,恶性肿瘤总死亡数占全球的 30%。肺癌仍是我国最高发的恶性肿瘤,是第一大死亡原因;其后发病率较高的恶性肿瘤依次是结直肠癌和胃癌,死亡率较高的恶性肿瘤依次是肝癌、胃癌、食管癌和结直肠癌。

（一）肿瘤病因

恶性肿瘤是一类多病因、多效应、多阶段和多基因致病的疾病,不同肿瘤的病因各不相同。但综合起来可以归纳为化学因素、物理因素、生物因素三类。

1. 化学因素:常见化学致癌物包括苯并芘、乙醇、黄曲霉素、焦油、马兜铃酸等。化学致癌物与 DNA 结合是化学致癌的关键。化学致癌物可以直接或间接作用于细胞DNA,导致细胞 DNA 分子结构出现改变,从而导致 DNA 合成期间突变,这种突变被认为是肿瘤发生的一个必需条件。

2. 物理因素:包括电离辐射、紫外线等。电离辐射是最主要的物理致癌因素,电离辐射引发电离反应形成自由基,自由基可以破坏正常分子结构如 DNA,DNA 断裂后会导致染色体畸变,最终改变基因调控机制从而导致肿瘤发生。

3. 生物因素:致瘤性病毒是最常见的生物致癌因素,约 15%～20% 人类肿瘤与病毒相关。常见的致瘤性病毒包括 EB 病毒(EBV)、乙型肝炎病毒(HBV)、丙型肝炎病毒(HCV)、乳头状瘤病毒(HPV),分别与鼻咽癌、肝癌、宫颈癌等有关。

（二）肿瘤患者生存状况

2006 年 WHO 指出恶性肿瘤是一种慢性病,其中 1/3 可以预防,1/3 可以通过早发现、早诊断、早治疗达到治愈,1/3 不可治愈,但通过适当治疗可以控制,获得较好的生活质量进而延长生存。

由于肿瘤诊断、治疗技术的不断进展以及新型药物的出现,恶性肿瘤患者治疗效果不断提高,长期"带瘤生存"已成事实,越来越多的肿瘤患者回归社会继续生活。癌症幸存者(cancer survivor)是指:一个仍然活着,并继续在克服严重困难或威胁生命的疾病的过程中及日后的生活中发挥作用的个体。这一概念逐渐被学者认识并重视,它涵盖了从被确诊恶性肿瘤直至生命结束的任何个体,包括生命终末期肿瘤患者。同时,美国国立癌症研究所(National Cancer Institute, NCI)提出另外一个相关定义:cancer survivorship,中译成"癌症患者生存状况",即肿瘤患者生存状况专注于一个患有肿瘤的个体从治疗完成之后至生命结束这段时期的健康状况和生活质量。这段时期涵盖了肿瘤患者的躯体、心理和经济方面的问题,所需要的医疗照顾超越了肿瘤诊断和治疗阶段。

肿瘤患者生存状况,包括了获得医疗保健和后续性治疗、抗癌治疗的远期影响、继发性肿瘤和生活质量等一系列问题。家庭成员、朋友和医护人员也是癌症患者生存状况体验的一部分。具体来讲,是指肿瘤患者已经完成了积极治疗之后的一段时期,分为三个明显不同的时期:① 从最初诊断到结束最初的治疗;② 从以治疗为主到以生存为主;③ 长期生存。

癌症幸存者们在生理、心理、经济和社会各方面都有着特殊的问题需要面对和重新调整,如:各种抗肿瘤疗法导致的长期毒副作用和后遗症的管理;从健康人群、肿瘤患者向癌症幸存者角色的转变;从以治疗为主向以康复为主的转变;以及重新定位个人在家庭、社会中的角色,适应该角色所赋予的社会化功能等。

（三）肿瘤的综合治疗

恶性肿瘤已经进入综合治疗时代,肿瘤综合治疗是指根据患者的机体状况特别是免疫功能状况,肿瘤发生的部位、病理类型和异质性,基因表达、受体情况以及发展趋向,合理、有计划地应用现有各种手段,提高治愈率和患者的生活质量。

手术作为第一种根治肿瘤的方法,在综合治疗中占据重要位置,但很多患者单靠手术并不能防止肿瘤复发和远处转移,所以在单纯手术的基础上需要联合放射治疗和(或)内科药物治疗从而提高肿瘤治愈率。放射治疗同样能够起到根治肿瘤的作用,但仍需联合其他治疗方式从而最大程度提高治疗效果。内科药物治疗发展时间较短,绝大多数药物治疗仅仅能够达到姑息治疗的目的,患者生存期延长有限,但随着新的化疗药物、靶向药物、免疫靶向药物的不断出现,可极大地延长许多晚期肿瘤的生存时间。

（四）常见肿瘤标志物解读

肿瘤标志物(tumor marker, TM)是在恶性肿瘤的发生和增殖过程中,由肿瘤细胞本身所产生的或因机体对肿瘤细胞发生反应而异常产生的和(或)含量升高的,反映肿瘤存在和生长的一类物质,包括蛋白质、激素、酶(同工酶)、多胺及癌基因产物等。它们存在于患者的血液、体液、细胞或组织中,可用生物化学、免疫学及分子生物学等方法进行测定,对肿瘤的辅助诊断、鉴别诊断、疗效观察、复发监测以及预后评估具有一定的价值。

TM 分类:人类发现的肿瘤标志物已有百余种,但临床常用的仅 20 多种,适用于大规模人群普查的肿瘤标志物更少。TM 根据其本身的性质可分为 5 类,即酶类、激素类、胚胎抗原类、糖蛋白类和激素类肿瘤标记物。

1. 酶类肿瘤标记物：酶是最早研究和使用的肿瘤标志物之一，但大多数酶并不是某个特定器官所特有的，酶活性增高也可见于其他疾病，如肾功能不全等，因此，酶类肿瘤标记物是一种非特异性肿瘤标记物。

（1）神经元特异性烯醇化酶（neuron specific enolase，NSE）：烯醇化酶根据 α、β、γ 三个亚基组分的不同，可分为 αα、ββ、γγ、αβ 和 αγ 五种二聚体同工酶。γ 亚基主要存在于神经组织，γγ 同工酶属神经元和神经内分泌细胞特有，故命名为神经元特异性烯醇化酶。起源于神经内分泌组织的肿瘤如神经母细胞瘤和小细胞肺癌（SCLC），其患者血清 NSE 升高。

（2）前列腺特异性抗原（prostate specific antigen，PSA）：PSA 是由前列腺上皮细胞分泌的一种单链糖蛋白，存在于精液中，几乎全部由前列腺分泌，是为数不多的器官特异性肿瘤标志物，对诊断前列腺癌意义重大。

（3）胃泌素释放肽前体（pro-gastrin releasing peptide；ProGRP）：胃泌素释放肽（GRP）广泛分布于哺乳动物胃肠、肺和神经细胞。ProGRP 是胃泌素释放肽的前体结构，在血液中较为稳定。血清 ProGRP 是小细胞肺癌的首选标志物之一，具有辅助诊断价值，并可用于小细胞肺癌与非小细胞肺癌的鉴别诊断。ProGRP 和 NSE 联合使用可提高小细胞肺癌检测的阳性率。血清 ProGRP 升高还可见于某些神经内分泌细胞肿瘤，如甲状腺髓样癌。血清 ProGRP 在某些良性疾病如泌尿系统疾病、呼吸系统疾病等患者中也可有不同程度的升高，但阳性的百分率较低。肾功能衰竭可导致血清 ProGRP 升高。

2. 激素类肿瘤标记物：在肿瘤发生时，内分泌组织反应性地增加或减少激素分泌，或者正常时不分泌激素的组织部位患者肿瘤后开始分泌激素。

（1）降钙素（calcitonin，CT）：由甲状腺滤泡旁细胞（C 细胞）分泌的一种多肽激素。降钙素是用于诊断和监测甲状腺髓质癌的特异且敏感的肿瘤标志物。此外类癌、肺癌、肾癌、肝癌患者也常见 CT 升高。

（2）人绒毛膜促性腺激素（human chorionic gonadotrophin，HCG）：由胎盘的滋养层细胞分泌的一种糖蛋白。成熟女性体内，受精的卵子移动到子宫腔内着床后形成胚胎，在发育成长为胎儿过程中，胎盘合体滋养层细胞产生大量的 HCG，可通过孕妇血液循环排泄到尿中。HCG 的检查对早期妊娠诊断有重要意义，对于妊娠相关疾病、滋养细胞肿瘤等疾病的诊断、鉴别和病程观察等有一定价值。

3. 胚胎抗原类肿瘤标志物

（1）甲胎蛋白（AFP）：胎儿发育早期由肝脏和卵黄囊合成的糖蛋白。新生儿时期血清 AFP 含量很高，到 1 岁时降至 $10\sim20\ \mu g/L$，成人血清中 AFP 的含量很低。当肝细胞发生恶性变时，血清 AFP 含量明显升高，是临床上辅助诊断原发性肝癌的重要指标。血清 $AFP \geqslant 400\ \mu g/L$ 超过 1 个月，或 $\geqslant 200\ \mu g/L$ 持续 2 个月，在排除妊娠、活动性肝病和生殖系胚胎源性肿瘤后，应高度怀疑肝癌。血清 AFP 升高也可见于生殖系胚胎源性肿瘤如睾丸非精原细胞瘤、卵黄囊瘤、恶性畸胎瘤等，还可见于其他恶性肿瘤如胃癌、结直肠癌等。

（2）癌胚抗原（CEA）：一种结构复杂的酸性糖蛋白，主要存在于成人癌组织以及胎儿的胃肠管组织中，是一种较为广谱的肿瘤标志物。临床上可用于结肠癌、直肠癌、肺癌、乳腺癌、食道癌、胰腺癌、胃癌、转移性肝癌等常见肿瘤的辅助诊断。其他恶性肿瘤如甲状腺髓样癌、胆管癌、泌尿系恶性肿瘤等也有不同程度的阳性率。妊娠、结肠炎、结肠息肉、肠道憩室炎、胰腺炎、肝硬化、肝炎、肺部良性疾病和心血管疾病等,患者血清 CEA 也可有不同程度的升高,但阳性的百分率较低。

(3) 鳞状细胞癌抗原(squamous cell carcinoma antigen;SCC or SCCA):从子宫颈鳞状细胞癌组织中分离出来的肿瘤相关抗原 TA-4 的亚单位,存在于子宫颈、肺、食道、头颈部等鳞状细胞癌的胞浆内,是一种检测鳞状细胞癌的肿瘤标志物,特异度较高,但灵敏度较低。在宫颈鳞状细胞癌、肺鳞状细胞癌患者的血清中会升高,其浓度随病情的加重而增高。在其他恶性肿瘤如头颈部上皮细胞癌、食管癌、鼻咽癌、皮肤癌等的患者中也有不同程度的阳性率。某些良性疾病如肝炎、肝硬化、肺炎、肺结核、银屑病、湿疹、肾功能衰竭等的患者中也可有不同程度的升高,但阳性的百分率较低。

4. 糖蛋白类肿瘤标记物:又称糖蛋白抗原。一般细胞膜表面都有丰富的糖蛋白,当正常细胞转化为恶性细胞时,细胞表面的糖蛋白发生变异,形成一种和正常细胞不同的特殊抗原。这类抗原可以采用单克隆技术鉴定,是和酶、激素不同的新一代肿瘤标记物,在特定肿瘤诊断方面具有更高的灵敏度和特异度。肿瘤特异性大分子糖蛋白类抗原可分为两大类,即高分子黏蛋白类肿瘤标志物(如 CA125、CA15-3、CA27-29、CA549 等)和血型类抗原肿瘤标志物(如 CA19-9、CA50、CA72-4 等)。

(1) 糖类抗原 125(carbohydrate antigen 125;CA 125):一种大分子糖蛋白,存在于上皮性卵巢癌组织中。血清 CA125 主要用于卵巢癌特别是上皮性卵巢癌的辅助诊断。还可作为绝经后妇女良、恶性盆腔肿瘤的鉴别诊断指标。其他恶性肿瘤如肺癌、胰腺癌、结肠癌和其他妇科肿瘤的患者中也有一定的阳性率。良性疾病如子宫内膜异位症、慢性盆腔炎、腹膜炎、卵巢囊肿、胰腺炎、肝炎、肝硬化等疾病中也可有不同程度的升高,但阳性的百分率较低。

(2) 糖类抗原 15-3(carbohydrate antigen 15-3;CA 15-3):一种大分子糖蛋白,对乳腺癌的辅助诊断有一定的价值。在乳腺癌的早期阳性率低,乳腺癌晚期和转移性乳腺癌阳性率较高为 70%～80%。CA15-3 与 CEA 联合检测,可提高乳腺癌诊断的敏感性。在其他恶性肿瘤,如肺癌、卵巢癌、肝癌、宫颈癌、结肠癌等,也有不同程度的阳性率。在肝脏、胃肠道、肺、乳腺、卵巢等良性疾病,也可有不同程度的升高,但阳性的百分率较低。

(3) 糖类抗原 19-9(carbohydrate antigen 19-9,CA 19-9):一种大分子糖蛋白,是目前临床常用的检测胰腺癌的肿瘤标志物。特异性不够强。CA19-9 测定值的高低与胰腺癌的严重程度无关,但是高于 10 000 U/mL 时,几乎均存在外周转移。在胃癌、结肠癌、肝癌的患者中也有一定的阳性率。某些良性疾病如肝炎、胰腺炎、胆管炎、胆囊炎、肝硬化等疾病的患者中也有不同程度的升高,应注意与恶性肿瘤鉴别。

(4) 细胞角蛋白 19 片段(cytokeratin fragment 19,CYFRA 21-1),细胞角蛋白是上皮细胞的结构蛋白质,存在于肺癌、食管癌等上皮起源的肿瘤细胞中,是检测非小细胞肺癌(NSCLC)较灵敏的标志物。在其他恶性肿瘤如膀胱癌、食管癌、鼻咽癌、卵巢癌和子宫颈癌等的患者中也有不同程度的阳性率。血清 CYFRA21-1 在某些良性疾病如肝炎、肝硬化、胰腺炎、肺炎、肺结核等的患者中也可有一定程度的升高,但阳性的百分率较低。肾功能衰竭可导致血清 CYFRA21-1 升高。

常见肿瘤 TM 临床应用指导详见表 5-1-1。

表 5-1-1　常见肿瘤 TM 临床应用指导

肿瘤	肿瘤标记物检测建议	备注
肺癌	CEA、NSE、CYFRA21-1、ProGRP、SCC	NSE 和 ProGRP 是辅助诊断 SCLC 的理想指标。在患者的血清中，CEA、SCC 和 CYFRA21-1 水平的升高有助于 NSLCL 的诊断； 一般认为 SCC 和 CYFRA21-1 对肺鳞癌有较高的特异性
乳腺癌	CA15-3、CEA	主要用于转移性乳腺癌患者的病程监测，CA15-3 和 CEA 联合应用可显著提高检测肿瘤复发和转移的敏感度
结直肠癌	CEA、CA19-9、AFP、CA125	结直肠癌患者在诊断、治疗前、评价疗效、随访时必须检测外周 CEA、CA19-9； 有肝转移患者建议检测 AFP； 疑有腹膜、卵巢转移患者建议检测 CA125
胃癌	CEA、CA19-9、AFP、CA125	建议常规推荐 CEA 和 CA19-9； CA125 对于腹膜转移，AFP 对于特殊病理类型的胃癌均具有一定的诊断和预后价值
食管癌	CYFRA21-1、CEA、SCC、组织多肽特异性抗原（tissue polypeptide specific antigen, TPS）	常用于食管癌辅助诊断、预后判断、放疗敏感度预测和疗效监测，联合应用可提高中晚期食管癌诊断和预后判断及随访观察的准确度； 目前应用于食管癌早期诊断的肿瘤标志物尚不成熟
肝癌	AFP、血清甲胎蛋白异质体（AFP-L3）、异常凝血酶原（PIVKA Ⅱ）、血浆游离微小核糖核酸（microRNA）	血清 AFP 是当前诊断肝癌和疗效监测常用且重要的指标； 血清 AFP≥400 μg/L，排除妊娠、慢性或活动性肝病、生殖腺胚胎源性肿瘤以及消化道肿瘤后，高度提示肝癌。血清 AFP 轻度升高者应做动态观察，并与肝功能变化对比分析，有助于诊断； 其他 TM 可作为肝癌早期诊断标志物，特别是对于血清 AFP 阴性人群
前列腺癌	PSA	PSA 仍是目前最理想的用于前列腺癌诊断和疗效观察的标志物，可用于在患肿瘤的全阶段进行监测； PSA 在某些前列腺良性疾病如良性前列腺增生或前列腺炎患者中也可升高

全科医生作为基层医疗的主力军，需要做好一级预防，指导社区居民病因干预、纠正不良的生活方式与行为，预防肿瘤的发生；做好二级预防，开展社区人群防癌服务，做到肿瘤普查、筛查、咨询、转诊、康复指导等工作；积极应对癌症幸存者所面临的各种实际问题，帮助肿瘤幸存者减轻疾病痛苦。下面简单介绍常见肿瘤的临床表现及诊疗原则。

二、肺癌

吸烟是肺癌最重要的危险因素，约 80% 以上肺癌的发生于吸烟有关，被动吸烟同样增加肺癌发生的风险。肺癌的其他危险因素还包括环境污染、职业暴露、肺部疾病史和遗传因素等。

（一）临床表现

早期肺癌可无明显症状,或者仅有少许非特异性症状,容易与先前存在的一些慢性肺部疾病的症状或体征相混淆,因此,大多数肺癌发现时即为晚期。肺癌患者临床表现可以分为四类:

1. 原发肿瘤引起的症状和体征:咳嗽、咯血、胸闷、气促、喘鸣、发热等。

2. 肿瘤局部侵犯引起的症状体征:胸痛、呼吸困难、吞咽困难、声音嘶哑、上腔静脉压迫综合征、霍纳综合征、臂丛神经压迫征。

3. 肿瘤远处转移引起的症状体征:脑转移引起的头痛、头晕、呕吐、肢体感觉或运动障碍等,肝转移引起的腹部疼痛、肝大、黄疸、腹水等,骨转移引起的相应部位疼痛或运动障碍。

4. 肿瘤的肺外表现:异位内分泌综合征、肌无力样综合征、多发性周围神经炎、肥大性肺性骨关节病。

（二）诊断及鉴别诊断

1. 肺癌诊断:在病史及体格检查基础上,结合胸部 CT、PET-CT 等影像学检查,及时通过细胞学及纤维支气管镜、经皮肺穿等检查明确肺癌的病理诊断(表 5-1-2)。

表 5-1-2　肺癌重要检查手段

检查手段	要点
胸部 CT	胸部 CT 检查已成为估计肺癌胸内侵犯程度及范围的常规方法,尤其对肺癌的分期具有无可替代的作用。低剂量螺旋胸部 CT 已被国内外多部指南、规范推荐用于肺癌早期筛查
MRI	MRI 较 CT 检查更容易鉴别实质性肿块与血管的关系,特别适用于判断脊柱、肋骨以及颅脑有无转移
PET-CT	恶性肿瘤的 ^{18}F-FDG 摄取会增加,能用于诊断恶性肿瘤和鉴别病灶的良恶性,在肺癌患者中可以排除纵隔淋巴结和远处转移,是肺癌诊断、分期与再分期、疗效评价和预后评估的最佳方法
骨 ECT	用于判断肺癌骨转移的常规检查。当骨扫描检查提示骨可疑转移时,对可疑部位进行 MRI、CT 或 PET-CT 等检查验证
痰脱落细胞	60%～80%的中央型肺癌及 15%～20%的周围型肺癌患者可通过重复的痰细胞学检查发现阳性结果
纤维支气管镜及经气管镜超声引导针吸活检术(EBUS-TBNA)	纤维支气管镜是诊断肺癌最常用的技术,除很小的肺癌及大多数外周型肺癌外,通过纤维支气管镜行支气管活检,2/3 的患者可有阳性结果。EBUS-TBNA 有助于明确肺癌患者的淋巴结转移情况

2. 病理类型及分期:肺癌可以分为非小细胞肺癌(NSCLC)和小细胞肺癌(SCLC)两类,其中非小细胞肺癌约占 85%,包括腺癌、鳞癌、大细胞癌等,小细胞肺癌占 15%。NSCLC 目前采用国际肺癌研究协会第八版分期标准,根据 T(原发肿瘤)、N(区域淋巴结)、M(远处转移)情况分为 Ⅰ～Ⅳ 期。SCLC 采用美国退伍军人肺癌协会(VALG)的分期方法,分为两期:局限期和广泛期。局限期定义为病变局限于一侧胸腔,可被包括于单个可耐受的放射野里;广泛期定义为病变超一侧胸腔,包括恶性胸腔、心包积液及远处转移。肺癌需与肺结核、肺炎、肺脓肿、肺部良性肿瘤等疾病相鉴别。

（三）治疗原则

1. 非小细胞肺癌（NSCLC）的治疗原则

NSCLC 具有异质性，因此个体化治疗需根据患者体力状况、肿瘤分期、病理及分子病理类型等因素而决定。治疗可以分为三类：

（1）可切除 NSCLC：由于胸腔镜下肺叶切除术具有术中损伤小、术后恢复快等特点，胸腔镜下肺叶切除术已成为可切除 NSCLC 的标准治疗措施。手术切除范围除原发病灶外，需包含纵隔淋巴结的清扫。对于不能够耐受手术的患者（如心肺功能差的患者），可以考虑立体定向放疗（SBRT）。对于病理分期为Ⅱ～Ⅲa 期的 NSCLC 患者进行辅助化疗。

（2）局部进展期 NSCLC：多学科综合治疗是局部进展期（Ⅲb 期）NSCLC 的治疗模式，可以采取同步放化疗的方法。

（3）晚期（Ⅳ期）NSCLC：腺癌患者均应行相关驱动基因检测。在晚期 NSCLC 中，具有 EGFR 基因突变的晚期 NSCLC 患者可以考虑表皮生长因子受体酪氨酸酶抑制剂（EGFR-TKI）治疗。EGFR-TKI 主要分为三代。一代包括吉非替尼、厄洛替尼、埃克替尼；二代包括阿法替尼、达克替尼；三代包括奥西替尼、阿美替尼。全身细胞毒化疗是没有驱动基因变异或具有未知突变状态的患者的标准治疗方法，但随着免疫检查点抑制剂治疗逐渐进入临床使用，对于这一类型的晚期肺癌来说，单独免疫检查点抑制剂或免疫联合治疗也可以被选择。

2. 小细胞肺癌（SCLC）的治疗原则

SCLC 的生物学特性与其他组织学类型的肺癌不同，诊断时局限期占 1/3、广泛期占 2/3。化疗是 SCLC 最主要和最基础的治疗手段，免疫检查点抑制剂（抗 PD-L1 抗体：阿特珠单抗、度伐利尤单抗）治疗、抗血管靶向治疗（安罗替尼）也被推荐用于广泛期 SCLC 的治疗。放疗也是 SCLC 重要的治疗方式之一。手术仅在少数早期患者中可以被应用。

（四）随访

表 5 - 1 - 3　肺癌随访建议

分组	随访频率	检查项目	特别关注
接受完全性切除术后的Ⅰ～Ⅲa 期肺癌患者	术后头 2 年，每 6 个月随访 1 次；术后 3～5 年，每 12 个月随访一次；术后 5 年后，鼓励患者坚持每年随访 1 次	常规病史，体格检查；血液相关检查（血常规、血生化、肿瘤标记物等）；胸部、腹部 CT 或 B 超	吸烟情况评估（鼓励患者戒烟）
局部进展期肺癌（不可手术的Ⅲ期肺癌）	前三年应 3～6 个月随访 1 次，之后两年每 6 个月随访 1 次，5 年之后可改为每年随访 1 次	常规病史，体格检查；血液相关检查（血常规、血生化、肿瘤标记物等）；胸腹部（包含肾上腺）增强 CT	
晚期肺癌患者	化疗 2～3 周期或靶向治疗 2～3 个月，应定期进行影像学复查，以评估药物疗效；对不接受维持治疗的患者，在一线化疗结束后 6 周随访 1 次，影像学复查 6～12 周 1 次	常规病史，体格检查；血液相关检查（血常规、血生化、肿瘤标记物等）；胸腹部（包含肾上腺）增强 CT。合并脑、骨转移患者应增加头颅增强 MRI 及骨 ECT	

三、乳腺癌

乳腺癌发病率已位列中国癌症发病率的第四位。且存在发病年龄较轻、城市女性发病率高等特点。

乳腺癌病因包括遗传、激素、生殖、营养、环境等多种因素。家族性乳腺癌多数由单基因或多基因改变引起，其中最主要的相关基因有 $BRCA1$、$BRCA2$、$p53$ 等。

（一）临床表现

1. 乳腺肿块：80%乳腺癌患者以乳腺肿块首诊。患者常无意中发现肿块。肿块多为单发，质硬，边缘不规则，表面欠光滑。大多数乳腺癌为无痛性肿块，仅少数伴有不同程度的隐痛或刺痛。

2. 乳头改变：非妊娠期从乳头流出血液、浆液、乳汁、脓液，或停止哺乳半年以上仍有乳汁流出者，称为乳头溢液。单侧单孔的血性溢液应进一步行乳管镜检查，若伴有乳腺肿块更应重视。

3. 乳房皮肤改变：最常见的皮肤改变是肿瘤侵犯乳房悬韧带（库珀韧带，Cooper ligament）后与皮肤粘连，出现酒窝征。若癌细胞阻塞了真皮淋巴管，则会出现橘皮样改变。乳腺癌晚期，癌细胞沿淋巴管、腺管或纤维组织浸润到皮内并生长，形成皮肤卫星结节。

4. 腋窝淋巴结肿大：乳腺癌最容易转移至腋窝，导致局部淋巴结肿大。转移发生率在50%左右。

5. 乳腺疼痛：少数患者乳腺癌发展到一定阶段后，可出现不同程度的疼痛。

6. 远处转移：少数乳腺癌患者以全身组织或器官的转移病灶为首发症状，常见的转移部位为骨、肺、胸膜和肝。

（二）诊断及鉴别诊断

1. 诊断：应该结合患者的临床表现、体格检查、影像学检查、细胞或组织病理学检查等多方面结果（表5-1-4）。在所有检查手段中，病理学检查是诊断乳腺癌的金标准。

表5-1-4　乳腺癌重要检查手段

乳腺钼靶X线摄片	钼靶X线摄片是乳腺癌最基本的影像检查方式，典型的乳腺癌钼靶X线征象包括星芒状肿块、不对称致密、结构扭曲或钙化。 常用的病变分类和评估方法为 BI-RADS 分类法，评分>3分的患者需行进一步穿刺活检明确是否恶变
乳腺超声	超声是乳腺钼靶X线摄片最重要的补充，且无损伤，可以反复进行
乳腺 MRI	乳腺 MRI 是一种无X线损伤的检查，软组织分辨率高，在鉴别乳腺良恶性病变时不仅可以根据病灶形态加以识别，还可结合病灶与正常乳腺的信号差异及其动态增强方式来区分
乳腺纤维导管镜检查	临床上自发性乳头溢液的患者均可行乳头纤维导管镜检查，并可结合细胞学检查以决定进一步处理措施

2. 病理类型、分期：乳腺癌可以分为浸润性导管癌、浸润性小叶癌、髓样癌、小叶原

位癌、导管原位癌等类型。采用第 8 版美国癌症联合委员会(American Joint Committee on Cancer,AJCC)乳腺癌分期的标准［分类依据包括肿瘤的大小、累及范围(皮肤和胸壁受累情况)、淋巴结转移和远处转移情况］,分为Ⅰ～Ⅳ期。正确的肿瘤分期是治疗决策的基础。

3. 乳腺癌需与乳腺增生、纤维腺瘤、囊肿、导管内乳头状瘤、乳腺导管扩张症(浆细胞性乳腺炎)、乳腺结核等良性疾病,乳房恶性淋巴瘤以及其他部位原发肿瘤转移到乳腺的继发性乳腺恶性肿瘤进行鉴别诊断。

(三)治疗原则

乳腺癌的治疗应采用综合治疗的原则,根据肿瘤的生物学行为和患者的身体状况,联合运用多种治疗手段,兼顾局部治疗和全身治疗,以期提高疗效和改善患者的生活质量。Ⅰ期患者以手术治疗为主,目前趋向于保乳手术加术后放射治疗,对于具有高危复发倾向的患者可以考虑术后辅助化疗。Ⅱ期患者先行手术治疗,术后再根据病理和临床情况进行辅助化疗,对于肿块较大、有保乳倾向的患者可考虑新辅助化疗,对部分肿块大、淋巴结转移数目多的病例可以选择做放疗。Ⅲ期患者先行新辅助化疗后再做手术,术后根据临床和病理情况进行放、化疗。以上各期患者,如果激素受体阳性,应在化疗结束后给予内分泌治疗。Ⅳ期患者进行以内科治疗为主的综合治疗。

(四)随访

表 5－1－5　乳腺癌随访建议

分组	随访频率	检查项目	特别关注
Ⅰ～Ⅲ期接受根治性手术的乳腺癌患者	术后 2 年内,一般每 3 个月随访 1 次;术后 3～5 年,每 6 个月随访 1 次;术后 5 年以上,每年随访 1 次	临床病史,体格检查;血液相关检查(血常规、血生化、肿瘤标记物等);乳腺及淋巴引流区超声;乳腺钼靶 X 线摄片或乳腺 MRI;胸部 CT;腹部超声	应用他莫昔芬的患者每 3～6 个月进行妇科检查及妇科超声检查,绝经后或服用第三代芳香化酶抑制剂的患者每年检查骨密度,怀疑骨转移患者需行骨 ECT 检查
Ⅳ期或复发转移性乳腺癌患者	治疗期间每 2～3 周期复查一次;治疗后 2 年内,一般每 3 个月随访 1 次;治疗后 3～5 年,每 6 个月随访 1 次;治疗后 5 年以上,每年随访 1 次		

四、结直肠癌

WHO 癌症统计报告显示:我国结直肠癌发病率、死亡率在全部恶性肿瘤中分别位居第 2 及第 5 位;城市结直肠癌发病率远高于农村,且结肠癌的发病率上升显著。多数患者确诊时已处于中晚期。

结直肠癌发病确切病因尚未明确,遗传因素及环境因素均起到作用。大约 10%～20% 的结直肠癌患者直系亲属有结直肠癌病史,此外还有 5%～7% 的结直肠癌患者存在遗传性结直肠癌综合征。生活方式因素如吸烟、过量饮酒、体重增加、摄入红肉和加工肉会增加结直肠癌发生的风险。

(一)临床表现

早期阶段可无特殊的临床症状,随着病灶的增大和病情进展,可产生一系列局部和全身的症状。

1. 大便性状和习惯的改变：便血是结直肠癌，尤其是左半结肠和直肠癌常见的症状之一。直肠癌便血因颜色接近鲜红，极易误诊为痔疮出血。排便习惯包括排便时间、次数的改变以及不明原因的腹泻、便秘或腹泻便秘交替。

2. 腹痛：部分患者以腹部隐痛为首发症状，结肠癌患者腹痛症状相对更为常见。

3. 腹部肿块：当肿瘤生长到一定体积时，腹部可以扪及肿块。腹部肿块可以是原发肿瘤，也可能是网膜、肠系膜、卵巢等转移灶，甚至是融合成团的肿大淋巴结。

4. 乏力、贫血：随着疾病进展，肿瘤患者可出现慢性消耗性表现，如乏力、贫血等，晚期患者可呈恶病质状态。

（二）诊断及鉴别诊断

1. 诊断：绝大多数结直肠癌通过肠镜活检病理、定位及 CT/MRI 评估分期，基本可以明确诊断。病理学检查是结直肠癌治疗的金标准。

表 5-1-6　结直肠癌重要检查

检查手段	要点
大便隐血试验	大便隐血试验是结直肠癌筛查的重要手段，具有无创、经济、患者易于接受等优点，缺点是特异性差
直肠指检	是一种简单但非常重要的诊断方法，人的手指可触及直肠内 7～8 cm 范围内的病变，半数以上的直肠癌位于这一范围内。 检查时注意肿块基底部是否固定、前列腺与膀胱是否受累
纤维结肠镜	结肠镜检查不仅可以直视肿瘤的形态、部位，并且可以活检明确肿瘤性质，为治疗提供依据
CT/MRI/PET-CT	CT、MRI、PET/CT 能够有效显示结直肠癌的位置，但对确诊意义不大，在确定临近脏器侵犯、远处脏器及淋巴结转移、术后复查方面有其优越性。 针对直肠癌，盆腔 MRI 对其分期具有重要价值。 结直肠癌容易发生肝转移，上腹部 MRI 在明确肝转移瘤的位置及数目方面优于 CT 检查

2. 病理类型、分期：根据结直肠癌 WHO 组织病理学分类，90％以上的结直肠癌都是腺癌。其他类型包括黏液腺癌、印戒细胞癌、髓样癌、未分化癌、鳞癌等。结直肠癌根据肿瘤局部浸润深度、淋巴结转移数目、远处脏器转移情况，分为 Ⅰ～Ⅳ 期。

3. 鉴别诊断：结直肠癌需与良性腺瘤、溃疡性结肠炎、克罗恩病、慢性阑尾炎、肠结核等疾病相鉴别。

（三）治疗原则

结直肠癌治疗方法有手术、放疗、化疗、靶向治疗及免疫治疗等，其中手术治疗为最重要的治疗手段。根治性手术切除后仍然有一定比例患者出现复发或远处转移，围术期放化疗对于减少术后复发风险具有非常重要的价值。随着分子靶向药物的应用，晚期转移性结直肠癌的治疗已经取得了巨大进步，化疗联合靶向治疗后有效率可以达到70％～80％，5 年生存率约为 10％。部分潜在可切除的转移患者和初始不可切除的晚期患者，可能在治疗后获得原发灶或转移灶手术切除的机会，而转化性治疗使一部分患者获得了长期生存的可能。

（四）随访

结直肠癌治疗后推荐定期随访,参考表 5-1-7。

表 5-1-7　结直肠癌随访建议

检查项目	检查频次
常规病史,体检 CEA、CA19-9 监测	每 3 个月 1 次,共 2 年;然后每 6 个月 1 次,总共 5 年;5 年后每年 1 次
胸腹/盆腔 CT 或 MRI	每半年 1 次,共 2 年;然后每年 1 次,共 5 年
肠镜检查	术后 1 年内行肠镜检查,如有异常,1 年内复查;如未见息肉,3 年内复查;然后 5 年 1 次,随诊检查出现的结直肠腺瘤均推荐切除。如术前肠镜未完成全结肠检查,建议术后 3～6 个月行肠镜检查

五、胃癌

我国胃癌发病率及死亡率在全部恶性肿瘤中均居第 3 位,每年有超 70 万新发胃癌病例,同年有约 50 万患者死亡。

胃癌致病因素很多,化学致癌物质(如 N-亚硝基化合物、多环芳香烃)、环境因素(如土壤、水质)、不良生活和饮食习惯(如吸烟、快食、烫食、高盐饮食)、癌前疾病(如慢性萎缩性胃炎、胃溃疡、胃息肉)、癌前病变(如肠上皮化生)、细菌感染(如幽门螺杆菌感染)及遗传因素等多种因素均与胃癌的发生有关。

（一）临床表现

早期胃癌患者常无特异的症状,随着病情进展可出现类似胃炎、溃疡病的症状。

1. 上腹不适和疼痛:上腹不适是最早出现和最常见的症状之一,通常不被患者重视,这也是胃癌早期诊断困难的原因之一。最初,服用抑酸或解痉药物能够得到暂时缓解,患者误认为是胃炎或胃溃疡,随后由于病情的进展,疼痛可能会加重或转为持续性疼痛。

2. 恶心、呕吐:常为肿瘤引起梗阻或胃功能紊乱所致。贲门部癌可出现进行性加重的吞咽困难及反流症状,胃窦部癌引起幽门梗阻时可呕吐宿食。

3. 出血和黑便:肿瘤侵犯血管,可引起消化道出血。少量出血时仅大便潜血阳性,当出血量较大时可表现为呕血及黑便。

4. 乏力、消瘦:由于进食量减少还会出现乏力和消瘦,这是进展期胃癌常见的症状。

5. 体征:早期胃癌常无明显的体征,锁骨上窝淋巴结肿大、腹水征、下腹部盆腔包块、脐部肿物、直肠前窝种植结节、肠梗阻表现均为提示胃癌晚期的重要体征。

（二）诊断及鉴别诊断

1. 诊断:胃癌诊断应当结合患者的临床表现、内镜及组织病理学、影像学检查等明确。

表 5-1-8　胃癌重要检查

检查手段	要点
胃镜检查	胃镜检查是目前明确胃癌诊断的最主要手段,特别是对发现早期胃癌有重要作用。通过胃镜活检可以鉴别良、恶性溃疡,排除胃炎,明确胃癌的病理类型。 通过超声内镜还可以了解病变的范围,有助于术前分期,协助确定手术的可行性和方式
CT/MRI检查	CT 检查应为首选临床分期手段,有助于判断肿瘤部位、肿瘤与周围脏器(如肝脏、胰腺、膈肌、结肠等)或血管关系及区分肿瘤与局部淋巴结。 推荐对 CT 对比剂过敏者或其他影像学检查怀疑转移者使用 MRI 检查。MRI 有助于判断腹膜转移状态,可酌情使用。增强 MRI 是胃癌肝转移的首选或重要补充检查,特别是注射肝特异性对比剂更有助于诊断和确定转移病灶数目、部位
PET/CT	可辅助胃癌分期,但不做常规推荐。如 CT 怀疑有远处转移可应用 PET-CT 评估患者全身情况。 在部分胃癌组织学类型中,肿瘤和正常组织的代谢之间呈负相关联系,如黏液腺癌、印戒细胞癌、低分化腺癌通常是 18F-FDG 低摄取的,故此类患者应慎重应用
内镜超声(endoscopic ultrasound,EUS)	EUS 被认为是胃肠道肿瘤局部分期的最精确方法,对胃癌 T 分期(特别是早期癌)和 N 分期的精确性不亚于或超过 CT,常用以区分黏膜层和黏膜下层病灶,动态观察肿瘤与邻近脏器的关系,并可通过 EUS 导引下穿刺活检淋巴结,明显提高局部 T、N 分期准确率,但 EUS 为操作者依赖性检查,因此,推荐在医疗水平较高的医院或中心进行

2. 病理类型及分期:胃癌绝大多数为腺癌,包括乳头状腺癌、管状腺癌、黏液腺癌、印戒细胞癌等,其他特殊类型包括腺鳞癌、鳞癌、类癌、未分化癌。Laurén 分型中胃癌可以被分为肠型、弥漫型、混合型、未分化型四类。根据肿瘤局部浸润深度、淋巴结转移数目、远处脏器转移情况,胃癌分为Ⅰ～Ⅳ期。

3. 鉴别诊断:胃癌需与浅表性胃炎、功能性消化不良、慢性胆囊炎和胆石症、胃息肉、胃淋巴瘤等相鉴别。

(三)治疗原则

采取综合治疗的原则,即根据肿瘤病理学类型及临床分期,结合患者一般状况和器官功能状态,采取多学科综合治疗(MDT)模式(纳入胃肠外科、消化内科、肿瘤内科、内镜中心、放疗科、介入科、影像科、康复科、营养科等),合理、有计划地应用手术、化疗、放疗和生物靶向等治疗手段,达到根治或最大幅度地控制肿瘤、延长患者生存期、提高生活质量的目的。

早期胃癌且无淋巴结转移证据,可根据肿瘤侵犯深度考虑内镜下治疗或手术治疗,术后无须辅助放疗或化疗。局部进展期胃癌或伴有淋巴结转移的早期胃癌,应当采取以手术为主的综合治疗。根据肿瘤侵犯深度及是否伴有淋巴结转移,可考虑直接行根治性手术,或术前先行新辅助化疗再考虑根治性手术。成功实施根治性手术的局部进展期胃癌,需根据术后病理分期决定辅助治疗方案。复发/转移性胃癌应当采取以药物治疗为主的综合治疗手段,在恰当的时机给予姑息性手术、放射治疗、介入治疗、射频治疗等局部治疗,同时也应当积极给予止痛、支架置入、营养支持等最佳支持治疗。

(四)随访

随访应按照患者个体化和肿瘤分期的原则(参考表 5-1-9)。如果患者身体状况不允许接受复发后的抗癌治疗,则不主张对患者进行常规肿瘤随访/监测。

表 5-1-9　胃癌随访建议

分组	随访频率	检查项目	特别关注
早期胃癌根治性术后	前 3 年每 6 个月 1 次,然后每年 1 次,至术后 5 年	临床病史、体格检查、血液相关检查(血常规、血生化、肿瘤标记物等)、胸部 CT、腹部增强 CT 或 MRI。合并脑、骨转移患者应增加头颅增强 MRI 及骨 ECT	胃镜检查的策略:推荐术后 1 年内进行胃镜检查,每次胃镜检查行病理活检,若发现有高级别不典型增生或者胃癌复发证据,则需在 1 年内复查。建议患者每年进行 1 次胃镜检查
进展期胃癌根治性术后及不可切除姑息性治疗	前 2 年每 3 个月 1 次,然后 6 个月 1 次,至术后 5 年		

六、食管癌

食管癌的发病率居全世界恶性肿瘤发病率第 10 位,死亡率居第 6 位。与欧美国家食管腺癌患者居多不同,我国 90% 以上食管癌患者为食管鳞癌。我国食管癌发病率在全部恶性肿瘤中居第 6 位,死亡率则居第 4 位。

食管癌发病机制尚不完全清楚,可能与以下几种因素相互作用有关。

1. 饮食及不良习惯:食物中维生素缺乏,过快进食过烫、过硬食物,嗜含有亚硝胺类化合物的腌制食品、霉变食物,长期大量吸烟、饮酒都有可能导致食管癌的发生。

2. 微量元素缺乏:高发区环境中硒、锌、钼等微量元素缺乏。

3. 慢性食管疾病:如贲门失弛缓症、巴雷特(Barrett)食管均有可能诱发食管癌。

4. 遗传因素:食管癌常呈家族聚集性,既可能与共同的生活习惯相关,也可能与相关染色体数目和结构异常等遗传因素相关。

(一)临床表现

食管癌早期无特异性症状。偶有进食哽咽、停滞及异物感、烧灼感,或可表现为胸骨后闷胀、疼痛等。可持续数年或间断出现,常迁延至食管癌进展期或晚期就诊。进行性吞咽困难是中晚期食管癌最常见的临床表现,有哽噎症状时常呕吐出黏液。随着肿瘤进一步发展,可侵至气管,出现刺激性咳嗽、气管食管瘘、肺部感染等。如肿瘤转移至喉返神经旁淋巴结,可能会压迫喉返神经导致声音嘶哑。晚期患者可出现严重消瘦、贫血等肿瘤恶病质表现。

(二)诊断及鉴别诊断

1. 诊断:根据临床症状、体征及影像学和内镜检查,经细胞学或组织病理学检查,符合下列之一者可确诊为食管癌。① 纤维食管镜检查刷片细胞学或活检为癌。② 临床诊断为食管癌,食管外转移病变(锁骨上淋巴结、皮肤结节等)经活检或细胞学检查明确诊断为食管癌转移病灶。

表 5-1-10　食管癌重要检查

检查手段	要点
食管 X 线钡餐检查	对于早期食管癌,尤其是局限于黏膜层的病变优于 CT、MRI
内镜	内镜检查的同时可行细胞学涂片或活检,近年来内镜下碘染色技术明显提高了早期食管癌的检出率
超声内镜	可以判断肿瘤浸润的深度、管壁外异常的淋巴结等
CT/MRI	增强 CT 是食管癌临床分期、手术径路选择、疗效评价、术后随访的常规检查。增强 CT 可显示肿瘤与周边组织、结构的关系,并可显示周围淋巴结的情况。 MRI 对于食管癌原发病灶的浸润深度判断具有一定意义,但目前尚未广泛使用
PET/CT	在评价食管癌淋巴结转移及远处转移方面具有一定优势,但该检查价格昂贵,临床应用时应仔细评估适应证及患者接受度

2. 病理类型、分期:我国食管癌以鳞状细胞癌为主,根据肿瘤局部浸润深度、淋巴结转移数目、远处脏器转移情况,分为Ⅰ～Ⅳ期。

3. 鉴别诊断:食管癌需与良性疾病如食管炎、贲门失弛缓症、食管良性狭窄、食管结核、食管外压等鉴别。另外,食管癌需与其他肿瘤鉴别,如血管平滑肌瘤、食管肉瘤、食管间质瘤等。

(三)治疗原则

食管癌的治疗是以手术为主的综合治疗。根据患者的机体状况,肿瘤的病理类型、侵犯范围(病期)和发展趋向确定治疗方法,最大幅度地根治、控制肿瘤和提高治愈率,改善患者的生活质量。

1. Ⅰ期(T1N0M0):Ⅰa 期病变如果适合内镜治疗,首选内镜下黏膜切除或黏膜剥离术。Ⅰb 期病变首选外科手术治疗。如心肺功能差或不愿手术,可行内镜下 ESD 加术后放疗。完全性切除的Ⅰ期食管癌,术后一般不行辅助放疗或化疗。

2. Ⅰb 期、Ⅱ期和部分ⅢA 期(T1b～3N0M0、T1～2N1M0):首选外科手术治疗。如心肺功能差或不愿手术,可行根治性放化疗。对于切缘阳性(R1、R2)的患者,选择含氟嘧啶方案的术后放化疗。

3. Ⅲ期(T3N1M0、T4N0～1M0):对于 T1～3N1～2M0 和部分 T4aN0～1M0(侵及心包、膈肌和胸膜)可手术切除患者,推荐术前辅助放化疗、辅助放疗或辅助化疗后评估是否可手术治疗。对于无淋巴结转移的完全性切除的食管鳞癌患者,不推荐常规术后化疗。对于完全性切除的食管腺癌,可以选择含氟嘧啶方案的术后辅助放化疗。对于切缘阳性(R1、R2)的患者,选择含氟嘧啶方案的术后放化疗。对于不能手术的Ⅲ期患者,目前的标准治疗是同步放化疗。

4. Ⅳ期(任何 T、任何 N、M1、N3 或 T4b):对于可耐受治疗的复发患者,晚期食管癌一线化疗大多采用以铂类药物和氟尿嘧啶类药物为基础的联合方案,常用的铂类药物有顺铂、奥沙利铂、卡铂、奈达铂,常用的氟尿嘧啶类药物有 5-FU、卡培他滨、替吉奥。一线治疗中常用的其他化疗药物包括紫杉醇、多西紫杉醇、白蛋白结合型紫杉醇、伊立替康。随着分子靶向药物及免疫治疗的出现,抗血管生成治疗药物(安罗替尼、阿帕替尼)可以用于一线治疗失败的食管癌治疗,有 HER2 基因扩增的食管腺癌可以考虑含曲妥珠单抗的治疗方案,而免疫检查点抑制剂(帕博利珠单抗、纳武单抗、卡瑞利珠单抗)被推荐用于晚期转移性食管腺癌和鳞癌的治疗中。

（四）随访

表 5－1－11　食管癌随访建议

分组	随访频率	检查项目	特别关注
食管癌内镜治疗术后	在治疗结束后的 2 年内,可每 3～6 个月进行随访;自第 3 年起,可每 6～12 个月进行随访;自第 6 年起,可每年随访 1 次	临床病史,体格检查,血液相关检查(血常规、血生化、肿瘤标记物等),颈、胸、腹部增强 CT,内镜检查	如果患者身体情况不允许接受复发需要的抗肿瘤治疗,则不主张进行肿瘤随访
食管癌根治性切除术后/食管癌放化疗后	在治疗结束后的 2 年内,可每 3 个月进行随访;自第 3 年起,可每 6 个月进行随访;自第 6 年起,可每年随访 1 次	临床病史,体格检查,血液相关检查(血常规、血生化、肿瘤标记物等),上消化道造影(局部有症状患者),颈、胸、腹部增强 CT,内镜检查	

七、原发性肝癌

我国由于乙肝病毒的感染率高,肝癌的发病形势尤为严峻,据 2020 年 WHO 癌症统计报告,我国肝癌发病率在全部恶性肿瘤中居第 5 位,死亡率居第 2 位。

在我国,肝癌的主要病因包括病毒性肝炎(主要为乙型肝炎、丙型肝炎)、肝硬化、黄曲霉毒素及饮水污染,其他还有饮酒、吸烟、遗传因素等。

（一）临床表现

肝癌无特异性症状,症状可来自肝癌或者肝炎、肝硬化背景,与良性肝病难以鉴别。肝癌起病隐匿,可分为亚临床肝癌和临床肝癌两类。早期肝癌多为筛查或健康体检时发现,大多为小肝癌。出现临床症状时,病情多数是中晚期。临床表现集中在肿瘤压迫和肝功能异常。疼痛是最为常见首发症状,其余症状有上腹部包块、纳差、乏力、消瘦、腹胀、原因不明的发热、腹泻、腹痛和右肩酸痛等。此外,出血倾向、下肢水肿、急腹症也是其常见表现。部分患者有肝硬化并发症表现,如黑便、呕血、黄疸等;也有患者因肺、脑、骨转移症状来诊,如咯血、一侧肢体无力、骨痛等。多数患者伴有慢性肝病、肝硬化体征,如慢性肝病面容、肝掌、蜘蛛痣、腹壁静脉曲张、体质虚弱、男性乳房发育和下肢水肿、肝大、脾肿大、黄疸、腹水等。

（二）诊断及鉴别诊断

1. 诊断：肝占位性病灶/肝外转移灶活检或手术切除组织标本,经病理组织学和(或)细胞学检查诊断为肝癌(参考表 5－1－12)。部分患者无法取得病理活组织检查,可以结合肝癌发生的高危因素、影像学特征以及血清学分子标志物,对肝癌做出临床诊断。

表 5-1-12 肝癌重要检查

检查手段	要点
超声	为临床上最常用的肝脏影像学检查方法。常规灰阶超声可早期、敏感地检出肝内占位性病变,可鉴别其为囊性或实质性、良性或恶性,并观察肝内或腹腔内相关转移灶、肝内血管及胆管侵犯情况等
CT/MRI	动态增强 CT 和多模态 MRI 扫描是肝脏超声和血清 AFP 筛查异常者明确诊断的首选影像学检查方法。 多模态 MRI 检出和诊断直径≤2.0 cm 肝癌的能力优于动态增强 CT。使用肝细胞特异性对比剂钆塞酸二钠(Gd-EOB-DTPA)可提高直径≤1.0 cm 肝癌的检出率以及肝癌诊断与鉴别诊断的准确性。多模态 MRI 在评价肝癌是否侵犯门静脉、肝静脉主干及其分支以及腹腔或后腹膜淋巴结转移等方面较动态增强 CT 也更显优势
肝动脉造影	是一种侵入性创伤性检查,该技术更多用于肝癌局部治疗或急性肝癌破裂出血治疗等

2. 病理类型、分期:肝癌主要包括肝细胞癌(hepatocellular carcinoma,HCC)、肝内胆管癌(intrahepatic cholangiocarcinoma,ICC)和 HCC-ICC 混合型三种不同病理学类型,三者在发病机制、生物学行为、组织学形态、治疗方法以及预后等方面差异较大,其中 HCC 占 85%~90%。结合中国的具体国情及实践积累,依据患者一般情况、肝肿瘤情况及肝功能情况,建立了中国肝癌的分期方案(China liver cancer staging,CNLC),参见表 5-1-13。

表 5-1-13 CNLC 分期

分期	肿瘤	血管侵犯	肝外转移	体力状况	蔡尔德-皮尤(Child-Pugh)改良评分
Ⅰa 期	单个肿瘤,直径≤5 cm	无	无	0~2 分	A/B 级
Ⅰb 期	单个肿瘤,直径>5 cm;或 2~3 个肿瘤、最大直径≤3 cm	无	无	0~2 分	A/B 级
Ⅱa 期	2~3 个肿瘤,最大直径>3 cm	无	无	0~2 分	A/B 级
Ⅱb 期	肿瘤数目≥4 个,肿瘤直径不论	无	无	0~2 分	A/B 级
Ⅲa 期	肿瘤情况不论	有	无	0~2 分	A/B 级
Ⅲb 期	肿瘤情况不论	血管侵犯不论	有	0~2 分	A/B 级
Ⅳ期	肿瘤情况不论	血管侵犯不论	肝外转移不论	3~4 分	或 C 级

3. 鉴别诊断:肝癌需与肝血管瘤、继发性肝癌、肝腺瘤、局灶性结节样增生、肝肉瘤、肝脓肿等相鉴别。

(三)治疗原则

肝癌治疗领域的特点是多种治疗方法、多个学科共存。因此,肝癌诊疗需重视多学科诊疗团队(MDT)的模式,特别是对于疑难复杂病例的诊治。肝癌治疗方法包括肝切除术、肝移植术、局部消融治疗、经动脉化疗栓塞术(TACE)、放射治疗、全身治疗等多种手段,合理治疗方法的选择需要有高级别循证医学证据的支持,但也需要同时考虑地区经济水平的差异。肝脏储备功能良好的 CNLC Ⅰa 期、Ⅰb 期和Ⅱa 期肝癌是手术切除的首选适应证。对于 CNLC Ⅱb 期肝癌患者,尽管外科手术是肝癌的首选治疗方法,但因肝癌患者大多合并肝硬化,或者在确诊时大部分已达中晚期,能获得手术切除机会的患者仅占 20%～30%。局部消融治疗具有对肝功能影响少、创伤小、疗效确切的特点,使一些不适合手术切除的肝癌患者亦可获得根治机会。局部消融治疗主要包括射频消融、微波消融、无水乙醇注射治疗、冷冻治疗、高强度超声聚焦消融、激光消融等。经动脉化疗栓塞术(TACE)目前也被公认为肝癌非手术治疗的最常用方法之一。一线治疗药物可以考虑索拉非尼、仑伐替尼、阿帕替尼、阿特珠单抗＋贝伐单抗系统化疗(FOLFOX4 方案)。二线治疗药物可以考虑瑞戈非尼、免疫检查点抑制剂(帕博利珠单抗、纳武单抗、卡瑞利珠单抗)。

（四）随访

肝癌手术切除后、肝移植术后、消融术后以及系统治疗完全缓解后的复发转移是医务工作者重点关注的内容,因此所有患者需要接受密切观察和随访(参考表 5-1-14)。

表 5-1-14　肝癌随访建议

检查项目	检查频次
血清 AFP 检查	2 年之内每 3～6 个月检测 1 次,以后每 6～12 个月检测 1 次
肝肾功能及病毒监测	每 3～6 个月 1 次
胸腹盆部 CT、腹部 MRI	2 年之内每 3～6 个月 1 次,以后每 6～12 个月 1 次

第二节　肿瘤患者合并症和并发症处理

随着我国恶性肿瘤诊疗质量的提高,肿瘤患者的生存期逐渐延长,现阶段恶性肿瘤5 年生存率已从 10 年前的 30.9% 提升到 40.5%,很多患者能够带瘤长期生存,患者常常会出现与肿瘤相关的合并症或者治疗的并发症,需要识别和处理,最常见的包括癌性疼痛、肿瘤本身引起的急性合并症、肿瘤治疗引起的合并症等。

一、癌痛

癌性疼痛是指由癌症、癌症相关性病变及抗癌治疗所致的疼痛,是癌症患者最常见和难以忍受的症状之一,严重地影响癌症患者的生活质量。初诊癌症患者的疼痛发生率约为25%,晚期癌症患者的疼痛发生率可达 60%～80%,其中 1/3 的患者发生重度疼痛。

（一）病因

癌痛的原因复杂多样,大致可分为以下三类:

1. 肿瘤相关性疼痛:肿瘤直接侵犯、压迫局部组织,或者肿瘤转移累及骨、软组织等所致。

2. 抗肿瘤治疗相关性疼痛:由手术、创伤性操作、放射治疗、其他物理治疗以及药物治疗等抗肿瘤治疗所致。

3. 非肿瘤因素性疼痛：由患者的其他合并症、并发症以及社会心理因素等非肿瘤因素所致的疼痛。

（二）分类

1. 按时间分类：分为急性痛和慢性痛两类。急性痛有明确的开始时间，持续时间短；慢性痛是指持续时间在 3 个月或 6 个月以上的疼痛。晚期癌症患者的慢性疼痛一直是肿瘤学者所关注的重点问题，慢性疼痛是一种疾病。

2. 按病理生理学机制分类：分为伤害感受性疼痛和神经病理性疼痛两类。

（1）伤害感受性疼痛：有害刺激作用于躯体或脏器组织，使该结构受损而导致的疼痛。疼痛与实际发生的组织损伤或潜在的损伤相关，是机体对损伤所表现出的生理性痛觉神经信息传导与应答的过程。包括躯体痛和内脏痛。躯体痛常表现为钝痛、锐痛或者压迫性疼痛，定位准确；而内脏痛常表现为弥漫性疼痛和绞痛，定位不够准确。

（2）神经病理性疼痛：外周神经或中枢神经受损，痛觉传递神经纤维或疼痛中枢产生异常神经冲动所致。可以表现为刺痛、烧灼样痛、放电样痛、枪击样疼痛、麻木痛、麻刺痛、幻觉痛及中枢性坠胀痛，常合并自发性疼痛、痛觉过敏和痛觉超敏（触诱发痛）。

（三）临床评估

癌痛的临床评估是控制癌痛的第一步。评估要点包括：

1. 详细病史，包括肿瘤病史及疼痛病史。肿瘤病史需要了解肿瘤类型、病变范围、治疗方法及治疗经过。

2. 疼痛病史首先要相信患者的疼痛主诉，此外需了解患者疼痛部位、范围、疼痛性质、疼痛程度及发作方式等。疼痛程度的准确评估是有效止痛的前提。目前推荐使用数字分级（NRS）法（图 5-1-1）评估患者疼痛；如果患者不能表达，使用 Wong-Baker 面部表情疼痛量表法（图 5-2-2）。

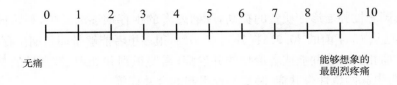

图 5-1-1　数字分级法

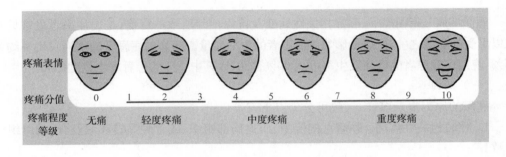

图 5-2-2　Wong-Baker 面部表情疼痛量表法

3. 评估疼痛所带来的影响,包括功能活动、心理状态、社会影响等。

（四）治疗原则

癌痛应当采用综合治疗的原则,应用恰当的止痛治疗手段,及早、持续、有效地消除疼痛,预防和控制药物的不良反应。癌痛的治疗方法包括病因治疗、药物治疗和非药物治疗:

1. 病因治疗:癌痛主要由癌症本身和(或)并发症等引起;需要给予针对性的抗癌治疗,包括手术、放射治疗、化学治疗、分子靶向治疗、免疫治疗及中医药等,有可能减轻或解除癌症疼痛。

2. 药物治疗:根据 WHO 癌痛三级阶梯止痛治疗指南,癌痛药物止痛治疗的五项原则如下:

（1）口服给药。口服方便,是最常用的给药途径;其他给药途径有静脉、皮下、直肠和经皮给药等。

（2）按阶梯用药。

① 轻度疼痛:可选用非甾体抗炎药物(NSAIDs)。不同非甾体抗炎药有相似的作用机制,具有止痛和抗感染作用,常用于缓解轻度疼痛,或与阿片类药物联合用于缓解中、重度疼痛。非甾体抗炎药常有不良反应,包括消化性溃疡、消化道出血、血小板功能障碍、肾功能损伤、肝功能损伤以及心脏毒性等。

② 中度疼痛:可选用弱阿片类药物或低剂量的强阿片类药物,并可联合应用非甾体抗炎药物以及辅助镇痛药物(镇静剂、抗惊厥类药物和抗抑郁类药物等)。

③ 重度疼痛:首选强阿片类药物,并可合用非甾体抗炎药物以及辅助镇痛药物(镇静剂、抗惊厥类药物和抗抑郁类药物等)。对于慢性癌痛治疗,推荐选择阿片受体激动剂类药物。同时可以联合应用非甾体抗炎药物,增强阿片类药物的止痛效果,并减少阿片类药物用量。部分轻度和中度疼痛时也可考虑使用小剂量强阿片类药物。如果患者诊断为神经病理性疼痛,应首选三环类抗抑郁药物或抗惊厥类药物等。如果是癌症骨转移引起的疼痛,应该联合使用双膦酸盐类药物,抑制溶骨活动。

（3）按时用药。指按固定时间规律性给予止痛药。按时给药有助于维持稳定、有效的血药浓度。目前,缓释药物的使用日益广泛,建议以速释阿片类药物进行剂量滴定,以缓释阿片药物作为基础用药的止痛方法;出现爆发痛时,可给予速释阿片类药物对症处理。

（4）个体化给药。指按照患者病情和癌痛缓解药物剂量,制定个体化用药方案。由于患者个体差异明显,在使用阿片类药物时并无标准的用药剂量,应当根据患者的病情使用足够剂量的药物,尽可能使疼痛得到缓解。同时,还应鉴别是否有神经病理性疼痛,考虑联合用药。

（5）注意具体细节。对使用止痛药的患者要加强监护,密切观察其疼痛缓解程度和机体反应情况,注意药物联合应用时的相互作用,并且采取必要措施尽可能地减少药物的不良反应,以提高患者的生活质量。

（五）不良反应处理

阿片类药物的常见不良反应包括便秘、恶心、呕吐、嗜睡、瘙痒、头晕、尿潴留、谵妄、认知障碍以及呼吸抑制等。

1. 便秘：便秘是阿片类药物最常见的不良反应，服用阿片类药物的患者有 41% 出现便秘，且会于阿片类药物止痛治疗全过程中持续发生，患者需要多饮水、多食用富含纤维素的实物，适当运动，使用缓泻剂（如番泻叶、麻仁丸、乳果糖等）来防治便秘。发生严重便秘时可以考虑灌肠治疗。

2. 恶心、呕吐：恶心、呕吐的发生率约为 30%，通常发生于用药初期，症状多在 4～7 天内缓解，随着用药时间延长可逐渐耐受。初用阿片类药物的数天内，可考虑同时给予甲氧氯普胺（胃复安）等止吐药预防恶心、呕吐，必要时可采用 5-HT3 受体拮抗剂类药物（昂丹司琼、格雷司琼、帕洛诺司琼等）和抗抑郁药物（奥氮平等）。

3. 嗜睡和镇静：阿片类药物在镇痛剂量下，可以产生不同程度的镇静作用，一般不需要处理。如果出现过度镇静、精神异常等不良反应，应当注意其他因素的影响，包括肝肾功能不全、高血钙症、代谢异常以及合用精神类药物等；同时，需要减少阿片类药物用药剂量，甚至停用和更换止痛药。

4. 呼吸抑制：呼吸抑制是最严重的不良反应，常见于使用阿片类药物过量及合并使用其他镇静药物的患者。主要临床表现为针尖样瞳孔、呼吸抑制（<8 次/min、潮气量减少、潮式呼吸、发绀）、嗜睡状至昏迷、皮肤湿冷，有时出现心动过缓和低血压，严重者出现呼吸暂停、深昏迷和死亡。处理措施为立即停药，如患者不清醒及处于呼吸抑制，应建立通畅呼吸道，必要时使用阿片类药物抑制剂纳洛酮（0.2～0.4 mg 加至 20 mL 生理盐水中缓慢推注，或者多次小剂量注射 0.1 mg 纳洛酮），如果是口服阿片类控释药物患者，需考虑洗胃。

二、肿瘤自身引起的急性并发症

（一）上腔静脉压迫综合征

上腔静脉压迫综合征（SVCS）是上腔静脉或其周围的病变引起上腔静脉不同程度的狭窄或闭塞，从而导致经上腔静脉回流到右心房的血液部分或完全受阻所引起的临床症候群。SVCS 是恶性肿瘤患者常见的急症之一。

1. 病因：恶性疾病为 SVCS 首要原因，肿瘤直接浸润和压迫所致的 SVCS 占 90% 以上，其中 60%～85% 的 SCVS 是由胸腔内恶性肿瘤导致。非小细胞肺癌是最常见的恶性病因，其后依次为小细胞肺癌和非霍奇金淋巴瘤，其他病因包括胸腺瘤和伴纵隔淋巴结转移的实体瘤。非恶性疾病导致的 SCVS 约占 10% 左右，病因如胸骨后甲状腺肿瘤、胸腺瘤、支气管囊肿等，或慢性纤维性颈部组织炎症导致上腔静脉周围组织压迫，如特发性硬化性纵隔炎、纵隔纤维化等。

2. 临床表现及诊断：急性发病者临床表现：严重头痛、头晕、头面部肿胀、嗜睡和憋气等。慢性起病者临床表现：卧位、低头、弯腰时头面部肿胀、头晕；病前是长脸，后逐渐成为方形脸，颈部变粗；头、颈、上肢充血肿胀，睑结膜充血，颈静脉怒张，胸、腹壁静脉曲张，血流自上向下走行。可通过上腔静脉造影、CT、MRI 等明确诊断。

3. 治疗：SCVS 是肿瘤急症之一，应及时治疗。治疗的首要目的是缓解症状，其次是根治肿瘤。

（1）一般处理：患者应卧床，取头高脚低位及给氧，减轻颜面及上部躯体水肿，吸氧可缓解暂时性呼吸困难。限制钠盐摄入和液体摄入，使水肿减轻。利尿剂的使用可以减轻阻塞所致的上部水肿，缓解症状，可静脉用呋塞米或 20％甘露醇，若效果欠佳可同时配合应用皮质激素。由于患者处于高凝状态，必要时可给予一定抗凝治疗。

（2）介入治疗：上腔静脉支架置入能迅速缓解上腔静脉阻塞症状，与手术相比具有创伤小、易耐受、恢复快等特点。

（3）放疗：放疗可以有效控住局部病灶，减轻上腔静脉压迫症状，但其应用需结合病理诊断。有研究显示 78％小细胞肺癌、63％非小细胞肺癌在放疗后 2 周内完全缓解，72 h 左右开始症状出现一定缓解。

（4）化疗：对化疗敏感的肿瘤可以作为 SCVS 的治疗方式，约 80％的非霍奇金淋巴瘤及 40％小细胞肺癌能够通过化疗完全控制 SCVS。

（二）脊髓压迫综合征

脊髓压迫是常见的神经系统急症之一，以快速进展的四肢神经功能障碍和大小便失禁为主要表现。

1. 病因：引起脊髓压迫的原因有：肿瘤转移至脊柱，然后突入椎管；肿瘤转移至椎旁引起椎间隙狭窄，椎间盘突出进入椎管；经血液循环或淋巴回流直接进入椎管。最常见导致脊髓压迫的肿瘤类型包括乳腺癌、肺癌、淋巴瘤、前列腺癌等。

2. 临床表现及诊断：脊髓压迫综合征常见的临床表现：① 疼痛。最常见的症状，约 90％以上病例发生疼痛，疼痛部位通常与脊髓受累部位一致，开始为一侧，呈间歇性疼痛，逐渐加重至两侧及持续性疼痛。② 感觉障碍。表现为束带感、肢体发麻、烧灼或针刺感。③ 自主运动障碍。表现为一侧肢体无力及上行性麻木或感觉异常。当脊髓完全压迫时，会出现感觉消失、尿失禁、尿潴留等，严重时可发生截瘫。诊断依据除了典型临床表现外，最重要的是 MRI 检查结果。增强 MRI 相较于平扫 MRI 能提供更多病变相关信息。

3. 治疗：目的是恢复和保留正常神经功能，控制局部肿瘤和缓解疼痛。措施包括：① 内科治疗。一旦明确脊髓压迫，应立即静脉给予高剂量地塞米松，首次用 10 mg 静推，然后每 6 h 静脉内再给 4 mg，可以迅速缓解疼痛及改善神经功能。必要时可给予脱水治疗。② 放射治疗。放疗目的是通过减少肿瘤细胞的复合来缓解神经结构的压迫，防止神经损害进展，缓解疼痛和防止局部复发。③ 外科手术。手术能迅速解除脊髓压迫，最好能在 24 h 内进行；手术方式包括开放性手术和微创手术，现阶段微创手术成为主流。

（三）颅内压增高综合征

颅内压增高综合征是指各种因素使颅内压持续＞19.6 kPa(200 cmH$_2$O)，是神经系统多种疾病的共同表现，可因颅内容物（如脑）体积（占位改变）、脑血容量和脑脊液体积增加引起一系列临床表现，以颅内压增高为主要临床表现。

1. 病因：多由脑转移所致，据统计，肿瘤脑转移的发生率在 20％～40％左右，其中2/3 患者会有临床表现。任何类型恶性肿瘤均有可能转移至脑，以肺癌、乳腺癌、黑色素瘤最常见，其他诸如肾癌、结直肠癌等肿瘤的脑转移率在逐步上升中。

2. 临床表现及诊断：具有突然发作的特点，可伴有行为改变，有时伴有局灶性神经系统症状和体征。颅内压增高的典型表现为头痛、呕吐和视神经盘水肿三联征。头痛最常见,常为早期表现,多见于额颞部,持续性胀痛或波动性疼痛,阵发性加剧,特点为下半夜痛醒。呕吐常出现在剧烈头痛或清晨空腹时,呕吐前多无恶心,典型者呈喷射状。视神经盘水肿是颅内压增高最重要和可靠的客观体征,结合颅脑影像检查可以明确诊断。

3. 治疗:病因治疗,如手术切除颅内肿瘤等,但大多数患者不能解除病因。一般治疗包括卧床,轻度抬高头部及上半身,严密监测生命体征,定期观察瞳孔,采用限制液体摄入,应用脱水剂、激素等手段。脱水降颅内压治疗,可以选用20%甘露醇静脉滴注、呋塞米静推,或者加用甘油果糖等。激素可控制血管性水肿,地塞米松16~40 mg静脉推注可在数小时内起效。颅内压增高控制后,可以采取手术、放疗、化疗、靶向治疗等。

(四)肿瘤溶解综合征

肿瘤溶解综合征(TLS)是指接受抗肿瘤治疗后大量肿瘤细胞迅速死亡,细胞内代谢产物释放入血,超过肾脏排泄能力,导致高尿酸血症、高钾血症、高磷血症等一系列代谢紊乱,最终导致肾衰竭。TLS最常见于全身化疗后,多见于血液系统及淋巴瘤患者,典型者见于高度恶性淋巴瘤和急性白血病患者。

1. 病因:TLS最常发生于对化疗有良好应答的急性白血病、淋巴瘤、骨髓瘤患者中,在实体瘤患者中相对少见,但在肿瘤负荷大且对化疗敏感的增长迅速的实体瘤如小细胞肺癌、生殖细胞肿瘤患者中也会发生。除了化疗外,采用放疗、皮质内固醇、靶向治疗的患者也有发生TLS的可能。

2. 临床表现及诊断:TLS常无症状,仅在出现特征性实验室代谢异常时才偶然发现。包括高尿酸血症、高钾血症、高磷血症等。部分患者可能出现恶心、呕吐、嗜睡、尿液混浊、肾绞痛、手足抽搐等症状。

3. 治疗:TLS的治疗以预防为主,根据发生TLS的危险性,在进行抗肿瘤治疗前给予预防性处理。包括:① 补液疗法。血容量不足是TLS主要的危险因素,必须纠正,静脉补液量每天达2~3 L,维持尿量100 mL/h,同时加入碳酸氢钠碱化尿液、增加尿酸溶解,可给予利尿剂增加尿量。② 纠正电解质紊乱。积极治疗和严密监测高钾血症,立即停止钾的摄入,同时给予患者排钾治疗,必要时给予患者紧急透析。

三、肿瘤治疗引起的并发症

(一)骨髓抑制

骨髓抑制是抗肿瘤治疗过程中常见的不良反应。由于骨髓中白细胞(6~8 h)、血小板(5~7 d)、红细胞(120 d)的半衰期各不相同,因此,骨髓抑制最先表现为白细胞下降,尤其是白细胞中的中性粒细胞下降,然后是血小板减少,严重时血红蛋白也会有所降低。

化疗导致的中性粒细胞减少是指使用骨髓抑制性化疗药物后引发外周血中性粒细胞绝对值(ANC)降低,即基于实验室的血常规结果提示(ANC<$2.0×10^9$/L)。化疗导致中性粒细胞减少的谷值通常出现在化疗后7~14 d。多种化学药物如烷化剂类、蒽环类、嘧啶类似物、亚硝脲类、丝裂霉素C、氨甲蝶呤等都对骨髓细胞具有毒性作用,常引发造血祖细胞耗竭而致急性骨髓抑制。一般情况下外周中性粒细胞数目在使用细胞周期

特异性的药物(如氟尿嘧啶、紫杉醇、长春瑞滨、吉西他滨等)后 7～14 d 出现低谷,14～21 d 左右逐渐恢复,而在使用细胞周期非特异性药物(如环磷酰胺、阿霉素等)后 10～14 d 出现低谷,待 21～24 d 左右中性粒细胞渐恢复至正常值以上。靶向药物如伊马替尼、舒尼替尼、阿帕替尼、克唑替尼也可导致中性粒细胞下降,主要为轻中度下降,少数患者可发生重度中性粒细胞下降。

肿瘤化疗相关性血小板减少症(CIT)是指抗肿瘤化疗药物对骨髓巨核细胞产生抑制作用,导致外周血中血小板计数低于 $100×10^9$/L,为最常见的化疗相关性血液学毒性之一,可使出血风险增加、住院时间延长、医疗费用增加,严重时可导致死亡。CIT 的发生机制主要包括血小板生成减少、血小板破坏增加以及血小板分布异常。导致 CIT 的常见化疗方案包括含吉西他滨、铂类、蒽环类和紫杉类药物的化疗方案。多药联合方案中,GP(吉西他滨、顺铂/卡铂)、DCF(多西他赛、顺铂、5-FU)、FOLFOX(奥沙利铂、5-FU)等方案导致 CIT 的风险较高。除化疗药物导致的 CIT,分子靶向药物如阿帕替尼、伊马替尼、舒尼替尼、利妥昔单抗等导致的血小板减少也应被关注。

肿瘤化疗相关贫血主要是指肿瘤患者在疾病进展和治疗过程中发生的贫血,特征表现为外周血中单位容积内红细胞数减少、血红蛋白浓度降低或红细胞比容(HCT)降低至正常水平以下。30%～90%肿瘤患者合并贫血,其发生率及严重程度与患者的年龄,肿瘤类型、分期、病程、治疗方案,药物剂量及化疗期间是否发生感染等因素有关。出血、溶血、机体营养吸收障碍、遗传性疾病、肾功能不全、内分泌紊乱及患者接受长期多种治疗等均为肿瘤化疗相关贫血发生的主要原因。

表 5-2-1　骨髓抑制 CTCAE 5.0 分级

分级	中性粒细胞减少	血小板减少	贫血
1 级	$1.5×10^9$/L≤ANC<$2.0×10^9$/L	$75×10^9$/L≤PLT<$100×10^9$/L	正常值下限～100 g/L
2 级	$1.0×10^9$/L≤ANC<$1.5×10^9$/L	$50×10^9$/L≤PLT<$75×10^9$/L	100～80 g/L
3 级	$0.5×10^9$/L≤ANC<$1.0×10^9$/L	$25×10^9$/L≤PLT<$50×10^9$/L	<80 g/L
4 级	ANC<$0.5×10^9$/L	PLT<$25×10^9$/L	危及生命,需要紧急治疗
5 级	死亡	死亡	死亡

表 5-2-2　骨髓抑制处理及预防原则

症状	处理	预防
中性粒细胞减少	rhG-CSF 按照每天 5 μg/kg 皮下注射,持续每天给药,直到 ANC 自最低点恢复至正常水平或者接近正常实验室水平标准值	rhG-CSF 每日 1 次,皮下注射剂量为 5 μg/kg,化疗后次日即开始使用或最长至化疗后 3～4 d 内开始每天使用,持续用药,直至中性粒细胞计数从最低点恢复至正常或接近正常水平

症状	处理	预防
血小板减少	当 PLT ≤ $10×10^9$/L 时,需预防性输注血小板;对于某些有活动性出血的实体瘤,尤其是存在坏死性成分时,即使 PLT > $10×10^9$/L,也可给予预防性血小板输注。 $10×10^9$/L < PLT < $75×10^9$/L,重组人白介素-11(rhIL-11)、rhIL-11 衍生物[rhIL-11(Ⅰ)]和重组人血小板生成素(rhTPO)为目前国家药品监督管理局批准的促血小板细胞因子药物。rhTPO 的用药方法:用药剂量为 300 U/(kg·d),每日 1 次,连续用药。rhIL-11 的用药方法:推荐剂量为 25～50 μg/kg,皮下注射,每日 1 次,连用 7～10 d。两者用药至 PLT ≥ $100×10^9$/L 或 PLT 较用药前升高 $50×10^9$/L 以上时停药。 $75×10^9$/L ≤ PLT < $100×10^9$/L,密切观察 PLT 及出血情况	如果患者既往化疗后发生 3 或 4 级血小板减少、本周期化疗结束后有血小板计数下降趋势,存在出血高风险因素,推荐化疗后 6～24 h 开始预防性应用促血小板生成药物。如果患者无出血高风险因素,推荐在 PLT < $75×10^9$/L 时开始使用促血小板生成药物,至 PLT ≥ $100×10^9$/L 时停药
贫血	输血治疗、促红细胞生成治疗和补充铁剂等	—

(二) 消化道不良反应

恶心、呕吐是抗肿瘤药物治疗过程中常见的消化道不良反应,严重的恶心、呕吐能够降低患者抗肿瘤治疗的依从性从而影响疗效。还可能导致脱水、电解质紊乱、营养缺乏、食管黏膜撕裂等严重后果。发生率与所使用化疗药物的致吐性相关。高度致吐风险药物或方案包括:AC 方案(含蒽环类、环磷酰胺的联合方案)、顺铂、卡铂(AUC ≥4)、达卡巴嗪、氮芥等。目前使用的预防呕吐的药物包括多巴胺受体拮抗剂、5-HT$_3$ 受体拮抗剂、NK-1 受体拮抗剂。止吐治疗应在抗肿瘤治疗之前进行,根据抗肿瘤药物治疗的致吐风险、既往使用止吐药物的反应、恶心呕吐的性质、患者个体因素以及是单药还是联合应用进行药物的选择。良好的生活方式也能缓解恶心、呕吐,例如少食多餐,选择易消化、合胃口的食物,控制食量,避免食用辛辣刺激性食物,不吃冰冷或过热食物等。部分患者出现暴发性恶心呕吐,推荐使用奥氮平或其他未使用过的不同作用机制的止吐药物,采用静脉给药、肌内注射、皮下给药、纳肛、贴剂等方式给药。

腹泻是肿瘤化疗患者中常见不良反应,腹泻的发生主要和使用氟尿嘧啶类药物及伊立替康相关,其他如使用吉非替尼、阿法替尼、伊马替尼、吡咯替尼、西妥昔单抗等药物的患者也有腹泻发生。腹泻的常用治疗药物包括洛哌丁胺、蒙脱石散、奥曲肽等。发生 2 级以下腹泻,以调节饮食和观察为主,少量多餐进食易消化食物,补充足够液体,避免使用对胃肠道有刺激的药物,必要时使用止泻药物如洛哌丁胺、蒙脱石散。发生 3 级以上腹泻或伊立替康引起的延迟性腹泻,需立即给予洛哌丁胺,从 4 mg(2 片)开始,在此之后,每次腹泻后或每隔 4 h 服用 2 mg(1 片)(最高剂量为 16 mg/d),直到排便停止达 12 h 为止。如腹泻持续超过 48 h,则应开始预防性口服广谱抗生素,并给予胃肠外支持治疗,重症患者联合生长抑素治疗,给予皮下注射奥曲肽 100～150 μg/8 h,随后剂量酌

情递增或 $25\sim50$ μg/h 持续静脉给药到腹泻控制后 24 h。

表 5 - 2 - 3 恶心、呕吐、腹泻 CTCAE 5.0 分级

分级	恶心	呕吐	腹泻
1级	食欲降低,不伴进食习惯改变	不需要进行干预	与基线相比,大便次数增加(<4 次/d);造瘘口排出物轻度增加
2级	经口摄食减少,不伴明显的体重下降、脱水或营养不良	门诊静脉补液,需要进行医学干预	与基线相比,大便次数增加(4~6 次/d);造瘘口排出物中度增加;借助于工具的日常生活活动受限
3级	经口摄入能量和水分不足;需要鼻饲、全肠外营养或者住院	需要鼻饲、全胃肠外营养或住院治疗	与基线相比,大便次数增加(≥7 次/d);需要住院治疗;与基线相比,造瘘口排出物重度增加;自理性日常生活活动受限
4级	—	危及生命	危及生命,需要紧急治疗
5级	—	死亡	死亡

表 5 - 2 - 4 止吐药物的分类、主要机制和代表性药物

分类	机制	代表药物	常见不良反应
多巴胺受体拮抗剂	抑制中枢催吐化学感受区的多巴胺受体	甲氧氯普胺	锥体外系症状
5-HT$_3$ 受体拮抗剂	阻断 5-HT 与 5-HT$_3$ 受体结合而抑制呕吐	昂丹司琼、格雷司琼、多拉司琼、阿扎司琼、帕洛诺司琼	便秘、头痛
NK-1 受体拮抗剂	特异性阻断 NK-1 受体与 P 物质的结合	阿瑞匹坦、福沙匹坦	便秘、头痛
糖皮质激素	机制尚不明确,涉及多方面	地塞米松	代谢综合征
非典型抗精神病药物	与 5-HT$_3$ 受体、多巴胺受体、组胺 H$_1$ 受体等多种受体具有高亲和力,从而发挥止吐作用	奥氮平	过度镇静

（三）免疫治疗相关不良反应

近年来,肿瘤免疫学研究发展迅速,免疫检查点理论逐渐得到肿瘤学家的认可,发现免疫检查点理论中关键基因的詹姆斯·艾利森(James Alison)和本庶佑(Tasuku Honjo)获得了 2018 年诺贝尔生理学或医学奖。免疫检查点作为免疫"刹车系统",是机体负性调控免疫活化程度及持续性的重要机制之一。正常情况下,免疫检查点可避免免疫系统过度应答而导致的机体正常组织受损。然而,在肿瘤患者体内,肿瘤细胞和免疫细胞表面免疫检查点的表达可造成免疫细胞"失能",失去识别和杀伤肿瘤细胞的能力,造成肿瘤细胞免疫逃逸。免疫检查点抑制剂的作用机制即释放"刹车",重新激活免疫细胞杀伤肿瘤。目前,免疫检查点抑制剂在国内已经获批用于多种肿瘤(如肺癌、淋巴瘤、肝癌、食管癌、胃癌等)治疗,临床应用人群越来越多,但由于非肿瘤专业的医

护人员认识和处理毒性经验不足,使得在一部分患者发生免疫治疗相关不良反应 irAEs 时未能及时识别及干预。

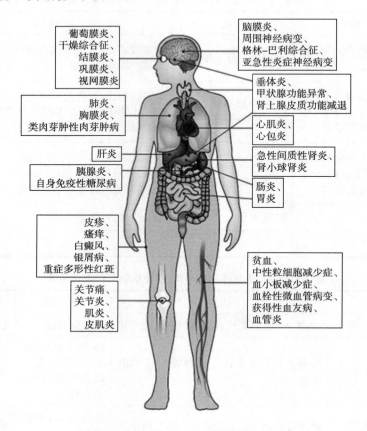

葡萄膜炎、干燥综合征、结膜炎、巩膜炎、视网膜炎

脑膜炎、周围神经病变、格林–巴利综合征、亚急性炎症神经病变

肺炎、胸膜炎、类肉芽肿性肉芽肿病

垂体炎、甲状腺功能异常、肾上腺皮质功能减退

肝炎

心肌炎、心包炎

胰腺炎、自身免疫性糖尿病

急性间质性肾炎、肾小球肾炎

肠炎、胃炎

皮疹、瘙痒、白癜风、银屑病、重症多形性红斑

贫血、中性粒细胞减少症、血小板减少症、血栓性微血管病变、获得性血友病、血管炎

关节痛、关节炎、肌炎、皮肌炎

图 5-2-3 irAEs 毒性谱

任何器官和组织都有可能受累,最常发生的 irAEs 主要累及皮肤、肠道、内分泌器官和肝脏,而心脏、肾脏、神经、眼的 irAEs 相对少见。大多数 irAEs 为轻到中度,但也有约 10% 严重的或危及生命,其中 2% 患者会死亡。国内 CSCO 指南将毒性分为五个级别:G1,轻度毒性;G2,中度毒性;G3,重度毒性;G4,危及生命的毒性;G5,与毒性相关的死亡。临床处理是按照毒性分级管理原则进行的。

表 5-2-5 毒性分级管理原则

分级	住院级别	糖皮质激素	其他免疫抑制剂	ICIs 治疗
G1	无须住院	不推荐	不推荐	继续使用
G2	无须住院	局部使用糖皮质激素,或全身使用糖皮质激素,口服泼尼松 0.5～1 mg/(kg·d)	不推荐	暂停使用

分级	住院级别	糖皮质激素	其他免疫抑制剂	ICIs 治疗
G3	住院治疗	全身糖皮质激素治疗,口服泼尼松或静脉使用 1～2 mg/(kg·d)甲基泼尼松龙	对糖皮质激素治疗 3～5 d 后症状未能缓解的患者,可考虑在专科医师指导下使用	停用,基于患者的风险获益比讨论是否恢复 ICIs 治疗
G4	住院治疗,考虑收入重症加强护理病房（ICU）治疗	全身糖皮质激素治疗,静脉使用甲基泼尼松龙 1～2 mg/(kg·d),连续 3 天,若症状缓解逐渐减量至 1 mg/(kg·d)维持,后逐步减量,6 周左右减量至停药	对糖皮质激素治疗 3～5 d 后症状未能缓解的患者,可考虑在专科医师指导下使用	永久停用

四、终末期患者维护

肿瘤终末期患者治疗是临床肿瘤学重要组成部分,以患者和家庭为中心,着重于疼痛和其他不适症状的控制,根据患者及家庭的需求、价值观、信仰、宗教等,满足他们在心理上和精神上的需求,最终目标是改善肿瘤终末期患者的生存质量。

针对肿瘤终末期患者,以缓解症状为主要治疗目标,实施是最佳支持治疗（BSC）。2007 年,WHO 曾委托国际临床关怀与姑息治疗学会（IAHPC）制定了姑息治疗基本用药目录,但由于该目录内部分药物暂未在我国上市,限制了其使用。2021 年海峡两岸医药卫生交流协会全科医学分会结合国内外姑息治疗与安宁疗护的权威研究、临床实践及我国《国家基本药物目录》,制定了我国首部《姑息治疗与安宁疗护基本用药指南》,即在肿瘤终末期患者出现下列不适症状时,可以根据该指南为患者提供相应的对症诊疗。

表 5-2-6　姑息治疗与安宁疗护基本药物用法用量及说明

症状/适应证	推荐药物	用法用量	说明
疼痛	详见本章第二节"癌痛"部分内容		
发热	对乙酰氨基酚	口服或直肠给药,650～1 000 mg,1 次/4～6 h,口服最大剂量为 2 g/d,直肠给药最大剂量为 1.2 g/d	（1）对本品过敏者禁用。（2）肝功能衰竭患者禁用。（3）注意肝脏毒性。（4）不宜大量或长期服用,以免引起造血系统及肝肾功能损害
水肿	呋塞米	口服,20～40 mg,每日 1 次,必要时可肌肉注射或静脉注射	（1）对本品及噻嗪类利尿药或其他磺酰胺类药物过敏者禁用。（2）低钾血症、肝性脑病患者,超量服用洋地黄者禁用。（3）老年患者应用本品,发生低血压、电解质紊乱、血栓形成和肾功能损害的机会增多
瘙痒	地塞米松	口服,4～8 mg/d	（1）地塞米松治疗乏力为超说明书用药（超适应证）,须在医师指导下合理使用。（2）对本药及基质成分过敏者或对其他糖皮质激素类药物过敏者禁用

症状/适应证	推荐药物	用法用量	说明
乏力	地塞米松	口服,4 mg,每日 2 次	(1) 地塞米松治疗乏力为超说明书用药(超适应证),须在医师指导下合理使用。(2) 对本药及基质成分过敏者或对其他糖皮质激素类药物过敏者禁用
恶病质	地塞米松	口服,4~8 mg/d	(1) 地塞米松改善恶病质为超说明书用药(超适应证),须在医师指导下合理使用。(2) 对本药及基质成分过敏者或对其他糖皮质激素类药物过敏者禁用
高钙血症	0.9% 氯化钠注射液	结合临床实际情况静脉注射	(1) 轻度高钙血症。可进行观察,监测血钙、肾功能、骨密度和尿钙排泄等。(2) 中度高钙血症。可采取的治疗措施包括:① 静脉滴注 0.9% 氯化钠溶液扩容;② 必要时可用袢利尿药(禁用噻嗪类利尿药)。(3) 重度高钙血症。即高钙危象,不管有无症状均应紧急处理。治疗方法包括:① 扩充血容量(在第一个 24 h 内静脉滴注补充 4~6 L 0.9% 氯化钠溶液,注意患者是否合并充血性心力衰)。② 增加钙排泄;③ 减少骨的重吸收(使用双膦酸盐或地舒单抗);④ 治疗原发性疾病;⑤ 紧急行血液透析治疗
呼吸困难	吗啡	(1) 对于未使用过阿片类药物的患者,宜从较低的剂量开始。必要时可口服 2.5~10.0 mg/2 h 或静脉注射 1~3 mg/2 h。(2) 对于已经使用阿片类药物的患者,可考虑在原有剂量上增加 25%	(1) 吗啡治疗呼吸困难为超说明书用药(超适应证),须在医师指导下合理使用。(2) 口服为最佳给药途径。(3) 缓释制剂必须整片吞服,不可掰开、碾碎或咀嚼。(4) 个体用药存在较大差异,应根据疼痛的严重程度、年龄及服用镇痛药史决定或调整用药剂量。(5) 过量应用可致急性中毒,主要表现为昏迷、针状瞳孔、呼吸浅弱、血压下降、发绀等。(6) 禁用于不明原因的疼痛,以防掩盖症状,贻误诊治
呼吸道分泌物过多	东莨菪碱	丁溴东莨菪碱皮下注射,20~60 mg,每 4 h 1 次。	(1) 丁溴东莨菪碱治疗呼吸道分泌物过多为超说明书用药(超适应证),须在医师指导下合理使用。(2) 青光眼、前列腺肥大所致排尿困难、严重心脏病、器质性幽门狭窄或麻痹性肠梗阻患者禁用
咳嗽/咳痰	可待因	口服,15~30 mg,每日 3~4 次	多痰患者禁用,以防止因抑制咳嗽反射而使痰液阻塞呼吸道,或继发感染而加重病情
	羧甲司坦	口服,500 mg,每日 3 次	(1) 服用本品时应注意避免同时应用强力镇咳药,以免稀化的痰液堵塞呼吸道。(2) 有出血倾向的胃和十二指肠溃疡患者慎用。(3) 有慢性肝脏疾病的老年患者应减量

续表

症状/适应证	推荐药物	用法用量	说明
咯血	氨甲环酸	即刻口服 1.5 g,之后口服 1 g/次,每日 3 次。如果 3 d 后咯血未缓解,口服增加剂量至 1.5～2.0 g/次,每日 3 次。当患者停止咯血的时间达 1 周,可将剂量减少至 0.5 g/次,每日 3 次,或酌情停用	(1) 由于有血栓形成倾向,尿道手术者禁用;有血栓形成倾向及有心肌梗死倾向者慎用。(2) 对癌症出血及大量创伤出血无止血作用。(3) 由于本品可导致继发性肾盂和输尿管凝血块阻塞,大量血尿患者禁用或慎用
恶心、呕吐	详见本章第二节"消化道不良反应"部分		
厌食	地塞米松	口服,4～8 mg/d	(1) 地塞米松治疗厌食为超说明书用药(超适应证),须在医师指导下合理使用。(2) 对本药及基质成分过敏者及对其他糖皮质激素类药物过敏者禁用
恶性肠梗阻	东莨菪碱	丁溴东莨菪碱皮下注射,20～60 mg,每 4 h 1 次。	(1) 丁溴东莨菪碱治疗恶性肠梗阻为超说明书用药(超适应证),须在医师指导下合理使用。(2) 青光眼、前列腺肥大所致排尿困难、严重心脏病、器质性幽门狭窄或麻痹性肠梗阻患者禁用
腹胀	甲氧氯普胺	口服,10 mg,每日 3 次;必要时可肌内注射或静脉滴注	(1) 对普鲁卡因或普鲁卡因胺过敏者禁用。(2) 癫痫患者禁用。(3) 胃肠道出血、机械性肠梗阻或穿孔者禁用。(4) 嗜铬细胞瘤、进行放疗或化疗的乳腺癌患者禁用。(5) 有抗精神病药致迟发性运动功能障碍史者禁用。(6) 肝、肾衰竭患者使用本品锥体外系危险性增加,应慎用
睡眠/觉醒障碍	唑吡坦	睡前口服 5 mg	(1) 可出现恶心、呕吐、腹痛、腹泻、头晕、停药后失眠、皮疹、瘙痒等不良反应,半夜起床可能出现反应迟钝,摔倒。(2) 对本品过敏者,严重呼吸功能不全、睡眠呼吸暂停低通气综合征、严重肝功能不全、肌无力患者,有强烈自杀倾向和过度饮酒者禁用

第六章　心身疾病的评估与管理

第一节　常见心身问题的识别和处理

一、抑郁

(一)概述

抑郁障碍是指由多种原因引起的以显著和持久的抑郁症状群为主要临床特征的一类心境障碍。抑郁症状群包括情感低落、兴趣减退、快感缺失、精力缺乏、精神运动性迟滞或激越、注意力不集中、制定决策困难、自卑、自责、无价值感、体重与睡眠的变化以及自杀意念或行为等。

1. 流行病学特点

据世界卫生组织统计,全球约有 3.5 亿抑郁障碍患者,平均每 20 人就有 1 人曾患或目前患有抑郁障碍。大多数国家抑郁障碍的终身患病率在 8%～12% 之间。黄悦勤等报道的最新研究显示,我国抑郁障碍的年患病率为 3.59%。

2. 常见病因

(1)遗传:抑郁障碍患者的一级亲属罹患抑郁障碍的风险大约是一般人群的 2～10 倍,遗传度大约是 31%～42%。

(2)神经生化:抑郁障碍不仅与体内神经递质的水平异常有关,也与相应受体功能的改变有关,如去甲肾上腺素能、多巴胺能和 5-羟色氨能神经递质等。

(3)神经内分泌:包括下丘脑-垂体-肾上腺轴功能异常,表现为血中皮质醇水平增高、应激相关激素分泌昼夜节律改变,以及自发性皮质醇分泌抑制等。下丘脑-垂体-甲状腺轴也可能参与了抑郁障碍的发病。

(4)心理社会因素:生活中的应激事件如亲人丧失、婚姻关系不良、失业、严重躯体疾病等是抑郁障碍发生的危险因素,如果多个严重不良的生活事件同时存在,则可能协同影响抑郁障碍的发生。

3. 问诊特点和技巧

(1)问诊环境:理想的状况是只有检查者和被检查者两人,保证谈话的内容无外人听见,使患者感到自己的隐私受到尊重,精神放松。

(2)观察:观察患者的表情、眼神、姿势,说话方式与交流方式、穿着、一般状态和意识等。观察陪伴者的态度、情绪状态、身份等。对陪伴者的观察有助于早期发现潜在的医疗风险,判断家庭关系和社会影响因素等。

(3)提问技巧:一般采取先开放、后封闭的提问方式。多提一些开放性的问题,如"你的心情怎么样? 你哪里不舒服? 这种不舒服是怎么发生的?"等,由易而难,可以从躯体症状问到失眠,到焦虑,再到抑郁症状。由浅入深,逐渐问及有无悲观念头,甚至有无自杀自残想法,是否采取过相应的行为等。

（二）抑郁症状的识别与评估

1. 识别:虽然抑郁症患病率高,但治疗率不到10%,大部分轻到中度的患者从未寻求医疗机构的帮助。国内部分地区的调查显示,综合医院门诊焦虑抑郁障碍的识别率为16.5%～34.9%,能给予恰当治疗的比例更低,从而错过了早期诊断、早期治疗的机会。因此抑郁症的早期识别尤其重要。抑郁症是情感障碍一类的疾病,在日常生活中可以通过提四个问题来早期发现抑郁症,即"你最近心情好不好?""你最近有没有对什么事都感不感兴趣?""你最近想不想出门?""你最近精力怎么样?"如果说这四个问题里面有两个的答案是消极的,那就要提示有抑郁情绪,需要去医院进行筛查。

2. 诊断标准

（1）根据最新的国际疾病分类第11次修订本（ICD-11）诊断标准,抑郁症通常具有情绪低落、兴趣和愉快感丧失、精力不济或疲劳感等典型症状。

其他症状包括:

① 集中注意和注意的能力降低;

② 自我评价和自信降低;

③ 自罪观念和无价值感（即使在轻度发作中也有）;

④ 认为前途暗淡悲观;

⑤ 自伤或自杀的观念或行为;

⑥ 睡眠障碍;

⑦ 食欲下降。

（2）根据抑郁发作的严重程度分为三类:轻度、中度、重度抑郁。

① 轻度抑郁:是指具有至少2条典型症状,再加上至少2条其他症状,轻度抑郁发作的个体通常在进行日常工作、社交或家务活动时有一些困难,但不甚严重。发作中没有幻觉或妄想。

② 中度抑郁:是指具有至少2条典型症状,再加上至少3条（最好4条）其他症状,且患者进行工作、社交或家务活动都相当困难。

③ 重度抑郁:是指3条典型症状都存在,并加上至少4条其他症状,其他某些症状应达到严重的程度,症状极为严重或起病非常急,依据不足2周的病程做出诊断也是合理的。除了在极有限的范围内,几乎不可能继续进行社交、工作或家务活动。

（3）病程标准:

① 符合症状和严重标准持续时间不少于2周。

② 可存在某些精神症状,但不符合精神分裂症的诊断。若同时符合精神分裂症的症状标准,在精神分裂症症状缓解后,满足抑郁发作标准至少2周。

（4）排除标准:排除器质性精神障碍,或精神活动物质和非成瘾物质所致抑郁。

3. 诊断思路

除详细询问病史,仔细进行全面躯体检查及神经系统检查外,可进行量表筛查,同时需要做相应的辅助检查及实验室检查,以排除躯体疾病。

4. 鉴别诊断

（1）躯体疾病：许多躯体疾病如甲状腺功能减退、系统性红斑狼疮、慢性肝炎、结核等可以出现抑郁症状。应注意相应的躯体症状和实验室检查的证据。

（2）脑器质性疾病：脑血管病变、帕金森病、脑肿瘤等疾病均可出现抑郁症状。鉴别过程中应注意的是：① 注意病史特征；② 注意神经系统检查；③ 注意影像学和其他实验检查结果。

（3）药源性抑郁：许多类药物，如降压药、抗癫痫药、抗癌药物、抗帕金森病药物、抗精神分裂症药物、抗溃疡药物等均可导致患者出现抑郁症状。在鉴别中应注意：① 患者的用药史；② 所用药物的性质、特点及副作用；③ 药物的使用和抑郁症状出现之间的关系。

5. 常用量表

自评：简单抑郁自测量表（PHQ-9）（表6-1-1）、抑郁自评量表（SDS）等。

他评：蒙哥马利抑郁量表（MADRS）、汉密尔顿抑郁量表（HAMD）、自杀风险评估量表等。

表6-1-1　简单抑郁自测量表（PHQ-9）

序号	在过去的两周内，以下情况烦扰您有多频繁？（在您的选择下打"√"）	评分			
		完全不会	几天	一半以上的日子	几乎每天
1	做事时提不起劲或没有兴趣	0	1	2	3
2	感到心情低落、沮丧或绝望	0	1	2	3
3	入睡困难，睡不安稳或睡眠过多	0	1	2	3
4	感觉疲倦或没有活力	0	1	2	3
5	食欲不振或吃太多	0	1	2	3
6	觉得自己很糟或觉得自己很失败，或让自己或家人失望	0	1	2	3
7	对事物专注（例如阅读报纸或看电视时）有困难	0	1	2	3
8	动作或说话速度缓慢到别人已经察觉，或正好相反——烦躁或坐立不安、动来动去的情况更甚于平常	0	1	2	3
9	有不如死掉或用某种方式伤害自己的念头	0	1	2	3
总分（最高分＝27，最低分＝0）：＿＿＿＿＝〔＿＿＋＿＿＋＿＿〕					

评分标准：0～4分——没有抑郁；5～9分——有抑郁症状；10～14分——明显抑郁症状；15～27分——重度抑郁。

（三）处理措施

1. 常规治疗原则

（1）因人而异的个体化合理用药；

（2）尽可能单一用药，足量足疗程治疗；

（3）如药物无效，可以换用药物，可换用同类药物，也可换用作用机制不同的另一类药物；

（4）治疗期间密切观察病情变化和不良反应,并及时处理;

（5）在药物治疗的基础上辅以心理治疗,增强治疗效果;

（6）积极治疗与抑郁共病的其他躯体疾病。

2. 转诊指征

（1）重度抑郁;

（2）经常规治疗无效或加重;

（3）有精神病性症状,如幻听、被害妄想等;

（4）存在其他精神或药物滥用问题;

（5）患者处于复杂的社会心理环境中;

（6）患者有自杀观念、自杀计划或已有过自杀行为。

3. 转诊过程:全科医生可将患者转介到精神心理门诊进行诊断,或由精神心理科医生联合会诊,明确诊断、规范治疗。

4. 注意事项:对于有自伤、自杀倾向的患者需要联系家属,并告知患者相关情况及危险,建议患者家属 24 h 留陪,防治患者自伤、自杀等意外情况。

二、焦虑

（一）概述

焦虑是一种情绪状态,是一种内心紧张不安、预感到似乎将要发生某种不利情况而又难于应付的不愉快情绪,表现为精神紧张、惶惶不安、坐立不定,常常伴有心悸、胸闷、气急、四肢发冷、出汗、震颤等自主神经功能失调的症状,严重者可表现为惊恐发作。

焦虑症状常见于焦虑障碍(广泛性焦虑障碍及惊恐障碍),也可见于其他精神障碍,如抑郁症、恐惧症、强迫症等。

广泛性焦虑障碍是最常见的焦虑障碍,终生患病率为 4.1%～6.6%,普通人群中患病率约为 1.9%～5.1%,45～55 岁的患者比例最高,女性患病率约为男性的 2 倍。惊恐障碍终身患病率为 1%～4%,女性患病率是男性的 2 倍,起病年龄呈双峰模式,第一个高峰出现于青少年晚期或成年早期,第二个高峰出现于 45～54 岁。

发病原因与遗传、神经生物学因素及心理社会因素相关。荟萃分析显示焦虑障碍有明显的家族聚集性,遗传度为 30%～40%;选择性 5 -羟色氨再摄取抑制剂治疗焦虑障碍有效提示 5 -羟色氨参与其病理过程;另外童年时期不安全的依恋关系、父母的过度保护、被虐待、与养育者过多分离也可能是产生焦虑的原因。

（二）识别与评估

每个人都会经历焦虑,它是对内部和外部威胁的提醒,是正常的具有自我保护作用的反应。但是如果在没有危险(应激源)的情况下出现焦虑,或者反应过度,且影响到正常社会功能,就要考虑是焦虑的异常状态,即焦虑障碍。

1. 焦虑障碍主要分为广泛性焦虑障碍和惊恐障碍两类。

（1）广泛性焦虑障碍(慢性焦虑)

① 情绪症状:在没有明显诱因情况下,患者表现出对未来可能发生的、难以预料的某种危险或不幸事件的过分担心、紧张害怕,如担心自己或者亲人会发生意外,担心自己

的健康状况;这种紧张害怕的情绪与现实情境不符,可能没有明确的担心内容,或者无法描述清楚担心对象,只是一种莫名其妙的提心吊胆,患者感觉自己处于一种紧张不安、恐惧、害怕、忧虑的内心体验中。

② 运动不安:表现为坐立不安,坐卧不宁,来回走动,面部表情不自然,四肢会出现轻微的震颤,肌肉紧张,有时会出现肌肉的抽动或者动作僵硬,容易疲倦。

③ 自主神经功能亢进:常表现为出汗,眩晕,呼吸急促,心动过速,身体时冷时热,手脚冰凉或发热,面部发红或苍白,胃部难受,大小便频繁,喉头有阻塞感等。

④ 警觉性增高:患者会表现为易激惹、易受惊吓、入睡困境、噩梦、易惊醒、注意力不集中等。

(2) 惊恐障碍(急性焦虑)

① 濒死感或失控感:患者体验到突然发作的、不可抗拒的恐惧、紧张、害怕,体验到濒死感或失控感。主要症状表现为气促、窒息感、哽咽感、心悸、心率加快、胸闷或胸痛、出汗、眩晕、恶心或胃部不适、麻木或针刺感、超热或发冷、震颤、人格解体或现实解体,害怕即将死亡、"发疯"或者失去控制,因而或奔走,或惊叫,或四处求救。患者不会同时出现上述症状,仅出现其中一种或几种。惊恐发作一般历时 15~30 min,很少有超过 1 h 的。

② 预期焦虑:惊恐发作时,患者的体验十分痛苦,因此在首次发作后或者两次发作的间歇期非常担心再次出现类似的情况,因而惴惴不安,并出现一些自主神经紊乱的症状,这种因担心再次发作而出现的不适症状称为预期焦虑。

③ 回避行为:患者因担心再次发作时会发生危险,常寻求他人相伴,或者回避一些自认为可能引起发作的场所或者活动,比如不愿独自外出,不敢去人多的地方等。

2. 焦虑障碍的诊断要点

(1) 广泛性焦虑障碍的诊断

① 至少在 6 个月以上的多数时间里,对许多事件与活动显得过分焦虑或担心。

② 患者自觉很难控制自己这种担忧。

③ 伴有下列 3 项或 3 项以上症状:运动性不安,容易疲倦,难以集中注意或脑子里一片空白,易激惹,肌肉紧张,睡眠障碍(难以入睡或保持睡眠状态,或休息不充分、质量不满意的睡眠)。

④ 这种担心或躯体症状引起有临床意义的痛苦,导致社交、职业或其他重要功能方面的损害。

⑤ 这种障碍不能归因于某种物质(如药物、滥用的毒品)的生理效应,或其他躯体疾病(如甲状腺功能亢进)。

⑥ 这种障碍不能用其他精神障碍(如恐惧症、强迫症、创伤后应激障碍等)来解释。

(2) 惊恐障碍的诊断

① 反复出现不可预期的惊恐发作。发作期间出现下列症状的 4 项及以上:心悸、心慌或心率加速,出汗,震颤或发抖,气短或窒息感,哽咽感,胸痛或胸部不适,恶心或腹部不适,感到头昏、脚步不稳、头重脚轻或昏厥,发冷或发热感,感觉异常(麻木或针刺感),现实解体(感觉不真实)或人格解体(感觉脱离了自己),害怕失去控制或"发疯",濒死感。

② 至少在 1 次发作后,出现下列症状中的 1~2 种,且持续 1 个月或者更长时间:预

期焦虑(担心再次发作或失去控制),与惊恐发作相关的行为方面出现了显著的不良变化(回避行为)。

③ 这种障碍不能归因于某种物质(如药物、滥用的毒品)的生理效应,或其他躯体疾病(如甲状腺功能亢进、心肺疾病)。

④ 这种障碍不能用其他精神障碍(如特定恐惧症、创伤后应激障碍、分离性焦虑等)来更好地解释。

3. 鉴别诊断

(1)躯体疾病相关的焦虑:甲状腺功能亢进、低血糖、系统性红斑狼疮、嗜铬细胞瘤等具有焦虑症状,进行相应的临床和实验室检查,可以明确诊断。冠心病、脑梗死、脑白质缺血等疾病是焦虑的器质性因素,同时焦虑反应可以加重原有的器质性疾病,在治疗原发疾病的同时应治疗焦虑症状。

(2)药物所致焦虑:许多药物在长期应用、过量或者中毒、戒断时可导致焦虑症状,如哌甲酯、甲状腺素、类固醇、茶碱、催眠镇静药戒断等。

4. 常用的量表

(1)汉密尔顿焦虑量表(HAMA):为他评量表,含14个项目,采用0~4的五级评分方法,总分≥14分可明确达到焦虑障碍的严重程度标准。

(2)Zung焦虑自评量表(SAS):共20题,使用简单,能相当直观地反映患者焦虑的主观感觉,多用于门诊患者的粗筛,总粗分的分界值为40分,标准分为50分。

(3)焦虑症筛查量表(GAD-7):为自评量表(表6-1-2),含7个项目,采用0~3的评分方法。0~4分表示没有焦虑症状,5~9分表示可能有轻微焦虑症状(建议咨询心理医生),10~13分表示可能有中度焦虑症状(最好咨询心理医生),14~18分表示可能有中重度焦虑症状(建议精神科医生就诊),19~21分表示可能重度焦虑(一定要看精神科医生)。

6-1-2　GAD-7焦虑自评量表

序号	在过去的两周内,以下情况烦扰您有多频繁?(在您的选择下打"√")	评分			
		完全不会	几天	一半以上的日子	几乎每天
1	感觉紧张,焦虑或急切	0	1	2	3
2	不能够停止或控制担忧	0	1	2	3
3	对各种各样的事情担忧过多	0	1	2	3
4	很难放松下来	0	1	2	3
5	由于不安而无法静坐	0	1	2	3
6	变得容易烦恼或急躁	0	1	2	3
7	感到似乎将有可怕的事情发生而害怕	0	1	2	3
总分: _____ = 〔___ + ___ + ___〕					

评分标准:0~4分—没有焦虑;5~9分—轻度焦虑;10~14分—中度焦虑;15~27分—重度焦虑。

（三）处理措施

1. 药物治疗

有抗焦虑作用的抗抑郁药：选择性 5-羟色氨再摄取抑制剂（SSRIs）和去甲肾上腺素再摄取抑制剂（SNRIs）对焦虑症状有效，且不良反应少，在临床上广泛应用。如帕罗西汀、文拉法辛、度洛西汀、艾司西酞普兰等。但是 SSRIs/SNRIs 起效慢，而苯二氮草类药物起效快，早期会将两类药物联用，SSRIs/SNRIs 起效后，可将苯二氮草类药物逐渐停用。

2. 心理治疗

（1）健康教育：让患者明白疾病的性质，增进在治疗中的合作，避免进一步加重焦虑。鼓励患者进行适当的体育锻炼，坚持正常的生活和工作。

（2）认知行为治疗：改变患者过高评估负性事件出现的可能性，避免过度灾难化想象事件的结果，对患者进行认知重建。

3. 转诊指征

出现下列情况者需要转诊至专科就诊：惊恐发作，或者焦虑症状严重影响社会功能，导致患者不能正常生活、工作和学习；HAMD≥14 分；SAS 总粗分＞40 分或标准分＞50 分；GAD-7≥14 分。

三、躁狂

（一）概述

躁狂以心境高涨为主，与其处境不相称，其典型特征是情感高涨、思维奔逸、活动增多，可伴有夸大观念或妄想。躁狂常见于躁狂发作或者双相情感障碍。其发生机制尚未完全阐明，可能的因素有遗传因素、神经生化因素、神经内分泌功能异常和社会心理因素等。

在问诊时，最好在安静的环境中进行自我介绍和讲解问诊规则。这对建立良好的医患关系至关重要，使患者把自己的不适全面地告诉医生。通常由开放式提问开始，比如"请问您今天来，有哪里不舒服"或"请问您这次来希望我们帮助您解决什么问题"患者会跟随提问叙述病情。建立信任关系后，围绕患者的情绪问题进行开放式或者封闭式提问，询问患者的感知觉、定向、情绪、精力、注意力、思维、对疾病的认识等，注意询问患者的目前状态和既往状态的区别，询问患者家属观察到的患者和其他人之间的差异，最后还应该询问患者的成长经历和生活环境。在问诊过程中注意收集患者的非语言信息，对患者进行鼓励、引导和解释。

（二）躁狂症状的识别和诊断要点

1. 躁狂的常见临床表现

（1）情感高涨：是躁狂发作的主要原发症状，典型表现为自我感觉特别兴奋、愉快感、兴高采烈；其高涨的情感具有一定的感染力，常得到他人共鸣，引起欢笑，症状轻时难以察觉。可以通过和其家人进行沟通交流，对异常症状进行判断。有时患者虽然心境高涨，但是情绪不稳定，表现为易怒、敌对，严重时可出现破坏或攻击行为。

（2）思维奔逸：是指联想速度明显加快，思维内容丰富多变。患者自觉脑子变得很灵活、反应敏捷,语量增多,语速增快,有时候觉得言语表达跟不上思维,联想丰富,想法增多,高谈阔论,谈话主题经常切换。由于注意力容易随情景转移,思维活动常受周围环境变化而改变。

(3) 活动增多,意志行为增强:内心体验、行为方式与外界环境协调,自觉精力旺盛、能力强、兴趣范围广泛,但做事虎头蛇尾、有始无终。喜欢交往,爱管闲事、打抱不平,行为鲁莽,控制能力差。

(4) 夸大观念/夸大妄想:通常在心境高涨的背景下,出现自我评价过高,说话漫无边际,认为自己出身名门、才华出众,自命不凡等。严重时可达到妄想程度,也可以出现关系妄想、被害妄想等。

(5) 睡眠需求减少:睡眠明显减少,无困倦劳累感。

(6) 其他:食欲增加、性欲亢进、瞳孔增大、心率加快等症状。

可以通过量表评估进行早期筛查,常用量表包括轻躁狂症状自评量表、心境障碍问卷、杨氏躁狂问卷等,能提高双相情感障碍检出率。

2. 诊断标准:躁狂症状常见于躁狂发作或者双相情感障碍的躁狂发作。

(1) 症状标准:以情绪高涨或易激惹为主,并至少有下列 3 项(若仅以易激惹为主,至少需伴有 4 项):① 注意力不集中或随境转移;② 语量增多;③ 思维奔逸;④ 自我评价过高或夸大;⑤ 精力充沛,不感疲乏,活动增多,难以安静或不断改变计划和活动;⑥ 鲁莽行为;⑦ 睡眠需求减少;⑧ 性欲亢进。

(2) 严重程度标准:严重损害社会功能,或者给别人造成危害或者不良后果。

(3) 病程标准:至少 1 周。

(4) 排除标准:排除器质性精神障碍,或精神活性物质和非成瘾物质所致躁狂。

躁狂发作很少单独出现,通常是双相情感障碍中的躁狂相。双相情感障碍是一类既有躁狂发作或轻躁狂发作,又有抑郁发作的常见精神障碍,常为慢性病波动性病程,躁狂、混合、轻躁狂发作通常与抑郁发作(或一段时期的抑郁症状)交替出现。双相情感障碍可分为两类:双相障碍Ⅰ型和Ⅱ型。该疾病的诊断主要根据病史、临床症状、病程、体格检查和实验室检查结果,通过横断面的核心症状和纵向演变过程进行综合判断。

双相情感障碍的诊断中需注意:① 早期正确诊断。双相情感障碍临床表现隐匿,可以通过仔细全面的精神检查、量表评估和随访调查早期发现,明确诊断。当患者服用抗抑郁药之后出现躁狂发作时,应及时诊断双相情感障碍。② 躁狂相的识别。躁狂症状的不同表现形式常被忽略(首次发作表现为抑郁,患者未主动提及躁狂可能病史),或被误诊为其他精神障碍(如:混合发作常被误认为是激越性抑郁,破坏性症状和易激惹性被看成是异常人格,躁狂伴发的精神病性症状被当成精神分裂症,儿童躁狂常被误诊为注意缺陷多动障碍)。③ 家族史。有双相情感障碍家族史的患者出现心境障碍,更倾向考虑为双相情感障碍。④ 躁狂反复发作患者,应警惕发展为双相情感障碍。

(三)躁狂发作及双相情感障碍的治疗与转诊

双相情感障碍的治疗遵循综合治疗、个体化治疗、长期治疗、心境稳定剂为基础治疗和联合用药治疗原则。药物治疗中以心境稳定剂为基础,常用药物为锂盐、丙戊酸盐、拉莫三嗪和卡马西平。第二代抗精神病药物也可有效控制躁狂发作,常用药物有喹硫平、奥氮平等。躁狂发作早期可联合使用苯二氮䓬类药物,控制易激惹、兴奋、攻击等症状。药物治疗包括急性期、巩固期和维持期治疗。急性期治疗的目的是尽快控制症状,治疗应充分,尽量达到完全缓解。巩固期治疗是为了防止症状复燃,促进社会功能恢复。维持期治疗是为了防止疾病复发,提高患者生活质量,使其维持良好社会功能。

对于躁狂发作或者双相情感障碍患者需及时向专科转诊。转诊前向患者做好充分告知,使患者或其家属对疾病有所了解,并告知其进一步治疗的必要性和重要性。患者若有冲动行为,可先给予镇静药物保证转诊过程的安全。

四、失眠

(一)概述

失眠指入睡困难、维持睡眠困难(频繁地觉醒或醒后再入睡困难)、早醒,导致对睡眠数量或质量不满意,往往引起醒后不适感、疲乏感,白天困倦,焦虑不安,注意力不易集中或记忆力下降,影响日间功能。成年人中的 1/3 有失眠的症状,其中 10%～15% 表现出日间功能损害,6%～10% 符合失眠症的诊断标准。在社区医院,约 10%～20% 的就诊患者主诉有显著的失眠症状。女性失眠较男性更普遍,其比例为 1.44:1。

1. 引起失眠常见原因

(1)精神压力过大,如生活和工作中各种不愉快事件。

(2)睡前过饱或过饥,睡前饮用浓茶、咖啡等兴奋性饮料。

(3)滥用安眠药或中枢兴奋剂。

(4)不健康的生活方式,如日间休息过多、经常熬夜造成昼夜节律紊乱。

(5)睡眠环境不佳,如强光、噪声、过冷过热等。

(6)患有精神疾病(如焦虑障碍、抑郁障碍)或躯体疾病。

(7)对睡眠不正确的认知,如认为每晚必须有 8 h 睡眠,极度关注睡眠等。

(8)过于紧张、焦虑、强迫的人格特征。

2. 有关失眠症状的问诊要点

(1)具体的失眠症状:如晚上上床后多久才能入睡;入睡后是否经常觉醒,一晚有几次,醒后能否入睡或多久才能入睡;有无多梦或噩梦;早晨几点醒来;每晚总的睡眠时间有多少;白天有无不适、疲劳感,白天情绪如何(有无情绪低落、烦躁、紧张等),对日间工作或学习是否有影响(有无注意力不易集中、记忆力下降等)。

(2)失眠持续的时间:了解是一过性失眠、短期失眠还是慢性失眠,是否反复发作。

(二)识别和诊断要点

失眠指在适当的睡眠机会和环境条件下,主观上睡眠潜伏期 20～30 min 以上(儿童、青少年大于 20 min,中老年大于 30 min 有临床意义);维持睡眠困难,包括睡眠不实(觉醒过多、过久)、睡眠表浅(缺少深睡)、夜间醒后难以再次入睡,具体指睡眠起始后主观的觉醒时间为 20～30 min 以上;早醒,指觉醒时间早于预定时间 30 min 以上,或总睡眠时间未达到 6.5 h,早醒的判断需要考虑平时的就寝时间。

1. 失眠症的诊断要点

（1）主诉对睡眠数量或质量的不满，存在以下 1 个或多个症状：入睡困难、维持睡眠困难（频繁地觉醒或醒后再入睡困难）、早醒。

（2）睡眠紊乱引起患者明显的痛苦，或导致社交、家庭、工作、学习等功能受损。

（3）每周至少出现 3 晚睡眠困难，且至少 3 个月存在睡眠困难。

（4）尽管有充足的睡眠机会，仍出现睡眠困难。

（5）排除其他精神障碍、其他睡眠障碍、躯体疾病以及药物、毒品等导致的睡眠问题。

除了问诊外，还可以选择性使用睡眠日记、匹兹堡睡眠质量指数（Pittsburgh sleep quality index，PSQI）、失眠严重程度指数（insomnia severity index，ISI）等睡眠的主观评估工具来进行睡眠评估；选择性使用多导睡眠检测（polysomnography，PSG）客观评估睡眠情况；以及鉴别睡眠呼吸暂停、不宁腿综合征等睡眠相关呼吸或运动障碍等疾病。睡眠相关呼吸障碍常由打鼾、憋气、呼吸暂停等导致，使患者夜间睡眠片段化，无法进入有效的深睡眠，导致日间困倦。不宁腿综合征通常表现为夜间睡眠时双下肢出现极度的不适感，迫使患者不停地移动下肢或下地行走，导致患者严重的睡眠障碍。

（三）治疗原则

早期干预可有效防止短期失眠向慢性失眠发展。失眠症的主要治疗原则：改善睡眠质量，使总睡眠时间大于 6.5 h 和（或）睡眠效率大于 $80\% \sim 85\%$，建立床与睡眠之间的良性联系，改善与睡眠相关的心理障碍及日间功能损害。

失眠症的治疗包括非药物治疗与药物治疗。非药物治疗包括：① 心理行为治疗，如失眠卫生教育、刺激控制疗法、睡眠限制疗法、矛盾意念法、放松疗法、生物反馈疗效、认知行为治疗等；② 补充/替代性治疗，如运用体育锻炼、身心干预（如冥想、瑜伽、太极等）、物理治疗（如经颅磁刺激等）、操作及躯体治疗（如按摩、针灸等）以及光照治疗等。

药物治疗应遵循个体化、按需、间断、适量的原则，注意用药期间动态评估、合理撤药。常用的治疗失眠的药物包括苯二氮䓬类药物（如艾司唑仑、阿普唑仑、劳拉西泮、氯硝西泮、地西泮等）、非苯二氮䓬类药物（如佐匹克隆、右佐匹克隆、唑吡坦等）、褪黑素受体激动剂（如阿戈美拉汀）、镇静类抗抑郁药物（如曲唑酮、米氮平、氟伏沙明等）、镇静类抗精神病药物（针对难治性失眠症患者可试用小剂量喹硫平、奥氮平等）以及具有安神助眠作用的中成药或中草药。

患者若存在慢性失眠（每周失眠 3 d 以上，并至少持续 3 个月），伴有抑郁、焦虑或物质滥用，存在白天过度嗜睡，严重影响日常生活、学习、工作以及可能存在睡眠呼吸暂停、不宁腿综合征等睡眠相关呼吸或运动障碍等疾病，需及时向心理精神科门诊转诊。若患者存在明显的日间困倦、注意力不集中，应告知患者避免单独驾车前往转诊医院。

五、躯体化症状

（一）概述

躯体形式障碍（somatoform disorders，SFD）是一类与心理因素密切相关的，表现为各种躯体症状特殊形式的神经症，临床体格检查和实验室检查均不能发现相应的阳性结果来解释这些躯体症状。这类疾病的核心症状是躯体化症状,包括一系列因心理社会应激因素产生的躯体症状;躯体形式障碍是一类疾病的统称,如持续性躯体疼痛障碍、疑病症、躯体形式自主神经紊乱等。WHO 以躯体症状指数(somatic symptom index, SSI)为标准,在 15 个不同国家和地区开展研究,发现躯体形式障碍在基层医疗保健患者中的总的患病率为 19.7%(7.6%~36.8%)。

目前的美国精神疾病诊断与统计手册(Diagnostic and Statistical Manual of Mental Disorders-Fifth Edition,DSM-5)采用躯体症状障碍(somatic symptom disorders,SSD)诊断替代了之前的 SFD。因此本文以 SSD 来指代之前所谓的躯体形式障碍。

躯体化障碍(somatization disorders)是 SSD 最常见的一个亚型。该病表现为多种多样、经常变化的躯体症状,可涉及身体的任何系统和器官,常为慢性波动性病程,多伴有社会、人际或家庭行为方面的严重障碍,起病往往在成年早期,女性患者多于男性,以持久的担心或相信各种躯体症状的优势观念为特征。患者因这些症状反复就医,各种医学检查大多没有明显异常,但其严重程度并不足以解释患者的痛苦与焦虑。对患者来说,即使症状与应激性生活事件或心理冲突密切相关,他们也拒绝探讨心理病因的可能。因此正确识别躯体化症状尤为重要,有利于减少患者痛苦,减少不必要医疗开支和节约公共医疗资源。

(二)躯体化症状的识别与评估

临床上经常会遇到一类患者,他们会因为各种躯体不适或者感觉异常而频繁就诊于综合性医院的各个科室,比如心内科、消化科、全科等,进行了多种类型的检查,比如心电图、彩超、CT 等,但是相应的阴性检查结果和医生的解释均不能打消其疑虑。患者仍然会不可抑制地检查,甚至会换不同的医院或者科室检查,表现出一种所谓的"逛医"(doctor shopping)行为。

躯体化症状是指非由躯体疾病或组织损伤所致的过度不适感、异样感、主观难受或功能失调,是一种不能解释的功能性的症状,属于躯体性的优势观念。症状可涉及身体的任一系统或器官,表现形式多样,比如疼痛、酸胀、麻木、功能受限或者是莫名的不适感。症状频度不一,发作无规律可循。临床上患者往往对躯体化症状表现出过分的担忧,过度关注健康状况,对身体上任何一点异样感都要"明察秋毫",哪怕是常见的生理现象在患者眼里也是值得怀疑的。但是对于阴性的检查结果,患者通常不能信服,常常继续就诊、重复检查,甚至辗转多家医院、不同科室,求医变成了患者日常生活的一个部分。

此外,患者热衷于学习相关的疾病知识,尤其是上网查询各种来源的资料,更加不易被医生说服。近年来,SSD 常与某些躯体症状如骨骼肌肉系统疾病、心血管系统疾病、手术后恢复期、胃肠道疾病、内分泌系统疾病、神经系统疾病及生殖系统疾病共病或共存,部分患者可能同时患有两种以上躯体疾病。

在此情形下,对于躯体化症状与躯体疾病症状的鉴别显得尤为重要。问诊时应注意:既不能一味用躯体化症状来解释所有的临床现象,以免贻误真实存在的躯体疾病的诊治;也不能只顾躯体疾病的症状,忽视心理因素在疾病过程中的作用。躯体化症状患者常同时伴有焦虑、恐惧、不思饮食、失眠等伴随症状,躯体化症状容易被抑郁症状或焦虑症状所掩盖。临床医生应该通过细致的精神检查发现患者的躯体化症状。

1. 躯体症状障碍的诊断

DSM-5 关于躯体症状障碍的诊断标准：

① 1 种或多种躯体症状，患者感到痛苦或日常生活受到明显破坏。

② 与躯体症状相关的极端想法、感觉或行为，或与健康相关的过度担忧，至少表现为下列一项：

a. 与个体症状严重性不相称的、持续的想法。

b. 有关健康或症状的持续高水平的焦虑。

c. 对这些症状或健康的担忧耗费过多的时间和精力。

③ 虽然任何一种躯体症状可能都不会持续存在，但有症状的状态是持续存在的（通常超过 6 个月）。

2. 目前的严重程度

轻度（只有 1 项符合诊断标准②的症状）；

中度（2 项或更多符合诊断标准②的症状）；

重度（2 项或更多符合诊断标准②的症状，并且有多种躯体主诉或 1 项非常严重的躯体主诉）。

（三）处理措施

主要以对症治疗为主，比如使用抗抑郁药帕罗西汀、文拉法辛、度洛西汀等，必要时可以适当使用喹硫平、奥氮平等非典型抗精神病药物。此外，对于这类患者，认知行为治疗比如 CBT 等对于改变患者错误的认知，提高患者对于疾病的认识，减轻患者恐惧心理也是有益的。对于符合上述特征的患者，需要建议其前往心理科进一步就诊，避免反复做一些不必要的检查。

六、谵妄

（一）概述

谵妄（delirium）是一种常见的急性精神障碍，它并不是一种疾病，而是由多种原因导致的临床综合征。其核心表现为意识障碍，此外还常有行为无章、注意力无法集中、觉醒度改变、感知觉异常等表现，通常起病急，病情波动明显。用于描述谵妄状态的术语繁多，如肝性脑病、中毒性精神病、急性器质性精神障碍、代谢性脑病等。

谵妄常见于老年患者，是综合性医院最为常见的一类精神障碍。据报道，综合性医院老年住院患者的谵妄发生率为 38.5%，而综合性医院重症监护室患者的谵妄发病率高达 80%。谵妄常继发于急性和严重的躯体疾病，比如脑外伤、颅脑感染、脑血管病、癫痫、营养代谢及内分泌疾病、过敏性疾病，除此之外其原因还包括各种药物过量或中毒、物质戒断等。

常见的谵妄类型有：① 活动亢进型。躁动不安，对刺激过度敏感。② 活动抑制型。活动减少甚至嗜睡，在老年人中较常见，症状不易被察觉。③ 混合型。

（二）诊断要点

起病急，持续时间短，在一天当中多具有波动性，病中经历部分或全部遗忘。

1. 注意力损害(指向、集中、维持和转移的能力下降)和意识损害(从混浊到昏迷)。

2. 认知功能全面受损,如记忆力(一般是近记忆受损,远记忆相对完好)、语言功能(如言语不连贯)、感知觉(知觉歪曲、错觉、幻觉,多为幻视)、理解和抽象思维能力、定向力(时间、地点、人物定向障碍)受损。

3. 精神运动紊乱(活动减少或过多)。

4. 睡眠-觉醒周期的紊乱(失眠、昼间困倦、噩梦)。

5. 情绪紊乱,如抑郁焦虑和恐惧、易激惹、欣快、淡漠等。

(三)鉴别诊断

谵妄需与痴呆、抑郁症、精神分裂症相鉴别。具体见表6-1-3。

表 6-1-3 谵妄的鉴别诊断

项目	谵妄	痴呆	抑郁症	精神分裂症
起病	急性	隐匿	不定	不定
病程	波动	通常为进展性	每天变化	不定
可逆性	常常	常不	常可逆,但会复发	不可逆,还会恶化
意识水平	受损	清晰,直到晚期	一般不受损	不受损(急性期有困惑表现)
幻觉	常为幻视,也可为幻听、幻嗅、幻味	可以是幻视或幻听	常为幻听	常为幻听
妄想	短暂、片段,常为被害妄想	偏执性,通常固定	复杂且与心境相协调	频繁、复杂、系统,通常为偏执性

常用量表:

1. 谵妄等级评分量表1998年修订版(delirium rating scale-revised-98,DRS-R-98);

2. 意识模糊评估法(confusion assessment method,CAM);

3. ICU谵妄筛查量表(intensive care delirium screening checklist,ICDSC)。

(四)谵妄的治疗和预后

1. 积极纠正基础病因:确定谵妄的病因和诱因,针对原发脑部器质性疾病或躯体疾病进行治疗。避免多种药物特别是抗胆碱能药物的合并应用,如果谵妄系多药联用所致,则应予停药或减量。

2. 支持性治疗:包括输液、保持电解质平衡、营养及适当维生素供给等。

3. 非药物干预措施:对患者及其家人的心理社会支持等十分重要,容易被忽视。具体如下:

(1)收走潜在危险物品,尽量不使用约束。

(2)避免声光刺激。

(3)患者应置于安静、光线充足、陈设简单的病房中。

(4)尽量有熟悉的亲朋陪伴在侧,以减少其焦虑、激动等。

(5)限制睡眠时间,同时应当给予患者强烈的白天或黑夜的线索提示。比如:在白天应当保持灯亮着,并且营造一个活动的环境;在晚上灯光应暗淡、柔和一些,使患者保持良好的昼夜节律。

（6）护理是治疗中的重要环节,应给予安慰、解释、保证并防止意外发生。

（7）护理人员应接受识别谵妄早期症状的训练,夜间医护人员对患者的观察尤为重要。

4. 药物干预

使用原则：短期、对症、小剂量起始。针对兴奋或精神症状进行治疗。

氟哌啶醇是最常选用的药物,静脉注射的剂量为 0.5～20 mg,还有非典型抗精神病药利培酮、奥氮平、喹硫平等。

谵妄的预后转归包括以下几种：① 短期内(如一周内)恢复正常。② 并发其他疾病或造成功能损害。③ 死亡。

七、精神病性症状

（一）概述

精神病性症状是指出现幻觉、妄想、无自知力或自知力不完整等症状,此类症状可为原发性也可相互伴随继发。一般把伴有精神病性症状的这类状态称为严重精神障碍,俗称精神病,主要指：以幻觉妄想、思维破裂等为典型特征的精神分裂症,以系统妄想为主要表现的偏执型精神病,以精神分裂症症状和心境障碍症状同时出现又同样突出为特点的分裂情感性障碍,以一种或一整套相互关联的系统妄想为主要表现但没有明显心境障碍的妄想性障碍,以急性发作、病程短暂的精神病性综合征为特点的急性短暂性精神病性障碍。

（二）识别与评估

精神病性症状不等同于精神症状。精神症状涉及认知障碍、情感障碍和意志行为障碍等方面。精神病性症状属于精神症状中的一部分严重症状,具体可分为阳性症状与阴性症状两类。

1. 阳性症状

（1）幻觉：是一种感知觉障碍,是指没有相应的客观刺激时所出现的知觉体验。虽然幻觉源于主观体验,没有客观现实根源,但患者坚信其感受来自客观现实,其感受常常逼真生动,可引起愤怒、忧伤、惊恐、逃避乃至产生攻击别人的情绪或行为反应。

幻觉按产生来源可将其分为真性幻觉与假性幻觉两种。

按幻觉产生的感觉器官可将其分为幻听、幻视、幻嗅、幻味、幻触等类型。

（2）妄想：是一种思维内容障碍,是在病理基础上产生的歪曲信念,病态的推理和判断。它虽与患者所受的教育程度不符,但患者对此坚信不疑,无法说服,也不能以亲身体验和经历加以纠正。根据妄想内容可将其分为被害妄想、关系妄想、嫉妒妄想、钟情妄想、非血统妄想、宗教妄想和躯体妄想等类型。

（3）瓦解症状：主要指思维形式障碍,如思维散漫、破裂、不连贯,词句杂拌,语词新作,模仿语言,重复语言,刻板言语,持续语言,内向性思维,缄默症,思维中断,思维云集,逻辑倒错性思维,病理性象征性思维,病理性赘述等。

（4）行为症状：包括怪异行为、紧张症行为,表现为单调重复、杂乱无章或缺乏目的性,作态,幼稚愚蠢行为,违拗,被动服从,模仿动作,意向倒错,紧张性木僵,紧张性兴奋等。

(5) 情感不适切:包括情感的反应性降低、反应过度或不适当。

2. 阴性症状

(1) 意志减退:从事有目的性的活动的意愿和动机减退或丧失。

(2) 快感缺乏:表现为持续地不能从日常活动中发现和获得愉快感。

(3) 情感迟钝:不能理解和识别别人的情感表露和(或)不能正确地表达自己的情感。

(4) 社交退缩:包括对社会关系的冷淡和对社交兴趣的减退或缺乏。

(5) 言语贫乏:属于阴性的思维障碍,即言语的产生减少或缺乏。

精神分裂症是最常见的重性精神疾病之一,诊断主要依据全面的病史材料和精神状况检查,缺乏特异的实验指标和病理生理体征,因此需要提高警惕性。

3. 常用评估量表

简明精神病评定量表(brief psychiatric rating scale,BPRS)。阳性与阴性症状量表(positive and negative symptoms,PANSS)等。

(三) 处理措施

具有精神病性症状可以是器质性疾病所致精神障碍,如脑器质性疾病导致精神障碍、成瘾或者致幻药物导致精神障碍,也可以是精神分裂症、妄想性障碍、分裂情感性障碍,或者者情感性障碍的重症表现,需要及时请精神联络会诊,或者转诊到精神专科就诊。在日常慢性病患者管理过程中,全科医生需要与患者及其家属建立信任关系,密切观察,及时发现患者的思维、情绪和行为的变化,早期识别,通过仔细而有技巧的询问病史,结合临床表现初步判断。可以结合简明精神病评定量表(BPRS)、阳性与阴性症状量表(PANSS)等进行评估。

对于精神病性症状发作期的患者,首先要保证患者安全:一旦发现有危险行为,可以在民警协助下将患者保护性约束,及时送到精神专科医院;遇到患者病情波动,不必过于紧张,保持镇静,给予患者更多的言语关心和理解,不要指责和批评患者,耐心劝说患者配合治疗或去看医生。

抗精神病药物治疗应系统而规范,强调早期、足量、足疗程,注意单一用药和个体化用药原则。常用药物有第二代(非典型)抗精神病药物如利培酮、奥氮平。奎硫平常作为一线药物选用。第一代及非典型抗精神病药物的氯氮平作为二线药物使用。急性治疗期一般4~6周,尽快控制症状,防止疾病所致的继发性伤害。巩固治疗期至少6个月,防止疾病复燃,协助患者恢复社会功能。维持治疗期时间不定,由精神专科医生根据患者病情综合决策。

八、认知功能障碍

(一) 概述

认知是人脑接收外界信息,经过加工处理,转换成内在的心理活动,从而获取知识或应用知识的过程。它包括记忆、语言、视觉空间、执行、计算和理解判断等方面。认知障碍是指上述几项认知功能中的一项或多项受损,并影响个体的日常或社会能力。狭义的认知障碍是指一组获得性的,以谵妄、遗忘、痴呆等认知缺陷为主要临床表现的综合征,具有相对明确的病理和病理生理机制,涉及多种脑部和躯体疾病。

原发性器质性疾病如顽固性高血压、冠心病、内分泌疾病、消化性溃疡等均可导致认知障碍。这些疾病本身可以引起认知功能改变,而伴发的情绪与睡眠障碍同样也会引起认知的改变,因此在关注原发躯体器质性疾病带来的危害的同时,应警惕隐藏在背后的睡眠、情绪等问题,两者同时管理才能更好地防止认知障碍的发展。

精神障碍如抑郁障碍、焦虑障碍、睡眠障碍均可能伴发或导致认知障碍。有研究分析,约有 2/3 的抑郁患者伴有认知障碍,表现为注意力不集中、记忆力减退等认知损害。

无论器质性躯体疾病、精神障碍还是心身疾病,最终均可引起认知功能下降。在关注躯体疾病的同时应关注情绪、心理、应激因素和睡眠,以及认知障碍疾病的发生、发展。临床医生应重视认知障碍的识别。只有早期识别认知障碍的先兆,才能做到早期干预,防止认知功能障碍进行性加重。

（二）识别与评估

1. 病史询问,体格检查:从病史和体格检查中寻找引起认知功能损害的原因。收集患者临床症状和诊疗经过,尤其是关于心理社会方面(近期有没有受到什么创伤、精神刺激,是否伴有情绪问题),既往病史,伴随疾病,家族史,职业,受教育水平,是否伴有精神行为和人格改变,是否有诱发因素或事件,现患的可能导致认知功能障碍的躯体疾病,患者的用药情况,是否服用引起认知功能障碍的药物、影响情绪及睡眠的药物,是否存在酒精依赖等。图 6-1-1 显示常见心身疾病诊疗流程。

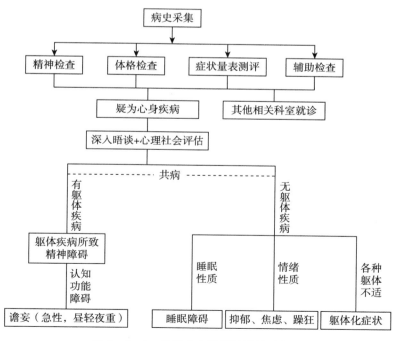

图 6-1-1　常见心身问题的诊治流程图

体格检查即详细的体格检查,尤其是神经、精神检查。

2. 情绪障碍、睡眠障碍的评估(参照本章相关章节)。

3. 认知功能的评估

(1) 简易精神状态检查(mini-mental state examination,MMSE)是广泛用于筛查认知功能缺损的有效量表。内容覆盖时间与地点定向力、记忆力、注意力、计算力、语言能力和视空间能力,具有信效度良好、敏感性强、易操作、耗时少的特点。量表总分为 0~30 分,测验成绩与文化程度密切相关。根据 MMSE 量表划定不同文化程度人群的划界分,文盲≤17 分、小学≤20 分、中学及以上≤24 分为痴呆。

表 6-1-4　简易精神状态检查(MMSE)

序号	项目	分数	
1	今年是哪一年?	1	
2	现在是什么季节?	1	
3	今天是几号?	1	
4	今天是星期几?	1	
5	现在是几月份?	1	
6	你现在在那个省(市)?	1	
7	你现在在哪个县(区)?	1	
8	你现在在哪个乡(镇/街道)?	1	
9	你现在在哪一层楼?	1	
10	这里是什么地方?	1	
11	复述:皮球	1	
12	复述:国旗	1	
13	复述:树木	1	
14	计算:100-7 是多少?	1	
15	计算:93-7 是多少?	1	
16	计算:86-7 是多少?	1	
17	计算:79-7 是多少?	1	
18	计算:72-7 是多少?	1	
19	回忆:皮球	1	
20	回忆:树木	1	
21	回忆:国旗	1	
22	辨认:铅笔	1	
23	辨认:手表	1	

序号	项目	分数	
24	复述：大家齐心协力拉紧绳	1	
25	用右手拿纸	1	
26	将纸对折	1	
27	放在大腿上	1	
28	说一句完整的句子	1	
29	闭眼睛（按卡片上的指令动作）	1	
30	按样作图	1	
	总分		

评分标准：总分30分，24分为分界值，18～24分为轻度认知功能受损，16～17分为中度认知功能受损，<15分为重度认知功能受损。因教育程度不同，分界值也有区别，文盲组为17分，小学组为20分，中学或以上组为24分。

（2）蒙特利尔认知评估（Montreal cognitive assessment，MoCA）是针对轻度认知功能损害制定的，涵盖视空间功能、语言功能、计算力、注意力、定向力、执行功能等方面的认知领域测试，但项目内容也受教育程度及文化背景差异的影响，使用不同中文版本的MoCA需要根据不同的受教育年限进行文化校正。满分30分，在非痴呆人群中，根据MoCA划分，文盲≤13分、小学≤19分、中学及以上≤24分为轻度认知功能障碍。

（3）辅助检查评估：常规血液化验，脑脊液检查，头CT、MRI、PET/SPECT及常规颅内、外血管检查等影像学检查，基因检测等寻找病因及鉴别诊断有所帮助。

（三）鉴别诊断

1. 躯体疾病与认知障碍

（1）血管性认知功能障碍（vascular cognitive impairment，VCI）：多有1个以上血管危险因素，血管危险因素与认知损害相关，认知功能障碍多呈急剧恶化或波动性、阶梯式病程。对于皮质下血管性脑疾病损害，MRI较CT敏感性及特异性强，在一定程度上可鉴别阿尔茨海默病（AD）及VCI。

（2）糖尿病与认知障碍：糖尿病是认知障碍的独立危险因素。海马对低血糖耐受力低，糖尿病患者易发生低血糖，导致海马萎缩，影响认知功能。目前尚无有关血糖控制良好与认知障碍关系的报道，维持血糖及糖化血红蛋白处于正常水平、减少波动可能对认知障碍的缓解有帮助。

（3）高血压、高血脂与认知障碍：目前多认为高血压、高血脂导致的认知障碍与其导致脑血管病变相关，维持血压、血脂于正常水平可能会减少认知障碍。

（4）甲状腺功能异常与认知障碍：亚临床甲亢、甲减及甲亢、甲减均可导致认知功能损害,甲亢患者认知功能障碍更多表现为注意力、执行能力、空间参考和物体再认记忆下降,而甲减患者可能仅存在物体再认记忆方面的减退,提示甲亢患者的记忆损害范围更广,亚临床甲减及甲亢相应方面的认知障碍损害较甲减、甲亢轻。

(5) 此外,脑积水、贫血、慢性心力衰竭、维生素 B_{12} 缺乏、酒精依赖、肿瘤、颅内感染(病毒、细菌、真菌、梅毒螺旋体感染)和药物等均可导致认知功能障碍。

2. 焦虑、抑郁、睡眠障碍与认知障碍

焦虑、抑郁、躯体化症状及睡眠障碍患者多有认知障碍,尤其是在执行能力方面,青年焦虑抑郁患者的认知功能已引起人们的注意。

3. 神经退行性疾病所致的认知功能障碍

常见的有 AD、路易体痴呆、额颞叶痴呆(FTD)、帕金森病的认知功能障碍、多系统萎缩(MSA)患者的认知功能障碍等,详见本书第七章第三节中的"痴呆"相关内容。

(四) 认知障碍的处理原则

目前尚无治疗认知障碍的特效方法,早期对认知障碍的病因及其危险因素进行干预可以减少认知障碍的发生,延缓患者日常生活能力迅速减退。

1. 心理社会治疗:鼓励早期患者参加各种社会活动和日常生活活动,延缓认知障碍的进展;对轻度认知障碍患者有效。

2. 药物治疗

(1) 轻度认知障碍的药物治疗

① 茴拉西坦:口服,0.1~0.2 g,每日 3 次。

② 多奈派齐:起始剂量 5 mg、每日 1 次,服用 4 周后可增至 10 mg、每日 1 次。

(2) 重度认知障碍的药物治疗:包括认知障碍的基础治疗及痴呆精神行为症状的治疗。

① 基础治疗:常用药物有美金刚。起始剂量 5 mg、每日 1 次,晨服;第 2 周增加至每次 5 mg、每日 2 次;第 3 周早 10 mg,下午服 5 mg;第 4 周开始服用推荐的维持剂量每次 10 mg、每日 2 次。

② 痴呆精神行为症状治疗:抗精神药物、抗抑郁药物及抗焦虑药物对于控制患者伴发的行为异常有作用。对于严重妄想、幻觉、激越、攻击行为等精神症状推荐非典型抗精神病药物如利培酮;SSRIs 如氟西汀、西酞普兰等适用于老年认知障碍患者抑郁症状的治疗;苯二氮䓬类药物适用于认知障碍患者焦虑、失眠和激惹的治疗。

3. 物理治疗

(1) 高压氧治疗:高压氧对脑外伤导致的认知功能障碍有明显的改善,尤其在语言表达能力及定向力方面尤为明显。

(2) 经颅磁刺激和重频经颅磁刺激:是一种无创的提高认知功能的治疗方法。

第二节　精神障碍患者的健康管理

一、严重精神障碍管理

严重精神障碍主要包括精神分裂症,如偏执性精神病、分裂情感性障碍、双相情感障碍、癫痫所致精神障碍和精神发育迟滞伴发精神障碍六种重性精神疾病。由于这类疾病患病率高,病程长,病情反复发作,逐渐出现慢性衰退,损害患者个人的社会功能,且很多患者可能因疾病出现伤害自己或他人的情况,给家庭和社会造成负担,因此需要早发现、早管理、早治疗。

（一）精神障碍的早期识别

全科医生在日常诊疗工作中如果发现或者听到患者家人描述患者出现以下思维、情绪和行为改变,要注意发生精神障碍的可能。

1. 情绪和性格的变化

（1）性格由外向开朗变得沉默寡言、孤僻;

（2）无缘无故烦躁、发脾气、摔东西,喜怒无常,敌视他人;

（3）由勤快变得懒散,工作拖延不能按时完成;

（4）不能料理个人卫生,不刷牙,不洗脸,不洗澡,不更换衣物,不修边幅;

（5）对生活中的事情没有兴趣,萎靡不振,反应迟钝,记忆力下降。

2. 敏感多疑

（1）总是疑神疑鬼,所怀疑的内容毫无根据,并且涉及范围越来越广,不合情理;

（2）当别人纠正反驳时,情绪容易激动,不采纳意见,坚持自己的想法和怀疑。

3. 行为举止异常

（1）由活泼好动变得容易发呆;

（2）说话没有逻辑,思路不清晰,旁人难以理解其言语内容;

（3）行为怪异,穿着不得体,不愿意工作,不愿意出门;

（4）扮鬼脸、挤眉弄眼等;

（5）乱拾东西,裸体外跑,半夜不睡等。

4. 躯体不适,但检查未见明显躯体疾病

（1）失眠、头痛,易激动,做事丢三落四;

（2）工作效率低,刚发生的事回头就忘掉;

（3）常常觉得身体不舒服、周身疼痛,但经医院检查未见明显躯体疾病,疑心自己得多种疾病。

（二）转诊

发现上述行为,出现下述情况,应该及时联系有条件的医疗机构,转诊到精神专科诊治。

1. 发现有明显的精神障碍,诊断不明确,或者不能确定精神障碍发生的原因,不能确定精神障碍和慢性疾病的关系。

2. 在各类严重精神疾病的发作期，患者不能辨认和控制自己的行为。出现严重的幻觉、妄想、思维破裂和不协调的精神运动性兴奋等。

3. 有可能造成危险后果的情况（如有暴力攻击或明显自伤、自杀行为等）。有些慢性躯体疾病伴发的精神障碍患者也具有冲动、激越行为，具有一定危险性。

4. 有意识障碍者。意识障碍说明有严重的急性脑功能损害，尤其是出现谵妄状态时会和其他精神障碍难以鉴别，提示预后不良。

5. 治疗效果不好，或病情明显变化。在日常使用相应药物治疗过程中出现病情加重，或病情没有完全控制；可能存在诊断或治疗问题。

6. 治疗过程中出现与抗精神病药相关的急性副反应，如恶性综合征、5-HT 综合征、急性肝肾功能损害等。

7. 患者本人或其家属要求精神科门诊或住院治疗。

8. 家属监管无力，需住院治疗的患者。

（三）注意事项

1. 坚持知情同意原则，充分尊重患者及家属的知情选择权。

2. 对转诊不合作的患者，应尽量争取家属的支持，必要时与街道残联、社区工作站工作人员及患者单位联系，协助转诊。

3. 患者表现出暴力攻击、外跑、冲动、伤人或自伤等危险行为，有肇事肇祸倾向时，可联系辖区派出所警务人员协助转诊。特殊或紧急情况下可与专科医院急诊科联系。

（四）恢复期日常管理

1. 患者信息管理：在将严重精神障碍患者纳入管理时，需由家属提供，或直接接收由原承担治疗任务的专业医疗卫生机构提供的疾病诊疗相关信息，同时为患者进行一次全面评估，为其建立居民健康档案，并按照要求填写严重精神障碍患者个人信息补充表。

2. 随访评估：对所管理的严重精神障碍患者每年至少随访 4 次，每次随访应对患者进行危险性评估，检查患者的精神状况，包括感知觉、思维、情感和意志行为、自知力等，询问和评估患者的躯体疾病、社会功能情况、用药情况及各项实验室检查结果等。其中，危险性评估分为 6 级。

· 0 级：无与以下 1～5 级中描述相符合的任何行为。

· 1 级：口头威胁，喊叫，但没有打砸行为。

· 2 级：打砸行为，局限在家里，针对财物，能被劝说制止。

· 3 级：明显打砸行为，不分场合，针对财物，不能接受劝说而停止。

· 4 级：持续的打砸行为，不分场合，针对财物或人（包括自伤、自杀），不能接受劝说而停止。

· 5 级：持械针对人的任何暴力行为，或者纵火、爆炸等行为，无论在家里还是在公共场合。

3. 分类干预：根据患者的危险性评估分级、社会功能状况、精神症状评估、自知力判断，以及患者是否存在药物不良反应或躯体疾病情况对患者进行分类干预。

（1）病情不稳定患者。若危险性为 3～5 级或精神症状明显、自知力缺乏、有严重药物不良反应或严重躯体疾病,对症处理后立即转诊到上级医院。必要时报告当地公安部门,2 周内了解其治疗情况。对于未能住院或转诊的患者,联系精神专科医师进行相应处置,并在居委会人员、民警的共同协助下,2 周内进行随访。

（2）病情基本稳定患者。若危险性为 1～2 级,或精神症状、自知力、社会功能状况至少有一方面较差,首先应判断是病情波动或药物疗效不佳,还是伴有药物不良反应或躯体症状恶化,分别采取在规定剂量范围内调整现用药物剂量和查找原因对症治疗的措施,2 周时随访,处理后病情趋于稳定者可维持目前治疗方案,3 个月时随访;病情未达到稳定者,应请精神专科医师进行技术指导,1 个月时随访。

（3）病情稳定患者。若危险性为 0 级,且精神症状基本消失,自知力基本恢复,社会功能一般或良好,无严重药物不良反应,躯体疾病稳定,无其他异常,继续执行上级医院制定的治疗方案,3 个月时随访。

（4）每次随访,根据患者病情的控制情况,对患者及其家属进行有针对性的健康教育和生活技能训练等方面的康复指导,为家属提供心理支持和帮助。

4. 健康体检：在患者病情许可的情况下,征得监护人与（或）患者本人同意后,每年进行 1 次健康检查,可与随访相结合。检查项目包括一般体格检查、血压、体重、血常规、肝肾功能、心电图等。

（四）完善精神障碍患者服务模式

建立和完善医院-社区联动的精神障碍患者管理服务模式。以社区为单位,为精神障碍患者提供早期发现、连续随访和康复服务;以专科医院或者精神专科病区作为重症精神疾病的救治基地,做到病重在医院,康复回社区,完善双向转诊机制。

1. 开展社区精神康复工作,解决患者回归社会的困难：定期开展形式多样的康复活动,包括生活技能、人际交往、职业技能训练和文娱治疗等方式,以满足社区居家精神障碍患者对康复的需求。充分发挥家庭在患者康复中的作用,通过宣传精神疾病基本知识、家庭护理技能等,提高家属对患者的监护能力。为患者提供良好的社会支持环境,逐步恢复其社会功能。

2. 加强精神卫生工作队伍建设：社区精神康复管理工作需要团队合作,需要包括精神科医生、护士、心理治疗师、社工等在内的各类人员的参与。合理配置精神卫生专业人员,通过能力培训、转岗培训提升其专业服务能力;加强社区精神病防治管理人员的培训,内容包括精神科常见症状及药物副反应的识别与处置、个案管理、日常康复指导能力、急性应急医疗处置能力的提升等。

3. 加强多部门的信息交换和共享：通过信息化建设,实现精神卫生专业机构和基础医疗机构信息互通,畅通双向转诊机制,提高患者的管理、治疗、康复连续性,全面掌握严重精神障碍患者的信息,动态管理,及时录入及变更相关信息。要充分利用信息化的各项数据,做好数据的汇总和收集,利用数据开展科学研究,为严重精神障碍患者的社区管理提供科学依据。

4. 广泛开展精神卫生健康教育：加强精神卫生知识的健康教育宣传工作,引导社会大众正确认识精神疾病,消除精神疾病患者及其家属的病耻感,减少大众对精神疾病的歧视。在社区宣传心理健康知识,提高公众对精神障碍和心理行为问题的预防和主动寻求帮助的能力,争取早发现、早诊断、早治疗。面向家属开展疾病早期识别及护理技能的培训,为患者的治疗和监管提供帮助。营造全社会关注精神健康,关爱精神障碍患者的社会氛围。

二、精神科特殊问题的识别和处理

在精神疾病中,多数患者症状能够被控制,病情稳定。但是出现精神症状的急性发作时,需要紧急处理。

（一）惊恐发作

惊恐发作多见于广泛性焦虑症患者,也有部分患者以惊恐发作首发起病。查体时,患者意识清晰,有一过性呼吸频率增加,心率增快,血压升高,神经系统查体基本正常,精神检查可有抑郁、焦虑。

治疗目标是减少或消除惊恐发作,改善预期焦虑和回避行为,提高患者生活质量和恢复其社会功能。对患者进行健康宣教和心理辅导,以防复发。

常用药物:苯二氮䓬类药物（BZDs）起效快,可快速改善患者焦虑症状,尽量短期使用。选择性 5 - HT 再摄取抑制剂（SSRIs）、选择性 5 - HT 和去甲肾上腺素再摄取抑制剂（SNRIs）治疗惊恐障碍有效,特别是和抑郁症共病时,可以联合应用,通常 2～3 周起效,长期服用可显著降低疾病复发风险。此外,认知行为治疗亦是惊恐障碍的有效治疗手段,让患者充分了解疾病、内感受性暴露和认知重构,实现新的认知重组,缓解焦虑症状。

应尽快转诊。转诊过程中需要注意保持安静,回避可能导致患者惊恐发作的原因,加强家庭和社会支持,使患者对疾病有正确的认知,告知患者一些简单的放松方式和技巧。若患者出现过度换气,可用塑料袋罩住其口鼻（保持通气）,并吸入多量二氧化碳减轻症状。

（二）自杀企图与行为

自杀行为是多因素综合作用的结果。自杀行为与精神障碍、躯体疾病密切相关,其中情感障碍者、物质或酒精滥用者以及精神分裂症患者常出现自杀行为。除精神疾病外,严重的躯体疾病及慢性病患者常有较高的自杀风险。其他因素包括既往自杀企图史、自杀家族史、严重的应激生活事件和生活状况。个体具备的危险因素越多,出现自杀行为的危险性就越高。自杀是主要的危机干预事件,包括自杀意念、自杀计划、自杀未遂和自杀死亡。

1. 对自杀风险进行评估。需要与患者建立良好的关系,获取患者信任。保持客观、共情和支持的沟通态度,鼓励患者说出自杀想法及自杀计划。从现病史、既往史、家族史等方面分别评估。

通过询问病史:

（1）了解患者自杀的动机;

（2）寻找自杀的诱发因素;

（3）关注目前的自杀行为,自杀想法出现的时间、频率,自杀想法出现的情景,自杀计划（自杀方式、工具、致死性,遗嘱等）,近期实施自杀行为的可能性;

（4）患者目前主要的精神症状,如抑郁症状、幻觉妄想、酒精或物质使用情况、焦虑激越、担忧症状和冲动特征等。

可以采用评估量表进行筛查,如自杀风险评估量表、Beck 自杀意念量表(中文版)等。

2. 若已经发现患者存在自杀观念,在评估患者的情绪状态、认知状态、伤害自身及其他人的可能性后,应尽快采取措施,充分利用家庭、社区资源,设法尽快将其转诊至专科医院。若患者已有自杀行为,先要评估患者目前状态是否安全,有无意识障碍和精神错乱,查找其自杀的原因,对自杀行为进行再评估,进行必要的对症处理;对于存在强烈消极观念和行为的患者,需要一对一陪护,使其远离危险物品,并将其尽快转至专科处理。

3. 日常预防需提高人群的心理素质和抗打击能力。针对一般人群,普及心理健康知识,提高其对常见精神疾病的识别能力,争取早期诊断和治疗,减少自杀工具的可得性。二级预防是对有自杀危险的人做到早发现、早诊断、早治疗。三级预防是降低死亡率及善后处理,建立自杀急诊救治系统,必要时进行相应的治疗,包括心理治疗、药物治疗和无抽搐电痉挛治疗,帮助患者建立信心,避免再度自杀事件的发生。

(三)幻觉妄想状态

1. 提供安静和结构化的病房环境;必要时隔离、保护,评估症状变化以及有无潜在危险。

2. 药物治疗:冲动激越者可肌注氟哌啶醇、齐拉西酮,或口服奥氮平、喹硫平等。伴有焦虑和抑郁的患者可短期使用抗焦虑和抗抑郁药物。用药期间每周检查血压、心率、身体质量指数、血常规、肝功能、肾功能,血糖、血脂、电解质等,对药物不良反应如锥体外系反应、药源性激越、过度镇静、催乳素分泌增加、代谢综合征等给予对症处理。

3. 物理治疗:改良的电抽搐治疗常用于兴奋激越、木僵拒食、自杀企图明显、不合作、药物疗效不佳等的患者。重复经颅磁刺激(rTMS)通过双向调节大脑兴奋与抑制功能之间的平衡来治疗疾病。

4. 心理治疗:发作缓解时可以尝试使用。解释应激源与精神疾病发作之间的关系,探索和发展新的应对策略。

(四)药物不良反应

1. 肝功能异常

精神药物治疗期间,患者可能存在肝功能异常,多表现为丙氨酸氨基转移酶(ALT)数值轻至中度升高,有或者无相应的临床表现,预后相对较好。

(1)判定标准:ALT 升高小于 120 IU/L 为轻度,在 120～400 IU/L 之间为中度,大于 400 IU/L 为重度。

(2)处理:首先,厘清转氨酶数值升高是否与药物存在因果关系。药物副作用如疲乏、食欲增强、运动减少、肥胖等可能会伴有肝功能的异常。其次,要厘清转氨酶升高的程度。转氨酶轻、中度升高的病理意义有限,要结合其他肝功能的指标和肝胆脾 B 超检查结果综合判定肝脏损害程度。再次,如果明确是药物性肝损伤,可以使用保肝药物,静脉滴注或者口服保肝药,需每周监测血常规。如肝损伤较重,必要时需要转诊专科,调整抗精神治疗方案。

2. 粒细胞缺乏症

几乎所有的抗精神病药都对中性粒细胞存在一定的抑制作用,然而临床上出现粒细胞缺乏的情况仅为极少数。导致粒细胞缺乏最常见的药物为氯氮平和氯丙嗪等。需要早期发现,及时诊断,调整药物,一般停药后 2～3 周可恢复。

(1) 判定标准。中性粒细胞减少:计数 $<2.0\times10^9/L$,中性粒细胞缺乏:计数 $<0.5\times10^9/L$;同时存在乏力、发热、咽痛等。

(2) 处理。首先,出现粒细胞缺乏时应停用一切抗精神病药物,避免使用其他潜在的骨髓功能抑制药物,给予升粒细胞药物,并每日监测血常规,以及预防感染,应转至相应专科进一步治疗。其次,可给予升粒细胞药如重组人粒细胞集落刺激因子、利血升等对症处理,如果是轻度粒细胞减少,可继续原治疗,同时注意监测血常规。

3. 5-HT 综合征

5-HT 综合征是一种 5-HT 能亢进状态。主要表现为显著的精神状态改变、神经症状以及自主神经运动功能障碍等,通常为 5-HT 药物或三环类抗抑郁药与单胺氧化酶抑制剂联合应用时出现的不良反应。一般在用药 12 h 内出现,停药 24 h 内可消失。

(1) 判定标准:存在 5-HT 药物或三环类抗抑郁药与单胺氧化酶抑制剂联合应用史;存在显著的精神状态改变和神经症状如肌痉挛、反射亢进、抽搐等,以及自主神经运动功能障碍如寒战、腹泻、高热、心动过速、血压升高等;排除感染、代谢性疾病、精神活性物质滥用或撤药反应以及器质性疾病。

(2) 处理:寻找引起症状的可疑药物并停用;对症支持治疗;非特异性 5-HT 受体拮抗剂如赛庚啶等被证实对 5-HT 综合征有一定效果。

4. 恶性综合征

恶性综合征是抗精神病药物所特有的少见但很严重的副作用之一。主要表现为持续高热、肌肉僵硬、运动不能、吞咽困难及心动过速、出汗、血压升高等,严重者可出现意识障碍、呼吸困难,甚至死亡。多见于使用氟哌啶醇、氯丙嗪、奋乃静等抗精神病药物后。

(1) 判定标准:存在氟哌啶醇、氯丙嗪、奋乃静等抗精神病药物使用史。存在显著的帕金森综合征表现,如肌肉僵硬、运动不能、吞咽困难甚至木僵和自主神经紊乱,表现为出汗、血压升高、心动过速、高热,以及意识障碍、急性肾衰等。实验室辅助检查可见白细胞、转氨酶、磷酸肌酸激酶、肌红蛋白等显著增高。

(2) 处理:停用所有抗精神病药,对症支持治疗如补液、降温、预防感染等,给予多巴胺激动剂如溴隐亭口服治疗,恶性综合征缓解两周后可酌情考虑重新使用抗精神病药。

三、精神科常用治疗方法

(一)药物治疗

1. 抗抑郁药

(1) 选择性 5-HT 再摄取抑制剂(SSRIs):代表药物有氟西汀、舍曲林、帕罗西汀、氟伏沙明、西酞普兰和艾司西酞普兰。常见的不良反应是胃肠道症状如口干、恶心、呕吐和腹泻等,激越/坐立不安,性功能障碍,偏头痛等。

(2) 选择性 5-HT 和去甲肾上腺素再摄取抑制剂(SNRIs):代表药物为文拉法辛、度洛西汀和米那普仑。常见不良反应包括血压升高、心率加快、口干、多汗和便秘等。

(3) 去甲肾上腺素和特异性 5-HT 抗抑郁药(NaSSAs):代表药物为米氮平。对抑郁症患者的食欲下降和睡眠紊乱改善明显,且引起性功能障碍的可能性小。常见不良反应包括口干、镇静和体重增加等。

（4）去甲肾上腺素和多巴胺再摄取抑制剂（NDRIs）：代表药物为安非他酮。疗效与SSRIs相当,但安非他酮对疲乏、困倦症状的改善要优于某些SSRIs。常见不良反应为头疼、震颤和惊厥、激越、失眠、胃肠不适等。

（5）5-HT受体拮抗剂/再摄取抑制剂（SARIs）：代表药物为曲唑酮。适用于伴有激越或睡眠障碍的患者。其常见不良反应为嗜睡、疲乏、头晕、头疼、失眠、紧张和震颤等。

（6）其他非典型抗抑郁药物

·阿戈美拉汀：为褪黑素 MT_1/MT_2 受体激动剂和 5-HT_{2C} 受体拮抗剂。具有快速、安全、耐受性高等优点。不良反应有头晕、视物模糊、感觉异常、疲劳、异常做梦,以及潜在肝损害风险,治疗时应注意监测肝功能。

·伏硫西汀：具有多重作用机制,不仅有助于改善抑郁症的情感症状,还能改善抑郁症患者认知症状。最常见的不良反应是恶心、呕吐和便秘。

（7）传统抗抑郁药物：包括单胺氧化酶抑制剂（MAOI）、三环类药物和基于三环类药物开发的四环类药物,代表药物有吗氯贝胺、阿米替林、氯米帕明、丙米嗪、多塞平和马普替林。由于其有起效慢、疗效差、不良反应多等问题,作为二线推荐药物。

2. 抗焦虑药

目前应用的抗焦虑药主要有以下几类：

（1）苯二氮䓬类药物：具有明确的抗焦虑作用,安全性高,是通过加强 γ-氨基丁酸（GABA）的功能发挥作用。缺点是有可能产生依赖性。半衰期越短起效越快,作用时间越短,越容易产生依赖性；半衰期越长则起效越慢,作用时间长,越不容易产生依赖性。常见的苯二氮䓬类药物包括氯硝西泮、地西泮、阿普唑仑、劳拉西泮等。

（2）5-HT部分激动剂：作用机制是与 5-HT_{1A} 受体结合,对突触后的部分激动作用减轻 5-HT 的传递,发挥抗焦虑作用。包括丁螺环酮、坦度螺酮等。严重肝、肾肝功能异常者禁用。该药的优点是安全,无戒断症状和依赖性；缺点是起效慢,常作为增效剂使用。

（3）β受体阻滞剂：解除焦虑症的各种躯体症状,如心悸、心动过速等。代表药物为普萘洛尔。

3. 抗精神病药：主要用于治疗精神分裂症和有精神病性症状的精神障碍患者。常用药物可分为两类：

（1）典型抗精神病药物,又称传统抗精神病药物：主要有氯丙嗪、奋乃静、氟哌啶醇等。通过阻断中脑—边缘—皮质 DA 通路 D_2 受体,发挥抗精神病性症状的作用。低效价药物以氯丙嗪为代表,镇静作用强,副作用明显,对心血管和肝脏毒性较大,用药剂量较大；高效价药物以氟哌啶醇为代表,抗幻觉妄想作用突出,镇静作用较弱,对心血管和肝脏毒性小,治疗剂量较小。

（2）非典型抗精神病药,又称非传统抗精神病药：通过对 DA、5-HT 两个系统的协同作用达到治疗精神分裂症阳性症状、阴性症状、情感症状和认知障碍的目标,同时减少锥体外系反应（EPS）和催乳素水平升高等不良反应,目前在临床上广泛使用。代表药物有阿立哌唑、氯氮平、利培酮、帕利哌酮、奥氮平、喹硫平、齐拉西酮、鲁拉西酮等。

不良反应包括锥体外系反应（如急性肌张力障碍、静坐不能、药源性类帕金森症状、迟发性运动障碍）、其他神经系统不良反应（如恶性综合征、癫痫发作）、自主神经的副作用（如口干、视力模糊、排尿困难和便秘）、代谢内分泌的副作用（如泌乳、闭经和性功能异常、体重增加）、肝损害等。

4. 心境稳定剂

心境稳定剂又称抗躁狂药，是治疗躁狂及预防双相情感障碍的躁狂或抑郁发作，且不会诱发躁狂或抑郁发作的一类药物。主要包括锂盐（如碳酸锂）及数种抗癫痫药（如丙戊酸盐、卡马西平、拉莫三嗪等）。

碳酸锂对躁狂症及双相情感障碍的躁狂发作和抑郁发作均有治疗和预防复发的作用。急慢性肾炎、肾功能不全、严重心血管疾病、重症肌无力、妊娠前 3 个月以及低钠血症患者禁用。帕金森病、癫痫、甲状腺功能减退、神经性皮炎、老年性白内障患者慎用。常见不良反应：口干、烦渴、多饮、多尿、便秘、腹泻、恶心、呕吐、上腹痛等，神经系统不良反应有双手细震颤、无力、嗜睡、视物模糊、腱反射亢进等，可引起白细胞计数升高。碳酸锂治疗量和中毒量较接近，应在治疗过程中监测血锂浓度。治疗期应每 1～2 周测血锂一次，保持血锂浓度为 0.6～1.2 mmol/L；维持治疗期可每月测血锂一次，保持血锂浓度为 0.4～0.8 mmol/L，如果血锂浓度超过 1.4 mmol/L 容易出现锂中毒。

丙戊酸盐对躁狂症的疗效与锂盐相当，对快速循环型双相情感障碍疗效更好。可与锂盐合用治疗难治性患者。肝脏和胰腺疾病者慎用，孕妇禁用。常见不良反应为胃肠道刺激症状，如恶心、呕吐、厌食、腹泻等，以及震颤、共济失调、脱发、转氨酶升高等，偶见过敏性皮疹、白细胞减少等。

卡马西平对治疗急性躁狂和预防躁狂发作均有效，尤其对锂盐治疗无效的、不能耐受锂盐不良反应的以及快速循环发作的躁狂患者效果较好。青光眼、前列腺肥大、糖尿病患者及酒精依赖者慎用，白细胞减少、血小板减少、肝功能异常者以及孕妇禁用。常见不良反应包括口干、便秘、视物模糊、皮疹，严重者可出现剥脱性皮炎，偶见白细胞和血小板减少、肝损害。

拉莫三嗪对双相抑郁、快速循环型双相情感障碍、双相情感障碍混合发作等疗效较好。是唯一对双相抑郁相比对躁狂相或轻躁狂相更有效的心境稳定剂。常见不良反应包括眩晕、头痛、复视、恶心、共济失调、皮疹，严重者出现剥脱性皮炎和中毒性表皮坏死。

（二）心理治疗和心理咨询

1. 心理治疗

心理治疗是治疗师与来访者在建立了良好的治疗关系的基础上，由经过专业训练的治疗师运用心理治疗的有关理论和技术，对来访者进行帮助的过程，以激发和调动来访者改善的动机和潜能，消除或缓解来访者的症状或障碍，促进其人格向健康、协调的方向发展。

2. 心理咨询

心理咨询是以心理学为理论基础，通过咨询师与来访者之间良好的人际关系来帮助来访者成长的过程。心理咨询的根本目标是"助人自助"，即通过咨询师的帮助，来访者学会自己解决自己的问题,而不是咨询师代替来访者解决问题。

3. 心理咨询与心理治疗的异同

(1) 两者之间没有本质区别,相同点表现在:两者所采用的理论和方法一样;两者都注重建立帮助者与求助者之间良好的人际关系;在实际工作中,心理咨询与心理治疗很难截然分开。

(2) 两者不同点表现在:① 对象不同。心理咨询的对象是有心理困扰的正常人,而心理治疗的对象是心理异常的患者。② 内容不同。心理咨询主要解决正常人所遇到的各种心理问题,如学习、工作、婚姻、家庭问题和人际关系问题等。而心理治疗主要干预某些患者的异常心理,如神经症、人格障碍、行为障碍以及心身疾病等。③ 目标不同。心理咨询的目标在于促进心理健康发展,即通过心理咨询,使来访者摆脱心理困扰,增强适应能力,充分开发潜能,提高发展水平。而心理治疗的目标在于纠正异常心理,消除或缓解病理症状,使患者恢复正常生活。

4. 适应证

绝大部分神经症、一般心理障碍、部分人格障碍患者都可以采取心理治疗的方法。常见适应证如人际关系问题、个人发展与成长有关的问题、婚姻家庭问题、神经症(恐怖症、强迫症、焦虑症)、癔症、创伤后应激障碍、某些性心理障碍、人格障碍、轻中度的抑郁症、自杀、心身疾病、物质依赖、儿童行为障碍等。

精神分裂症和双相情感障碍的康复期可以辅以心理治疗,目标以预防复发和恢复社会功能为主。如果患者缺乏现实检验能力,缺乏求治动机,或已经达到精神病的程度,特别是疾病的急性期,则不适用心理治疗。

5. 心理治疗基本原则

(1) 保密原则:对来访者的访谈内容、相关资料严格保密,妥善保管,不在治疗室以外的时间和地点谈论来访者的事情。但下述几种情况除外:① 来访者出现自我伤害或伤害他人的倾向。② 来访者的问题涉及法律责任。③ 为了能更好地帮助来访者,治疗师提出个案讨论或申请督导,但仅限于专业场合,同时须隐去来访者的个人化信息。

(2) 尊重原则:治疗师要尊重来访者的信仰、价值观、情绪、习俗等。如果治疗师需要对会谈进行录音或录像,需征得来访者同意。为了便于跟踪治疗,需要登记真实姓名、联系方式等,但是只能用于心理治疗管理,不能透露给其他任何单位和个人。

(3) 限定原则:时间限制,即每次会谈时间一般为 $50\sim60$ min,会谈次数由来访者和治疗师协商,双方严格遵守时间设置。当来访者问题超出治疗师能力范围时,应当及时转介。关系限制,即治疗师与来访者的关系限定在心理治疗/咨询范围,不宜有其他工作范围外的关系。

(4) 客观中立原则:治疗师工作的目的是促进来访者的心理成长,应保持中立态度,避免将自己的世界观、价值观等带入治疗中。避免扮演来访者的人生指导教师的角色。

(5) 治疗师如果发现来访者有自杀倾向、精神分裂症、抑郁症等危险可能时,应当及时告知来访者亲属。心理治疗不能代替药物治疗,来访者如果有精神障碍,需要严格按照医嘱使用药物,心理治疗只能作为辅助治疗。

(6) 付费原则:应在治疗前,就心理治疗基本原则、来访者和治疗师的责任和义务做清晰的说明。治疗师以专业知识和技能、真诚助人的态度，贯彻"以人为本，助人自助"的方针来帮助来访者，并收取费用。来访者按照时间或者其他约定，购买治疗师提供的服务，原则上是预先付费。

6. 心理治疗的形式

从人数的角度，可以分为：个体心理治疗、团体心理治疗、家庭治疗。心理治疗专业性很强，治疗师不仅具备扎实的心理学相关知识，还需要具有丰富的临床经验和社会阅历。

7. 危机干预

每个人一生中难免会遇到应激或挫折，不能自己解决或处理这些应激或挫折时，往往会发生心理失衡，而这种失衡状态便称为心理危机。

确定危机的标准：① 存在具有重大心理影响的事件；② 引起急性情绪扰乱或认知、躯体和行为等方面的改变，但又均不符合任何精神病的诊断；③ 当事人用平常解决问题的手段暂时不能应对，或应对无效。

危机干预是对于处于困境或遭受挫折的人予以关怀和帮助的一个短程帮助的过程，国外亦称为情绪急救（emotional first aid）。危机包含危险和机遇两层含义，如果它严重威胁到一个人的生活或家庭，当事人往往会有自杀或精神崩溃的可能，这种危机就是危险的；如果一个人在危机阶段及时得到适当帮助或者有效的治疗性干预，则不仅会防止危险进一步发展，而且还可以使其学会新的应对技巧，使心理平衡恢复，甚至超过危机前的功能水平，因此危机也是一种机遇或转折点。

（三）其他治疗

包括无抽搐电休克治疗（modifiedelectro-convulsive therapy，MECT），重复经颅磁刺激治疗、直流电刺激治疗、生物反馈治疗、中频脉冲治疗、音乐治疗、可见光照射治疗、VR治疗等。其中光照治疗是指用日光或者特定波长的光为光源进行治疗。光照疗法在精神科的应用，尤其是对季节性忧郁症的治疗有效；对治疗失眠也有一定的帮助。光照会对免疫抑制调节起作用，所以没事多晒太阳，是有科学依据的。

第三节　患者及其监护人心身健康维护

一、精神障碍患者及其监护人的心理支持

（一）精神障碍患者的心理支持

在心理治疗发展的历史上，个体心理治疗一直占据主导地位，并形成了许多著名的心理治疗流派。以下简单介绍各个流派的理论基础。

1. 精神动力学治疗：源于弗洛伊德关于无意识冲突和压抑的理论，在心理治疗的历史上产生了重要影响。该理论认为个体会受到无意识动机、冲突和抑制之间的矛盾、防御机制和早期童年经验的影响，心理障碍是由个体内部未能解决的创伤和冲突造成的。精神动力学的治疗目标是帮助个体把外显症状与内部未能解决的冲突联系起来，并引导其产生领悟，重建个体内心的和谐，增加本我的表现机会，降低超我的过分要求，使自我

的力量强大起来。采用的技术包括自由联想、对阻抗的分析、梦的解析，以及对移情和反移情的分析等，这类治疗关注的核心问题是个体的内心世界，治疗在很大程度上是人格重组的过程。

2. 行为治疗：是基于现代行为科学的一种心理治疗方法，是根据学习心理学的理论和心理学实验方法确立的原则，对个体进行反复训练，达到矫正不良行为并获得新行为的一类心理治疗。包括系统脱敏法、厌恶疗法、行为塑造法、代币治疗法、示范疗法、暴露疗法、放松训练、生物反馈治疗等。

3. 人本主义治疗：即以人为中心的疗法，突破了以前的疾病诊断模式，不进行疾病诊断和鉴别诊断。治疗的方向直接指向个体的自我实现、心理成长，指向更有意义的人际关系，提高个体选择的自由度。人本主义治疗关注的核心是个体人格改变的进程，治疗在很大程度上是强调来访者自身的潜能，促进个体的自我认知和自我接纳。以人为中心的疗法坚持性善论、机能完善论和自我实现论，重视洞悉来访者的主观经验世界，坚持来访者在治疗中的主体地位与决定作用。建立治疗师与来访者之间的朋友和伙伴关系是以人为中心治疗的一个重要特点。

4. 认知疗法：认知疗法的治疗假设是人们所想的内容（认知内容）以及他们如何去想（认知过程）是造成来访者异常行为模式和情绪困扰的原因。治疗的着眼点放在来访者非建设性的认知上，试图通过个体对问题的自我陈述重建其认知方式。治疗模式最关键的部分就是治疗师要去发现并帮助来访者重构对问题的想法和表达方式。一旦治疗师了解了来访者的认知方式，并使来访者认识到正是这种认知方式导致了他们的非建设性或功能失调性行为，治疗师和来访者就可以共同找出新的建设性的自我陈述，而减少那些自我挫败和低自尊的认知方式。

如合理情绪疗法认为，在人们情绪的过程中有三个重要的因素，这就是诱发事件（activating events）、人们对诱发事件所持的相应的信念、态度和解释（beliefs）和由此引发的人们的情绪和行为的结果（consequences），因此合理情绪疗法又简称为 ABC 理论。

5. 格式塔疗法：又称完形疗法，是一种非解释性、非分析性的心理治疗方法。其人性观主要以存在哲学与现象学为基础，认为真正的知识是由知觉者的立即体验而产生。治疗的目的在于整合一个人内在冲突。完形疗法基本上假设个人能有效地处理生活中所发生的问题，特别是能够完全察觉发生在自己周遭的事情。人们经常用种种不同的方式去逃避某些可能面临的特定问题，因此，在其成长过程中往往会形成一些人格上的障碍。对此，完形疗法提供了必要的处理方式与面对挑战的技巧，它帮助当事人朝着整合、坦诚以及更富有生命力的存在迈进。

6. 森田疗法：森田疗法是 20 世纪 20 年代日本的森田正马博士创立的一种基于东方文化背景的、独特的、自成体系的心理治疗理论与方法。治疗原则是"顺其自然，为所当为"，即症状的存在并不是能够通过自己人为意志克服的，只有坦然面对和接受，不管情绪是好是坏，以行动为准则，在症状存在的同时，以建设性的态度去追求自己的生活目标，这样才能打破思想矛盾，阻断精神交互作用的发生。

7. 叙事疗法：叙事心理治疗是指治疗师通过倾听来访者的故事，运用适当的方法帮助来访者找出遗漏片段，使问题外化，从而引导其重构积极故事，以唤起发生改变的内在力量的过程。叙事心理治疗不把来访者带来的问题看作是来访者的人格组成部分,即把"问题"和"人"分开,认为"内化"是问题产生的原因,即通过认知将外部事物转化为内部思维的过程。传统的心理治疗将生活的负性事件归结于人,治疗师的目标是帮助或代替来访者"去掉"问题,而叙事心理治疗是治疗师与来访者一起探讨如何重构人与问题之间的关系。

8. 表达性艺术治疗:以艺术活动为媒介的一种非言语性心理治疗,通过创造性、娱乐性、象征性或隐喻性的艺术表达形式让患者产生自由联想来帮助患者从内外关系中找到和谐关系,稳定和调节情感,消除负性情绪,以获得人格成长和发展的一种心理治疗方法。表达性艺术治疗通过非言语的沟通技巧来介入,可以释放被言语所压抑的情感经验,处理当事人情绪上的困扰,帮助当事人对自己产生更深刻的认识,建立对不同刺激的正确反应,重新接纳和整合外界刺激,达到心理治疗的目的。表达性艺术治疗广泛适用于各种疾病状态的身心调整和康复,在实际心理治疗中具有比较好的治疗效果,已成为药物治疗和语言治疗的一个重要补充。表达性艺术治疗可以单独进行,也可以以团体的形式进行。具体方法有音乐治疗、绘画治疗、舞蹈治疗、心理剧、风景构成法、诗歌疗法、沙盘游戏治疗、文学疗法、园艺疗法等。

(二)居家管理监护人的心理支持

随着经济、社会及精神医学的发展,许多原来长期住院的精神障碍患者返回了社会与家庭。居家康复的患者给其监护人带来了繁重的日常生活照料负担,因此关注监护人的心理健康及生活质量也是精神障碍患者日常管理的一部分。

由于精神类疾病康复周期长,复发率高,监护人长期照顾患者,影响监护人的正常工作和生活,加之家庭的经济负担增加,使得监护人的心理健康水平降低,会感到身心疲劳,情绪不稳,出现心疼—烦躁—冷漠的变化,容易发生失眠、头痛、焦虑、恐惧等心身疾病。同时,社会对精神病患者的偏见会使其监护人产生"病耻感"和自卑心理,严重者会产生抑郁情绪,甚至自杀意念。而监护人的支持和照料在患者的康复和管理中起到至关重要的作用,监护人的心理状态也会对患者的生活状况以及病情稳定性产生重大影响。因此社会各界应加强对精神障碍患者居家管理监护人心理健康及生活质量的关注,提供心理支持。

1. 社会支持:社会支持能帮助患者及其监护人解决生活中的实际困难,促进患者更好地康复,从而减轻监护人的身心压力。然而监护人本身的社会支持网络比较有限,救助政策知晓率低,自身对政策的渴望度高却不主动寻求帮助,因此需要学会合理利用政府机构、商业机构和非营利组织等提供的社会资源,如患者所居住环境中有能够帮助患者和监护人改善生活状态的设施如日间康复机构、街道和社区居委会、庇护性就业机构、各种团体等自然资源,患者的家属、朋友、医护人员或社会工作者等人力资源,以及涉及精神残疾患者的医疗保险、教育、各种补贴、住房等政策性资源。此外,提高财政支持,积极发展日间康复照料机构,推广有偿社工服务,科普宣教以减少对精神障碍患者的偏见和歧视等也具有一定的帮助。

2. 家属互助会:家属互助会使患者及其家属经常汇聚在一个集体中,通过家属情感支持小组、亲子关系心理团辅、经验分享会、户外团建活动、兴趣活动小组、精神卫生知识宣教等活动让家属全方位地了解如何更好地照顾精神疾病患者,排解自身压力,使家庭更好地发挥精神康复过程中的主体作用。

家属互助会可每月召开 1 次,时间为 2 h,由医生、护士、社工、康复治疗师或互助会成员推选的会长主持,患者和家属可以共同参加,人数不超过 50 人。定期召开的家属互助会对患者及家属都有一定的帮助,包括聚合作用、鼓励作用、连带作用和宣传作用等。

（三）心理干预

在陪伴患者康复的过程中,监护人可以布置有利于身心放松的居家环境,保持家里干净整洁,增加绿植、温馨的图画或照片,放些喜欢的书籍或摆件等。平时也要注重自己的身心健康,规律作息,健康饮食,及时舒缓压力和表达情绪,保证良好睡眠并适当运动,定期进行心理评估以确定心理健康状况和诉求,并及时开展针对性的心理干预措施。

1. 健康促进与预防性干预:医护人员对居家管理监护人定期进行心理健康和精神卫生知识的宣教和指导,介绍疾病常见症状和相应的处理方法,提高其监护职能,培养其解决问题的能力和社会技能,增进家庭成员之间的沟通,选择恰当的情感表达方式,帮助其建立和谐、理想的家庭关系。

监护人可与患者共同建立良好的生活习惯,制订合理的生活计划,如增加户外活动、培养兴趣爱好、学习相关知识或技能。平时监护人也可以通过书籍、网课等渠道学习精神疾病的基本知识和护理、康复技能,提高自己的应对能力,优化自身心理健康状态。

监护人还要定期陪伴患者复诊,督促指导患者规律服药,掌握服药的注意事项、常见不良反应,观察患者服药后病情变化及不良反应。如出现异常,及时陪同患者去医院就诊,不要擅自为患者调整药物。

2. 心理咨询和治疗:如居家管理监护人长期有焦虑或抑郁等负性情绪,内心痛苦却无法自行缓解,甚至影响到正常的社会功能,经心理评估和专业医生诊断为心理精神疾患后,轻度障碍需要接受心理治疗并定期随访,中度障碍需要药物治疗辅以心理治疗,重度障碍以药物治疗为主,症状缓解后可辅以心理治疗。

二、常见心身疾病的护理

护理干预对心身疾病具有不可替代的作用,及时做好健康教育、健康促进,发现情绪、行为变化,做到早期干预非常重要。

（一）资料收集与评估

心理护理的基础,针对性地收集患者生理、心理、社会方面的基本资料。

1. 收集资料:患者的社会情况,患者对健康问题及医院环境的感知,患者的应激水平及应对能力,患者的自主神经功能状态,患者的心理状态,患者的人格类型和自我认知,患者患病后的心理社会问题。

2. 评估内容

（1）生理评估:生命体征、药物不良反应、饮食及饮水情况、排泄功能,皮肤(特别是手腕部)检查;既往健康状况;实验室检查及其他辅助检查。

（2）心理评估:认知活动,感知觉、思维、自知力;情感活动,情绪高涨、情绪低落、攻击行为;意志行为,食欲亢进、拒食、兴奋冲动、行为懒散等。

（3）社会文化评估:患者的社交能力、沟通能力、与家人关系及社会支持情况,患者近期学习、工作、生活上的生活事件及应对方式,有无酒精或药物滥用情况。

（二）护理目标

护理目标的制定必须以患者的心理问题为中心,内容包含患者的行为、情绪和认知等方面,应切实可行、有量化指标。下面以抑郁症为例,详述护理内容。

（三）抑郁症患者的护理

1. 护理诊断:评估是否有自杀及自伤的危险;是否有发生高危险性伤害,如跌倒的风险;是否存在睡眠形态紊乱,其与服用精神类药物的关联;是否存在营养失调、低于机体需要量,其与疾病本身的关联;是否存在舒适度改变,其是否与焦虑、腹胀、便秘等躯体不适有关。

2. 护理措施:病情观察,加强巡视;保障环境安全,将危险物品物品如刀、剪、玻璃等利器移除;加强病区设施的安全检查,避免意外发生;患者需有专人不间断陪护,避免意外发生;安全测量体温,对严重抑郁患者应用电子体温计测量体温。及时对患者存在的风险予以评估,防止并发症。

（1）及时发现自杀先兆症状:如焦虑不安、失眠、忧郁烦躁、拒餐、卧床不起、沉默少语或心情豁然开朗、在某一地点徘徊等,如出现以上情况,及时汇报医生,遵医嘱用药,加强安全,班班交接患者情绪变化。

（2）饮食护理:给予平衡膳食,鼓励患者进食,保证营养供给。严重厌食或拒绝进食者可置胃管或行胃肠外营养。重症患者应避免吃带骨、刺的食物。鼓励患者进食蔬菜水果,适当多饮水,缓解便秘的程度。

（3）体位与活动:保持护理房间温馨,室内可挂画幅或鲜花,以利于调动患者积极情绪。陪伴和鼓励患者白天参加工娱活动,如做操、打牌、下棋、唱歌等,减少白天的睡眠;晚上入睡前喝热饮、用热水泡脚或洗热水澡以促进睡眠,避免看过于兴奋、激动的电视节目或会客、谈病情,以免影响睡眠。

（4）用药护理:口服药物要严格看着患者服入口内,严防藏药或蓄积药物后一次性吞服。密切观察药物的反应,如头昏、头晕、乏力、兴奋、便秘等。

（5）心理护理:鼓励患者抒发自己的想法,耐心倾听。协助患者建立正确的认知,阻断负向思考。鼓励家属陪护,取得社会、家庭支持。

（6）健康教育:指导患者进行适合自己的锻炼,做一些力所能及的家务。教育患者按时服药,定期随访,发现病情变化及时就诊。向家属交代病情的严重性,取得家属的帮助和配合,做好患者的疏导和安全防范工作。

三、心理健康教育

随着社会的发展,工作、学习、生活的压力急剧增大,易导致失眠、抑郁、焦虑等不良情绪,如果未及时纠正,除了诱发心理疾病,还容易诱发心脑血管疾病、免疫系统以及肿瘤性疾病等。因此,关注心理健康尤为重要。

（一）建立良好的生活方式

1. 休息与活动:保持规律的生活作息,注意劳逸结合,保证充足睡眠。进行适当的锻炼,做一些力所能及的家务,多参加有益身心的社会活动,如做操、打牌、下棋、唱歌等。

2. 饮食:平衡膳食,在病情允许条件下给予高蛋白、高维生素、低脂肪饮食,保证营养的供给,戒烟,避免饮酒、喝浓茶或咖啡等刺激性食物,注意饮食卫生,切忌暴饮暴食。

3. 药物指导:遵医嘱服用药物,不可自行减量或增加药物,如要调整药物需在医生指导下进行,观察药物的反应,如头昏、头晕、乏力、兴奋、便秘等。更换体位时动作需缓慢,由卧位、坐位变为站立位时,速度不宜过快,最好在站立和开始走动前,先进行 2 min 的体位适应,然后再起步,避免久蹲、久坐后突然站立,防止直立性低血压发生,活动时避免过度扭转头部,防止眩晕、跌倒发生。按要求定时复诊,如有病情变化及时联系医生调整药物,遵医嘱服药。

（二）正确表达情绪,合理宣泄不良情绪

日常生活中,我们要以适当的方式合理地表达自己的观点和情绪,主动抒发自己的想法,达到有效沟通的目的,从容面对逆境,树立信心,有不良情绪时学习以合理方式及时宣泄,不宜压制,不良情绪长期积累易诱发失眠、焦虑、抑郁等,导致躯体疾病发生。

1. 转移注意力:不要将过多的时间和精力投入消极事件中。事情总有正反两方面,如果只想到消极面,情绪就会越来越糟;如果将注意力转移到其他事情上,那么消极情绪也会慢慢淡化。

2. 适当的发泄:有了负面的、消极的情绪时,最好的方式不是压抑,而是想办法将负面情绪宣泄出去。可以采取下列方法来调节不良情绪:① 听音乐,尤其轻音乐。可调节身心,使心情愉悦。② 运动,或者舞蹈。可以转移注意力,活跃情绪、改善接触。③ 阅读书刊画报,或者看电影、电视。④ 可以在出现焦虑、紧张等情绪时,刻意进行呼吸放松训练,舒缓情绪以恢复平静。

3. 学会倾诉:常言道:"把快乐分享给别人,快乐会加倍;把痛苦倾诉给别人,痛苦会减半。"不要将自己的负面情绪埋藏在心底,要找到合适的人进行倾诉。如果一时找不到合适的人诉说,可以把痛苦写下来,就像对别人说出了一样。

（三）认识自我,悦纳自己

体验自己的存在价值,了解自己,接受自己,即对自己的能力、性格、情绪和优缺点能做出恰当、客观的评价,根据自己的能力树立目标,不要苛求自己达成能力不及的目标。如果不能做出客观的自我评价,主观和客观的距离相差太远,即所定的目标和理想不切实际,就极易导致自责、自卑的心理危机。因此,要面对现实、接受现实。对自我及周围事物和环境能做出客观的认识和评价,才能发挥自己的能力,获得满足和激励。

综上所述,我们拥有积极心态有利于激发积极向上的情绪,正确处理人际关系,提高对生活的追求以及减少疾病的发生。

第七章　特殊人群的健康管理

第一节　儿童常见健康问题及其管理

一、儿童保健

（一）儿童患者的病史采集和体格检查

儿童的病史询问和体格检查等在内容、程序、方法和分析判断等方面均与成人有所不同。获得完整且正确的病史是儿科诊疗工作的重要环节，医师在接诊儿童时需注意如下事项：

1. 儿童的病史特点

（1）小儿常不能准确叙述病情，需通过成人向医师表达观察到的现象。

（2）小儿体检不够合作，要有耐心，检查顺序有其特殊性，注意不要遗漏。

（3）小儿处于生长发育过程中，很多疾病有其特殊性，一些生理指标值和体格检查正常值也和成人不同。

2. 儿童问诊的特殊性

（1）婴幼儿无法表达或表达不确切。

（2）年长儿童可能有恐惧、害怕心理，会隐瞒病情。

（3）个别年长儿童希望引起医生重视，在一定程度上会夸大病情。

（4）儿童病史一般由监护人或养育者间接提供，可靠性受养育者观察能力/密切程度等影响。

3. 儿童就诊时常有多人陪伴，供史者多，医师在不同时段有不同感受，在一定程度上影响判断。

4. 儿童体格检查要点

（1）与患儿建立良好的关系：善于观察患儿的精神状态、对外界的反应情况，取得其信任和合作。

（2）增加患儿的安全感：婴幼儿可坐或躺在家长的怀里检查，让孩子与亲人在一起，检查时顺应患儿体位。

（3）检查时态度和蔼，动作轻柔，冬天时双手及所用听诊器胸件要温暖；检查过程中既要全面仔细，又要注意保暖，不要过多暴露身体部位以免着凉。

（4）对年长儿，要照顾他们的害羞心理和自尊心。

（5）检查的顺序要灵活掌握：婴幼儿注意力集中时间短，体检动作要快而轻柔，如刚开始检查，患儿安静时先检查心肺听诊、心率、呼吸次数和腹部触诊等易受哭闹影响的部位。容易观察的部位应随时检查，如浅表淋巴结/四肢躯干骨骼等。有刺激而患儿不易接受的部位最后检查,如口腔、咽部等,有疼痛的部位也应放在最后检查。

(6)急症或危重抢救病例,应先重点检查生命体征或与疾病有关的部位,全面的体检最好在病情稍稳定后进行,也可以边抢救边检查。

(7)检查过程中防止交叉感染:注意压舌板、工作衣、听诊器、洗手等院感防范要求。

(二)儿童患者的疾病特点和影响因素

1. 儿科疾病特征和患儿身心特点

(1)儿童患者疾病特点

① 临床表现不典型:由于机体抵抗力低下,多数儿童患者的疾病起病急、进展快、来势凶。感染病毒、细菌时容易发展成为败血症、脓毒血症,常伴有呼吸、循环衰竭,水、电解质紊乱,中毒性脑病等并发症。患腹泻病时易发生水、电解质及酸碱平衡紊乱等全身症状,患肺炎时常易合并急性心力衰竭。有时患儿仅表现为反应低下或吃奶少、虚弱等,原发病灶不易找到,容易造成漏诊。

② 病情反复变化多样:儿童生命力旺盛,组织的修复能力强,患病时虽然起病急、来势凶、变化快,但如果诊断及时、处理得当,病情也能迅速恢复、痊愈;但是如果是体弱儿,有时起病较轻,治疗不及,病情可能骤然加重,甚至突然死亡。

③ 各年龄段患病种类不同:不同年龄阶段儿童的生理、病理特点不同,患病后表现也有差异,相同疾病在不同年龄阶段的临床表现或者病因不尽相同。以小儿惊厥为例,新生儿期多与窒息、缺氧、颅内出血或先天发育异常有关,6 个月以内应考虑有无婴儿手足搐搦症或中枢神经系统感染,6 个月至 3 岁高热惊厥、中枢神经系统感染可能性大,3 岁以上儿童如无热性惊厥则以癫痫为多见。1～3 岁的幼儿容易患水痘、猩红热等传染性疾病,很少患风湿热;而学龄前和学龄期儿童自身免疫性疾病(如风湿热、急性肾炎、过敏性紫癜等)相对多见。

④ 与成人疾病种类不同:儿童疾病谱与成人有所不同,以急性感染性疾病、先天性或遗传代谢性疾病多见,如在心血管系统以先天性心脏病多见;肿瘤性疾病以急性白血病、神经母细胞瘤等多见。小儿对致病因素所致的病理反应也与成人不同。如肺炎链球菌所致的肺部感染,婴幼儿的病理变化常表现为支气管肺炎,而年长儿与成人则表现为大叶性肺炎;维生素 D 缺乏时婴儿患佝偻病,而成人则患骨软化症。

⑤ 免疫系统功能未完善,防御疾病能力差:小儿免疫功能随年龄增长而完善,各器官发育未成熟,体液免疫和细胞免疫功能较差,白细胞吞噬能力较弱,其他体液因子如补体、趋化因子等活性较低,因而抵抗力及防御疾病能力差。由于母体 IgM 不能通过胎盘,新生儿体内 IgM 量很低,易受革兰阴性杆菌感染;婴幼儿体内 IgA 水平较低,易患呼吸道及消化道感染。

(2)儿童患者的身心特点

① 自我表达能力差:由于儿童不能自述病史,常靠家长代述,而家长陈述病情的可靠性差异很大。如婴幼儿腹泻,大便的次数、性质、持续的时间、伴随症状等,家长的认识和描述有区别。学龄前期和学龄期儿童对疾病的描述也缺乏准确性,不能清楚说明疼痛部位、性质等。

② 情感控制能力弱：儿童患者的心理活动大多随诊疗情景而迅速变化。学龄前和学龄期儿童认识事物时常以自我为中心,情绪变化快,情感控制能力较成人明显低下。3岁以下儿童更是缺乏理解能力及情感控制的能力,因此不能配合诊疗活动。

③ 对疾病的耐受力低,反应性强：3岁以内的婴幼儿对外界刺激的反应较强,容易泛化。由于不能很好地表达身体的不适和疼痛,常用烦躁和哭闹、不合作等形式表述。而长时间的啼哭,甚至不吃不喝,容易出现继发情况。

④ 患病后心理变化大：患儿常常表现出恐惧、惊恐、愤怒、烦闷、不安等情感,有的患儿甚至发生夜惊、尿床等现象。学龄期儿童因为有学业影响,会表现出抑郁、沉默、孤独、饮食不佳、睡眠不宁等。多数儿童害怕打针、吃药,害怕与穿白大褂的医务人员接触,尤其有过就医体验的患儿,表现更为突出。

⑤ 检查及治疗时不易合作：儿童注意力相对不集中,容易被外界事物所吸引。有些孩子生性好动,很难安静下来配合交流、体检或治疗,需反复多次才能获得正确的检查结果。

⑥ 自尊心与心理承受能力不相适应：年长儿的独立性和主动性逐渐增强,患病后不愿被当成小孩看待,喜欢表现自己,故意展示出勇敢、合作、忍耐、肯吃苦、无畏气概,对约束有抵触和反抗情绪。但是,他们的心理承受能力有限,在疾病和治疗痛苦前常常会暴露弱点,缺乏应对能力。

2. 患儿家庭与社会背景特点

(1) 患儿家长身心特点

① 焦虑和紧张：孩子患病后,家长更紧张、焦虑,对于医疗技术要求更高,对检查、治疗的副作用更担忧。

② 家长对患儿过分照顾和溺爱：尤其年幼患儿,家长因为心疼表现出过分照顾和溺爱,甚至夸大病情,以期得到医护的重视。这不利于疾病的诊治,也不利于慢性病患儿的心身健康。

③ 怀疑和不信任：患儿家长来自各社会阶层,文化背景、受教育程度千差万别。部分家长对疾病不了解,治疗期望值过高;或者对部分医务人员不满,对医院医疗设施、治疗环境不满,对医护人员诊疗水平不信任,怀疑治疗方案,因而不能配合。

(2) 家庭环境与儿童健康

① 家庭结构与类型：研究显示,健全、和谐的家庭有利于儿童身心健康的成长。而父母不和睦的家庭、破裂家庭、单亲家庭等对儿童身心健康均产生不利影响,这类儿童出现躯体疾病及心理障碍者均较高。

② 父母的文化、经济条件及性格行为与儿童健康密切相关。父母受教育水平,特别是母亲文化程度对儿童身心发育具有影响。父母的性格冷淡、忽视或粗暴的家庭环境,容易导致儿童心理行为发育扭曲,也容易忽视儿童躯体疾病。而过分溺爱的家庭会使儿童出现无病呻吟、依赖、脆弱、任性霸道等行为问题。

(3) 学校环境与儿童健康

学校是儿童获取知识、塑造健康人格的重要场所。学校、老师、同学和伙伴的关系等会对儿童身心健康产生深远影响。在学校接受全方位的培养与锻炼,从老师处获取知识和榜样,从同学处获取友谊,可以为以后的身心健康打下良好的基础。

3. 儿科医患沟通策略

医务人员所接触的患者病种不同,家庭背景千差万别。要根据具体问题,有针对性地与患儿及其家长进行沟通。

(1)根据不同患儿的特点,采取不同的方式进行沟通。婴儿患病后常表现出恐惧、孤独、抑郁和分离性焦虑。接触患儿时,应动作轻巧、敏捷、熟练,以减少刺激,并用语言和抚触等给予无微不至的关爱和呵护。与患儿建立感情,消除患儿的陌生感和内心恐惧感。

学龄前患儿有依恋家庭的情绪,疾病痛苦可引起抑郁、焦虑、恐惧,疾病的刺激和打击,使患儿出现退缩行为,表现出行走、控制排便、自己进餐等技能暂时丧失,要给予耐心、细致、周到的关怀、呵护和鼓励。

学龄期患儿情绪波动较大,会有抑郁、焦虑、恐惧、悲观、自责等心理,出现对抗、挑剔、任性、不遵医嘱和攻击行为,易与家长和医护人员发生摩擦。医务人员在接触年长患儿时要细致观察,注意表达方式,语言要得体,符合孩子的年龄特点。

(2)读懂患儿体态语言。儿科历来被称为"哑"科,婴幼儿患病不能诉说感受,而是通过面部表情、声音、身体活动与成人建立联系,达到与成人相互理解。医务人员要以机敏的观察力解读病儿的体态语言,正确理解患儿心思,有的放矢地沟通。

小婴儿用哭、笑等本能行为表现身心的变化和需求。不同的哭声表示不同的内容:需要爱抚的哭是清脆、响亮、圆润的;饥饿、排尿引起的不适哭声很大;长时间的啼哭用来寻求帮助,满足得到需求、不适解除了,哭声才会停止;而疾病严重时,哭声是不成调的尖叫,或哭声低弱甚至无声息。

儿童患病后会有行为改变,如无精打采,对父母的依赖性增强,特别在意他人的面部表情、动作、态度。因此医务人员不仅要仔细观察,还要注意自我形象和行为。

(3)帮助患儿克服恐惧心理。患儿会对疾病疼痛和各种治疗带来的疼痛刺激留下不愉快的记忆,产生恐惧感。因此检查、治疗前,要不厌其烦地向患儿解释要做什么,为什么要做,有哪些反应等,消除患儿疑虑和恐惧。

年长儿有一定的认知能力,开始关注疾病后果和对自身成长的影响。慢性病对其成长和生命构成威胁,可使其产生不安情绪和心理冲击。医务人员需要根据不同患儿的病情给予鼓励,使其树立信心,消除恐惧感。

与患儿交谈时,最好使患儿视线与医务人员平齐。医务人员要注意语言的亲和性,面带微笑,声音柔和、亲热地称呼孩子的名字或乳名,取得患儿的信任,成为患儿的知心朋友。针对不同年龄患儿,适时搂抱、抚摸其头部、轻拍其上肢和背部等,增强自身亲切感,缓解孩子"皮肤饥饿",增强患儿的信任感和安全感。

(4)与患儿家长有效沟通。疾病虽然发生在孩子身上,但是家长却比自己生病还要紧张、焦虑。因此,与患儿的沟通,更重要的是与家长沟通。医务人员要理解和体会家长的反应和行为。

对患儿家长的安慰和解释是治疗的重要部分。孩子得了什么病,为什么会得病,下一步该怎么办,会不会对未来生长有影响,有多大影响等都是家长迫切想知道的。因此,医生需要及时将自己对疾病的判断、将要采取的治疗措施、存在几种治疗选择、各种选择的利弊等信息向患儿家长做通俗易懂的解释和说明,争取家长的信任和积极配合。

(三)各年龄期儿童的保健重点

1. 胎儿期保健要点

胚胎早期是胎儿器官形成的阶段,容易受到不良因素的影响,也称为致畸敏感期。胎儿的发育和孕母的营养状况、躯体健康、情绪、心理和生活环境等有关。因此,胎儿期保健主要通过对孕母的保健来实现。具体措施如下:

(1)做好婚前遗传咨询,禁止近亲结婚,对有家族遗传疾病史或发生不明原因疾病的家庭做筛查,以减少胎儿发生遗传性疾病、先天畸形、智能低下疾病的可能性。

(2)孕母应尽可能避免接触各类放射线,尤其是妊娠早期。避免接触化学毒物,如烟、酒、毒品、重金属(铅、苯、汞)以及有机磷农药等。环境内分泌干扰素是一类外源性化学物质,通过植物、动物等食物链生物浓缩后进入人体,如果残留在母体脂肪中,则可通过胎盘传递给胎儿,干扰胎儿体内激素产生、释放、代谢、结合、反应和消除。

(3)孕期慎用药物。

(4)患有心、肾疾病、糖尿病、甲状腺功能亢进、结核病等慢性疾病的孕妇,应在医生指导下进行治疗;加强高危孕妇的产前检查,保证孕母营养充足。

(5)加强孕期营养。如加强铁、锌、钙、维生素 D 等重要营养素的补充,同时防止营养摄入过多而导致胎儿体重过重,影响分娩以及儿童期、青春期以及成年后的健康。

(6)保持心身愉悦。为孕母创造良好的生活环境,使其劳逸结合,减轻其精神负担和心理压力。

(7)预防围生期并发症。如预防流产、早产、异常生产的发生,尽可能避免妊娠期并发症、合并症,加强对高危孕妇的随访。及时处理围生期疾病,预防产时感染。预防胎儿溶血。孕妇与丈夫 ABO 血型或 Rh 血型不合时,应完成相关实验室筛查,以便及早发现、预防和治疗胎儿溶血。

2. 新生儿期保健要点

新生儿保健重点是预防出生时缺氧、窒息,预防低体温、寒冷损伤综合征和感染的发生(Ⅰ级预防),并积极开展新生儿筛查(Ⅱ级预防)。新生儿(尤其是出生后 1 周内新生儿)保健是儿童保健的重点。具体措施如下:

(1)出生时护理。保持产房温度在 25～28 ℃之间。新生儿娩出后应迅速清理其口腔内黏液,保证其呼吸道畅通;及时点眼药,预防分娩时感染眼病;严格进行消毒,结扎脐带;记录出生时阿普加(Apgar)评分、体温、心率、呼吸、体重与身长;设立新生儿观察室,出生后观察 6 h,正常者进入婴儿室,高危儿送入新生儿重症监护室。

(2)新生儿居家保健。① 保暖。新生儿居室的温度与湿度应随气候变化调节。在冬季应尽量使室内温度保持在 20～22 ℃之间,湿度以 55％为宜;夏季应避免室内温度过高。新生儿发生不明原因的哭吵不安,应排除室内温度过高、衣服过多、空气不流通所带来的不适。② 母婴同室,尽早母乳喂养。指导母亲采用正确的哺乳方法以维持良好的乳汁分泌,满足新生儿生长所需。母乳不足或无法进行母乳喂养的婴儿,应指导母亲使用科学的人工喂养方法。2008 年中国《儿童维生素 D 缺乏性佝偻病防治建议》建议婴儿出生后应补充维生素 D：足月儿 400 IU/d,从出生后 2 周开始补充到 2 岁;早产儿、低出生体重儿、双胎儿出生后即应补充 800～1 000 IU/d,3 个月后改为 400 IU/d。美国儿科学会则建议,母乳喂养的婴儿应于生后头几天就开始补充维生素 D 400 IU/d,持续给予直至断乳后每天能摄入 1 L 以上的维生素 D 强化配方奶或全奶时为止,否则均需要额外补充。③ 皮肤护理。新生儿皮肤娇嫩,应每日洗澡保持皮肤清洁,应特别注意保持脐带残端清洁和干燥,根据室温选择合适的衣服与尿布。④ 促进新生儿感知觉、运动发育。父母应多与婴儿说话,抚摸、摇、抱婴儿均有利于早期的情感交流。新生儿衣服应当宽松、活动自如。2～3 周后可每日俯卧 1～2 次,训练抬头动作。⑤ 预防感染。保持居室空气新鲜,应尽量避免过多的外来人员密切接触。新生儿用具每日煮沸消毒。婴儿出生时应接种卡介苗和乙肝疫苗。

（3）慎用药物。新生儿肝功能不成熟,某些药物体内代谢率低,易在体内蓄积发生副作用。哺乳期母亲用药应考虑到乳汁中药物对新生儿的作用。

（4）新生儿疾病筛查。出生后即筛查,尽早诊治,减少后遗症,属Ⅱ级预防。应筛查的疾病包括：① 听力障碍。早期发现有听力障碍的新生儿,使其在语言发育的关键年龄之前就能得到适当干预,使语言发育不受损害。② 遗传代谢、内分泌疾病。如某些遗传代谢、内分泌疾病,主要是苯丙酮尿症（PKU）和先天性甲状腺功能减退症（CH）等。③ 先天性髋关节发育不良。是一种可治疗疾病,漏诊和误诊会严重影响儿童骨骼发育。

3. 婴儿期保健重点

（1）定期进行健康检查：① 婴儿年龄越小,生长发育越迅速。应定期进行健康检查,了解婴儿的生长发育与健康状况,早期发现生长迟缓、发育偏异、先天缺陷或疾病,从而早期诊断和干预。② 婴儿每次进行健康检查时,需按照测量的身高、体质量值描绘生长曲线图,了解婴儿的生长速度、营养状况及其动态变化,及早发现和鉴别婴儿生长发育问题及其原因。

（2）科学喂养：婴儿期营养状况与儿童期生长发育水平密切相关。婴儿体格生长十分迅速,需大量补充各种营养素满足其生长需要,但婴儿的消化功能尚未成熟,故易发生消化紊乱和营养缺乏性疾病。母乳是婴儿过渡到独立摄取营养前最好的食物,应提倡母乳喂养,部分母乳喂养和人工喂养的婴儿则应正确选择配方奶粉。对 6 月龄以上婴儿开始添加辅食,逐渐增加辅食种类和数量,可继续母乳喂养至 2 岁。3～4 月龄以上婴儿逐渐夜间不再进食。在引入新食物的过程中,应指导家长避免或减少食物过敏的发生,注意维生素 D 的补充。

（3）发育筛查：婴儿期是神经心理发育的关键期,定期对婴儿进行运动、感知觉、社会情绪的发育筛查。常用的筛查方法为丹佛发育筛查（DDST）,至少要保证 6～8 月龄进行 1 次 DDST 筛查,6 及 12 月龄各进行 1 次听力筛查。通过筛查了解婴儿发育进展情况,评估中枢神经系统的功能,如发现异常及时转诊至相应的妇幼保健机构进行诊断评估及早期干预治疗。

（4）早期教育：婴儿早期教育应根据其心理和认知水平的发展特点,以感觉和动作训练为主,通过生活环节辅以认知能力和亲子关系的培养。① 视听能力训练。在婴儿期给予各种丰富的感知觉刺激,通过引导婴儿追视物体、倾听周围的声音,为其播放悦耳的音乐,促进其大脑的发育。② 动作训练。婴幼儿期重点培养大运动(抬头、翻身、坐、爬、站、走)和手的精细动作(触摸、抓握铃铛、玩具等)训练。③ 语言训练。为婴儿提供适当的语音和语言感知环境,经常与婴儿进行语言交流,指导婴儿多看、多摸、多说,为语言理解奠定基础。④ 生活技能训练。从婴儿期开始培养婴儿良好的生活能力,如独立睡眠习惯、进食技能、控制大小便的能力。

(5) 口腔保健:婴儿用奶瓶时应避免奶头抵压上颌而影响颌骨发育;经常含乳头入睡可影响婴儿乳牙发育,特别是乳牙萌出后,可发生"奶瓶龋齿"。乳牙萌出后用指套牙刷或小牙刷给婴儿刷牙,每晚一次。要关爱婴儿,避免婴儿在感到不愉快、寂寞、疲劳时用吸吮手指或空奶嘴、咬物品等行为来安慰自己。

(6) 体格锻炼:婴儿出生后每天洗澡后可进行婴儿抚触,促进其神经系统的发育,增强其肺功能及机体免疫力,减少疾病的发生;坚持户外活动,进行空气浴、日光浴和主、被动操有利于婴儿体格生长;2月龄开始每天做被动操,6月龄开始做主被动操,每日1~2次,促进婴儿基本动作的发展和新陈代谢,促进其骨骼、肌肉的发育,增强其身体对周围环境的适应能力。

(7) 疾病预防:呼吸道感染、腹泻等感染性疾病及营养性缺铁性贫血、维生素 D 缺乏性佝偻病等营养性疾病常发生于婴儿期,必须积极预防。指导家长和养育人对婴儿的护理,包括保持居室通风、空气新鲜,户外活动接受阳光照射,衣服厚度适中且宽松柔软,避免去人多嘈杂的环境以预防和减少呼吸道感染。婴儿对各种传染病都有较高的易感性,必须切实地按照国家卫健委制定的全国计划免疫工作条例规定的免疫程序,按期完成 1 岁以内卡介苗、脊髓灰质炎疫苗、百白破三联疫苗、麻疹减毒活疫苗及乙肝疫苗的接种。

4. 幼儿期保健重点

(1) 个性发展:运动与语言能力的发展扩大了幼儿的活动范围,使幼儿能主动观察、认知,进行社交活动;心理活动尤其是自我意识的发展,使幼儿对周围环境产生好奇心,喜欢模仿,但易被成人过度呵护而导致其独立能力的发展受抑制。幼儿期个性的发展是学龄期儿童自信、勤奋或依赖、退缩心理状态的基础。

(2) 定期健康检查:幼儿期至少每半年进行 1 次健康检查,预防营养不良及单纯肥胖;教育家长认识保存儿童生长资料的重要性,配合医生继续用生长曲线监测儿童身高生长速度。如发现儿童身高发育有减慢的趋势,应到专科做骨龄和内分泌检查。

(3) 早期教育:重视与幼儿语言交流,通过游戏、讲故事、唱歌等活动促使其学习语言;选择球、拖拉机、木马等促进小肌肉动作协调发育的玩具,选择积木、娃娃、听诊器、炊具等形象玩具,促进幼儿想象和思维能力发育。

(4) 生活习惯与能力培养:2~3 岁时大脑皮质的控制功能发育较完善,幼儿可逐渐自己控制排便,安排规律生活,应培养幼儿独立生活能力并使其养成良好的生活习惯,为适应幼儿园独立生活做准备。幼儿注意力持续时间短,安排学习活动时间不宜过长。

(5) 预防疾病、意外事故:3 岁以下儿童尽量不食用瓜子、花生等食物,预防异物吸入引起窒息;因幼儿已可自由行走,好奇心强,不宜让幼儿独自外出或留在家中,以免发生事故;监护人应注意避免幼儿活动环境与设施中有致幼儿烫伤、跌伤、溺水、触电的危险因素。

（6）合理营养:供给丰富的平衡营养素,食物种类、质地接近成人,每日 5～6 餐适合幼儿生长需要和消化道功能水平。幼儿的自行进食技能与婴儿期的训练有关,应注意发展其独立进食行为,鼓励其自己进食,不应强迫其进食;避免幼儿摄入过多量液体或零食而影响进食。注意补充维生素 D,坚持每日户外活动。

（7）口腔保健:家长用指套牙刷或小牙刷帮助幼儿刷牙,每晚 1 次,预防龋病;1 岁以上幼儿应断离奶瓶,预防错颌畸形。

5. 学龄前期保健重点

（1）加强入学前教育:培养儿童学习习惯,注意发展儿童想象力与思维能力,使之具有良好的心理素质。通过游戏、体育活动增强儿童体质,使其在游戏中学习遵守规则和与人交往。

（2）保证充足营养:膳食结构接近成人,与成人共进主餐,每日 4～5 餐适合学龄前期儿童生长需要和消化道功能水平。

（3）预防感染与事故:对于集体教育机构中的儿童,应特别注意预防传染性疾病,如肝炎、麻疹、痢疾等疾病;预防儿童外伤、溺水、误服药物、食物中毒、触电等事故。

（4）视力保健:保证每年每个学龄前期儿童接受 1 次视力筛查(用视力表)和眼的全面检查,培养其良好的用眼习惯,指导家长、幼儿园教师给儿童创造良好的采光条件,积极矫正屈光不正和进行功能训练,防治各种流行性眼病。

（5）牙齿保健:3 岁儿童应学会自己刷牙,养成每天早晚刷牙的习惯,预防龋病;帮助儿童纠正不良口腔习惯,包括吸吮手指、咬唇或物,预防错颌畸形。每半年或每年检查一次牙齿。

（6）预防接种和疾病防治:加强免疫接种、传染病管理、常见病防治等,与幼儿期保健要点大致相同。

（7）预防意外事故:要结合日常生活对儿童进行安全教育,如遵守交通规则,不在马路上玩耍;不玩弄电器和电器开关,以防触电;避免到河或池塘边玩,以防溺水等。同时做好室内和户外的安全防护,如安全放置尖锐的器具、热水瓶等,定期对操场活动用具进行安全检查。开展意外灾害发生时的防护和自救演练。

6. 学龄期保健重点

（1）提供适宜的学习条件:培养儿童良好的学习兴趣、习惯,以正面积极教育为主,加强素质教育,开展体育锻炼,增强儿童体质,培养儿童的毅力和奋斗精神。

（2）平衡膳食:小学生课间加餐,有利于其集中注意力,提高学习效率。应加强营养,满足儿童第二个生长发育高峰的需要;鼓励其多食用富含钙的食物;加强运动,使其骨骼发育达最佳状态;预防缺铁性贫血、营养不良等常见病;应调整食谱,改善其进食行为,并加强锻炼,避免肥胖。

（3）体格检查:每年至少进行 1 次体格检查,监测儿童生长发育,及时发现体格生长发育偏离及异常并及早干预。保证充足睡眠时间。

（4）眼、口腔保健:每年做眼、口腔检查 1 次,预防屈光不正、龋病的发生。

（5）预防感染与事故：让儿童学习交通安全规则和事故的防范知识,减少伤残的发生。

（6）疾病筛查：① 骨骼畸形。注意检查脊柱,排除脊柱侧弯、后突畸形。② 性发育异常性早熟。青春期提前出现,女孩<8岁、男孩<9岁;性发育延迟,女孩>14岁、男孩>16岁无第二性征出现。③ 单纯性肥胖症。④ 脆性X综合征。⑤ 学习困难。

7. 青春期保健重点

（1）心理教育：应根据心理特点加强教育和引导。在集体活动与体育锻炼中培养青少年意志,使其学习与人相处,礼貌待人,遵守规则;注意培养青少年承受压力与失败的良好心态;帮助青少年正确认识社会的不良现象,提高辨别是非的能力,把握自己的行为,远离烟、酒、毒品、偷窃、斗殴、说谎等恶习。

（2）性教育：应对青少年进行正确的性教育,使其在生理和心理上有正确的健康认识。

（3）疾病筛查：① 矮小。女性发育落后,或男孩睾丸小伴矮小等,要排除卵巢发育异常（XO）、睾丸发育不良（XXY）等疾病。② 月经不调。女孩月经初潮,如有时间紊乱、经量多少不一、腹痛等现象,需到专科检查。③ 心理行为障碍。多数青少年可出现暂时的情绪或行为问题,如焦虑、抑郁、紧张、易怒等,如持续时间长,问题变复杂、严重,发展为心理行为障碍,需到专科诊断治疗。

（四）儿童常见营养相关性疾病防治

营养相关性疾病是儿童常见疾病。早期筛查出低体重、生长发育迟缓、消瘦、肥胖、营养性缺铁性贫血、维生素D缺乏性佝偻病等疾病,登记管理,指导喂养。下面是常见的儿童营养相关性疾病。中度以上相关疾病患儿应进行专案管理,及时转诊。

1. 维生素D缺乏性佝偻病

维生素D缺乏性佝偻病（简称佝偻病）是由儿童体内维生素D不足导致钙磷代谢异常的全身性疾病,典型表现为生长期的骨骼病变。多见于2岁以下婴儿和双胎、早产儿,长江流域发病率为30%～55%。

【诊断要点】

（1）2岁以下婴儿饮食中未添加维生素D,晒太阳不足。人工喂养儿多于母乳喂养者。多胎或双胎、未成熟儿发病更多。

（2）骨骼症状：方颅、颅骨软化,胸部郝氏沟,肋骨串珠、鸡胸畸形。四肢可有手镯征、足镯征,"O"形或"X"形腿。

（3）其他：苍白、多汗、夜睡不安、肌肉松弛、无力、腹胀等。

（4）实验室检查：激期血清磷下降,血钙正常或偏低,血钙、血磷浓度乘积（mg/dL）<30,骨碱性磷酸酶增高大于200 U（血BAL>200 U/L）。血清25-羟基维生素D_3早期即下降有助诊断。

（5）X线检查：长骨骨骺端膨大,钙化预备线不规则,呈毛刷状,杯口变形,钙化预备线可消失,骨质稀疏,骨小梁细,长骨可见弯曲变形。

【治疗原则】

（1）一般处理：改进小儿喂养,增加户外活动,多晒太阳,提倡母乳喂养。注意一般窗玻璃不能透过紫外线。

（2）药物治疗：补充维生素 D。

（3）预防为主：加强宣传工作，提倡母乳喂养，增加户外活动。冬天出生小儿，前 3 个月生长快速必须给维生素 D 预防量 400 IU/天。早产儿 800 IU/天。双胎或多胎儿 1200 IU/天。注意维生素 D 中毒表现。

2. 营养性缺铁性贫血

营养性缺铁性贫血是由于体内贮存铁缺乏致血红蛋白合成减少的一种小细胞低色素贫血，为小儿贫血中最常见者，尤以婴幼儿发病率最高，对小儿健康危害较大，故为我国重点防治的小儿疾病之一。

【诊断要点】

（1）发病年龄：6 月龄至 3 岁最常见。

（2）病史中有喂养不当、长期腹泻、慢性失血或反复感染等缺铁原因。

（3）临床表现：皮肤、黏膜苍白，食欲差，易激惹、疲倦、异食癖，严重者心率快、心脏扩大伴收缩期杂音。

（4）血常规：血红蛋白降低比红细胞数减少明显，示小细胞低色素性贫血，平均红细胞容积（MCV）<80 fL，平均红细胞血红蛋白量（MCH）<28 pg，平均红细胞血红蛋白浓度（MCHC）<0.32%，红细胞大小不等，中央浅染，网织红细胞计数正常或稍减少。

（5）铁代谢检查：血清铁蛋白<16 μg/L，血清铁<10.7 μmol/L，总铁结合力>62.7 μmol/L，运铁蛋白饱和度<0.15，红细胞游离原卟啉>0.9 μmol/L。

（6）骨髓铁粒幼细胞<15%，红细胞外铁明显减少或消失。

（7）铁剂治疗有效。

符合诊断要点第 1 条和第 2 条至第 7 条中 2 条以上者可以确诊为缺铁性贫血。

【治疗原则】

（1）去因治疗：加强护理，避免感染，注意休息。改善膳食，合理喂养，增加富铁食物及维生素 C 丰富的食物。治疗肠道感染、驱除钩虫、手术治疗肠道畸形，纠正慢性失血的原因。

（2）药物治疗：首选硫酸亚铁每天 20～30 mg/kg，可合用维生素 C 50～200 mg/天。共服 1～2 个月。贫血严重者可以少量多次输血治疗。

（3）预防：加强宣教，指导喂养，提倡母乳喂养，对早产儿可提早补充铁剂，微量元素，还要补充足量的维生素 C、维生素 B$_2$ 等。

【预防】

加强宣教，指导喂养，提倡母乳喂养，对早产儿可提早补充铁剂，还要补充足量的维生素 C、维生素 B$_2$ 等。

3. 蛋白质-能量营养不良

蛋白质-能量营养不良是慢性营养缺乏症，缺乏能量和蛋白质，多由长期摄入不足或消化吸收障碍所致。表现为渐进性消瘦、体脂减少及全身各器官不同程度萎缩和功能紊乱的临床综合征，多见于 3 岁以下小儿。

【诊断要点】

（1）体重低下：体重低于同年龄同性别均值 2 个标准差为轻度，2～3 个标准差为中度,3 个标准差为重度。

(2) 生长迟缓:身高低于同年龄同性别均值 2 个标准差为轻度,2～3 个标准差为中度,3 个标准差为重度。

(3) 消瘦或水肿:皮下脂肪减少、变薄,腹部先发生,继之躯干、臀部及四肢,最后面颊脂肪消失而呈老人貌。水肿于低蛋白血症时发生。血浆蛋白低下,总蛋白<40 g/L,白蛋白 20 g/L,病儿出现水肿。

(4) 各系统、器官功能低下及障碍表现。如肠黏膜上皮及绒毛萎缩致吸收不良,各种消化酶分泌不足致消化不良。

(5) 合并维生素及矿物质缺乏表现,如维生素 A 吸收不良致患儿出现角膜干涩,甚至发生角膜溃疡。

【治疗原则】

(1) 去除病因,加强护理。

(2) 合理供给能量和蛋白质:牛奶含优质蛋白质,应首先选用。

(3) 肠胃外营养:重度营养不良伴全身衰竭者给予静脉营养,需住院治疗。

(4) 补充各种消化酶以帮助恢复患儿的消化功能,补充各种维生素及微量元素。

【预防】

(1) 热量供给需循序渐进,由少量到正常需要量。

(2) 补充各种消化酶、维生素及微量元素。

(3) 对厌食症患儿应加用胃肠动力剂,以增进其食欲。苯丙酸诺龙系蛋白质同化剂,亦有增加食欲的作用。

4. 儿童肥胖

儿童肥胖是由于长期能量摄入超过消耗量,导致体内脂肪积聚过多而造成的疾病。肥胖可由脂肪细胞数目增多或体积增大引起。人体脂肪细胞数目在胎儿出生前 3 个月、生后第 1 年及 11～13 岁三个阶段增多最快。

体重超过同年龄、同身高小儿正常标准的 20% 即可称为肥胖。我国儿童肥胖的发生率为 8%～15%,大多属单纯性肥胖。其发病与营养摄入过多、活动过少、遗传、胎内因素等有关。儿童肥胖与成人肥胖、冠心病、高血压、糖尿病有一定关系,故应及早预防。

【诊断要点】

(1) 肥胖可发生于任何年龄,最常见于婴儿期,5～6 岁和青春期。

(2) 婴儿期肥胖:易患呼吸道感染、哮喘和佝偻病,而且以后很有可能发展为成人肥胖。

(3) 青春前期肥胖:患儿食欲极好,常有多食、喜食肥肉、油炸食物或甜食的习惯。身高及体重与同龄儿童相比均偏高,性成熟较早。可有疲乏感,用力时气短或腿痛。

(4) 体格检查:可见体脂增多,但分布均匀。腹部膨隆下垂。严重肥胖者可因胸腹、臀部、大腿脂肪过多致皮肤出现白纹或紫纹。女性患儿胸部脂肪增多,应注意和真正乳房发育鉴别。男性患儿由于大腿及阴部脂肪过多,阴茎可掩藏在脂肪组织中而显阴茎过小。

(5) 心理障碍:这既是引起肥胖的原因,也是肥胖持续存在的附加因素。

(6) 实验室检查:常有高胰岛素血症,可有血甘油三酯、胆固醇增高,严重者 β 脂蛋白也增高,血生长激素水平减低,生长激素刺激试验峰值比正常儿童低。

(7) 肥胖的诊断标准尚未统一。国内临床常用的标准为:以同年龄、同性别健康儿童体重均值为准,体重超过 2 个标准差即为肥胖,2～3 个标准差为轻度肥胖,3～4 个标准差为中度肥胖,>4 个标准差为严重肥胖。或以体重高于同年龄、同身高正常儿童标准的 20% 为肥胖,20%～30% 为轻度肥胖,30%～50% 为中度肥胖,>50% 为重度肥胖。青少年以身体质量指数[身体质量指数(BMI)=体重(kg)/身高(m)^2]来衡量,正常青少年和成人 BMI 为 17～23.9,24～28 为超重,>28 为肥胖。

【治疗原则】 治疗肥胖应采用综合措施,并让患儿及其家长了解肥胖的危害性。

(1) 控制饮食:在不影响患儿生长发育的基本能量与营养素需求的前提下,减少能量供给,限制糖类与脂肪的摄入,可多食蔬菜和一定量的粗粮,食物体积应尽可能大,以产生饱腹感。青春期由于生长加速,机体对蛋白质的需要量增加,此时,应增加蛋白质在热量供应中的比例,其量以 1.5～2.0 g/(kg·d) 为好。

(2) 加强运动:使能量消耗增多。单纯控制饮食不能使体重减轻,辅以运动锻炼则减肥效果较好。如每日坚持进行 1 h 左右的晨间跑步、散步、踢球、做操等。经常游泳减肥效果更好。

(3) 药物治疗:很少用于儿童,易产生药物依赖。

(4) 心理治疗:对肥胖患儿应定期门诊观察,不断鼓励和提高他们坚持控制食量及运动锻炼的兴趣。

(5) 所谓"减肥药""减肥茶"大部分是泻药,儿童期禁用。

5. 铅中毒

【诊断要点】

(1) 中毒原因:消化道摄入含铅的食物,使用含铅的器皿,吸入含铅的粉尘或蒸气可引起中毒。5 mg/kg 铅摄入即可引起急性中毒,长期少量摄入铅可导致慢性铅中毒。铅离子主要抑制细胞内含巯基的酶,引起小动脉痉挛、毛细血管内皮损害,影响能量代谢,干扰血液系统的正常功能。

(2) 临床表现:消化系统症状如恶心、呕吐、腹痛,牙龈上有铅线。神经系统症状如精神状态的改变、智力受损、神经麻痹导致的肢体麻木和肢体瘫痪,急性中毒可导致昏迷和脑水肿。血液系统症状主要表现为长期贫血、心悸、乏力。

(3) 实验室检查:正常血铅浓度为 2～10 μg/dL,此时无任何临床症状。血铅测定在 1.44～2.4 μmol/L(30～50 μg/dL)即系铅中毒。尿铅测定,使用驱铅治疗(依地酸二钠钙 500 mg 肌内注射)8 h 尿铅排出量≥4.83 μmol(1 mg)有助于诊断。外周出现较多的点彩红细胞,血液及尿粪中红细胞原卟啉增加。

(4) 诊断:根据病史、临床表现和实验室检查做出诊断,注意和神经系统疾病、血液系统疾病相鉴别。我国儿童正常血铅水平为 10 μg/dL,>20 μg/dL 即属异常,>30 μg/dL 可诊断为铅中毒。严重铅中毒患儿下肢股、胫骨干骺端 X 线片上可见骨质增厚形成的"铅线"有诊断价值。

【治疗原则】

如果怀疑有铅中毒的可能性,需要转诊到相应专科进行检查明确诊断。治疗上首先脱离铅中毒的环境,防止铅的继续吸收。必要时采用依地酸二钠钙等驱铅治疗,对腹痛、神经系统症状进行对症治疗。该病重在预防,做到早期发现;提倡早诊断,早治疗,监测病儿血铅、尿铅水平,监测驱铅药物副作用,注意锌、铁、铜等元素的补充。在大城市部分儿童血铅水平在正常高值 $10~\mu g/dL$,但无明显临床症状,此时无须给予驱铅治疗,可每日服用多种维生素片,密切监测。

6. 锌缺乏症

锌是人体重要的必需微量元素之一,具有多种生理功能,锌参与 90 多种酶的合成。锌缺乏将导致机体多种生理功能紊乱。

【诊断要点】

(1) 有缺锌饮食病史。

(2) 患儿病史中有生长发育落后、消化功能紊乱、厌食、矮小、多动、反复呼吸道感染,免疫力差或手术伤口不愈合等。

(3) 空腹血清锌浓度<11.47 $\mu mol/L$(正常最低值为 11.47 $\mu mol/L$)。

【治疗原则】

查明原因,治疗原发病。提倡母乳喂养,平时应提倡平衡膳食,戒挑食、偏食、厌食、零食。增加含锌多的动物食品,如肝、鱼、瘦肉、人乳、牡蛎等。补充锌剂,如葡萄糖酸锌或硫酸锌等分次口服,疗程 2~3 个月。

(五)儿童常见口腔问题的保健

儿童口腔保健是儿童保健重点工作。包括:与全身健康状况密切相关的口腔先天发育状况;保持良好的饮食习惯和口腔卫生习惯,定期进行口腔检查;预防口腔的意外伤害。下面是常见的儿童口腔健康问题,应及时发现,早期预防,做好健康教育,必要时转诊至口腔专科进一步诊疗。

1. 牙齿萌出异常

(1) 牙齿早出:在临床上有时可见到牙齿萌出过早。这些牙可能是正常的乳牙,由于牙胚距口腔黏膜较近而过早萌出。但由于其没有牙根,极易松动,有脱落而被吸入气道的风险,应拔除。有的牙虽不松动,但婴儿吮乳时舌系带及其两侧软组织与牙齿摩擦而产生压疮性舌系带溃疡,长期不愈,导致婴儿有拒食、啼哭等情况,称为里加病(Riga disease)。应立即停用吮吸哺乳方式,改用汤匙喂乳,以避免摩擦溃疡区。

(2) 上皮珠:初生或生后不久的新生儿,在相当于牙槽嵴处黏膜上可见一些粟粒、米粒大小或更大的乳白色片状或球状物,这是牙板上皮残余断离牙胚后增殖所形成的角化物,数目不等,称为上皮珠,俗称"马牙子"或"板牙"。它们在数月内逐渐被吸收而消失,或接近黏膜表面后自行脱落。切勿自行刮除或挑"马牙子",以免出现感染。

(3) 乳牙滞留:乳牙根吸收不正常,乳牙不能按时脱落,就会造成乳牙滞留。恒牙已经萌出,相应乳牙尚未脱落者,称作乳牙滞留。临床可见到双重牙,应该拔去滞留的乳牙,以免发生恒牙萌出错位、歪曲。

(4) 乳牙晚出:超过 1 岁以上尚未长出第 1 个乳牙,就应考虑有无全身性疾病,如佝偻病、呆小病、极度营养缺乏或先天性梅毒等。长期不长第一个乳牙是否有牙畸形的可能,可转至口腔科进一步明确。

（5）恒牙晚出：临床偶见由于乳牙过早丧失，小儿习惯用牙龈咀嚼，覆盖缺陷处的牙龈成为致密性结缔组织，表层角化增强，使恒牙很难突破牙龈萌出。只有当恒牙切缘已突出牙槽嵴处，达于牙龈下时，才是切龈指征。过早切龈，容易形成瘢痕，使牙齿更不易萌出。

2. 牙齿数目异常

（1）额外牙：多见于切牙部位，牙齿形状多圆锥状。额外牙能造成牙齿排列不齐、牙列拥挤或牙齿错位。拥挤牙和错位牙容易发生龋齿，大多需要拔去额外牙。

（2）缺牙：缺牙有两种原因：一是牙齿已经发生，但未萌出；二是牙齿根本没有发生。需要拍 X 线片才能查明。缺牙间隙如果较大，影响咬𬌗关系，对于小儿容易引起邻牙倾斜或对颌牙伸长，最好做暂时修复，待成年后再考虑永久性修复。

3. 牙齿结构异常

（1）釉质发育不全：表现为釉质表面出现不平整的横沟状或坑窝状缺陷；严重者出现牙齿或切缘萎缩，磨牙或前磨牙咬𬌗面失去正常的窝沟形态，甚至在牙冠的某些部位出现牙本质外露。原因有佝偻病、手足搐搦症、内分泌疾病、高热以及严重营养不良等。

（2）斑釉症：又称氟牙症，是地方性氟中毒在牙齿上的表现。其特征是牙釉质表面呈现白垩色、黄褐色斑块或牙冠完全呈黄褐色或褐色。轻者釉质表面凹凸不平；严重者可伴有釉质发育不全，釉质剥落。主要预防措施是改换含氟低的饮用水源或采取饮水脱氟的方法。

4. 唇、腭及颌骨发育异常

（1）小颌畸形：多数是由于下颌体积小，下颌骨前部过于靠后使舌向后移，可造成梗阻。为了避免窒息，常需在新生儿时期采取俯卧位，使舌能向前伸展。这类患儿在最初几个月常需严密护理，并给予针对下颌功能的刺激。婴儿吮吸母乳时切忌压迫其下颌部，人工喂乳时也应将奶瓶提高，使婴儿吮吸时必须将下颌向前伸才能噙住奶头或奶嘴，使下颌得到功能性锻炼，有助于颌骨的发育。

（2）唇裂及腭裂：唇裂为常见的先天畸形，可单独发生或与腭裂并存。单纯唇裂一般不影响喂乳。唇裂的修补手术可在生后 2 天至 3 个月进行，一般须等待患儿营养状态、体格发育比较稳定时进行。为了避免呛奶，喂奶时小儿取坐位或半躺位，以免奶液流入鼻内，或用滴管喂奶，最好喂半流质或固体食物。

腭裂常并发扁桃体及腺样体肥大、中耳炎、慢性鼻咽炎、耳聋等病，对炎症应及时采取有效治疗措施。一般认为早期进行修补手术可以及早恢复患儿上唇的正常功能和外形，还可使瘢痕组织减少到最小程度，最好待患儿营养状态、体格指标稳定时进行。

5. 龋齿

龋齿是牙齿硬组织逐渐被破坏的一种疾病。龋齿是小儿常见的多发病，乳牙患龋高峰年龄约在 5 岁左右，恒牙患龋高峰年龄约在 15 岁左右。

【临床表现】

（1）浅龋：龋蚀破坏只在釉质内，初期表现为釉质出现褐色或黑褐色斑点或斑块，表面粗糙。浅龋没有自觉症状。

（2）中龋：龋蚀已达到牙本质，形成牙本质浅层龋洞。患儿对冷水、冷气或甜、酸食物会感到牙齿酸痛，但刺激去掉以后，症状立即消失。中龋及时治疗效果良好。

（3）深龋：龋蚀已达到牙本质深层,接近牙髓,或已影响牙髓。多数需要做牙髓治疗以保留牙齿。深龋未经治疗,则出现牙髓继发感染或牙髓坏死。细菌可以通过牙根达到根尖孔外,引起根尖周炎症,可能形成病灶感染。牙冠若已大部破坏或只留残根,应将其拔除。

【预防】 预防龋齿是儿童保健工作的重点,应针对发病因素,采取相应措施。

（1）减少或消除病原刺激物：最有效的方法是刷牙和漱口。婴儿期,家长可用柔软毛巾或绒布擦洗婴儿牙齿。幼儿 3 岁以后就可以开始学习刷牙。尽可能做到早晚各刷 1 次,饭后漱口,7 岁之前刷牙需要由家长协助。

（2）减少或控制饮食中的糖：从婴幼儿期就养成多吃蔬菜、水果和含钙、磷、维生素等多的食物的习惯。

（3）增强牙齿的抗龋性：通过氟化法增加牙齿中的氟元素,俗称"涂氟",特别是改变釉质表面或表层的结构,增强其抗龋性。

6. 牙髓炎

牙髓炎是牙髓因感染或刺激损伤发生的炎症。

【临床表现】 牙髓炎可分为急性和慢性两型。急性牙髓炎表现为剧烈疼痛,呈自发性阵痛。慢性牙髓炎的症状很不典型,容易误诊为单纯的深龋。

【治疗】 牙髓炎应转至口腔科治疗。首先止痛,用温水漱口,去掉龋洞中的食物残渣。然后用小棉球将龋洞蘸干,将浸有樟脑酚、丁香油酚或牙痛水等止痛药的小棉球置入洞内,暂时止痛。选择敏感抗生素,必要时开髓引流。

7. 牙龈炎

牙龈炎是发生在龈缘和龈乳头的炎症。

【临床表现】 牙垢、牙石沉积,引起龈缘和龈乳头明显发红、水肿、变形,触动时出血,但很少疼痛,称为不洁性龈炎。开口呼吸的小儿,因牙龈经常暴露在空气中,龈表面干燥,龈乳头或龈缘长大,组织致密、色浅、质硬,几乎不出血,称为增生性牙龈炎。

【治疗】 去除刺激物或刺激因素。单纯性牙龈炎,去除牙垢、牙石,涂擦 2% 碘甘油。有全身因素者,给予全身治疗。预防要点在于教会儿童养成正确刷牙、漱口的习惯。

8. 鹅口疮

鹅口疮又名雪口病、白念菌病,是由于真菌感染,在黏膜表面形成白色斑膜的疾病,多见于婴幼儿。

【临床表现】 口腔黏膜出现乳白色、微高起斑膜,周围无炎症反应,形似奶块,无痛。擦去斑膜后可见下方不出血的红色创面。斑膜面积大小不等,可出现在舌、颊、腭或唇内黏膜上,有时波及咽部。使用抗生素可加重病情,促其蔓延。

【治疗】 用弱碱性溶液如 2%～5% 碳酸氢钠(小苏打)清洗,涂擦冰硼油、制霉菌素混悬剂等效果良好。加强营养,特别适量增加维生素 B_2 和维生素 C。婴儿室应注意隔离和哺乳用具的消毒,以预防传播。

9. 转诊指征

出现下列问题需要及时转诊至口腔科：与全身健康状况密切相关的口腔先天发育状况；牙齿或牙龈疾病,难以诊断和治疗者；口腔意外伤害等情况。

（六）儿童常见行为与心理发育异常

儿童行为与心理发育异常的相关疾病成因复杂,治疗效果各异。日常管理需要做到早期发现,初步评估,及时转诊至相应专科以明确诊断。

1. 注意缺陷多动障碍

注意缺陷多动障碍(ADHD)是最常见的儿童期起病的常见神经精神问题,以注意障碍、过度的活动和冲动控制力差为主要临床特征。

【临床表现】　包括注意障碍,过多的活动,情绪不稳、冲动任性,学习困难,社交问题;少部分 ADHD 儿童存在知觉活动障碍。

【诊断】　主要依据临床诊断。综合病史、临床表现、躯体和神经系统检查、行为评定量表、心理测验和必要的实验室检查,同时参考儿童的年龄、性别等因素。

【治疗】　包括药物治疗和心理与行为治疗。常用的药物有短效的盐酸哌甲酯片和长效的盐酸哌甲酯控释片。心理与行为治疗包括强化、塑造、消退、惩罚等。应注意持久培养患儿的自我控制能力。

【预防】　避免各种危险因素,对有高危因素者进行早期干预治疗。高危因素是指低出生体重儿、早产儿、出生时有窒息缺氧的婴儿、"难养育气质婴儿"等,需要定期追踪观察。对在婴幼儿早期和学龄前期就有好哭、少睡、注意力分散、活动过多、冲动任性等症状的儿童,在进行行为矫正的同时,应及早进行提高注意力的训练,有助于减少以后 ADHD 的发生机会或减轻 ADHD 的严重程度。

2. 孤独症谱系障碍

交流障碍、语言障碍和刻板行为是孤独症的三个主要症状。一般从 1 岁半左右,家长逐渐发现儿童与其他儿童不同。

【临床表现】

（1）语言障碍。表现为多种形式:多数患儿语言发育落后,通常在 2 岁和 3 岁时仍然不会说话,或者在正常语言发育后出现语言倒退;部分患儿具备语言能力甚至语言过多,语言缺乏交流性质。

（2）社会交流障碍。表现为儿童喜欢独自玩耍,对父母的多数指令充耳不闻,但是父母通常清楚地知道孩子的听力是正常的,因为孩子会愉快地执行某些他所感兴趣的指令。

（3）狭隘的兴趣和重复刻板行为。表现出对多数儿童喜爱的活动或物品不感兴趣,却会对某些特别的物件或活动表现出超乎寻常的兴趣,并因此表现出各种重复刻板行为或刻板动作。

（4）智力异常。70%左右的孤独症儿童智力落后,20%智力在正常范围,约 10%智力超常。部分儿童有感觉异常。

（5）其他。多动和注意力分散行为在大多数孤独症患儿中较为明显,常常成为被家长和医生关注的主要问题,也因此常常被误诊为儿童多动症。

【诊断】　典型孤独症诊断并不困难,但是目前在我国孤独症误诊率极高,主要原因是儿童保健专业人员、家长对孤独症缺乏认识。诊断主要通过病史询问、体格检查以及儿童行为观察和量表评定,对可疑患儿,应该根据事先设计好的有关问题或量表,进行结构式或半结构式访谈,结合行为观察。常用量表有 ABC 量表和 CARS 量表。ABC 量表为家长评定量表,共 57 个项目、每个项目 4 级评分,53 分疑诊,67 分确诊;CARS 量表为医生评定量表,共 15 个项目、每个项目 4 级评分,总共大于 30 分可诊断为孤独症。

【治疗】 孤独症没有特效药物,采用以教育和训练为主、药物为辅的办法治疗。在教育或训练过程中有三个原则:① 对孩子的行为宽容和理解;② 异常行为的矫正;③ 特别能力的发现、培养和转化。

儿童孤独症的预后取决于儿童病情的严重程度、儿童的智力水平、教育和治疗干预的时机和干预程度(儿童的智力水平越高,干预的年龄越小,训练强度越高,效果越好)。不予干预的孤独症儿童多数预后较差。

3. 学习障碍

儿童学习障碍(LD)是一组异质性综合征,指智力正常儿童在阅读、书写、拼字、表达、计算等方面的基本心理过程存在一种或一种以上的特殊性障碍,推测是中枢神经系统的某种功能障碍所致。这类儿童不存在感觉器官和运动能力的缺陷,学习困难亦非原发性情绪障碍或教育剥夺所致。

【临床表现】 学习障碍儿童的临床特征随年龄增长而发生变化,至学龄期后实际学习能力达不到预期水平,在听、说、读、写、推理、算术等方面表现出特殊的困难。

(1)早期表现:往往较早表现好动、好哭闹,对外刺激敏感和容易过激反应,母子情感关系建立困难。在幼儿期有不同程度的语言发育问题,到学龄前期出现明显的认知偏离。

(2)入学后的表现:语言理解困难,表达障碍,阅读障碍,视空间障碍,书写困难,情绪和行为问题,神经心理特征。LD 儿童虽智力正常,但临界智力状态者占相当比例。智力测验多表现出结构不平衡,VIQ(言语智商)和 PIQ(操作智商)分值差异大。

【诊断】 详细了解儿童的出生情况、发育过程、发病过程及其表现特征,对儿童现场行为进行观察记录。必要时向教师了解患儿在校的表现。进行有关神经精神检查和心理测评。亦可进行影像学、电生理方面的检测。

【预防和矫治】 防治重点在于早期预防、早期干预。加强围生期保健,对具有高危出生史的儿童应密切关注,如发现儿童有语言或其他类学习问题,应及时就诊。

治疗措施应根据 LD 儿童的年龄、类型、程度、临床表现以及心理测评结果来确定。应就读于普通学校,避免被"贴标签"。要根据其特点来实施教育,以接纳、理解、支持和鼓励为主,改善 LD 患儿不良的自我意识,增强其自信心和学习动机。

4. 转诊指征

儿童行为发育与心理异常性疾病临床表现隐蔽性强,诊断和治疗方法复杂,治疗效果千差万别,需得到家长的积极配合。因此需要早期发现,尽早转诊至专科进行评估、诊断,尽早干预。

二、儿科常见健康问题

(一)新生儿常见健康问题

1. 新生儿黄疸

新生儿因胆红素产生过多(红细胞含量多、寿命短)、肝细胞代谢胆红素能力差(摄取、结合、转运能力低下,肝脏酶系统发育不完善)、肝肠循环增加(新生儿肠道菌群未建立、β-葡糖醛酸酶活性高)等,容易出现生理性黄疸;同时各种病理因素,比如新生儿溶血病、血管外出血、红细胞增多症、新生儿肝炎、先天性胆道闭锁等亦可引起黄疸。临床依据黄疸特点可将其分为两类:生理性黄疸和病理学黄疸。

【临床表现及诊断】

(1)生理性黄疸。多数在生后 2～3 d 出现,4～7 d 明显;血清胆红素＜12 mg/dL;消退时间为足月儿生后 2 周内,早产儿生后 3 周内;新生儿一般状态好,无其他症状。

(2)病理学黄疸。有下列情况之一者,均考虑为异常:黄疸出现早(生后 24 h 内),黄疸程度重(血清胆红素＞ 12 mg/dL,血清胆红素每日上升＞ 5 mg/dL,血清结合胆红素＞ 2 mg/dL),黄疸持续时间长(超过 2 周),黄疸退而复现。

【治疗】　包括对症治疗和病因治疗。对症治疗:包括蓝光照射、口服药物等。病因治疗:需要根据引起黄疸的原因,给予阻断溶血、止血、稀释血液、抗感染等治疗。

新生儿胆红素脑病

由于胆红素迅速增加,大量游离胆红素不能迅速、全部被血浆白蛋白结合,而直接通过血脑屏障进入脑组织,沉淀在脑基底核而引起的相关疾病。

【分期及临床表现】　新生儿胆红素脑病临床分 4 期,即警告期(表现为嗜睡、肌张力低下、吸吮无力等)、痉挛期(表现为发热、肌张力增高、哭声高尖、角弓反张等)、恢复期(表现为肌张力增高逐渐恢复,通常发生在 1 周后)、后遗症期(表现为 4 大典型特征:锥体外系运动障碍、听觉异常、眼球向上运动受限、牙釉质发育不良)。

【治疗】　以降低胆红素为主要措施,及时给予换血治疗。

【预防】　新生儿胆红素脑病重在预防,患儿黄疸进行性加重的情况下,及时联系转诊。

2. 新生儿呕吐

新生儿因其食管相对松弛,胃处于水平位且容量小,贲门括约肌发育相对差,肠道蠕动的神经调节功能不健全等,容易出现呕吐。

【分类】　临床可分为两类:功能性呕吐和器质性呕吐。功能性呕吐的呕吐症状不突出,呕吐物无胆汁或者粪便,且有明显的消化道外的症状体征。器质性呕吐出现时间早,症状重、顽固,呕吐物中含有胆汁、血液、粪汁等,较快出现脱水及电解质紊乱。

【病因及临床表现】

(1)新生儿感染:胃肠道内或者胃肠道外感染均可能发生,以前者多见。引起新生儿胃肠道感染的病原体包括细菌、病毒、真菌等。呕吐多为感染的早期症状,呕吐物为胃内容物,少数含有胆汁;随后出现腹泻、水电解质紊乱等;治疗后呕吐多先消失。

(2)喂养不当:喂奶次数频繁、喂奶量过多、喂养过程中新生儿吸入大量空气、配方奶温度或浓度不合适等均可引起呕吐。呕吐物为奶水或奶块,不含胆汁;多发生于第一胎;改进喂养方法即可防治呕吐。

(3)咽下综合征:分娩过程中,胎儿吞入过多的羊水、污染的羊水、产道中的分泌物、血液等,均可刺激胃黏膜引起呕吐。呕吐物为泡沫黏液样,含血液时可为咖啡色液体;生后即吐,喂奶后呕吐加重,为非喷射性;吞入的内容物吐尽后,呕吐即停止。

(4)胎粪性便秘:如生后数日内排便少或不排便,可引起腹内压增高,导致呕吐。呕吐物含有胆汁;查体可见腹部膨隆,可见肠型,可触及干硬粪块样包块,肠鸣音活跃;灌肠见黏稠胎粪排出后,症状即可缓解。

(5)肛门或直肠畸形:此类患儿常合并泌尿生殖道畸形和消化道其他部位畸形,约一半可合并各种瘘管。由于畸形形式较多,临床表现不一。如肛门/直肠闭锁患儿生后无胎便排出,后逐渐出现低位肠梗阻症状(包括腹胀、呕吐、呕吐物可含胆汁或粪便样物质,逐渐加重)。

(6)先天性巨结肠:由于结肠末端肠壁肌间神经丛发育不全,受累肠段常出现痉挛导致狭窄,狭窄段以上肠壁扩张、增厚,出现巨结肠。有家族发病倾向;多于生后一周左右出现低位肠梗阻症状;灌肠可缓解症状,但数日后病情反复;内科保守治疗效果不佳时,可行一期根治术。

(7)肥厚性幽门狭窄:该病目前诊断主要依靠超声检查,幽门肌厚度超过 4 mm 或者幽门管长度超过 14 mm 即可诊断。该病有遗传倾向,男孩多见;于生后 2 周左右出现;呕吐表现为每次喂奶过程中或喂奶后呕吐,为持续性、进行性、喷射性呕吐;呕吐物量多,为奶水、奶块,无胆汁;严重者可出现水电解质紊乱;查体可在右肋缘下腹直肌外侧触及橄榄大小的坚硬肿物。

(8)肠旋转不良:该病主要表现为高位不完全肠梗阻。一般于生后 3~5 d 开始呕吐;呕吐物为奶汁,含胆汁;呕吐为间歇性,时轻时重;X 线立位平片可见胃、十二指肠扩张,伴双泡征,空肠、回肠内少气或无气。

3. 新生儿青紫

肺部或心脏疾病引起低氧血症,血液中还原血红蛋白增高,使皮肤呈暗紫色。

【分类】 依据青紫出现的部位分为中央型青紫和周围性青紫两类,依据发病机制可分为通气不足、通气血流比例失常、右向左分流、高铁血红蛋白血症等类型。

【病因】

(1)呼吸系统疾患:上气道梗阻、胎粪吸入综合征、呼吸窘迫综合征、肺炎、肺不张、肺出血、膈疝等。

(2)心血管系统疾患:肺血流减少(包括肺动脉狭窄或闭锁、法洛四联症、三尖瓣闭锁等)、肺血流增加(包括大血管转位、完全性肺动脉异位引流等)。

(3)神经系统疾病所致通气障碍:脑室内出血、神经肌肉疾病、早产儿呼吸暂停等。

(4)其他:高铁血红蛋白增多症、休克等。

4. 转诊指征

新生儿病情变化快,如考虑出现病理性黄疸、器质性病变所致呕吐以及青紫,需及时联系上级医院,转运至有新生儿监护设备的救治中心诊治,减少胆红素脑病等严重情况的发生。

(二)儿童常见健康问题

1. 儿童慢性咳嗽

咳嗽是通过复杂的反射过程完成的一种保护性反射。咳嗽的解剖基础包括咳嗽受体、传入和传出神经支、咳嗽中枢、效应器官等。慢性咳嗽一般指咳嗽持续 1 个月以上。

【病因及临床表现】

（1）复发性病毒性上呼吸道感染。由病毒感染引起，多见于幼儿时期；营养不良、免疫功能缺陷的儿童易患此病。

（2）支气管炎。慢性咳嗽的主要原因，多见于学龄期前后的儿童，好发于冬季。此类慢性咳嗽多存在继发感染、肺膨胀不全、支气管异物、胰腺纤维囊性变等。

（3）哮喘。我国目前儿科试行的诊断标准包括：咳嗽持续或反复发作1个月以上，常在夜间或清晨发作，痰少，运动后加重；临床无感染征象，抗生素治疗无效；有个人过敏史或家族过敏史，气道呈高反应性；支气管扩张剂可缓解咳嗽症状。

（4）鼻炎、鼻窦炎。咳嗽伴或不伴痰，夜间咳嗽为重；伴鼻涕，脓样多见；伴头痛、头晕、鼻窦区压痛、张口呼吸等；感染中毒的症状不明显，可伴有长期低热。

（5）反射性咳嗽。由鼻后孔溢液及胃食管反流引起。常见于幼儿慢性咳嗽，起床后咳嗽减轻，躺下持续咳嗽，变换体位可减轻；咽部检查可帮助诊断。

【诊断】　慢性咳嗽诊断，病史询问需要明确咳嗽特点，明确患儿年龄段；体格检查需要关注患儿营养发育情况、上呼吸道感染的并发症以及肺部查体等；同时需要联合相关实验室检查，包括痰液检查、肺功能检查、血常规、支气管激发试验等。

【转诊指征】　儿童慢性咳嗽大多存在病因，需及时联系上级医院，转运至儿科专科诊治，早期诊治可减少疾病对患儿及家庭、社会的影响和负担。

2. 呼吸困难

儿童，尤其婴幼儿，呼吸系统的解剖结构和生理功能发育不完善，容易出现有呼吸用力、辅助呼吸肌参与呼吸运动、呼吸频率和节律发生变化等表现的呼吸困难。对于危重症患儿，呼吸困难是首要关注的问题。

【病因】　呼吸困难病因多样，生理过程复杂，当机体的调节机制不能克服各种疾病导致的肺通气、换气障碍时，即出现呼吸衰竭。

（1）气流阻力增加。包括上下呼吸道疾患：畸形、吸入、感染、肿瘤、过敏等。

（2）肺膨胀受限。包括呼吸肌疾患（如膈疝、重症肌无力、先天性肌迟缓、有机磷中毒等）、肺实质病变（如肺炎、肺出血、肺水肿、气胸等）、骨骼畸形等。

（3）气体交换障碍。包括肺弥散障碍（如肺纤维化、二尖瓣狭窄、肺水肿等）、呼吸中枢抑制（如颅内出血、镇静剂过量等）等。

（4）心源性呼吸困难。如青紫型先天性心脏病、心脏压塞、高黏滞综合征等。

（5）中毒性呼吸困难。包括酸中毒（如重症感染、尿毒症、糖尿病酮症酸中毒等）、化学毒物中毒（如一氧化碳中毒、亚硝酸盐中毒等）、药物中毒（如吗啡类、巴比妥类药物中毒等）。

（6）血源性呼吸困难。包括重度贫血、大量失血等。

【诊断】

（1）病因分析：发现呼吸困难后，需要分析可能存在的病因。

（2）呼吸困难程度的判断：明确其严重程度，可指导治疗。轻度呼吸困难：仅呼吸急促，活动或哭闹后有轻度发绀。中度呼吸困难：呼吸急促明显，伴辅助呼吸肌参与呼吸运动，青紫、烦躁，吸氧可缓解。重度呼吸困难：呼吸不规则或呼吸暂停，可出现昏迷。

【转诊指征】 儿童出现呼吸困难大多提示疾病急重,需及时转至儿科专科诊治,转运过程中要吸氧,保持呼吸道通畅,对症处理。

3. 惊厥

惊厥多见于 6 岁以下小儿,尤其 6 月龄～2 岁的小儿,多由过量的中枢神经性冲动引起,也可由末梢神经肌肉刺激阈值降低引起,表现为全身或局部骨骼肌群突然发生不自主收缩,常伴意识障碍。其为儿科常见且重要的急症,重者可发生窒息,甚至死亡。

【分类及病因】 依据惊厥时有无发热,分为感染性惊厥和非感染性惊厥两大类。

(1)感染性惊厥:病因包括颅内感染(如脑炎、脑膜炎、脑脓肿等)、颅外感染(如呼吸道、消化道、尿路感染等)。

(2)非感染性惊厥:病因包括颅内疾病(如癫痫、肿瘤、出血等)、颅外疾病(如代谢性疾病、药物中毒、严重心律失常、尿毒症等)。

【鉴别诊断】

(1)屏气发作:多于生后 6～12 个月起病,由情绪反应引起,常因要求得不到满足而突然大哭、屏气,伴发绀,严重者可出现意识丧失和抽搐。4 岁后多停止发作,脑电图正常。

(2)癔症性抽搐:多见于年长儿,发作时四肢大幅度抽动,意识存在或仅有短暂意识障碍,瞳孔无变化,光反射存在,无跌倒外伤,暗示治疗有效。

(3)晕厥:由一过性脑血流量减少引起,发作时患儿烦躁不安,眼前发黑,面色苍白,意识短暂丧失,极少有肌肉抽动。多见于年长女孩,多发生于站立时、直立性低血压、劳累等情况。

(4)擦腿综合征:婴幼儿多见,一般发生在睡前或刚醒后。临床发作时表现为发作性双腿交叉,摩擦自己的外生殖器,伴有面颊潮红、出汗、眼凝视,转移患儿的注意力可以中止或减少发作。

(5)抽动秽语综合征:男孩多见。临床表现为面部抽动、耸肩、摇头等,发作时神志清醒,分散其注意力时可暂时减轻,入睡后症状消失,脑电图无痫性放电。

(6)睡眠障碍:包括梦游、夜惊、睡眠性肌阵挛等。部分癫痫亦常在夜间一定时间发作,需睡眠脑电图帮助鉴别,睡眠障碍无痫性放电。

【转诊】 儿童惊厥病因复杂,大多提示疾病急重,需及时转诊至专科医院。

4. 腹泻

腹泻是多病因、多因素引起的胃肠道症候群,是肠道水、电解质失衡及分泌异常导致排泄加快造成的临床症状。

【分类】

(1)依据病程可分为三类:急性腹泻(病程在 2 周以内)、迁延性腹泻(病程为 2 周至 2 个月)、慢性腹泻(病程在 2 个月以上)。

(2)依据病情可分为三类:轻型腹泻(无脱水、中毒症状)、中型腹泻(轻度脱水、中毒症状)、重型腹泻(重度脱水或明显中毒症状)。

(3)依据病因可分为两类:感染性腹泻(病因包括细菌、病毒、真菌、原虫等)和非感染性腹泻(包括过敏性、药物性、症状性腹泻等)。

【诊断和鉴别诊断】

（1）腹泻的主要诊断依据为：大便的性状有改变（如稀水样便、黏脓样便、脓血便等）或大便次数比平时增多。

（2）腹泻的鉴别诊断：首先应当通过临床症状以及粪便常规检查等鉴别是感染性还是非感染性腹泻；如为感染性腹泻，需依据流行病学史、有无典型症状体征以及病原学检查进一步明确诊断；若为非感染性腹泻，需进一步完善乳糖耐受试验等帮助明确诊断；必要时可行内窥镜检查、消化功能特殊试验（如胃肠动力学检查、活检等）帮助诊断。

【治疗原则】 预防和纠正脱水，继续进食，合理用药。对于轻型病例适当调整饮食，加强护理。对有明显水、电解质紊乱和酸碱平衡失调者应行液体疗法：轻度脱水可口服补液，用口服补液盐（ORS溶液）；有呕吐及中度以上脱水需静脉滴注补液，定量、定性、定时，缺多少补多少。累积损失量补足后患儿病情好转可继续口服补液。针对病原体选择相应的抗感染药物。若为侵袭性细菌感染（粪常规检查示脓细胞＞15个/HP），需用第三代头孢菌素、氨基糖苷类或喹诺酮类抗生素；病毒性肠炎可不用抗生素，而应用抗病毒药物等。其他还可用微生态制剂、肠黏膜保护剂等调整。

【注意事项】

（1）不要滥用抗生素，避免药源浪费及耐药细菌产生。

（2）注意水、电解质平衡。轻度脱水以口服ORS溶液为主，中度及重度脱水必须静脉输液。

（3）高热脱水患儿应及时输液纠正脱水，病情若无明显改善需及时转诊。

5. 儿童呕吐

儿童呕吐依据病因，可分为三类：梗阻性呕吐、反射性呕吐和中枢性呕吐。

【病因】

① 梗阻性呕吐：病因包括肠管粘连、急性肠套叠、肠道异物及乙状结肠扭转等。可依据呕吐发生时间、性质、呕吐物颜色、量等临床表现判断。

② 反射性呕吐：包括鼻咽部黏液引起张口反射、呼吸道和消化道的感染导致腹壁和横膈肌肉收缩、消化道溃疡及内分泌代谢性疾病等，外科引起的呕吐原因如消化道穿孔、出血、腹膜炎等；其他如急性肾盂肾炎、梅尼埃病、青光眼等也可导致反射性呕吐。

③ 中枢性呕吐：由中枢神经系统疾患，包括颅脑损伤、中毒性脑病以及颅内炎症等引起；其他病因比如低血糖、厌食症、自主神经功能紊乱等。

【诊断及鉴别诊断】

诊断需按不同年龄疾病谱的不同确定病史采集的重点；结合年龄及疾病谱分辨出呕吐的分类，包括呕吐的时间、次数、方式、呕吐物性质，腹胀、腹痛、粪便情况等；细致全面的体格检查结合实验室及影像学检查亦很重要。

【转诊指征】 儿童呕吐病因复杂，对于怀疑存在外科性疾病者应及时转诊。

6. 淋巴结肿大

小儿淋巴结肿大较为多见。正常情况下，可在不同年龄小儿的不同部位触及淋巴结：1岁时，大多能在枕部、颈部、腹股沟及腋下等处扪及淋巴结；2～12岁时，在颈部、腋下、腹股沟较易触及淋巴结；触及的淋巴结多为单个，不超过豌豆大小，质软，可移动，无压痛。

【分类】

(1) 炎症性肿大:各种病原体感染均可引起急慢性淋巴结感染,致使淋巴结炎症性肿大;其中急性感染性淋巴结炎常继发于其引流区域器官的感染,进行抗感染治疗可缩小肿大的淋巴结。

(2) 肿瘤性肿大:原发于淋巴组织的各种肿瘤或周围脏器的肿瘤转移至淋巴结,均可使淋巴结结构遭到破坏,继发淋巴结肿大。

(3) 反应性增生肿大:各种因素如感染、毒素、变性组织等均可刺激淋巴细胞,导致其反应性增生或坏死,导致淋巴结肿大。

(4) 组织细胞增生性肿大:淋巴结内组织细胞增生,部分可伴有肉芽肿形成。如朗格汉斯细胞增生症等。

【诊断】 发现患儿淋巴结肿大,应积极查明原因。了解发病年龄、流行病学史、起病急缓以及伴随的症状;查体判断淋巴结肿大程度、特点以及其他体征;完善血常规、血清学及骨髓检查等,必要时行淋巴结活检。

【转诊指征】 对于新发现淋巴结肿大的患儿,诊断不明者,需要及时转诊。

三、儿童常见危急重症

儿童生长发育旺盛阶段,喂养不当、冷暖不适是危急重症常见诱发因素,多数疾病属于自限性轻症。但是个别轻症患者如果不及时处理或者处理不当,所患疾病会演变为重症。因此应当密切观察,及时发现异常,没有诊疗能力时应尽早转诊。来不及转诊者应一边抢救一边寻求上级医院专科医生帮助。下面介绍几种小儿常见危急重症的识别及处理原则。

(一) 儿童常见危急重症的早期识别及处理

1. 观察指标

(1) 体温异常:患儿体温持续升高达 39 ℃以上,或高热不退、退而复升或四肢厥冷,均为异常情况。

(2) 脉搏异常:心率过快、过慢。160 次/min 以上或 60 次/min 以下均需密切观察。

(3) 呼吸异常:出现潮式呼吸、点头呼吸,或者连续抽吸两次,说明呼吸中枢已经衰竭。患儿呼吸一段时间后,突然停止片刻又开始呼吸,几度反复,预示呼吸即将完全停止。呼吸时只见下颌活动,预示患儿濒临死亡。叹息呼吸:患儿在急促呼吸中时而叹息一次,是呼吸中枢告竭的信号。鼾声呼吸:患儿在呼吸中不时发出不同于正常人打鼾的阵阵粗大鼾声,是死亡的警报。

(4) 血压异常:患儿血压升高或降低。2 岁以上儿童收缩压(mmHg)＝年龄(岁)×2＋80,舒张压(mmHg)＝收缩压(mmHg)×2/3;1 岁以内儿童收缩压 70～100 mmHg,舒张压 50～70 mmHg;1～2 岁儿童收缩压为 80～112 mmHg,舒张压为 50～80 mmHg。

2. 处理流程

(1) 及时通知急救人员,建立静脉通道。

(2) 保持呼吸道通畅。

(3) 合理用氧:对 Ⅱ 型呼吸衰竭患儿应给予低浓度(25%～29%)、低流速(1～

2 L/min)鼻导管持续吸氧。配合使用呼吸机和呼吸中枢兴奋剂可稍提高给氧浓度。

（4）密切观察病情：患儿神志、血压、呼吸、脉搏、体温、皮肤色泽等；有无肺性脑病症状及休克；尿量及粪便颜色，有无上消化道出血；动脉血气分析和各项化验指数变化。

（5）用药护理：保持患儿呼吸道通畅，选择使用有效的抗生素控制感染。可以使用呼吸兴奋剂，注意观察用药后反应和副作用。对烦躁不安、夜间失眠患儿慎用镇静剂。评估用药效果，若病情未改善及时转至重症监护室治疗。

（二）小儿心肺复苏

小儿心跳呼吸骤停，是多种原因引起患儿突然呼吸及循环功能停止。表现为患儿突然昏迷，呼吸停止，面色灰暗或发绀，瞳孔散大，对光反射消失，大动脉（颈、股动脉）搏动消失，听诊心音消失。心电图检查可见等电位线、电机械分离或心室颤动等。心肺复苏（CPR）包括基础生命支持、高级生命支持、稳定及复苏后的监护等。本书介绍基础生命支持。

年长儿心率<30 次/分，新生儿心率<60 次/分为胸外心脏按压的指征。新生儿无自主呼吸或为无效喘息，有自主呼吸但心率<100 次/分即可进行正压通气复苏。

【心肺复苏流程】

1. 检查环境安全。

2. 检查反应及呼吸（5～10 s）。如无反应、无呼吸或仅有喘息样呼吸，需派人启动紧急反应系统，获取除颤仪（AED）；如只有自己，目击患儿猝倒，需自己启动紧急反应系统，获取 AED 除颤仪，再回到患儿身边进行 CPR。

3. 检查脉搏（<10 s）。触摸婴儿肱动脉、儿童颈动脉或股动脉，如有脉搏，每 3～5 s 一次人工呼吸，若经充分给氧和通气后脉搏仍<60 次/分，开始胸外按压，每 2 min 检查脉搏；如无脉搏或不能确定有无脉搏，开始胸外按压。

4. 胸外按压。儿童胸外按压时使用单手或双手按压法，掌根按压胸骨下 1/2（中指位于双乳头连线中点）；婴儿胸外按压时，单人使用双指按压法，位于乳头连线下，双人使用双手环抱法，拇指置于胸骨下 1/2 处。胸外按压时，按压速率至少为 100 次/min，按压幅度至少为胸部前后径的 1/3（婴儿大约为 4 cm，儿童大约 5 cm），用力按压和快速按压，减少胸外按压的中断，每次按压后须让胸廓回弹。

5. 打开气道及人工通气。依据患儿头部、颈部损伤情况，选择采用"仰头提颏"或"推举下颌"法打开气道。

6. 按压与通气的协调。未建立高级气道情况下，单人复苏时按压通气比 30:2，双人复苏时按压通气比 15:2。

建立高级气道后（气管插管后），负责胸外按压者以 100 次/min 的频率进行不间断按压，负责通气者以每 6～8 s 给予 1 次人工呼吸的速度（8～10 次/min）进行通气。两名施救者不需要再进行按压与呼吸的配合。

7. 心脏骤停的处理。当患儿出现心跳骤停时，应立即进行 CPR，并连接监护仪或除颤仪。如为不可电击心律（心跳停搏、无脉电活动），应尽快建立静脉或骨髓通路，给予肾上腺素，剂量：0.01 mg/kg（0.1 mL/kg，1:10000）静脉注射或骨髓腔注射；或者 0.1 mg/kg（0.1 mL/kg，1:1000）气管内给药，3～5 min 后可重复，每 2 min 评估心律。

如为可电击心律(心室颤动,无脉室性心动过速),应尽快除颤,首剂 2 J/kg;2 min 后再评估心律,无效可加倍除颤剂量,最大不超过 10 J/kg。顽固性心室颤动或室性心动过速可予胺碘酮或利多卡因,同时治疗可逆性病因(6H5T:低血容量、低氧血症、酸中毒、低/高钾血症、低血糖、低体温、中毒、心脏压塞、张力性气胸、冠脉栓塞/肺栓塞、创伤)。

(三)急性呼吸衰竭

急性呼吸衰竭是由于呼吸中枢或呼吸系统疾病(原发或继发)引起通气和换气功能不足,导致缺氧及二氧化碳潴留。分为两类:中枢性呼吸衰竭和周围性呼吸衰竭(包括呼吸器官障碍、呼吸机麻痹及呼吸窘迫综合征)。

【临床表现及诊断】

(1)临床表现:中枢性呼吸衰竭主要表现为呼吸节律不齐。周围性呼吸衰竭的表现取决于呼吸器官疾患的部位和程度。其中上气道病变以吸气困难为主,下气道病变以呼气困难为主。呼吸机麻痹主要表现为呼吸肌呼吸幅度减弱。呼吸窘迫综合征主要表现为呼吸频率逐渐增加,呼吸困难进行性加重,肺部体征少,发绀重,一般需要使用持续呼气末正压通气(PEEP)才能缓解。

低氧血症主要表现为发绀、烦躁、意识模糊、昏迷、惊厥、心率加快或减慢、消化道出血、肝功能受损、肾功能受损等。高碳酸血症主要表现为表情淡漠、嗜睡、抽搐、昏迷,婴儿可表现为面色苍白、精神萎靡等。

(2)动脉血气分析:在海平面、休息状态、呼吸室内空气情况下,$PaO_2 < 60$ mmHg(婴幼儿为 50 mmHg),$PaCO_2 \geqslant 50$ mmHg,$SaO_2 \leqslant 0.85$,即可诊断为呼吸衰竭。近年来,有用 P/F 比值(PaO_2/FiO_2)作氧合效率指标的,呼吸衰竭时该值 < 250 mmHg。

$PaO_2 < 60$ mmHg(婴幼儿为 50 mmHg),无 $PaCO_2 \geqslant 50$ mmHg,为 Ⅰ 型呼吸衰竭;伴 $PaCO_2 \geqslant 50$ mmHg,为 Ⅱ 型呼吸衰竭。

【治疗原则】

积极治疗原发疾病。肺部感染是引起呼吸衰竭的常见原因,应针对病原菌合理选择抗生素。

(1)改善通气,保持气道通畅:吸入气体需加温、湿化;定期翻身,拍击胸背部,以便排痰。对气管插管者更应加强气道管理,定期吸痰,解除支气管痉挛。

(2)氧气疗法:换气障碍型呼吸衰竭可采用低浓度(24%～35%)或中浓度(35%～60%)氧疗。通气障碍型呼吸衰竭,供氧浓度宜控制在 35% 以下。严重低氧紧急抢救,需要时可用 100% 纯氧,但供氧时间以不超过 4～6 h 为宜。

(3)呼吸兴奋剂:对中枢性呼吸衰竭患者有用。常用药物有尼可刹米、洛贝林、回苏灵(二甲弗林)等。

(4)气管插管、机械通气:急性呼吸衰竭患儿经综合治疗病情加重,甚至出现神志模糊、昏迷并有以下指征,可采用气管插管、机械通气。

① 急性呼吸衰竭,$PaCO_2 \geqslant 60$ mmHg,pH < 7.3,经治疗无效;

② 吸入纯氧时 $PaO_2 < 60$ mmHg(婴幼儿为 50 mmHg);

③ 呼吸骤停或呼吸即将停止;

④ 新生儿呼吸暂停 > 20 s,经内科治疗仍频繁发作。

（5）其他治疗：伴有颅内压增高的患儿及时使用脱水剂，常用甘露醇每次 0.25～0.5 g/kg，或呋塞米每次 0.5～1 mg/kg；伴有心力衰竭的患儿，应给予洋地黄制剂或正性肌力药物，如多巴胺、多巴酚丁胺等；伴有脑水肿的患儿，需限制液体入量[50～80 mL/(kg·d)]，纠正酸碱失衡和电解质紊乱等。

（四）心力衰竭

小儿时期心衰多见于 1 岁以内，尤以先天性心脏病引起者最多见，也可继发于病毒性心肌炎、川崎病等。儿童时期心衰多见于风湿性心脏病、急性肾炎，也可继发于贫血、营养不良、电解质紊乱、心律失常等。

【临床表现及诊断】

（1）诊断依据

① 安静时心率增快，婴儿＞180 次/min，幼儿＞160 次/min，不能用发热或缺氧解释者。

② 呼吸困难，青紫突然加重，安静时呼吸达 60 次/min 以上。

③ 肝大达肋下 3 cm 以上，或在密切观察下短时间内较前增大，而不能以横膈下移等原因解释者。

④ 心音明显低钝，或出现奔马律。

⑤ 突然烦躁不安，面色苍白或发灰，而不能用原有疾病解释。

⑥ 尿少、下肢浮肿，已排除营养不良、肾炎、维生素 B_1 缺乏等原因所造成者。

上述前四项为临床诊断的主要依据。

（2）其他检查

① 胸部 X 线：心影多呈普遍性扩大，肺纹理增多，肺门或肺门附近阴影增加。

② 心电图：有助于病因诊断及指导洋地黄的应用。

③ 超声心动图：可见心室和心房腔扩大。心脏舒张功能不全时，二维超声心动图对诊断和引起心衰的病因判断有帮助。

【治疗原则】

先天性心脏病患者需择期手术治疗，甲状腺功能亢进、重度贫血、病毒性或中毒性心肌炎等引起者需及时治疗原发疾病。其次行对症支持治疗：充分休息，平卧或取半卧位，尽力避免患儿烦躁、哭闹，必要时可适当应用镇静剂，但需警惕其抑制呼吸。维持水、电解质、酸碱平衡，内环境稳定。可以选用强心药物（如洋地黄类药物）、利尿剂、血管扩张剂、多巴胺、肾上腺素等。

（五）肠套叠

肠套叠指导致肠蠕动的节律发生紊乱的促发因素，使部分肠管及其肠系膜套入邻近肠腔所致的一种绞窄性肠梗阻。95％肠套叠为原发性，多发生于 2 岁以内，男孩发病率约为女孩的 4 倍。是 3 月龄至 6 岁期间引起肠梗阻的最常见原因。

【临床表现及诊断】

患儿突然发生剧烈的阵发性肠绞痛，哭闹不安，屈膝缩腹，面色苍白，拒食，出汗，持续数分钟或更长时间后腹痛缓解，反复发作。伴呕吐，晚期可吐粪便样液体；约 85％ 患儿发病后 6～12 h 可排出血便，或做直肠指检时发现血便。查体上腹季肋下可触及有轻微触痛的腊肠样肿块。

腹部 B 超：套叠部位可见同心圆或靶环状肿块图像，即"套筒征"。

【治疗原则】

急性肠套叠是一种危及生命的急症，其复位是一个紧急的过程，一旦确诊需立即进行。治疗方法包括非手术治疗和手术治疗。

（1）非手术治疗（灌肠疗法）

适应证：肠套叠在 48 h 内，全身情况良好，腹部不胀，无明显脱水及电解质紊乱。

方法：包括 B 超监视下水压灌肠、空气灌肠、钡剂灌肠复位三种方法。

注意事项：灌肠复位时应做如下观察：① 拔出肛管后排出大量带臭味的黏液血便和黄色粪水；② 患儿很快入睡，不再哭闹及呕吐；③ 腹部平软，触不到原有的包块；④ 灌肠复位后给予 0.5~1 g 活性炭口服，6~8 h 后应有炭末排出，表示复位成功。

禁忌证：① 病程已超过 48 h，全身情况差，如有脱水、精神萎靡、高热、休克等症状，对 3 月龄以下婴儿更应注意；② 高度腹胀，腹部腹膜刺激征者 X 线腹部平片可见多处液平面；③ 套叠头部已达脾曲，肿物硬而且张力大；④ 多次复发，疑有器质性病变；⑤ 小肠型肠套叠。

（2）手术治疗：肠套叠超过 48 h，或虽时间不长但病情严重，疑有肠坏死或穿孔者，以及小肠型肠套叠均需手术治疗。

第二节　妇女常见健康问题及其管理

一、妇女保健

妇女保健学即综合应用临床医学、保健医学、预防医学、心理学、社会学、卫生管理学等多学科的知识和技术，通过积极的预防、普查、监护和保健措施，做好妇女各期保健工作，以降低患病率，消灭和控制某些疾病及遗传病，控制性传播疾病的传播，降低孕产妇和围生儿死亡率，促进妇女身心健康。

下面详细介绍妇女各期保健重点：

（一）青春期保健

青春期是指月经初潮到生殖器官逐渐发育成熟的时期，WHO 规定青春期为 10~19 岁。随着身体的迅速增长、月经来潮及第二性征的出现，女性在心理和生理方面也会发生巨大变化，应做好三级预防。

1. 青春期三级预防

一级预防：① 自我保健。加强健康教育，使青少年女性了解自己生理、心理的特点，懂得自爱，学会保护自己，培养良好的个人生活习惯，合理安排生活和学习，有适当的运动与正常的娱乐，注意劳逸结合。② 营养指导。注意营养成分搭配，提供足够能量，定时定量，三餐有度。③ 加强体育锻炼。④ 健康教育。青春期是形成良好行为习惯和健康心理的时期。⑤ 性知识教育。通过性教育使少女了解基本性生理和性心理卫生知识，注意经期卫生,正确对待和处理性发育过程,降低非意愿妊娠率,预防性传播疾病。

二级预防:妇科常见病的筛查和防治。普及对青少年女性的体格检查,及早筛查出健康和行为问题。

三级预防:青年女性疾病的治疗与康复。

2. 青春期保健常见问题

(1)青春期开始时间:青春期发育开始的年龄差异很大。按照顺序,依次发生乳房发育,阴、腋毛出现,身高突增,内、外生殖器发育,月经初潮。女孩在 8 岁前出现第二性征发育或 10 岁前月经来潮,为性早熟;年龄超过 14 岁,第二性征尚未发育,或年龄超过 16 岁,第二性征发育但月经还未来潮,考虑原发性闭经。两种情况均需要到专科进一步检查和评估。

(2)月经初潮:青春早期由于下丘脑—垂体—卵巢轴以及其他调节月经的激素发生周期性变化,雌激素达到一定的浓度后转而下降时,引起子宫内膜撤退性出血,形成月经;女性第一次月经来潮称初潮。由于卵巢功能还不健全,初潮后月经周期欠规律,且多数为无排卵性月经。约需要 5 年时间,生殖内分泌调节功能趋于成熟,可以出现成熟的有排卵性月经。

(3)青春期营养:养成良好的饮食习惯,定时定量,营养均衡。以食用高蛋白,高碳水化合物,富含多种维生素、矿物质及微量元素的食品为宜,多饮水。

(4)经期保健:① 养成记录月经周期的习惯。记录月经来潮时间、持续时间、间隔时间,有无痛经,月经量的多少,经期外有无异常出血,经期有无其他不适等。正常的月经周期为(28±7)d,月经量 5~80 mL,持续时间为 2~7 d。有轻度腹部不适感。② 注意经期卫生。使用干净卫生巾,勤更换,外阴清洗应淋浴,不可盆浴。③ 注意保暖。避免寒冷刺激,避免进食寒冷饮食。④ 经期饮食应清淡,不宜进食辛辣刺激性食物及饮酒。⑤ 避免经期剧烈运动和重体力劳动。⑥ 经期保持心情愉快、睡眠充足。

(5)性健康问题:帮助青少年认识和适应青春期的身心变化,能够正确、理智地对待"性待业期"出现的性问题和处理两性关系,重点在于确立科学的性观念,崇尚性道德,选择健康的性行为,预防性传播疾病和消除性犯罪。

性知识教育内容:男女生殖器解剖、生理、性行为特点,避孕,与性相关的疾病,性功能障碍,性传播疾病及预防;纠正与性有关的认识和行为偏差,正确认识月经初潮、性欲、性冲动及手淫等。

(6)避孕问题:随着生殖内分泌调节轴趋于成熟,每次月经来潮前 14 d 都可能伴随排卵,有怀孕的可能性。要加强避孕知识的宣传和教育,如生殖生理、排卵预测、避孕的必要性、避孕措施、流产的危害等。当发生非意愿妊娠时,需要到正规医院采取补救措施,加强术后保健,减少术后并发症。

(7)心理健康问题:青春期女性心理逐渐走向成熟,容易受到内、外环境的影响,出现人际关系敏感、情绪不稳定、心理不平衡,甚至焦虑、抑郁等。应做好心理卫生教育,了解青春期女性心理动态,及时发现其心理问题,做好心理疏导和心理干预。

(二)生育期保健

主要是维护生殖功能正常,保证母婴安全,降低孕产妇死亡率和围生儿死亡率。普及孕产期保健知识并进行计划生育技术指导；及时发现和防治孕育或节育导致的各种疾病；提高对高危孕产妇的处理水平，降低孕产妇死亡率和围生儿死亡率。

1. 婚前保健

内容包括婚前医学检查、婚前卫生指导和婚前卫生咨询。

(1) 婚前医学检查：通过医学检查手段发现影响结婚和生育的疾病，给予及时治疗，提出有利于生出健康后代的医学意见。

(2) 婚前卫生指导：① 相关性保健和性教育；② 新婚避孕知识及计划生育指导；③ 受孕前的准备等孕前保健知识；④ 遗传病的基本知识；⑤ 婚育相关疾病的基本知识；⑥ 其他生殖健康知识。

(3) 婚前卫生咨询：咨询对象：① 夫妇双方或家系成员患有某些遗传病或先天畸形者；② 曾生育过遗传病患儿或不明原因智力低下、先天畸形儿者；③ 曾发生不明原因的反复流产或有死胎、死产等情况者；④ 35 岁以上结婚的妇女；⑤ 长期接触不良环境因素的青年男女；⑥ 常规检查或常见遗传筛查发现异常者。

卫生咨询后给予医学意见：一是"暂缓结婚"，如患有关精神病在发病期间，患指定传染病在传染期，患有重要脏器疾病伴功能不全，患有生殖器发育障碍或畸形；二是"不宜结婚"，如双方为直系血亲或三代以内旁系血亲；三是"不宜生育"，如一方为严重遗传性疾病患者。

2. 围生期保健(perinatal health care)

指一次妊娠中在妊娠前、妊娠期、分娩期、产褥期、哺乳期为促进孕产妇和胎儿及新生儿的健康所进行的一系列保健措施，有助于保障母婴安全，降低孕产妇死亡率和围生儿死亡率。

(三)围绝经期保健

围绝经期是指从开始出现绝经趋势直至最后一次月经的时期。妇女在 40 岁左右开始进入围绝经期，历时短至 1～2 年，长至 10～20 年。我国妇女平均绝经年龄为49.5 岁，80% 在 44～54 岁之间。围绝经期妇女因雌激素降低，会出现一系列躯体和精神心理症状，表现为潮热、出汗、情绪不稳定、不安、抑郁、烦躁或失眠等，称为围绝经期综合征。

围绝经期保健：① 合理安排生活，平衡膳食，保持心情舒畅，锻炼身体。② 保持外阴部清洁，预防萎缩的生殖器发生感染；防治绝经过渡期月经失调，重视绝经后阴道流血。③ 行肛提肌锻炼，加强盆底组织的支持力，预防子宫脱垂及压力性尿失禁。④ 定期体检，及时发现妇科肿瘤。⑤ 在医师指导下补充女性激素、钙剂等，预防绝经综合征、骨质疏松、心血管疾病等。⑥ 此期虽然生育能力下降，但仍有怀孕概率，而且异常妊娠的概率高，因此建议继续采取避孕措施。

(四)老年期保健

国际老年学会规定 65 岁以上为老年期。生理、心理及生活的巨大变化，使处于老年期的妇女较易患各种身心疾病：萎缩性阴道炎、子宫脱垂、膀胱膨出、直肠膨出、妇科肿瘤、脂代谢混乱、认知功能障碍等。应定期行体格检查，加强身体锻炼，合理应用激素类药物，以利于健康长寿。

二、计划生育

计划生育是妇女健康的重要内容之一，全科医生需要熟悉常用的避孕方法，了解各种避孕方法的适应证、禁忌证及不良反应，向不同人群推荐安全有效、简便、实用经济的个性化避孕方案，当避孕失败后为其推荐合适的补救措施。

（一）女性避孕法

女性避孕方法可以通过下列方式控制生殖过程：① 抑制精子和卵子的结合；② 阻止精子和卵子的结合；③ 通过干扰生殖器官环境，使其不利于精子获能和存活，或者不利于受精卵的着床和发育。

本部分介绍几类常用避孕方法的避孕原理、正确使用方法及注意事项，以及如何选择合适的避孕方式。

1. 一般的避孕方法

（1）"安全期"避孕法

原理：育龄期女性每月有一个成熟卵子从卵巢排出，在体内存活 1～2 d，多数在 24 h 内受精；排卵日的前 5 日、排卵日及排卵后 4 日共 10 d 为易孕期。除外排卵前 5 日及排卵后 4 日，其余时间为"安全期"。使用本方法避孕，掌握得当，年有效率可达 85%（妇女年）。

方法：推算排卵日：① 月经周期法。适用于月经规律的女性，排卵日一般是在月经前（14±2）d。② 排卵日宫颈黏液性状法。排卵前期或者排卵期由于雌激素水平高，宫颈黏液分泌量明显增多，宫颈黏液稀薄、透明，拉丝可长达 10 cm。③ 基础体温法。排卵日前体温会下降，紧接着体温上升 0.3～0.5 ℃，体温转折点是排卵日，之后体温上升，3～4 d 之后一般不易妊娠。

注意：排卵日期受环境、体质等因素影响，会有波动；另外因性刺激还会发生额外排卵，导致避孕失败。

（2）体外射精法

原理：男性性高潮时抽出阴茎，将精液射在体外，避免精液进入阴道。

方法：男性在性交达到高潮即将射精时，迅速将阴茎自阴道抽出。此方法简便，但必须在夫妇双方配合下才能进行。

注意：男性性高潮前已有部分精子流出而漏在阴道内，或者性高潮来不及抽出阴茎，均可导致避孕失败。

（3）延长哺乳期法

原理及方法：哺乳期激素水平的特点可推迟月经复潮，延迟排卵。

注意：哺乳期大多数妇女虽无月经，但一般情况下是先恢复排卵，排卵后 14 d 左右才恢复月经，许多人在哺乳期未曾行经即怀孕，所以此法避孕不可靠。最好在产后 6 周即开始采取避孕措施。不哺乳者可服避孕药或用避孕工具，哺乳者以工具避孕为宜。

2. 工具避孕法

（1）男用避孕套

原理：避孕套（阴茎套）由乳胶薄膜制成、顶端有小囊，分大、中、小三号，精子射入阴茎套内,避免和卵子相遇。

方法:选择合适大小的避孕套,使用前先检查其有无漏气,使用时将套内特别是小囊内的气体全部排空并戴好,射精后,在阴茎未完全软缩之前,按住套口连同阴茎一起退出阴道,避免精液漏入阴道内。

注意:方法简便,适应性广,可以预防性传播疾病。

(2) 女用阴道隔膜

原理:俗称"子宫帽",为圆形、有弹簧圈、形如帽状的乳胶制品。阴道隔膜置入阴道顶端,盖住宫颈口,使阴道内的精子不能进入宫腔。

方法:选择合适的号码,使用者需要到妇科诊室去检查,排除禁忌证,并且要测量阴道后穹隆到耻骨联合后缘的距离。使用中,在性交后 8~12 h 取出,在体内留存不宜超过 24 h,如取出过早,仍会有精子进入宫腔,导致避孕失败。取出后,将隔膜洗净擦干,涂上滑石粉,保存备用。

注意:有盆腔脏器脱垂、阴道炎症及阴道过紧者等不宜使用。

(3) 外用杀精剂

原理:外用杀精剂于性交前置入阴道,具有灭活精子的作用。常用的有避孕栓剂、片剂、胶冻剂、凝胶剂及避孕薄膜等,由活性成分壬苯醇与基质制成。

方法:① 每次性交前均需使用。② 片剂、栓剂和薄膜置入阴道后,需等待 5~10 min,待其溶解后才能起效,而后过性生活;若置入 30 min 尚未性交,必须再次放置。③ 绝经过渡期妇女阴道分泌物少,杀精剂不易溶解。

注意:最好选用胶冻剂或凝胶剂。若使用正确,有效率达 95% 以上;使用失误,失败率高达 20%。不作为避孕首选药。

(4) 宫内节育器

宫内节育器(IUD)避孕法是一种安全、有效、简便、经济、可逆的避孕工具,是我国生育期女性主要的避孕措施。根据作用机理不同分为两类:不含药 IUD 和含药 IUD。不含药 IUD 是由惰性材料如金属、塑料或硅橡胶等制成,形状有圆形,宫形、"Y"形、蛇形、"T"形、花形等。含药 IUD 是以不含药 IUD 为载体,内、外绕有铜丝或内装孕酮。含药 IUD 可以增加避孕效果,同时还可以减少避孕的副作用和不良反应。

原理:机制复杂,主要是宫内局部组织对异物发生反应,影响受精卵着床和发育,而不干扰卵泡的发育、成熟和排卵,也不干扰精卵结合。活性 IUD 的避孕机制还与活性物质有关。

方法:生育期妇女要求放置 IUD 者,需要到专科医生就诊,根据个人特点和个人意愿,把握适应证、禁忌证,选择合适的时间和合适种类的节育环。

放置 IUD 后如出现以下症状必须专科就诊:① 不规则阴道流血。主要临床表现为经量增多、经期延长或少量点滴出血。一般不需要处理,3~6 个月后逐渐恢复;如果反复阴道流血,影响生活,经过观察或者对症止血治疗后仍然未能好转者须专科就诊;② 疼痛和排出。疼痛系子宫强烈收缩导致。IUD 过大者症状严重。如果下腹部剧烈疼痛,可考虑更换节育环或者取出 IUD。③ 继发感染。如术后 2~3 d 感下腹隐痛,逐渐加重伴体温上升,阴道内出现血性排液。怀疑感染者,及时取出 IUD,同时给予抗感染治疗。病情控制 3 个月后复查。④ 生殖道损伤。术后白带增多或下腹坠胀,需要排除妇科其他疾病。

随访:① 放置 IUD 术后休息 3 d,1 周内忌重体力劳动,2 周内忌性交及盆浴,保持外阴清洁;② 术后第一年第 1、3、6、12 个月进行随访,以后每年随访 1 次,直至停用。患者定期随访,当出现节育器异位、嵌顿或断裂、下移或脱落、带器妊娠,均需及时处理。

以下情况可取出 IUD:① 计划再生育或已无性生活不需要避孕者、放置期限已满需要更换者,在月经干净 3～7 d 时取出;② 绝经过渡期停经 1 年内;③ 拟改用其他避孕措施或绝育者;④ 有并发症及副作用;⑤ 带器妊娠,包括宫内妊娠和异位妊娠,行流产或清宫手术,同时取出 IUD;⑥ 子宫不规则出血者,取出 IUD 的同时需行诊断性刮宫,刮出的组织送病理检查,排除子宫内膜病变。

3. 激素避孕法

激素避孕即女性甾体激素避孕,是一种高效避孕方法。应用甾体激素可抑制排卵,改变宫颈黏液性状,改变子宫内膜性状,改变输卵管功能,达到避孕目的。

妇女常用甾体激素避孕药种类:口服避孕药、注射避孕针、缓释避孕药和避孕贴剂等。常见副作用有:类早孕反应、不规则阴道流血、闭经、食欲亢进、体重增加、极少数患者出现面部皮肤色素沉着等;其他还有服药后出现头痛、复视、乳房胀痛等,对症处理即可。低剂量复方口服避孕药(OC)需按时服用,不可随便停药,否则会出现异常阴道流血。

4. 紧急避孕法

紧急避孕是无保护性生活后或避孕失败后几小时或几日内,妇女为防止非意愿性妊娠的发生而采用的补救避孕法。紧急避孕仅对一次无保护性生活有效,使用药物剂量大,副作用亦大,不能替代常规避孕方法。紧急避孕包括放置含铜宫内节育器和口服紧急避孕药。

(1) 含铜宫内节育器可用于紧急避孕,排除禁忌证,在无保护性生活后 5 d(120 h)之内放入,有效率达 95% 以上。

(2) 口服紧急避孕药:① 雌、孕激素复方制剂,复方左炔诺孕酮片;② 单孕激素制剂,左炔诺孕酮片;③ 抗孕激素制剂,米非司酮片。在无保护性生活 120 h 之内服用,有效率达 85% 以上,妊娠率 2%。副作用:服药后可能出现胃肠道反应、不规则阴道流血及月经紊乱,一般不需处理。

(二)避孕失败的补救措施

每种避孕方式均有失败的可能,发生妊娠事件后,可选择人工流产进行补救。终止早期妊娠的人工流产方法包括药物流产和手术流产。药物流产常用米非司酮和米索前列醇,两者配伍应用,终止早孕完全流产率达 90% 以上。手术流产包括负压吸引术和钳刮术。

流产术后随访注意以下几点:① 休息 2 周,适量活动;② 禁性生活及盆浴 1 个月;③ 术后 2 周复查:询问术后阴道流血、腹痛及是否有其他不适,B 超检查是否有宫内残留;如术后阴道流血超过 1 周,查看术前检查,排查血液系统疾病、异常妊娠、滋养细胞肿瘤或宫内妊娠物残留等;如腹痛、脓性分泌物、下腹压痛及反跳痛,应考虑子宫内膜炎、盆腔炎等,予抗生素治疗;④ 术后 1 月复查:月经恢复情况,包括月经量、色、有无痛经等;⑤ 术后落实高效避孕措施,如短效避孕药或宫内节育器等。

（三）常见问题解答

1. 口服短效口服避孕药出现阴道点滴出血怎么办？

（1）在最初服药的 3 个月内，阴道少量流血，如不影响生活，可以继续口服避孕药，不做特殊处理，随着时间的推移会逐渐好转。

（2）一般治疗：① 调整生活方式，避免过度劳累；② 出血量大时可以使用止血药物如安络血（卡巴克洛）、维生素 K_1、止血敏（酚磺乙胺）、6-氨基己酸、对羧基苄胺和氨甲血环酸等，中草药如云南白药、三七、止血灵、仙鹤草等；③ 如果阴道流血时间长，可考虑预防性应用抗生素。④ 口服避孕药止血，短效口服避孕药每次 1 片，每日 2 次，连服 1 周，或每日 1 片，连服 2 周。

2. 口服避孕药停药多久可以怀孕？

（1）口服避孕药种类多，首先需要了解服用的避孕药的种类。

（2）短效口服避孕药停药后第二个月就可以备孕；长效避孕药则根据药物作用时间，一般需要半年后方可备孕。

3. 选择避孕方式的注意事项有哪些？

（1）需要了解各种避孕方式的优缺点、适应证和禁忌证。

（2）与求助者沟通，详细询问其既往疾病史、个人史、夫妻生活状态、既往采用的避孕措施、避孕措施执行情况、有无生育计划等。根据所得的资料，排除禁忌后，推荐可供选择的避孕措施。如：初婚、月经不规律者，不建议选择放置宫内节育器、安全期避孕，排除禁忌后推荐口服短效避孕药或使用男用避孕套；已经生育 2 孩，月经正常者，近期无生育计划，可选择使用男用避孕套、口服短效避孕药或放置宫内节育环等。

4. 宫内妊娠，要求终止妊娠

（1）终止妊娠前完善病史、全身检查、妇科检查，抽血检查血常规、凝血功能、肝功能、肾功能，B 超确定宫内妊娠天数，排除流产或引产禁忌证。

（2）妊娠期短于 49 d 可以选择药物流产、负压吸引术。

（3）10 周＞妊娠期≥49 d，选择负压吸引术。如选择药物流产，必须住院观察，流产过程中做好急诊清宫术准备。

（4）妊娠期＞10 周，需要住院进行手术流产。

（5）28 周＞妊娠期≥14 周，需开立引产证明，住院引产。

二、妇科常见健康问题

（一）妇科常见症状的鉴别

女性患者出现下腹部不适、疼痛等，除了考虑腹部器官相关性内、外科疾病，还要排除妇科问题。临床上妇科疾病常见的症状有下腹疼痛、异常阴道流血、下腹肿块、白带异常、外阴瘙痒等。一旦明确诊断妇科疾病，建议转至专科医师进行相应的妇检与诊疗。

1. 下腹疼痛

仔细询问病史，根据疼痛起病急缓、下腹痛部位、性质、时间、放射性质、伴随症状等判断引起下腹疼痛的原因。常见的妇科问题有：

（1）痛经：经期出现腹痛，90％为原发性痛经。疼痛多自月经来潮后开始，最早出现在经前 12 h,以行经第 1 日疼痛最剧烈,持续 2～3 d 后缓解,疼痛常呈痉挛性,通常位于下腹部耻骨上,可放射至腰骶部和大腿内侧;可伴有恶心、呕吐、腹泻、头晕、乏力等症状,严重时面色发白、出冷汗;妇科检查常无异常发现。治疗主要是心理疏导、对症治疗、使用前列腺素合成酶抑制剂及口服避孕药。

(2) 子宫内膜异位症:典型症状为继发性痛经进行性加重。疼痛多位于下腹、腰骶及盆腔中部,有时可放射至会阴部、肛门及大腿,常于月经来潮时出现,并持续至整个经期。可行超声检查、血清糖类抗原 125(CA125)及人附睾蛋白 4(HE4)检测,帮助诊断。

(3) 排卵期疼痛:在月经周期中间出现一侧下腹隐痛,一般程度较轻,可不予特殊处理。

(4) 盆腔炎性疾病:腹痛多为持续性,活动或性交后加重。若病情严重,可出现发热甚至高热、寒战、头痛、食欲缺乏。妇科查体可见子宫颈举痛、宫体压痛或附件区压痛。严重病例呈急性病容,体温升高,心率加快,下腹部有压痛、反跳痛及肌紧张,甚至出现腹胀,肠鸣音减弱或消失。妇科超声检查可无异常。实验室检查一般提示感染指标升高。主要行抗生素药物治疗,必要时行手术治疗,同时可辅以中药治疗。若患者一般状况好,症状轻,能耐受口服抗生素,采用抗生素药物治疗并随访。若患者一般情况差,病情严重,伴有发热、恶心、呕吐,或门诊治疗无效,或诊断不清,应转诊至妇科,必要时住院治疗。

(5) 黄体破裂:起病急骤,黄体期一侧下腹突然剧痛,短时间后成为持续性坠痛,可逐渐减轻或加剧。患者无停经史,腹痛前有性生活史或腹部受力史,往往在两次月经期中间或月经前期 1 周左右发病,一般不伴阴道流血,腹部检查有明显压痛、反跳痛。腹腔内出血多者,叩诊有移动性浊音。血常规检查示白细胞正常或稍高,红细胞及血红蛋白下降。妇科 B 超检查见盆腔内有游离液体,需要即刻转诊。

(6) 异位妊娠流产或破裂:典型异位妊娠三联征为停经、腹痛、阴道流血。下腹反复隐痛后突然出现撕裂样剧痛,伴有恶心、呕吐、肛门坠胀感,严重者伴有休克症状。检查:下腹有明显压痛及反跳痛,尤以患侧为著,但腹肌紧张轻微。腹腔内出血较多时,叩诊有移动性浊音。有些患者下腹可触及包块,若反复出血并积聚,包块可不断增大变硬。需进行血、尿 HCG 及妇科超声检查,若怀疑异位妊娠流产或破裂需紧急处理,及时转诊。

(7) 卵巢囊肿蒂扭转:有盆腔或附件包块史的患者突发一侧下腹剧痛,常伴恶心、呕吐甚至休克。当扭转蒂部自然复位或肿瘤完全坏死时,腹痛可减轻。可行超声检查明确诊断,需急诊转诊。

2. 阴道流血

阴道流血是指除正常月经以外的生殖系统出血。出血部位可以是阴道、宫颈、宫体及输卵管等,以子宫体出血最常见。通过询问病史,判断出血是来源于阴道、泌尿道还是肠道,行血、尿常规检查,尿或血妊娠试验,盆腔超声等检查以排除来源于泌尿系统、消化系统的出血,如果确定阴道流血,可以按照表 7-2-2 所列举的常见病因进行逐一排查。

表 7－2－2　常见阴道出血性疾病

出血特点	可能疾病
月经量增多	子宫肌瘤(常见)、子宫腺肌病、排卵性异常子宫出血、宫内节育器放置
周期不规律的阴道流血	无排卵性异常子宫出血(常见)、药物相关"突破性出血"
无任何周期可辨的长期阴道流血	子宫颈癌、子宫内膜癌
间歇性阴道流血	输卵管癌
阴道流血伴白带增多	晚期子宫颈癌、子宫内膜癌,子宫黏膜下肌瘤伴感染
停经后阴道流血	流产、异位妊娠、葡萄胎、无排卵性异常子宫出血(需排除生殖道恶性肿瘤)
性交后出血	子宫颈炎、宫颈息肉、子宫颈癌
经间期出血	排卵性出血
经前或经后点滴出血	宫内置环
绝经多年后阴道流血	子宫内膜癌、绝经后子宫内膜脱落、老年性阴道炎
外伤后阴道流血	骑跨伤

3. 下腹肿块

下腹肿块可以来自子宫、附件、肠道、腹膜后、泌尿系统及腹壁组织,早期患者可以无明显不适症状,随着肿块长大,患者或家属偶然发现,或做妇科普查时发现。根据肿块质地不同可分为三类:囊性、半囊半实性和实性肿块。

(1)囊性肿块:一般为良性肿物或炎性肿块,肿块在短期内快速增大,应考虑恶性可能性。

(2)半囊半实性肿块:活动性良好且无症状者,多见于卵巢肿瘤;若伴腹水,卵巢恶性肿瘤居多;活动度不良伴发热,局部压痛明显,考虑输卵管卵巢脓肿或输卵管积脓;若伴有腹水肿块,多数为卵巢恶性肿瘤。

(3)实性肿块:妊娠子宫为生理情况,子宫肌瘤、卵巢纤维瘤、盆腔炎性包块等为良性病变,除此之外需排除恶性肿瘤的可能。根据肿块来源可分为子宫、附件、腹盆腔肿块等类型,详见表 7－2－3。

4. 白带异常

通常白带呈白色稀糊状或蛋清样,黏稠,量少,无腥臭味,称为生理性白带。生殖道发生炎症或癌变时,白带量显著增多且有性状改变,称为病理性白带。若患者出现多量透明黏性白带、血性白带、水样白带,需考虑妇科恶性肿瘤可能性。诊断需行白带检查。常见阴道炎性疾病鉴别诊断及治疗原则见表 7－2－4,可见不同疾病的白带特点。

5. 外阴瘙痒

外阴瘙痒可为妇科疾病所致,也可由全身其他疾病引起,应根据外阴瘙痒持续的时间、是否伴有局部皮损以及患者年龄加以考虑。外阴瘙痒多发生于阴蒂、小阴唇,也可波及大阴唇、会阴和肛周,多为阵发性发作,一般夜间加重,当瘙痒严重时,患者坐卧不安,影响生活与工作,查体可见皮肤抓痕。全身疾病原因如糖尿病,黄疸,维生素 A、B 族缺乏,重度贫血,白血病,妊娠期肝内胆汁淤积症,药物过敏等。妇产科常见病因如外阴、阴道、宫颈炎症的异常分泌物的刺激。其他病因如局部护肤品刺激及不良卫生习惯,外阴寄生虫病如阴虱、蛲虫、疥疮等,各种外阴皮肤病和外阴肿瘤等。排除全身性疾病、皮肤病、不良生活方式等原因,可考虑转至妇科进一步诊治。

表 7 - 2 - 3　以下腹部包块为表现的常见疾病

部位	疾病	表现
子宫	葡萄胎	停经后出现不规则阴道流血,且子宫增大超过停经周数
	子宫肌瘤	子宫均匀增大,或表面有单个或多个球形隆起,常伴有月经过多,浆膜下肌瘤一般无症状
	子宫腺肌病	子宫均匀增大,质硬;痛经进行性加重、经量增多及经期延长
	子宫内膜癌	绝经后或年老患者子宫增大且伴有不规则阴道流血
	子宫肉瘤	子宫增大迅速,伴有腹痛及不规则阴道流血
	妊娠滋养细胞肿瘤	有生育史或流产史,特别是有葡萄胎史;子宫增大且外形不规则及子宫不规则出血
	子宫畸形	影像学检查协助诊断
附件	输卵管妊娠	短期停经史、阴道出血、腹痛
	附件炎性肿块	多为双侧,位于子宫两旁,与子宫有粘连,压痛明显
	卵巢子宫内膜异位囊肿	多为与子宫粘连、活动受限、有压痛的囊性肿块,可有继发性痛经、性交痛、不孕等
	卵巢良性肿瘤	病程长,逐渐增大;单侧多见,表面光滑、囊性、可活动
	卵巢恶性肿瘤	病程短,迅速增大;双侧多见,实性,表面不规则,活动受限,伴腹水
盆腹腔	盆腔结核包裹性积液	囊性,表面光滑,界限不清,固定不活动;囊肿可随患者病情加剧而增大或好转而缩小
	直肠子宫陷凹脓肿	囊性,向后穹隆突出,压痛明显;伴发热及急性盆腔腹膜炎体征;后穹隆穿刺可抽出脓液

表 7 - 2 - 4　常见阴道炎性疾病鉴别诊断

项目	细菌性阴道炎	滴虫阴道炎	念珠菌阴道炎	老年性阴道炎
发病年龄	任何年龄	任何年龄	青、中年	绝经后、老年
病史	使用广谱抗生素	不洁性交或使用公共坐便器	妊娠、糖尿病或使用广谱抗生素	绝经
症状	分泌物增多,无或轻度瘙痒	分泌物增多,轻度瘙痒	重度瘙痒,烧灼感	分泌物增多,轻度瘙痒
分泌物特征	匀质、腥臭味	稀薄、脓性、泡沫状	厚稠、白色豆腐渣样	稀薄、淡黄、脓血性
治疗原则	调整阴道内环境,局部用药抗感染	避免交叉感染,抗滴虫:甲硝唑局部及全身用药	消除诱因,抗真菌,首选局部用药	提高局部雌激素水平:外用雌激素

（二）妇科常见疾病的诊疗

门诊妇科常见疾病包括妇科炎症性疾病、子宫内膜异位症、妇科内分泌疾病、妇科肿瘤相关性疾病和盆底功能障碍性疾病。

1. 妇科炎症性疾病

（1）阴道炎

【概述】　阴道炎是由阴道病原体或阴道内菌群失调所致。根据病原体的不同可分为细菌性阴道病、外阴阴道假丝酵母菌病、滴虫性阴道炎、萎缩性阴道炎、混合性阴道炎等类型。阴道炎是妇科最常见的疾病，各年龄组均可发病。

【诊断与治疗】

① 细菌性阴道病：白带增多，灰白且有鱼腥臭味，外阴、阴道瘙痒。约有 10％～50％患者无症状。采用 Amsel 临床诊断标准，如果出现均匀、稀薄、白色阴道分泌物，线索细胞阳性，阴道分泌物 pH>4.5，胺试验阳性中的三项，即可明确诊断。治疗首选甲硝唑 400 mg，口服；或局部用药，甲硝唑栓剂 200 mg，每晚 1 次，连用 7 d。

② 外阴阴道假丝酵母菌病：豆渣样白带增多，质地黏稠；外阴阴道灼热、瘙痒、性交痛。炎症波及尿道会有尿频、尿急、尿痛等症状。阴道分泌物中找到假丝酵母菌的芽生孢子或假菌丝即可确诊。分泌物 pH<4.5 可能为单纯假丝酵母菌感染，pH>4.5 可能存在混合感染。治疗首选唑类抗真菌药物，置于阴道深处。克霉唑 500 mg 单次用药，或每晚 150 mg，连续 1 周；或者氟康唑 150 mg/d，顿服。

③ 滴虫性阴道炎：外阴或阴道瘙痒，少数有灼痛感。白带增多，呈稀薄泡沫状，黄绿色。如同时合并细菌感染，有异臭味。阴道分泌物中找到滴虫可确诊。治疗用甲硝唑或替硝唑顿服，性伴侣需同时治疗。

④ 萎缩性阴道炎：多见于绝经后女性，可有外阴瘙痒、灼热等症状；白带呈稀薄淡黄色，合并感染者白带伴臭味。阴道检查见黏膜萎缩、充血或有散在小瘀斑。治疗需要补充雌激素和阴道定植乳杆菌，可局部或全身给药。合理使用抗生素，阴道干涩者局部应用润滑剂。萎缩性阴道炎有血性白带者应与生殖道恶性肿瘤鉴别，需做宫颈细胞学检查、子宫内膜检查。对阴道壁溃疡及肉芽组织，需与阴道癌鉴别，可行病灶组织活检。

⑤ 混合性阴道炎：是由两种或两种以上的致病性微生物导致的阴道炎症。表现为分泌物异常和（或）外阴瘙痒。病原体不同，分泌物的颜色、性状、气味也不同。诊断方法是阴道微生态检测。治疗需针对不同病原体，规范选择抗菌药物。

【日常管理】　做好健康教育。科学起居，适当锻炼，提高自身抵抗力和免疫力。保持内裤及洗涤用的毛巾清洁。避免阴道灌洗、滥用抗生素、不洁性交等破坏阴道微生态的行为。积极治疗合并症如盆腔炎、性传播疾病以及全身性疾病如糖尿病等。

（2）盆腔炎性疾病

【概述】　盆腔炎性疾病（pelvic inflammatory disease，PID）：指女性上生殖道的一组感染性疾病，包括子宫内膜炎、输卵管炎、输卵管卵巢脓肿和盆腔腹膜炎。以输卵管炎及输卵管卵巢炎最常见。病原菌包括内源性的阴道内微生物群和外源性的沙眼衣原体、支原体、淋球菌、需氧菌、厌氧菌以及病毒等。盆腔炎性疾病是妇科门诊常见病，多见于有性生活的育龄妇女，如未得到及时、彻底的治疗，可导致女性不孕、慢性盆腔痛、异位妊娠等,影响女性生殖健康,且增加家庭与社会经济负担。

【诊断】 盆腔炎性疾病因病变部位不同而表现多样。常见症状为持续性下腹痛、阴道分泌物增多;重者可出现发热甚至高热,可伴有寒战、头痛、呕吐、腹胀、腹泻等;月经期发病还导致经量多、经期延长;伴脓肿形成时可有下腹部包块及局部压迫刺激症状;伴尿路感染时出现尿路症状。需与腹痛类疾病如异位妊娠破裂或流产、卵巢囊肿蒂扭转、子宫内膜异位症等鉴别,还需要与急性阑尾炎等炎症性肠病鉴别。

2015 年美国 CDC 推荐盆腔炎性疾病的诊治标准如下:

最低标准:宫颈举痛或子宫压痛或附件区压痛。

特异标准:子宫内膜活检组织学证实子宫内膜炎;影像学检查提示输卵管增粗和(或)积液,伴或不伴盆腔积液、卵巢输卵管肿块,或腹腔镜检查发现盆腔炎性疾病征象。附加标准体温超过 38.3 ℃(口表),宫颈或阴道异常黏液脓性分泌物,阴道分泌物可见大量白细胞,红细胞沉降率升高,血 C 反应蛋白升高,实验室证实的宫颈淋病奈瑟球菌或衣原体阳性等。

【治疗】 首选敏感抗生素,遵循经验性、合理性和及时性治疗原则。

常用口服抗生素有 β-内酰胺类抗菌药物,或与甲硝唑、多西环素、阿奇霉素等合用。或者静脉使用 β-内酰胺类抗菌药物、加酶抑制剂的 β-内酰胺类药物、喹诺酮类抗菌药物、克林霉素、庆大霉素等,如需覆盖厌氧菌,可加甲硝唑;在抗菌药物的基础上辅以康妇消炎栓、桂枝茯苓胶囊、红花如意丸,可以减少慢性盆腔痛后遗症的发生。

其次手术治疗,以切除病灶为目的,多数在行药物治疗 2 周以上时进行择期手术;少数经药物治疗 48~72 h,体温不降,中毒症状加重或包块增大/脓肿破裂者,需要实施紧急手术。

【日常管理】 做好健康教育。注意个人卫生,尤其是月经期和性生活卫生,预防性传播疾病。对高危女性宫颈分泌物进行性传播疾病的筛查,及时规范治疗盆腔炎性疾病,预防后遗症发生。盆腔炎患者急症包括脓肿破裂、感染性休克,可出现腹痛加剧,寒战、高热、严重消化道症状,检查腹部拒按或有血压降低心率异常等表现,需立即在抗感染的同时行手术治疗,否则可能危及生命。转诊应在抗炎、维持生命体征稳定的情况下进行,保障途中安全。

2. 子宫内膜异位症

【概述】 子宫内膜异位症(endometriosis,EMT)简称内异症,指子宫内膜组织(腺体和间质)出现在子宫体以外的部位,因最常见位于卵巢表面及盆腔腹膜,又称盆腔子宫内膜异位症。该病变多见于 25~45 岁妇女,约占育龄女性慢性疾病的 10%,从症状初发到确诊平均约 7.5 年。

【诊断】

① 盆腔疼痛,包括逐渐加重的继发性痛经、慢性盆腔痛、性交痛及肛门坠痛等。痛经常发生于月经来潮前及整个月经期,疼痛多位于下腹、腰骶及盆腔中部。② 不孕:内异症的不孕率高达 40%~50%。③ 月经异常:表现为月经过多、经期延长、周期缩短及不规则阴道出血等。④ 盆腔检查:可触及子宫后屈及活动度降低,子宫骶韧带增粗及子宫直肠窝扪及痛性结节,附件区扪及子宫内膜异位囊肿(巧克力囊肿)。

腹腔镜检查是诊断"金标准",但临床上普遍存在诊断延迟的情况。诊断延迟则可导致病情加重,进一步影响疾病治疗及预后,增加复发风险,降低患者的生活质量。在《子宫内膜异位症诊治指南(第3版)》中更加强调临床诊断的重要性,即临床症状和体征,结合影像学检查,如超声、盆腔CT、MRI等,部分患者血清CA125水平检测升高,尽量减少延迟诊断,尽早进行药物干预。需与卵巢恶性肿瘤、盆腔炎性包块、子宫腺肌病等鉴别。

【治疗】 临床诊断内异症即可开始药物治疗,可供选择的药物有:非甾体类抗炎药(NSAID),孕激素(醋酸甲羟孕酮、地诺孕素、地屈孕酮),复方口服避孕药,促性腺激素释放激素激动剂(GnRH-a)及中药五大类。药物治疗无效,合并不孕者或卵巢囊肿增大,建议腹腔镜手术治疗。

【日常管理】 进行健康教育,提高患者对内异症的认识和自我管理,提倡适龄生育,注意保护生育能力。医生行妇科常规检查需要遵守诊疗规范,避免医源性内膜种植。做到早期发现,长期随访,减少和避免复发,防治恶变。如怀疑卵巢子宫内膜异位囊肿破裂,或者子宫内膜异位病灶恶变,则需尽快转诊至专科治疗。

3. 子宫腺肌病

【概述】 子宫腺肌病(adenomyosis)指子宫内膜腺体和间质侵入子宫肌层,形成弥漫性病变。也可呈局限性生长形成结节或团块,称为子宫腺肌瘤(adenomyoma)。好发于30～50岁生育年龄妇女,发病率为7%～23%,约15%合并内异症,约半数合并子宫肌瘤。

【诊断】 痛经最常见,约半数以上患者有渐进性加重的继发性痛经,常于经前1周开始直至月经结束;月经量过多、经期延长或不规则出血;有20%以上的患者合并不孕、流产、早产等并发症。查体显示子宫均匀性增大(呈球形,经期压痛),也可为局限性结节突起。

根据病史、典型痛经症状、盆腔检查及超声、MRI等影像学检查可初步诊断。血CA125水平多数异常升高。需要与子宫内膜异位症、子宫肌瘤、子宫肉瘤等鉴别。术后组织病理检查是子宫腺肌病诊断的金标准。

【治疗】 缓解疼痛、减少出血和促进生育。希望保留子宫者口服避孕药或放置左炔诺孕酮宫内释放系统(LNG-IUS)。子宫增大明显或疼痛症状严重者可应用GnRH-a联合LNG-IUS。地诺孕素对本症有效,每日1片可连续应用6个月以上。用中西药联合治疗痛经,常用中成药有散结镇痛胶囊、丹莪妇康煎膏等。症状严重、药物治疗无效、无生育要求者可进行手术治疗,包括内膜切除、腺肌症病灶切除(或消融)、子宫切除等。

【日常管理】 同子宫内膜异位症,对年龄较大者注意病灶恶变可能。如合并盆腔内异症可见囊肿破裂或恶变,详见本节"子宫内膜异位症"部分。

4. 妇科内分泌疾病

(1) 多囊卵巢综合征

【概述】 多囊卵巢综合征(polycystic ovary syndrome,PCOS)是由遗传和环境因素共同导致的内分泌代谢疾病,是最常见的妇科内分泌疾病之一。PCOS的高发年龄段为20～35岁。我国育龄期妇女PCOS的患病率为5.6%。

【诊断】 主要临床表现为月经失调,如月经稀发或闭经,或者不规则子宫出血;其次为不孕、有高雄激素血症表现(性毛增多,呈男性倾向,伴痤疮、油脂性脱发);50%以上患者呈腹部肥胖型(腰围/臀围≥0.80)。其他表现有黑棘皮症,为胰岛素抵抗表现。部分患者会因为多毛、痤疮及肥胖等形象问题,或生育障碍等出现焦虑和抑郁等精神心理异常。长久患病导致高血压、糖尿病、心血管疾病高发,排卵障碍,月经稀发,容易引发内膜异常增生及内膜癌。

诊断采用鹿特丹标准:稀发排卵或无排卵,高雄激素的临床表现和(或)高雄激素血症,卵巢多囊改变[超声提示一侧或双侧卵巢直径 2～9 mm 的卵泡≥12 个,和(或)卵巢体积≥10 mL];3 项中符合 2 项并排除其他病因导致的高雄激素血症和(或)排卵障碍者可诊断。

【鉴别诊断】　临床有高雄激素征表现,或高雄激素血症的相关疾病如卵泡膜细胞增殖症、肾上腺皮质增生或肿瘤、分泌雄激素的卵巢肿瘤;其他排卵障碍性疾病,如高催乳素血症、垂体催乳素腺瘤、卵巢功能早衰或下丘脑-垂体闭经,以及甲状腺功能异常等。

【治疗】　对症治疗为主,需进行长期健康管理。包括降低雄激素水平,调整月经周期,改善胰岛素抵抗,促进排卵等。调整月经周期可采用天然孕激素后半周期疗法,口服低雌激素剂量的避孕药等。降低血雄激素水平可用螺内酯 40～100 mg/d。肾上腺来源雄激素多者可用糖皮质激素如地塞米松 0.25 mg/d。改善胰岛素抵抗可用二甲双胍等。需要手术治疗者,转至妇科内分泌或生殖专科门诊。

【日常管理】　PCOS 病因不明,目前无法治愈,因此健康教育非常重要。可以通过综合的、长期健康管理,达到调节月经和促进生育,防范远期健康风险的目标。推荐采用健康的生活行为方式,包括饮食控制、运动、行为训练和减重。对于超重患者,希望 6 个月内达到减重 5%～10% 的目标。每周至少进行 150 min 中等强度和 75 min 高强度的身体锻炼,关注心理健康。PCOS 患者在进行促排卵治疗时,处理不当易发生卵巢过度刺激综合征,需要及时识别。

(2)痛经

【概述】　痛经(dysmenorrhea)即行经前后或经期出现下腹部疼痛、坠胀,或有其他不适症状,严重者可影响生活质量。痛经分为两类:原发性和继发性痛经。原发性痛经者生殖器官无器质性病变;继发性痛经者多为病理性痛经,存在器质性疾病,如子宫内膜异位症等。痛经总发生率约为 33.19%,严重影响生活工作的重度痛经占 14%。

【诊断】　根据下腹坠痛的发生与月经来潮相关,若妇科检查无阳性体征,临床即可诊断为原发性痛经。继发性痛经要寻找病因,需要和子宫内膜异位症、子宫腺肌病、盆腔炎性疾病等鉴别。

【治疗】　以对症治疗为主,原发性痛经以止痛、镇静为主,继发性痛经治疗原发病为先。镇痛解痉治疗可用布洛芬 0.2～0.4 g、每日 3 次,或消炎痛片(吲哚美辛) 25 mg、每日 3 次。口服避孕药如优思悦,适用于需避孕的痛经女性,有效率达 90% 以上。继发性痛经应积极治疗其原发病症,如患有子宫腺肌病且无生育要求者首选放置曼月乐环。

【日常管理】　注重青年女性健康教育。教育其注意经期卫生,保暖,禁食寒凉食物,戒烟;保持足够的休息和睡眠,适度锻炼;月经期避免做不必要的妇科检查及各种手术,防止细菌上行感染;如有其他妇科疾病,需积极、及时治疗。

痛经的急性发作如出现剧烈性痛经甚至昏厥,应先保暖,再予解痉镇痛剂。若疼痛症状不能缓解,或怀疑有异位妊娠、盆腔炎急性发作等疾病,应及时进行专科会诊。

(3) 闭经

【概述】 闭经(amenorrhea)是妇科临床症状而非特定疾病。按生殖轴病变和功能失调的部位,可将其分为下丘脑性闭经、垂体性闭经、卵巢性闭经、子宫性闭经以及下生殖道发育异常性闭经等类型。

原发性闭经是指年龄＞14 岁,第二性征未发育或者年龄＞16 岁,第二性征已发育,月经还未来潮,发病率低于 1%。继发性闭经指正常月经周期建立后,月经停止 6 个月以上,或者原有月经周期停止 3 个周期以上,发生率为 5%～7%。妊娠期、哺乳期出现生理性闭经。

闭经的 WHO 分型:Ⅰ型,无内源性雌激素产生,卵泡刺激素(FSH)水平正常或低下,催乳素(PRL)水平正常,无中枢器质性病变的证据。Ⅱ型,有内源性雌激素产生、FSH 及 PRL 水平正常。Ⅲ型,FSH 水平升高,提示卵巢功能衰竭。染色体异常是导致原发性闭经的重要原因,继发性闭经最常见于多囊卵巢综合征(PCOS)。

【诊断】 临床表现为停经、月经到期不来潮。30% 的原发性闭经伴有生殖道发育异常,并可因性腺发育异常或者功能异常,表现出第二性征缺乏或异常。继发性闭经根据病因不同,各有相应的临床表现,如:神经性厌食所致闭经可表现为厌食、极度消瘦、血浆蛋白水平低下;垂体肿瘤引起的闭经可有溢乳、巨人症、皮质醇增多症等肿瘤所特有的症状,还有头痛、视力障碍、视野缺损等神经受压的症状;空蝶鞍综合征可伴催乳素(PRL)水平升高、溢乳、闭经;卵巢性闭经中,PCOS 者有多毛、痤疮表现,早发性卵巢功能不全者可伴有更年期症状。

闭经可根据个人病史、妇科检查、相应的辅助检查明确诊断及鉴别诊断(详见图 7－2－1,图 7－2－2)。

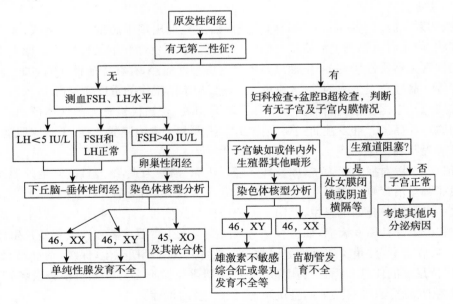

图 7－2－1　原发性闭经诊断流程

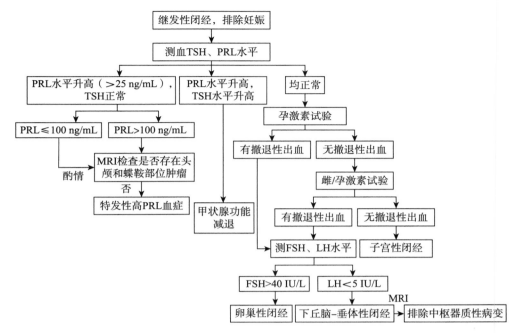

图7-2-2　继发性闭经诊断流程图

【治疗】　分病因治疗和针对疾病生理病理紊乱的内分泌治疗两类。应依据不同人群特征确定治疗目标,采用个体化治疗方案,如雌、孕激素调经,诱发排卵,辅助生育技术治疗。

【日常管理】　全社会,尤其家长要关注女童发育,重视青少年健康成长,引导其关注自身发育事件,保证其营养均衡,定期体检,如生长发育出现异常及时就医。如果已有闭经,需要至正规医院就诊,必要时至相应的专科治疗。

（4）异常子宫出血

【概述】　异常子宫出血(AUB)是指与正常月经的周期频率、规律性、经期长度、经期出血量中任何1项不符的源自子宫腔的出血。它涵盖了既往的功能失调性子宫出血(功血)、月经过多、月经失调等诊断,是妇科常见的症状和体征。

【诊断】　临床表现见表7-2-2。

表7-2-2　正常子宫出血(月经)与AUB术语的范围

月经的临床评价指标	术语	范围
周期频率	月经频发	月经间隔<21 d
	月经稀发	月经间隔>35 d
周期规律性 （近1年的周期 之间的变化）	规律月经	<7 d
	不规律月经	≥7 d
	闭经	≥6个月无月经

续表

月经的临床评价指标	术语	范围
经期长度	经期延长	>7 d
	经期过短	<3 d
经期出血量	月经过多	>80 mL
	月经过少	<5 mL

诊断：异常子宫出血(AUB)根据病因可分为 2 大类 9 个类型,按英语首字母缩写为"PALM-COEIN"分类系统(表 7-2-3)。第一类存在子宫结构性改变,而第二类无子宫结构性改变。

表 7-2-3 异常子宫出血 PALM-COEIN 分类

类别	病因	表现	备注
存在子宫结构性改变	AUB-P：子宫内膜息肉	经间期出血、月经过多、不规则出血、不孕。可经盆腔 B 超检查发现,确诊需在宫腔镜下摘除行病理检查	采用影像学技术和(或)组织病理学方法明确诊断
	AUB-A：子宫腺肌病	月经过多且经期延长,部分患者可有经间期出血、不孕,多数患者有痛经。盆腔超声及 MRI 可辅助诊断	
	AUB-L：子宫平滑肌瘤	经期延长或月经过多。通常可经盆腔 B 超、宫腔镜检查发现	
	AUB-M：子宫内膜恶变和不典型增生	不规则子宫出血,可与月经稀发交替发生。少数为经间期出血,患者常不孕	
无子宫结构性改变	AUB-C：全身凝血相关疾病	月经过多、不规则出血。可询问出血病史,筛查潜在的凝血异常的线索	无法通过影像学检查发现
	AUB-O：排卵障碍	月经经量、经期长度、周期频率、规律性均可异常,有时会引起急性出血和重度贫血	
	AUB-E：子宫内膜局部异常	周期有规律且有排卵,经排查未发现其他原因可解释	
	AUB-I：医源性	由使用性激素、放置宫内节育器或服用含雌激素的中药保健品等因素而引起	
	AUB-N：未分类	可能与其他罕见的因素有关,如动静脉畸形、子宫瘢痕缺陷、子宫肌层肥大等。诊断首选经阴道超声检查,此外还可采用子宫血管造影检查、盆腔 CT 及 MRI 检查等	

诊断 AUB 还需和以下疾病相鉴别：全身性疾病、异常妊娠或妊娠并发症、生殖器肿瘤、生殖道损伤等。

【治疗】 对症治疗为主。去除诱发因素,治疗全身性疾病,良性病变如症状较轻可先观察随诊。多次复发、恶变风险大者和结构性异常者多需手术治疗。

【日常管理】 养成健康的生活习惯,均衡饮食、适当锻炼,避免熬夜、酗酒、吸烟、过劳等。注意经期卫生,注意保暖。定期进行健康体检,包括妇科检查。及时治疗各类疾病,管控 AUB 病因。出现异常子宫出血应及时就诊。

异常子宫出血,如出血时间长、量多、伴失血全身症状,可导致重度贫血、失血性休克、合并重症感染等急性并发症,需立即转至有条件的医院救治。转诊过程中应密切监护患者生命体征,给予止血、输血、补液、维持水电解质酸碱平衡、抗感染、营养支持等治疗。

（5）绝经综合征

【概述】　绝经综合征(menopause syndrome)是指妇女绝经前后出现性激素波动或减少所致的一系列躯体及精神心理症状。绝经(menopause)分为两类：自然绝经和人工绝经。中国女性平均自然绝经年龄为 49～50 岁,有资料显示绝经相关症状发生率为78.43%。

【诊断】

① 近期症状：主要为月经紊乱,月经周期不规则、经期持续时间长及经量增多或减少。伴有潮热盗汗、心悸、眩晕、头痛、失眠、耳鸣等自主神经失调症状。少数有激动易怒、焦虑不安或情绪低落、抑郁、不能自我控制等精神神经症状。

② 远期症状：主要有泌尿生殖道绝经综合征、低骨量和骨质疏松、认知功能减退、糖脂代谢异常和心血管病变增加等。

③ 诊断标准：女性 40 岁以后,10 个月内出现 2 次及以上的月经节律改变(周期长度变异≥7 d)即进入绝经过渡期,月经自然终止 12 个月为绝经。实验室检测指标作为参考,FSH>40 IU/L 且 E2<20 pg/L 为卵巢功能衰竭。

要与早发性卵巢功能不全(40 岁前出现卵巢功能衰退)、继发性闭经、更年期抑郁/焦虑的症状和疾病鉴别。

【治疗】　健康指导和一般治疗：如心理疏导、钙剂和多种营养素补充等。如需要绝经激素治疗(MHT),需要专科、有经验的医生评估患者情况,选择相应治疗方案。主要药物是天然雌激素,或天然孕激素(微粒化孕酮、地屈孕酮),或雌孕激素序贯制剂(雌二醇/雌二醇地屈孕酮片)[也可选雌、孕激素连续联合制剂(雌二醇/屈螺酮片)]。替勃龙属于连续联合方案用药。

【日常管理】　绝经综合征临床表现、严重程度因人而异,多数人都能平稳度过。需要注意排查病因,排除全身性疾病合并月经异常和精神神经症状而被误认为绝经综合征的患者。另外,治疗用性激素类药物的副反应和风险包括消化道症状、乳房胀痛、非预期出血、药物过敏以及血栓风险和乳腺癌等,需要全科医生密切关注。

（6）不孕症

【概述】　不孕症(infertility)指女性无避孕、有性生活 1 年而未孕,在男性中称为不育症。根据既往是否有过妊娠史,可将不孕症分为两类：原发不孕和继发不孕。不孕症的发生率随年龄增长而增高。

【诊断】　不孕不育夫妇经过双方初筛,分为女性排卵障碍导致的不孕、盆腔输卵管因素导致的不孕、男性不育、免疫性不孕、不明原因不孕五大类。不同病因的不孕症临床表现不同。

女性排卵障碍导致的不孕,病因可定位于下丘脑功能失调、垂体性排卵障碍、各类卵巢性排卵障碍如 PCOS、其他因素导致的卵泡发育障碍。临床表现为月经紊乱、基础性激素水平异常、超声排卵监测异常或内分泌代谢系统的病症等。盆腔输卵管因素导致的不孕包括各类炎症,输卵管积水,生殖道发育异常,宫腔病变如肌瘤、息肉、粘连、炎症、子宫内膜异位症导致的不孕等。免疫性不孕表现为女方血清中存在影响精卵结合或胚胎着床的抗体,如抗精子抗体、抗透明带抗体、抗子宫内膜抗体等。

诊断需要采集男女双方病史和进行体格检查,进行排卵、女性生殖道、内分泌和代谢系统疾病排查;结合实验室检查,包括生殖激素水平、甲状腺功能、免疫指标、盆腔 B 超、宫腹腔镜所见结果。

【治疗】 明确不孕不育原因后,应在生殖中心或妇科内分泌门诊制定适合患者的治疗方案,严格把握各项辅助生殖技术的适应证和禁忌证。治疗药物如促排卵药物[氯米芬(CC)、来曲唑(LE)]、促性腺激素(Gn)[人类绝经期促性腺激素(HMG)、卵泡刺激素(FSH),可单独应用(皮下或肌内注射)或与口服药联合用药;人绒毛膜促性腺激素(HCG),促优势卵泡排卵而用],还有黄体支持药物(孕酮、地屈孕酮片等)。

还可以采用人类辅助生殖技术(human assisted reproductive technique,ART),即采用医疗辅助方法使不孕不育夫妇妊娠,包括宫腔内人工授精(IUI)和体外受精-胚胎移植(IVF-ET,即试管婴儿)及其衍生技术,如卵胞浆内单精子注射(ICSI)、胚胎种植前遗传学诊断(筛查 PGD/PGS)、配子和胚胎的冷冻和复苏。

【日常管理】 做好公众性教育和生殖健康教育,提高公众对生育的自我科学管理能力。建议育龄夫妇适龄生育并行婚检和孕前检查,指导性生活,排查和治疗不孕相关疾病。指导育龄妇女做好孕前健康保健,饮食、营养均衡,适当补充叶酸和多种营养素。合理安排不孕症患者诊疗过程,加强治疗指导和病程随访,给予患者尊重、理解和心理支持。

5. 盆底功能障碍性疾病

【概述】 盆底功能障碍(pelvic floor dysfunction,PFD)是指退化、创伤等因素导致女性盆底支持组织支持薄弱,进而盆腔脏器移位,引发其他盆腔器官的位置和功能异常,包括盆腔器官脱垂、尿失禁、性功能障碍、大便失禁等。

PFD 与分娩、产伤、衰老、腹压增加、盆底手术损伤有关,因此多见于老年女性,多产、产伤可使 PFD 的发生率增高。

【诊断】 轻症可无明显症状,重症患者可有腰骶部酸痛或下坠感。阴道前壁膨出常伴有尿频、排尿困难、残余尿增加,部分患者可发生压力性尿失禁,但随着膨出的加重,其压力性尿失禁症状可消失,甚至需要手助压迫阴道前壁帮助排尿。阴道后壁膨出常表现为便秘。暴露在外的宫颈和阴道黏膜长期与衣裤摩擦,可致宫颈和阴道壁发生溃疡而出血,如感染则有脓性分泌物。压力性尿失禁患者在腹压增加条件下不自主溢尿是最典型的症状

妇科检查可发现阴道壁或子宫颈、子宫体脱出于阴道口外。妇科检查前,应嘱咐患者向下屏气以判断脱垂的最重程度,并予以分度。与阴道壁肿物、宫颈延长、子宫黏膜下肌瘤、慢性子宫内翻相鉴别。

【治疗】 治疗可采用非手术疗法和手术治疗。手术的主要目的是缓解症状,恢复正常的解剖位置和脏器功能,使患者有满意的性功能并能够维持效果。合并压力性尿失禁

患者应同时行膀胱颈悬吊手术或阴道无张力尿道悬吊带术。

【日常管理】 健康教育,早期预防,避免腹压增加的疾病和劳作,产后做好盆底肌肉训练。非手术疗法包括应用子宫托、盆底康复治疗和行为指导等。为盆腔器官脱垂的一线治疗,目的是缓解症状,增加盆底肌肉的强度、耐力和支持力,预防脱垂加重,避免或延缓手术干预。

6. 妇科肿瘤相关性疾病

(1) 外阴良性肿瘤

【概述】 外阴良性肿瘤较少见,主要包括来源于上皮的外阴乳头瘤、汗腺腺瘤及来源于中胚叶的纤维瘤、脂肪瘤、平滑肌瘤、神经纤维瘤,而淋巴管瘤、血管瘤等罕见。

【临床表现及诊疗】

① 外阴乳头瘤:常见于围绝经期和绝经后妇女,需与外阴癌、外阴湿疣鉴别,2%~3%有恶变倾向。应行局部肿瘤切除,术时行冷冻病理检查,若有恶变应及时扩大手术范围。

② 纤维瘤:常单发,为光滑肿块,恶变少见。治疗原则为沿肿瘤根部切除。

③ 汗腺腺瘤:较少见,多发于青春期,与激素有关。为淡黄色丘疹样隆起,可伴有下眼睑及颧骨部位病灶。小的病灶可激光治疗,大的病灶可手术切除。

④ 脂肪瘤:来自脂肪组织,生长缓慢,位于皮下组织内。呈分叶状,大小不等,也可形成带蒂肿物。小的脂肪瘤无须处理;若肿瘤较大,引起行走不适和性生活困难,需手术切除。

⑤ 平滑肌瘤:多见于生育期妇女,来源于平滑肌,突出于皮肤表面,可活动。治疗原则为行肌瘤切除术。

【日常管理】 定期妇科检查,警惕某些外阴良性肿瘤有恶变风险。

(2) 子宫肌瘤

【概述】 子宫肌瘤是女性生殖器最常见的良性肿瘤,由平滑肌及结缔组织组成。常见于 30~50 岁妇女,确切病因未明确。肌瘤好发于生育年龄,青春期前少见,绝经后萎缩或消退。

【诊断】 按照生长部位分为两类:子宫体肌瘤(90%)、子宫颈肌瘤(10%)。按其与子宫肌壁的关系分为三类:肌壁间肌瘤(60%~70%)、浆膜下肌瘤(20%)、黏膜下肌瘤(10%~15%)。随着宫腔镜技术的发展,黏膜下肌瘤可分为三型:0 型(完全突出于子宫腔内)、Ⅰ 型(不足 50%位于子宫肌层内)、Ⅱ 型(大于 50%位于子宫肌层内)。各种类型的肌瘤可发生于同一子宫,称为多发性子宫肌瘤。

子宫肌瘤多数无明显症状,仅在体检时偶然发现。① 肌壁间肌瘤及黏膜下肌瘤可有经量增多及经期延长,长期经量增多可继发贫血。② 下腹包块:肌瘤逐渐增大,使子宫超过 3 个月妊娠大小,较易从腹部触及。巨大的黏膜下肌瘤脱出于阴道外,患者因外阴脱出肿物来就诊。③ 白带增多:子宫内膜面积增大伴盆腔充血使白带增多,子宫黏膜下肌瘤合并感染可有大量脓样白带。④ 邻近器官的压迫症状:压迫膀胱可引起尿急、尿频,子宫颈肌瘤可引起排尿困难、尿潴留,后壁肌瘤可引起下腹坠胀、便秘,阔韧带肌瘤侧方压迫输尿管可使输尿管扩张。⑤ 其他症状包括腹痛、下腹坠胀、不孕、流产等。

根据病史、体征和超声检查结果,诊断多无困难。超声检查能区分子宫肌瘤与其他盆腔肿块,磁共振成像(MRI)检查可准确判断肌瘤大小、数目和位置,宫腔镜可以协助子宫黏膜下肌瘤的诊断,若有需要还可选择腹腔镜、子宫输卵管造影等协助诊断。子宫肌瘤需要与妊娠子宫、卵巢肿瘤、子宫腺肌病、子宫恶性肿瘤等疾病相鉴别。

【治疗】 应根据患者症状、年龄、生育要求及肌瘤的部位、大小、数目全面考虑。无症状者,每3~6个月随访观察。药物治疗可选择可减轻症状的雄激素,可于术前缩小肌瘤体积的 GnRH-a、米非司酮、中药制剂等。手术治疗主要用于严重症状的患者,手术方式包括切除肌瘤、切除子宫。其他治疗如子宫动脉栓塞术(UAE)、高能聚焦超声(HIFU)、宫腔镜子宫内膜切除术(TCRE)。

【日常管理】 定期行妇科检查,观察随访。如果肌瘤逐渐增大,或出现临床症状影响生活,或者出现急性并发症如大出血、子宫肌瘤红色变性、子宫肌瘤肉瘤样变、浆膜下子宫肌瘤扭转等,应及时转诊至专科治疗。

(3)卵巢良性肿瘤

【概述】 卵巢肿瘤是常见的妇科肿瘤,组织学类型繁多,不同类型的肿瘤有不同生物学行为。根据 WHO 制定的《女性生殖器官肿瘤组织学分类(2014 版)》,卵巢肿瘤分为 14 大类,其中主要组织学类型为上皮性肿瘤、生殖细胞肿瘤、性索-间质肿瘤及转移性肿瘤。

【诊断】 卵巢良性肿瘤多数生长缓慢,早期无症状,常在行妇科检查时偶然发现。待瘤体增大后感腹胀不适,可扪及肿块,边界清楚。若肿瘤长大压迫充满盆腔、腹腔,可出现尿频、便秘、气急、心悸等症状。妇科检查可扪及盆腔包块,为囊性或实质性,光滑,无粘连,活动好。卵巢良性肿瘤需要与卵巢瘤样病变、输卵管卵巢囊肿、子宫肌瘤、腹水等鉴别,还需要与卵巢恶性肿瘤鉴别(见表 7-2-4)。

一经发现,应行手术。应剖检肿瘤,必要时做冰冻切片,明确诊断。卵巢良性肿瘤切除术可在腹腔镜下进行或剖腹进行。

表 7-2-4 卵巢肿瘤鉴别

鉴别内容	卵巢良性肿瘤	卵巢恶性肿瘤
病史	病程长,逐渐增大	病程短,迅速增大
体征	多为单侧,活动;囊性,表面光滑;常无腹水	多为双侧,固定;实性或囊实性,表面不平,结节状;常有腹水,多为血性,可查出有癌细胞
一般情况	良好	恶病质
超声	为液性暗区,可有间隔光带,边缘清晰	液性暗区内有杂乱光团、光点,肿块边界不清

【日常管理】

定期妇科筛查:CA125 联合盆腔超声筛查,必要时可转上级医院行磁共振或 CT 检查;或行遗传咨询和相关基因检测。

随访中如出现下列情况,均需要紧急转诊到专科治疗:卵巢包块及肿瘤指标,包块不能随月经周期变化而消失,持续存在或包块有增大,或(且)伴有临床症状,肿瘤指标正常或不正常;出现急性并发症,如蒂扭转、瘤体自发性或外伤性破裂、继发感染等;怀疑肿瘤恶性变,如肿瘤呈实性或囊实性,随访过程中囊肿内壁见乳头,肿瘤进行性增大,肿瘤指标升高等。

（4）外阴癌

【概述】 外阴癌占女性生殖道肿瘤的4%，主要发生于绝经后妇女，以鳞状细胞癌最为常见，其他还包括恶性黑色素瘤、基底细胞癌、前庭大腺癌、疣状癌、肉瘤等。40%～60%的外阴癌与人乳头瘤病毒（HPV）感染相关，非HPV感染相关病变如外阴硬化性苔藓、分化型外阴鳞状上皮内癌变等。

【诊断】 常见外阴瘙痒、局部肿块或溃疡，合并感染或晚期可出现疼痛、渗液或出血。查体可见癌灶位于大阴唇、小阴唇、阴蒂、会阴、尿道口、肛门周围，大阴唇最多见。若已转移至腹股沟淋巴结，可扪及增大、质硬、固定的淋巴结。

通过病史、症状及妇科检查，组织学检查（对于外阴瘙痒、外阴破溃，反复治疗不能好转或外阴包块进行性增大，需做局部组织活检），外阴细胞学检查、影像学检查等明确诊断。需与外阴良性肿瘤、外阴鳞状上皮内病变等鉴别。

【治疗】 外阴癌以手术治疗为主，辅助以放疗及化疗。

【日常管理】 健康教育，提倡健康的生活方式，注意性卫生、性保健。开展HPV知识宣教，定期体检，妇科检查。如出现外阴不明肿物、反复发作溃疡等，专科医院就诊。外阴癌终末期会出现肿瘤晚期相关的急性并发症：大出血、重症感染、恶病质等。

（5）子宫颈鳞状上皮内病变

【概述】 子宫颈鳞状上皮内病变（CIN）是与子宫颈浸润癌密切相关的一组子宫颈病变，常发生于25～35岁妇女。CIN可分为两类：低级别鳞状上皮内病变（LSIL）和高级别鳞状上皮内病变（HSIL）。HPV感染、多个性伴侣、初次性生活年龄<16岁、多产、性伴侣患有阴茎癌或前列腺癌等是发病的高危因素。

【诊断】 早期可以无特殊症状。偶有阴道排液增多，伴或不伴臭味。妇科检查可见子宫颈可光滑，或仅见局部红斑、白色上皮，或子宫颈糜烂样表现，未见明显病灶。

诊断依靠子宫颈细胞学、HPV检测、阴道镜检查及子宫颈活组织病理检查，（见表7-2-5）。需要与子宫颈柱状上皮异位、子宫颈息肉、子宫颈肌瘤等鉴别。

【治疗】 根据宫颈病变级别进行相应的治疗，治疗原则可见表7-2-6及表7-2-7。确诊宫颈上皮内癌变的患者，治疗后均需严格随访25年。

【日常管理】 做好性健康教育。高危人群可以行HPV疫苗接种，做好宫颈癌筛查工作。

表7-2-5 宫颈癌筛查的日常管理策略

年龄	日常管理策略
小于25岁	不推荐筛查
25～65岁	每5年进行一次主要HPV检测（首选）
	每5年进行一次联合筛查或每3年进行一次细胞学检查是可以接受的
65岁	先前充分阴性，停止筛查
子宫全切术后	在过去的25年内没有CIN2级以上病史，停止筛查

表 7-2-6　LSIL 治疗原则

细胞学	治疗原则	
LSIL 及以下	随访观察,病变发展或持续 2 年需治疗	
HSIL	阴道镜检查充分	冷冻或微波等消融治疗
	阴道镜检查不充分	子宫颈锥切术
	不能排除 HSIL	
	ECC 阳性者	

表 7-2-7　HSIL 治疗原则

类别	治疗原则
阴道镜检查充分/不充分	子宫颈锥切术
经宫颈锥切确诊、年龄较大、无生育要求	筋膜外子宫全切术

（6）子宫颈癌

【概述】 子宫颈癌是最常见的妇科恶性肿瘤。我国每年约有 11 万～13 万新发病例,约有 2 万～3 万女性死于子宫颈癌。发展中国家子宫颈癌发病率高于发达国家,农村子宫颈癌发病率高于城市。

【诊断】 早期子宫颈癌常无明显症状。随病变发展,可出现以下表现：① 阴道流血：即性生活或妇科检查后阴道流血。② 阴道排液：阴道排出白色或血性、稀薄如水样或米泔样、有腥臭味的阴道排液。③ 晚期症状：尿频、尿急、便秘、下肢肿痛;压迫或累及输尿管时,可引起输尿管梗阻、肾盂积水及尿毒症;严重贫血、恶病质等全身衰竭症状。

微小浸润癌妇科检查可无明显病灶。随着瘤体增大,尤其外生型子宫颈癌,可见子宫颈肥大、质地硬,子宫颈管膨大。晚期癌组织脱落坏死形成溃疡或空洞伴恶臭。

早期诊断：采用子宫颈细胞学检查和（或）HPV 检测、阴道镜检查、子宫颈活组织检查的“三阶梯”程序,确诊依据为组织学诊断。需与子宫颈柱状上皮异位、子宫颈息肉、子宫颈子宫内膜异位症、子宫颈结核性溃疡等疾病鉴别。

【治疗】 包括手术治疗、放射性治疗和全身性治疗。全身性治疗包括全身化疗、免疫治疗和靶向治疗等。

【日常管理】 做好居民健康教育,使其养成良好的生活习惯,讲究性卫生。普及和广泛开展 HPV 疫苗接种。定期进行妇科检查,规范宫颈癌筛查。

宫颈癌后期患者会出现大量阴道流血,应积极行抗休克治疗,阴道纱布填塞止血。其他合并症有泌尿系统梗阻、肾积水、肾衰竭、全身衰竭等,需要与患者家属沟通,行临终关怀、姑息治疗。

（7）子宫内膜癌

【概述】 子宫内膜癌是发生于子宫内膜的上皮性恶性肿瘤,好发于绝经期和围绝经期妇女,中位发病年龄为 60～65 岁,绝经前妇女患子宫内膜癌的比例<25%。近年来子宫内膜癌发病呈年轻化趋势,绝经前女性发病率逐渐增加。

【诊断】 90%的患者出现阴道流血或阴道排液症状。绝经后阴道流血,尚未绝经者可表现为经量增多、经期延长或月经紊乱。阴道排液多为血性分泌物,合并感染者有脓血性排液、恶臭。肿瘤浸润子宫周围组织或压迫神经可引起下腹及腰骶部疼痛。晚期可出现贫血、消瘦及恶病质相应症状。

早期患者妇科检查可有异常发现。晚期可有子宫增大;合并宫腔积脓时可有明显压痛;宫颈管内偶有组织脱出,触之易出血。

根据病史和临床表现、影像学检查、诊断学刮宫、宫腔镜检查等可获得明确诊断。子宫内膜癌应与引起阴道流血的各种疾病相鉴别。

【诊疗】 首选手术治疗,辅助以放疗、化疗或内分泌治疗。

【日常管理】 提倡健康的生活方式,积极预防治疗肥胖、糖尿病、高血压等疾病。定期进行体检和妇科检查。如出现不规则阴道流血、绝经后阴道流血等异常,及时就诊。

（8）子宫肉瘤

【概述】 子宫肉瘤来源于子宫肌层、肌层内结缔组织和内膜间质,也可继发于子宫平滑肌瘤。子宫肉瘤恶性程度高,发病率低,占子宫恶性肿瘤的 2%~4%,占女性生殖道恶性肿瘤的 1%。

【诊断】 早期无特异性症状,随病情发展可出现阴道不规则流血;腹痛,如肉瘤生长快,子宫迅速增大可引起急性腹痛;腹部包块;压迫症状,可压迫膀胱或直肠,出现尿频、尿频、尿潴留、大便困难等症状。晚期患者恶病质、贫血或出现肺、脑转移相应症状。查体可见子宫增大、外形不规则。晚期肉瘤可累及骨盆侧壁,或转移至肠管及腹腔。

子宫肉瘤与子宫肌瘤临床表现相似,术前诊断困难。确诊依据为组织病理学检查。

【治疗】 以手术治疗为主,强调子宫应完整切除并取出。术前怀疑肉瘤者,禁用子宫粉碎器。

【日常管理】 若发现子宫肌瘤、盆腔包块等,应妇科明确诊断,符合手术指征者尽早手术。若出现短期内瘤体增大迅速,警惕肉瘤风险。常见急性并发症有大量阴道流血、腹痛、恶病质等情况,需要积极对症处理。

（9）卵巢癌

【概述】 卵巢癌在全球女性生殖系统肿瘤中发病率位例第三,死亡率位列第二。我国每年卵巢癌新发病例约 5 万人,死亡病例约 2 万人,是威胁女性健康的重要疾病之一。卵巢癌总体治疗效果不理想,约 70%的患者在初始治疗后复发。

【诊断】 早期无明显症状。晚期主要症状为腹胀、腹痛、腹水、腹部肿块及其他消化道症状,部分患者可有消瘦、贫血等恶病质。常见的辅助检查有:超声、CT、MRI、PET-CT 等影像学检查,肿瘤标志物(血清 CA125、AFP、HE4 等),腹腔镜检查,细胞学检查等。需要与子宫内膜异位症、消化道肿瘤、结核性腹膜炎、腹膜后肿瘤等鉴别。

【治疗】 初次治疗原则是以手术为主,辅以化疗。

【日常管理】 采取健康的生活方式,定期体检。若出现不明原因的腹胀、腹痛或腹腔内肿块,伴随血清肿瘤标志物升高,怀疑卵巢癌,应及时专科治疗。

卵巢肿瘤的急性并发症有肿瘤扭转、肿瘤破裂、继发感染、迅速增大恶变等,均是妇科急症,需要快速转诊至专科行手术探查或治疗。

三、围生期常见健康问题管理

（一）围生期保健

1. 孕前保健

选择最佳的受孕时机，有计划地妊娠。在国家取消强制婚前检查后，建议在受孕前3~6个月进行孕前健康检查，接受生殖相关的健康教育，进行健康促进、健康检查和健康咨询。孕前需仔细评估既往慢性疾病史、家族史和遗传病史，积极治疗对妊娠有影响的慢性疾病；对于顺产者，建议半年以后再次怀孕；有剖宫产手术史者建议2年后再次考虑妊娠；有子宫肌瘤剥除手术史者根据手术情况决定再次妊娠时间，最好孕前B超评估子宫瘢痕情况。孕前3个月补充叶酸或含叶酸的复合维生素可明显降低胎儿神经管畸形、先天性心脏病等风险。既往有不良孕产史者应向专科医师咨询，做好孕前准备，减少高危妊娠和高危儿。

2. 妊娠早期保健

妊娠早期是指妊娠14周以内，是胚胎、胎儿分化发育的重要阶段，容易受外界因素及孕妇疾病的影响，导致胎儿畸形或流产发生，应注意防病致畸。妊娠早期保健包括：

（1）尽早确认是否已妊娠和妊娠胎数：育龄女性有停经史、异常阴道流血、恶心、呕吐等早孕反应，需要尽早检查是否怀孕，排除异位妊娠。根据孕早期胚胎发育确定准确的孕龄，对多胎妊娠确定绒毛膜性。

（2）预防出生缺陷：妊娠早期是胚胎器官形成的关键时期，应避免接触一切有害化学制剂和放射线，避免密切接触宠物，避免病毒感染等有害因素。

（3）做好预防流产相关知识宣教：指导孕妇加强营养摄入，采取健康生活方式，保证充足睡眠，适当活动，避免高强度工作、高噪声环境和家庭暴力，避免精神受刺激，保持心理健康，解除精神压力，预防孕期及产后心理问题发生。

（4）高危妊娠初筛：了解有无不良孕产史，有无高血压、心脏病、糖尿病、系统性红斑狼疮、甲状腺功能异常等病史，家族成员有无遗传病史。综合评判高危妊娠风险因素。对存在高危妊娠风险而继续妊娠者，需要严密观察，按照孕产妇"五色"分级管理转诊。

（5）妊娠早期筛查出生缺陷：在妊娠10~14周可以进行妊娠早期唐氏综合征血清学筛查和胎儿严重畸形（如无脑儿、严重心脏病、胎儿严重水肿等）的妊娠早期筛查。无创产前检测（NIPT）技术在妊娠12~22周零6天之间进行。

3. 妊娠中期保健

妊娠中期是胎儿生长发育较快的阶段。胎盘已形成，不易发生流产，妊娠晚期并发症尚未出现。在此阶段，保健措施包括：

（1）出生缺陷的筛查：采用中孕期唐氏综合征血清学筛查、无创产前检测技术（NPT）、胎儿结构异常的超声筛查等方法筛查出生缺陷。

（2）妊娠并发症的筛查：妊娠糖尿病、早产、前置胎盘等妊娠常见并发症的筛查均可以在此阶段进行。

（3）胎儿生长监测和评估：早期发现胎儿生长受限。

（4）加强营养：补充铁、钙等矿物质，改变生活习惯，监测胎动、宫缩。

（5）孕产妇心理评估：使孕产妇认同母亲的角色定位，早期发现孕产妇抑郁症，并及时处理。

4. 妊娠晚期保健

妊娠晚期胎儿生长发育最快，体重明显增加。

（1）加强妊娠晚期管理：包括营养及生活方式、孕妇自我监护（包括自身体重的管理和自数胎动等监护、分娩及产褥期相关知识、母乳喂养相关知识、新生儿筛查及预防接种相关知识等）。

（2）定期行产前检查：监测胎儿生长发育的各项指标，防治妊娠并发症（妊娠期高血压疾病、妊娠期肝内胆汁淤积症、胎膜早破、早产、产前出血等），及早发现且及时纠正胎儿宫内缺氧。

（3）做好分娩前的心理准备：选择对母婴合适的分娩方式；指导孕妇做好乳房准备，如有乳头凹陷情况，利用牵拉法上提乳头，减少将来哺乳困难及乳腺炎的发生率，同时为孕产妇提供母乳喂养等方面的指导以利于产后哺乳。

5. 分娩期保健

分娩期是整个妊娠安全的关键，提倡住院分娩，高危孕妇应提前入院。针对分娩期保健提出"五防一加强"原则，具体内容是："五防"即防产后出血（及时纠正宫缩乏力，及时娩出胎盘，注意产后 2 h 的出血量）；防产期感染（严格执行无菌操作规程，院外未消毒分娩应进行破伤风抗毒素注射，防新生儿破伤风，防产妇产褥感染），防产程停滞（注意胎儿大小、产道情况、产妇精神状态，密切观察宫缩，定时了解宫颈扩张和胎先露部下降情况），防产道损伤（尽量减少不必要干预、不适当操作或暴力，提高接产质量），防新生儿窒息（及时处理胎儿窘迫，接产时做好新生儿抢救准备）。"一加强"是加强产时监护和产程处理。

6. 产褥期保健

在初级保健单位进行，产后访视应在产后 1 周内、产后 14 d、产后 28 d 进行。

7. 哺乳期保健

哺乳期是指产后产妇用自己乳汁喂养婴儿的时期，除母亲健康因素不适合母乳喂养外，都应以母乳喂养自己的孩子。为保护母婴健康，降低婴幼儿死亡率，保护、促进和支持母乳喂养是哺乳期保健的中心任务。哺乳期应注意营养和休息，建议每次哺乳前后行乳房按摩，两个乳房交替喂奶，每天清洗乳房，坚持戴胸罩防止乳房下垂，坚持做扩胸运动。基层医疗机构妇幼保健人员应坚持对母婴进行家庭访视，指导喂养，及时发现问题。哺乳产妇用药需慎重，避免药物通过乳汁进入婴儿体内。哺乳期避孕采用工具避孕方法。

8. 围生期心理保健

围生期各类心理、情绪问题会频繁出现，虽然达不到心理疾病的诊断标准，但会给孕产妇本人及其家人带来很多的困扰。孕产妇从妊娠到分娩到哺乳，身体形态的变化、体内激素水平的变化容易导致心理健康问题；同时孕产妇社会功能弱化、身份角色变化，也会产生自卑心理。需要从孕前开始加强宣教，提高孕产妇对自身价值的肯定，增强其信心。家人需要多陪伴、多倾听、多理解、多肯定、少忽略，帮助孕产妇保持良好的心态。一旦发现孕产妇有围生期抑郁症和围生期精神疾病，需及时转至精神专科就诊。

（二）产前筛查与产前诊断

我国是出生缺陷高发国家,随着传染性疾病发病率和围产儿死亡率的降低,出生缺陷和遗传性疾病已经成为威胁儿童健康、影响人口素质的主要问题。其中,染色体疾病是重大出生缺陷,唐氏综合征是最常见的染色体病。

2010 年 6 月 8 日,原卫生部发布了《胎儿常见染色体异常与开放性神经管缺陷的产前筛查与诊断技术标准》。随着标准的实施,目前基本建立了较完善的、符合中国人群特征和国情的产前筛查-诊断技术体系,以及产前筛查—产前诊断—干预和监测三级网络。但是由于我国人口众多,各地发展不均衡,产前筛查和产前诊断的覆盖率,离要求还相差甚远。因此,提高育龄产妇产前筛查效率,大力发展快速产前诊断技术,是解决我国产前筛查与产前诊断"瓶颈"问题的关键。

1. 产前筛查

（1）母血清学筛查:针对 21/18 号染色体非整倍体和开放性神经管缺陷。产前血清学筛查是出生缺陷二级预防的重要措施。该方法通过简便、经济和无创的早、中孕期母体生化检测,结合孕妇的年龄、体重、孕周、病史等进行综合风险评估,从普通孕妇人群中筛查出胎儿罹患 21 -三体综合征(唐氏综合征)、18 -三体综合征(爱德华兹综合征)和开放性神经管缺陷(如无脑儿、脊柱裂畸形)等有先天性缺陷或遗传疾病胎儿高危的孕妇,以便对其进行进一步确诊,有效预防患儿的出生。

（2）母血清学胎儿游离 DNA 检测(又称无创产前检测,NIPT):是针对 21、18、13 号染色体非整倍体及性染色体问题的检测。采集孕妇外周血,利用胎儿来源的游离核酸进行常见非整倍体筛查。无创产前检测受到很多技术因素和生物因素的影响,胎儿 DNA 在母血 DNA 中所占的百分比影响着检测的准确性。当胎儿比例小于 4% 时,检测很可能失败。影响胎儿比例的因素包括孕龄、母亲体重、胎儿非整倍体类型、胎儿数量、嵌合体以及染色体本身的生物学特性。

（3）超声筛查:早孕期 B 超胎儿筛查、中孕期胎儿系统 B 超筛查。建议孕妇尽量按检查时间提前 2 周预约检查,分别在孕 $11 \sim 13^{+6}$ 周,孕 $12 \sim 26$ 周,孕 $20 \sim 24$ 周进行胎儿超声筛查。如果筛查结果有异常建议孕妇到遗传门诊咨询。并选择适宜的侵入性产前诊断技术诊断。

2. 产前诊断

产前诊断是指胎儿出生前应用各种检测手段,了解胎儿在宫内的发育状况,对先天性和遗传性疾病做出诊断,为胎儿宫内治疗及选择性流产创造条件。应注意严格掌握产前诊断指征,选择合适的产前诊断方法,在产前诊断前后均需对孕妇进行严谨的临床遗传咨询,给出咨询意见。产前诊断的方法有:超声结构异常的确诊;通过侵入性操作进行胎儿样本的取材,进行染色体、生化、分子遗传学分析;遗传咨询、产前诊断是预防遗传病和出生缺陷的重要手段。临床上常用的胎儿系统性产前筛查的核心是二维超声,此外还有三维超声和四维超声检查,提升立体层面的认知。

（三）孕产妇的"五色"管理

孕妇于妊娠早期孕 12 周零 6 天以内建卡,首诊医疗机构应对首次建卡的孕产妇按照"孕产妇妊娠风险筛查表"(表 7 - 2 - 5)进行妊娠风险筛查,对于筛查未见异常的孕妇,标记为"绿色",20周之前转入接产医院。对于筛查结果为阳性的孕妇,标注筛查阳性,并且转诊到上级医疗机构对照"孕产妇妊娠风险评估表"(表7-2-6)进行首次妊娠风险评估,按照风险严重程度分别以绿(低风险)、黄(一般风险)、橙(较高风险)、红(高风险)、紫(传染病)5种颜色进行分级标识,加强分类管理。对于妊娠风险评估分级为"橙色""红色"的孕产妇,医疗机构应当填写"孕产妇妊娠风险评估分级报告单",在3d内将报告单报送辖区妇幼保健机构。如孕产妇妊娠风险分类为"红色",应当在24h内报送。根据江苏省高危孕产妇管理规范,如果孕妇建卡后高危筛查"橙色"以上,2周内转接产医院评估并留在三级医院产检,高危评估"红色"以上,立即转入三级接产医院管理。医疗机构在进行产后访视和产后42d健康检查时,应当落实孕产妇健康管理服务规范有关要求,再次对产妇进行风险评估,若发现阳性症状和体征,应当及时进行干预。对于妊娠合并症和并发症患者,应及时发现、处理,并给以恰当转诊。详见表7-2-6。

表7-2-5　孕产妇妊娠风险筛查表

序号	项目	筛查阳性内容
1	基本情况	1.1　年龄≥35岁或≤18岁 1.2　身高≤145 cm,或对生育可能有影响的躯体残疾 1.3　身体质量(BMI)＞25 kg/m^2 或＜18.5 kg/m^2 1.4　Rh血型阴性
2	异常妊娠及分娩史	2.1　生育间隔＜18个月或＞5年 2.2　剖宫产史 2.3　不孕史 2.4　不良孕产史(各类流产≥3次、早产史、围产儿死亡史、娩出出生缺陷儿史、异位妊娠史、滋养细胞疾病史、既往妊娠并发症及合并症史) 2.5　本次妊娠异常情况(如多胎妊娠、辅助生殖妊娠等)
3	妇产科疾病及手术史	3.1　生殖道畸形 3.2　子宫肌瘤或卵巢囊肿直径≥5 cm 3.3　阴道及宫颈锥切手术史 3.4　宫/腹腔镜手术史 3.5　瘢痕子宫(如子宫肌瘤挖除术后、子宫肌腺瘤挖除术后、子宫整形术后、宫角妊娠后、子宫穿孔史等) 3.6　附件恶性肿瘤手术史
4	家族史	4.1　高血压家族史且孕妇目前血压≥140/90 mmHg 4.2　糖尿病(直系亲属) 4.3　凝血因子缺乏 4.4　严重的遗传性疾病(如遗传性高脂血症、血友病、地中海贫血等)
5	既往疾病及手术史	5.1　各种重要脏器疾病史 5.2　恶性肿瘤病史 5.3　其他特殊、重大手术史,药物过敏史
6	辅助检查	6.1　血红蛋白＜110 g/L 6.2　血小板计数≤100×10^9/L 6.3　梅毒筛查阳性 6.4　HIV筛查阳性

序号	项目	筛查阳性内容
6	辅助检查	6.5 清洁中段尿常规异常（如蛋白、管型、红细胞、白细胞）持续 2 次以上 6.6 尿糖阳性且空腹血糖异常（妊娠 24 周前≥7.0 mmol/L，妊娠 24 周起≥5.1 mmol/L） 6.7 血清铁蛋白＜20 μg/L
7	需要关注的表现特征及病史	7.1 提示心血管系统及呼吸系统疾病： 7.1.1 心悸、胸闷、胸痛或背部牵涉痛、气促、夜间不能平卧 7.1.2 哮喘及哮喘史、咳嗽、咯血等 7.1.3 长期低热、消瘦、盗汗 7.1.4 心肺听诊异常 7.1.5 高血压（血压≥140/90 mmHg） 7.1.6 心脏病史、心衰史、心脏手术史 7.1.7 胸廓畸形 7.2 提示消化系统疾病： 7.2.1 严重纳差、乏力、剧吐 7.2.2 上腹疼痛，肝脾肿大 7.2.3 皮肤巩膜黄染 7.2.4 便血 7.3 提示泌尿系统疾病： 7.3.1 眼睑浮肿、少尿、蛋白尿、血尿、管型尿 7.3.2 慢性肾炎、肾病史 7.4 提示血液系统疾病： 7.4.1 牙龈出血、鼻衄 7.4.2 出血不凝、全身多处瘀点、瘀斑 7.4.3 血小板减少、再生障碍性贫血等血液病史 7.5 提示内分泌及免疫系统疾病： 7.5.1 多饮、多尿、多食 7.5.2 烦渴、心悸、烦躁、多汗 7.5.3 明显关节酸痛、脸部蝶形或盘形红斑，不明原因高热 7.5.4 口干（无唾液）、眼干（眼内有摩擦异物感或无泪）等 7.6 提示性传播疾病： 7.6.1 外生殖器溃疡、赘生物或水泡 7.6.2 阴道或尿道流脓 7.6.3 性病史 7.7 提示精神神经系统疾病： 7.7.1 言语交流困难、智力障碍、精神抑郁、精神躁狂 7.7.2 反复出现头痛、恶心、呕吐 7.7.3 癫痫史 7.7.4 不明原因晕厥史 7.8 其他： 7.8.1 吸毒史

备注：带 * 的项目为建议项目，由筛查机构根据自身医疗保健服务水平提供。

表 7 - 2 - 6　孕产妇妊娠风险评估表

评估分级	孕产妇相关情况
绿色(低风险)	孕妇基本情况良好,未发现妊娠合并症、并发症。
黄色 (一般风险)	1. 基本情况: 1.1　年龄≥35 岁或≤18 岁 1.2　BMI>25 kg/m² 或<18.5 kg/m² 1.3　生殖道畸形 1.4　骨盆狭小 1.5　不良孕产史(各类流产≥3 次、早产史、围产儿死亡史、娩出出生缺陷儿史、异位妊娠史、滋养细胞疾病病史等) 1.6　瘢痕子宫 1.7　子宫肌瘤或卵巢囊肿直径≥5 cm 1.8　盆腔手术史 1.9　辅助生殖妊娠 2. 孕产期合并症: 2.1　心脏病(经心内科诊治无须药物治疗,心功能正常): 2.1.1　先天性心脏病:不伴有肺动脉高压的房缺、室缺、动脉导管未闭,法洛四联症修补术后无残余心脏结构异常等 2.1.2　心肌炎后遗症 2.1.3　心律失常 2.1.4　无合并症的轻度的肺动脉狭窄和二尖瓣脱垂 2.2　呼吸系统疾病:经呼吸内科诊治无须药物治疗,肺功能正常 2.3　消化系统疾病:携带肝炎病毒(表面抗原阳性,肝功能正常) 2.4　泌尿系统疾病:肾脏疾病(目前病情稳定,肾功能正常) 2.5　内分泌系统疾病:无须药物治疗的糖尿病、甲状腺疾病、垂体泌乳素瘤等 2.6　血液系统疾病 2.6.1　妊娠合并血小板减少(PLT=50×10⁹~100×10⁹/L)但无出血倾向 2.6.2　妊娠合并贫血(Hb=60~110 g/L) 2.7　神经系统疾病:癫痫(单纯部分性发作和复杂部分性发作)、重症肌无力(眼肌型)等 2.8　免疫系统疾病,无须药物治疗:系统性红斑狼疮、IgA 肾病、类风湿性关节炎、干燥综合征、未分化结缔组织病等 2.9　尖锐湿疣、淋病等性传播疾病: 2.10　吸毒史 2.11　其他 3. 孕产期并发症: 3.1　双胎妊娠 3.2　先兆早产 3.3　胎儿宫内生长受限 3.4　巨大儿 3.5　妊娠期高血压疾病(除外"红色""橙色"等级疾病) 3.6　妊娠期肝内胆汁淤积症 3.7　胎膜早破 3.8　羊水过少 3.9　羊水过多 3.10　≥36 周胎位不正 3.11　低置胎盘 3.12　妊娠剧吐

评估分级	孕产妇相关情况
橙色 （较高风险）	1. 基本情况： 1.1 年龄≥40 岁 1.2 BMI≥28 kg/m² 2. 孕产期合并症： 2.1 较严重心血管系统疾病： 2.1.1 心功能Ⅱ级，轻度左心功能障碍或者 EF＝40%～50% 2.1.2 需药物治疗的心肌炎后遗症、心律失常等 2.1.3 瓣膜性心脏病：轻度二尖瓣狭窄瓣口＞1.5 cm²、主动脉瓣狭窄跨瓣压差＜50 mmHg、无合并症的轻度肺动脉狭窄、二尖瓣脱垂、二叶式主动脉瓣疾病、马方综合征无主动脉扩张 2.1.4 主动脉疾病（主动脉直径＜45 mm）、主动脉缩窄矫治术后 2.1.5 经治疗后稳定的心肌病 2.1.6 各种原因导致的轻度（＜50 mmHg）肺动脉高压 2.1.7 其他 2.2 呼吸系统疾病： 2.2.1 哮喘 2.2.2 脊柱侧弯 2.2.3 胸廓畸形等伴轻度肺功能不全 2.3 消化系统疾病： 2.3.1 原因不明的肝功能异常 2.3.2 仅需要药物治疗的肝硬化、肠梗阻、消化道出血等 2.4 泌尿系统疾病：慢性肾脏疾病伴肾功能不全代偿期（肌酐超过正常值上限） 2.5 内分泌系统疾病： 2.5.1 需药物治疗的糖尿病、甲状腺疾病、垂体泌乳素瘤 2.5.2 肾性尿崩症（尿量＞4 000 mL/d）等 2.6 血液系统疾病： 2.6.1 血小板减少（PLT＝30×10⁹～50×10⁹/L） 2.6.2 重度贫血（Hb＝40～60 g/L） 2.6.3 凝血功能障碍，无出血倾向 2.6.4 易栓症：抗凝血酶缺陷症、蛋白 C 缺陷症、蛋白 S 缺陷症、抗磷脂综合征、肾病综合征等 2.7 免疫系统疾病：应用小剂量激素（如强的松 5～10 mg/d）6 个月以上，无临床活动表现（如系统性红斑狼疮、重症 IgA 肾病、类风湿性关节炎、干燥综合征、未分化结缔组织病等） 2.8 恶性肿瘤治疗后无转移，无复发 2.9 智力障碍 2.10 精神病缓解期 2.11 神经系统疾病：癫痫（失神发作）、重症肌无力（病变波及四肢骨骼肌和延脑部肌肉）等 2.12 其他 3. 孕产期并发症： 3.1 三胎及以上妊娠 3.2 Rh 血型不合 3.3 瘢痕子宫（距末次子宫手术间隔＜18 个月） 3.4 瘢痕子宫伴中央性前置胎盘或伴有可疑胎盘植入 3.5 各类子宫手术史（如剖宫产、宫角妊娠、子宫肌瘤挖除术等）≥2 次

续表

评估分级	孕产妇相关情况
橙色 （较高风险）	3.6　双胎、羊水过多伴发心肺功能减退 3.7　重度子痫前期、高血压合并子痫前期 3.8　原因不明的发热 3.9　产后抑郁症、产褥期中暑、产褥感染等
红色 （高风险）	1. 孕产期合并症： 1.1　严重心血管系统疾病： 1.1.1　各种原因引起的肺动脉高压（≥50 mmHg），如房缺、室缺、动脉导管未闭等 1.1.2　复杂先天性心脏病（法洛四联症、艾森门格综合征等）和未手术的发绀型心脏病（SpO_2＜90％），丰唐（Fontan）循环术后 1.1.3　心脏瓣膜病：瓣膜置换后、中重度二尖瓣狭窄（瓣口＜1.5 cm²）、主动脉瓣狭窄（跨瓣压差≥50 mmHg）、马方综合征等 1.1.4　各类心肌病 1.1.5　感染性心内膜炎 1.1.6　急性心肌炎 1.1.7　风湿性心脏病风湿活动期 1.1.8　妊娠期高血压性心脏病 1.1.9　其他 1.2　呼吸系统疾病：哮喘反复发作、肺纤维化、胸廓或脊柱严重畸形等影响肺功能者 1.3　消化系统疾病：重型肝炎、肝硬化失代偿、严重消化道出血、急性胰腺炎、肠梗阻等影响孕产妇生命的疾病 1.4　泌尿系统疾病：急、慢性肾脏疾病伴高血压，肾功能不全（肌酐超过正常值上限的1.5倍） 1.5　内分泌系统疾病： 1.5.1　糖尿病并发肾病Ⅴ级、严重心血管病、增生性视网膜病变或玻璃体积血、周围神经病变等 1.5.2　甲状腺功能亢进并发心脏病、感染、肝功能异常、精神异常等疾病 1.5.3　甲状腺功能减退引起相应系统功能障碍，基础代谢率＜－50％ 1.5.4　垂体泌乳素瘤出现视力减退、视野缺损、偏盲等压迫症状 1.5.5　尿崩症：中枢性尿崩症伴有明显的多饮、烦渴、多尿症状，合并其他垂体功能异常 1.5.6　嗜铬细胞瘤等 1.6　血液系统疾病： 1.6.1　再生障碍性贫血 1.6.2　血小板减少（PLT＜30×10⁹/L），或进行性下降，或伴有出血倾向 1.6.3　重度贫血（Hb≤40 g/L） 1.6.4　白血病 1.6.5　凝血功能障碍伴有出血倾向：先天性凝血因子缺乏、低纤维蛋白原血症等 1.6.6　血栓栓塞性疾病：下肢深静脉血栓、颅内静脉窦血栓等 1.7　免疫系统疾病活动期：系统性红斑狼疮（SLE）、重症IgA肾病、类风湿性关节炎、干燥综合征、未分化结缔组织病等 1.8　精神病急性期 1.9　恶性肿瘤： 1.9.1　妊娠期间发现的恶性肿瘤 1.9.2　治疗后复发或发生远处转移 1.10　神经系统疾病：

续表

评估分级	孕产妇相关情况
红色 （高风险）	1.10.1　脑血管畸形及其手术史 1.10.2　癫痫全身发作 1.10.3　重症肌无力（病变发展至延脑肌、肢带肌、躯干肌和呼吸肌） 1.11　吸毒 1.12　其他严重内、外科疾病等 2.　孕产期并发症： 2.1　三胎及以上妊娠伴发心肺功能减退 2.2　凶险性前置胎盘，胎盘早剥 2.3　"红色"等级范畴疾病产后尚未稳定
紫色（孕妇患有传染性疾病）	所有妊娠合并传染性疾病：病毒性肝炎、梅毒、HIV 感染及艾滋病、结核病、重症感染性肺炎、特殊病毒（H1N7、寨卡等）感染

备注：除"紫色"标识孕妇可能伴有其他颜色分级外，如同时符合不同颜色分级，按照较高风险的分级标识。

（四）常见产科高危问题的识别和转诊

在妇女妊娠的过程中会发生各种异常，较为常见的有流产、异位妊娠、妊娠剧吐、妊娠期高血压疾病、妊娠期肝内胆汁淤积症、围生期抑郁症等疾病。全科医生需要仔细询问病史，尽早识别妊娠相关问题，也不应遗漏内、外科问题，及时而准确地转诊。

1. 自然流产

【概述】　我国将妊娠未达到 28 周、胎儿体重不足 1 000 g 而终止者，称为流产（abortion，miscarriage）。发生在妊娠 12 周前者，称为早期流产；发生在妊娠 12 周或之后者，称为晚期流产。胚胎着床后 31% 发生自然流产，其中 80% 为早期流产。

【临床表现及诊疗】　临床表现为停经后阴道流血和腹痛。早期流产，在胚胎及其附属物完全排出之前出现阴道流血。晚期流产临床过程与早产相似，胎儿娩出后胎盘娩出。临床诊断需要结合病史、尿、血 hCG 测定和超声检查，明确是否妊娠、妊娠部位、胚胎是否存活、流产的类型（包括先兆流产、难免流产、不全流产、完全流产）。早期自然流产应与异位妊娠、葡萄胎及子宫肌瘤等相鉴别。

根据不同类型流产给予相应处理：如为先兆流产，可休息保胎，定期 B 超检查胎儿发育情况；如为难免流产或不全流产，需清除宫腔内残留组织，防止感染，适当休息，禁性生活；完全性流产不需特殊处理，随访阴道流血即可；复发性流产者需要进行遗传咨询。

【日常管理】　休息，合理膳食，补充叶酸，改变不良的生活习惯及生活方式，避免接触有毒有害物质，慎用药物，避免使用可能影响胎儿正常发育的药物，避免高强度的工作、高噪声环境和家庭暴力，保持心理健康。阴道大量流血应输血输液，同时行刮宫术或钳刮术，并给予抗生素预防感染。

2. 异位妊娠

【概述】　受精卵在子宫体腔以外着床称为异位妊娠（ectopic pregnancy），习惯称宫外孕（extrauterine pregnancy）。异位妊娠以输卵管妊娠最常见（占 95%），还有少见的卵巢妊娠、腹腔妊娠、宫颈妊娠、阔韧带妊娠。异位妊娠是妇产科常见的急腹症，发病率为 2%～3%，是妊娠早期孕妇死亡的主要原因。

【临床表现及诊疗】　典型症状为停经、腹痛与阴道流血。由于腹腔内出血及剧烈腹痛，可出现晕厥，严重者出现失血性休克。体征：当腹腔出血较多时，可出现面色苍白、脉搏快而细弱、心率增快和血压下降等休克表现。下腹有明显压痛及反跳痛，患侧为著，出血较多时，叩诊有移动性浊音。

诊断依据病史，结合超声检查、hCG 测定，超过 99％的异位妊娠患者 hCG 阳性。经阴道后穹隆穿刺或者腹腔穿刺抽出暗红色不凝血液，以帮助诊断。需要与流产、急性输卵管炎、黄体破裂、卵巢囊肿蒂扭转等疾病鉴别。

治疗以手术治疗为主，手术指征：① 生命体征不稳定或有腹腔内出血征象者；② 异位妊娠有进展者；③ 随诊不可靠者；④ 药物治疗禁忌或无效者；⑤ 持续性异位妊娠者。手术方式通常选择腹腔镜手术。病情稳定的输卵管妊娠患者及保守性手术后发生持续性异位妊娠者也可以选择药物治疗，常用药物为氨甲蝶呤和米非司酮。

【日常管理】　健康教育，掌握基本的女性保健知识，使用切实有效的避孕措施，做好个人卫生，最大程度地降低发生异位妊娠的可能性。异位妊娠破裂大量内出血致休克时具有生命危险，应尽快采取急救措施。

3. 妊娠剧吐

【概述】　妊娠剧吐（hyperemesis gravidarum，HG）指妊娠早期孕妇出现严重持续的恶心、呕吐，并引起脱水、酮症甚至酸中毒，需住院治疗者。有恶心、呕吐的孕妇中通常只有 0.3％～1.0％发展为妊娠剧吐。

【临床表现及诊疗】　典型表现为妊娠 6 周左右出现恶心、呕吐并随妊娠进展逐渐加重，至妊娠 8 周左右发展为持续性呕吐，不能进食，导致孕妇脱水、电解质紊乱甚至酸中毒、体重下降、尿量减少、肝肾功能受损等。极为严重者出现嗜睡、意识模糊、谵妄甚至昏迷、死亡。或因呕吐导致维生素 B_1 缺乏，引发韦尼克（Wernicke）脑病。

诊断时，需要与引起呕吐的其他疾病如胃肠道感染、胆囊炎、胰腺炎、病毒性肝炎等鉴别；有神经系统症状者应与脑膜炎和脑肿瘤等相鉴别。需要行超声检查，排除多胎妊娠、滋养细胞疾病。

根据失水情况给予补液、止吐治疗，常用药物包括维生素 B_6（或维生素 B_6-多西拉敏复合制剂）、甲氧氯普胺。若出现持续肝功能异常、持续蛋白尿、体温持续在 38 ℃以上、心动过速（≥120 次/ min）、伴发韦尼克脑病等危及孕妇生命时，需考虑终止妊娠。

【日常管理】

尽量避免接触容易诱发呕吐的气味、食品等，鼓励少量多餐，对情绪不稳定的孕妇给予心理治疗。妊娠剧吐持续 3 周以上，严重呕吐导致韦尼克脑病的临床表现为：眼球震颤、视力障碍、步态和站立姿势受影响，可发生木僵或昏迷，甚至死亡。应早期补充维生素 B_1，及时识别并转诊。

4. 妊娠期高血压疾病

【概述】　妊娠期高血压疾病（hypertensive disorders of pregnancy，HDP）是妊娠与血压升高并存的一组疾病，发生率为 5％～12％，包括妊娠期高血压、子痫前期、子痫，以及高血压并发子痫前期和妊娠合并高血压，严重影响母婴健康，是孕产妇和围产儿病死率升高的主要原因。

【临床表现及诊疗】

① 妊娠期高血压：妊娠 20 周后出现高血压,收缩压≥140 mmHg 和(或)舒张压≥90 mmHg,于产后 12 周内恢复正常;尿蛋白(一);产后方可确诊。

② 子痫前期:妊娠 20 周后出现收缩压≥140 mmHg 和(或)舒张压≥90 mmHg,伴有尿蛋白≥0.3 g/24 h,或随机尿蛋白(＋)。或虽无蛋白尿但合并下列任何一项者:血小板减少(血小板<$100×10^9$/L)、肝功能损害(血清转氨酶水平为正常值两倍以上)、肾功能损害(血清肌酐水平>1.1 mg/dL 或为正常值两倍以上)、肺水肿、新发生的中枢神经系统异常或视觉障碍。

③ 子痫:子痫前期基础上发生不能用其他原因解释的抽搐。

④ 高血压并发子痫前期:高血压妇女妊娠前无蛋白尿,妊娠 20 周后出现蛋白尿;或妊娠前有蛋白尿,妊娠后蛋白尿明显增加,或血压进一步升高,或出现血小板减少(PLT<$100×10^9$/L),或出现其他肝肾功能损害、肺水肿、神经系统异常或视觉障碍等严重表现。

⑤ 妊娠合并高血压:妊娠 20 周前收缩压≥140 mmHg 和(或)舒张压≥90 mmHg(排除滋养细胞疾病),妊娠期无明显加重;或妊娠 20 周后首次诊断高血压并持续到产后 12 周以后。

妊娠期高血压、子痫前期主要与慢性肾炎相鉴别;还应与妊娠合并高血压相鉴别,后者在妊娠前已存在高血压疾病。子痫通常在子痫前期的基础上发生抽搐,应与癫痫、脑炎、脑肿瘤、脑血管畸形破裂出血、糖尿病高渗性昏迷、低血糖昏迷相鉴别。

子痫前期治疗原则主要为降压、解痉、镇静等,密切监测母儿情况,适时终止妊娠。常用的药物有拉贝洛尔、硝苯地平、酚妥拉明等。解痉:硫酸镁是治疗子痫的一线药物,也是预防子痫发作的关键药物;24 h 用药总量不超过 25 g,用药时限不超过 5 d;应注意膝反射、呼吸及尿量,并备 10% 葡萄糖酸钙。镇静:地西泮具有较强的镇静、抗惊厥、肌肉松弛作用,对胎儿及新生儿的影响较小。

【日常管理】 妊娠期应密切监测血压,防治高血压,注意休息,保证充足的睡眠。合理饮食,保证摄入充足的蛋白质和能量。钙摄入量<600 mg/d 的孕妇建议补钙,每日口服 1.5～2.0 g。

当收缩压≥160 mmHg 和(或)舒张压≥110 mmHg 需紧急降压治疗,预防子痫、心脑血管意外等发生。若出现硫酸镁中毒症状,给予 10% 葡萄糖酸钙 10 mL 缓慢推注。子痫发作紧急处理:保持气道通畅,维持呼吸、循环功能稳定,密切观察生命体征,留置导尿管监测尿量等,避免声、光等刺激,预防坠地外伤、唇舌咬伤,给予硫酸镁控制抽搐,纠正缺氧和酸中毒,应在抽搐得到控制后转诊,综合评估考虑终止妊娠。

5. 妊娠期肝内胆汁淤积症

【概述】 妊娠期肝内胆汁淤积症(intrahepatic cholestasis of pregnancy, ICP)是妊娠中、晚期特有的并发症。ICP 对孕妇是一种良性疾病,但对围产儿可能会造成严重的不良影响。

【临床表现及诊疗】 瘙痒为首发症状,多始于手掌和脚掌,后渐向肢体近端延伸甚至可发展到面部,出现条状抓痕,瘙痒多于分娩后 24～48 h 缓解。10%～15% 患者出现轻度黄疸,于分娩后 1～2 周内消退。少数孕妇出现上腹不适、恶心、呕吐、食欲缺乏、腹痛及轻度脂肪痢。

诊断结合实验室检查,如血清胆汁酸测定(空腹血清 TBA≥10 μmol/L)、肝功能测定(AST、ALT 轻至中度升高,为正常水平的 2～10 倍,一般不超过 1 000 U/L)。排除其他原因导致的黄疸、肝功能异常后可以诊断。

ICP 需与非胆汁淤积所引起的瘙痒性疾病,如皮肤病、妊娠特异性皮炎、过敏反应、尿毒症性瘙痒等鉴别。妊娠早期应与妊娠剧吐,妊娠晚期应与病毒性肝炎、肝胆石症、急性脂肪肝、子痫前期和溶血肝功能异常血小板减少综合征(HELLP 综合征)等鉴别。

治疗使用降胆酸,如熊去氧胆酸[每日 1 g 或 15 mg/(kg·d),分 3～4 次口服]、S-腺苷蛋氨酸(可口服或静脉用药,用量为每日 1 g)。局部使用炉甘石液、薄荷类、抗组胺药物可改善瘙痒症状。

【日常管理】 进食低脂、易于消化的食物,适当休息,睡眠差者可给予镇静药物。对有高危因素(慢性肝胆基础疾病、ICP 家族史、前次妊娠 ICP 病史等)的人群每 1～2 周复查肝功能及胆汁酸。ICP 孕妇会发生突发、不可预测的胎死宫内。

6. 围生期抑郁症

【概述】 围生期抑郁症是指妊娠期、产后或两者兼有,以显著而持久的心境低落为主要特征的心境障碍性疾病,包括产前抑郁症(antenatal depression,AD)和产后抑郁症(postpartum depression,PPD)。

【临床表现及诊疗】 围生期抑郁症与抑郁症的临床表现和诊断病程基本相同,其特征是情绪低落、兴趣减退、无价值感、意志活动减少、食欲不振和睡眠不足等身体症状,严重者伴发消极意念和行为举动,存在伤害自己、婴儿或其他人的想法或行为。

筛查主要通过询问病史、心理评估及精神检查,我国最常用的心理评估量表为爱丁堡产后抑郁量表(EPDS),其他常用量表有抑郁自评量表(SDS)、患者健康问卷抑郁量表(PHQ-9)(表 6-1-1)、汉密尔顿抑郁量表(HAMD)等。参见本书第六章。

联合心理治疗和药物治疗。妊娠早期应尽量减少或避免使用药物。对于需要服用抗抑郁药的孕妇,宜采用最低有效剂量。原则上应尽量避免哺乳期用药,若必须在哺乳期用药,建议停止哺乳。

【日常管理】 根据孕妇的精神症状进行分级治疗,以心理治疗为主,药物治疗为辅。强调关注孕妇孕期的营养补充,帮助其采取健康的生活方式,规律产前检查及体质量管理等情况。围生期抑郁症是社会心理因素、产科因素等综合作用所致,危害母儿身心健康,应当予以预防,早期发现并干预。

7. 妊娠滋养细胞疾病

【概述】 妊娠滋养细胞疾病(gestational trophoblastic disease,GTD)是一组疾病的统称,包括葡萄胎(完全性葡萄胎和部分性葡萄胎)、侵蚀性葡萄胎、绒毛膜癌以及罕见的胎盘部位滋养细胞肿瘤(placental site trophoblastic tumour,PSTT)及上皮样滋养细胞肿瘤(epithelioid trophoblastic tumour,ETT),后四者需要化疗,属于妊娠滋养细胞肿瘤(gestational trophoblastic neoplasia,GTN)。妊娠女性中 GTD 的发病率为 1/200～1/1 000,各种族发病率各异,多见于 15 岁以下或 45 岁以上的女性。营养状况不良与社会经济欠佳也是 GTD 可能的高危因素。GTN 通常继发于葡萄胎(60%)、人工流产或自然流产病史(30%)。

【临床表现及诊疗】 GTD 最常见的表现是阴道不规则流血,约占临床表现的 60%;少见的表现包括妊娠剧吐、子宫过度增大、甲状腺机能亢进、早发型子痫前期和因卵巢黄素化囊肿引起的腹胀。GTN 还可出现因肺部转移性病灶而出现咯血、急性呼吸衰竭,或脑部转移病灶引起的神经系统症状如癫痫发作。

超声可见典型葡萄胎声像学改变,血清人绒毛膜促性腺激素(hCG)异常升高,组织学可协助确诊妊娠滋养细胞疾病的分类。对于怀疑有转移患者可考虑 CT、MRI 等检查。临床上需要与流产、双胎妊娠、剖宫产后子宫瘢痕部位妊娠等表现相鉴别。

葡萄胎如诊断明确,应及时转专科清宫治疗,术后随访测定血 hCG 和影像学检查。GTN 原则上采用以化疗为主、手术和放疗为辅的综合治疗。

【日常管理】 GTD 患者必须定期随访,以便尽早发现滋养细胞肿瘤并及时处理。定期 hCG 测定,葡萄胎清宫后每周一次,直至连续 3 次阴性,以后每个月一次共 6 个月,然后再每 2 个月一次共 6 个月,自第一次阴性后共计一年。密切观察月经状况,有无阴道流血、咳嗽、咯血等症状。定期妇科检查和相应辅助检查。

随访期间应可靠避孕,避孕时间为 6 个月,GTN 患者一般于化疗停止超过 12 个月后方可妊娠。避孕方法可选用阴茎套或口服避孕药,不选用宫内节育器,以免混淆子宫出血的原因或造成穿孔。

第三节 老年人群常见健康问题及其管理

一、老年医学概述

老年医学是研究人类衰老机理、人体老年性变化、老年病的防治以及老年人卫生与保健的科学,是老年学的主要组成部分,是医学涉及有关老年人疾病的预防、临床诊断和治疗、康复、照护、心理及社会等方面的一门新兴的、综合性的学科。老年医学是以年龄来界定的医学专业,其研究对象是 60 岁及以上(特别是 75 岁以上)老年人,重点关注失能和半失能的老年人,80 岁及以上高龄老人及衰弱的老年人。

(一)老年人群患病的特点

1. 症状及体征不典型:老年人感受性降低,患病后症状及体征不典型,容易漏诊和误诊。如老年人肺炎常无呼吸系统症状,多以食欲差、全身无力、脱水,或者意识障碍为突出表现,因此临床上要重视客观检查。

2. 多病性:老年人常有多病共存,存在多系统、多脏器病变,发病时,多种症状交织,给诊断、鉴别诊断带来困难。

3. 起病急、进展快、病程短:由于老年人脏器储备功能低下,一旦遇到感染或者应激情况,病情迅速恶化。

4. 容易伴有意识障碍:老年人常患有脑血管硬化,发病后容易合并血压改变、毒血症等,诱发意识改变。

5. 容易引起水电解质紊乱:老年人脑呈萎缩状态,口渴中枢敏感性降低,饮水不多,易引起水电解质平衡紊乱;应注意观察舌象、皮肤弹性以及尿量。

6. 容易发生并发症,诱发全身衰竭,治疗后留有后遗症等。

(二)基于老年医学的服务特点

基于老年人群的生理、心理特征,针对老年人临床服务也有其自身特殊性。

1. 具有整体性与连续性:老年医学强调"以患者为中心"的医疗服务,体现"生物-心理-社会-环境"的医学模式,关注老年人的整体健康状态。连续性服务涵盖了急性医疗到社区家庭照顾的全过程,包括诊所、医院、养老院、家庭等机构,向老年人提供不间断医疗和护理,关注老年人功能状态。

2. 多学科团队服务:由老年病医师、专科医师、康复医师、护士、心理师、营养师、临床药师、个案管理者、社会工作者、护工及其家属等组成的多学科团队,针对老年人病理、心理、社会环境等问题,组成跨学科整合管理团队,对老年病患者实施全面的医学检查和身心功能评估,达成一致性的解决方案,实施综合性的医疗、康复及护理服务。

3. 对老年人进行综合评估:综合评估老年人生理、心理、社会等方面问题以及现有功能,根据患者及家属的需求和愿望,制订全方位的防治计划,达到治愈可逆性疾病、控制慢性病、强化身心与社会功能。利用合理有效的医疗资源,改善老年人的功能状态,使其能够回归家庭、回归社会。

4. 关注老年综合征:老年综合征是指因多种疾病或多种因素导致老年人发生的临床表现,既不能确定其发病部位,也无法用传统的疾病名称来概括,但需要有效处理的老年特有的疾病状态。常见老年综合征包括认知损害、跌倒、尿失禁、听力或视力损害、低BMI 及头晕、谵妄、肌少症、衰弱、多重用药等问题。

(三)老年人群卫生保健

针对老年人群心脑血管病、肿瘤、慢性阻塞性肺疾病等慢性疾病发生率高,生理技能下降,生活质量不同程度的受到影响等因素,设定针对性的老年人群的卫生保健目标。

1. 老年人群卫生保健目标

老年人身心健康状态差异很大,年龄不是决定老年人生理功能的唯一因素。预防、治疗、干预措施需遵循个体化原则,以保留功能、提高质量为最佳目的;在老龄化过程中做到老而不衰、老而不病、老而少病、病而不死、病而不残、残而不弃、终而不痛的效果。根据每个人的具体情况制定短期、中期和长期老年保健目标,合理配备人员,合理使用医疗资源,提高服务效率。

(1)短期目标:着重于维持或恢复当下的健康状态。如症状处理、照护协调、个人安全、评估生存状态。

(2)中期目标:处理随后 1~5 年的需求。如预防性保健、现患疾病的治疗、心理问题识别与处理、其他应对策略。

(3)长期目标:对于现阶段身体健康、功能健全的老年人,评估其健康和功能状况,根据期望寿命,与患者本人、家属、照顾者共同协商,做好预防机体衰退的计划,确定解决健康问题优先次序。具体可参考在线循证工具。

2. 老年疾病预防

疾病的发生与生物、心理、社会因素相关,个体生活方式也是引起老年性疾病重要因素。提倡和鼓励老年人采取健康的生活方式,以降低发生疾病和因病导致失能的风险,另外,疫苗接种、疾病筛查可以早期发现,及时预防、诊断、治疗老年人疾病。

(1) 生活方式

① 运动:所有老年人均可以从运动中获益。参加任何形式的体力活动都对健康有益。建议采取渐进或分步地引入体力活动以提高运动的安全性和老年人的依从性。常见运动:有氧运动、肌肉强化训练、柔韧性运动和平衡性运动。

② 戒烟:应该询问老年人是否吸烟,如果目前吸烟,应劝其戒烟,或者提供戒烟的咨询。戒烟可以显著降低冠心病等慢性病的风险。任何年龄段戒烟都可降低死亡率。

③ 限酒:饮酒会增加跌倒风险,并对老年人身体功能和认知以及总体健康造成进一步影响。减少饮酒或者戒酒,有助于预防老年人健康问题的发生或恶化。

(2) 免疫接种:疫苗接种有助于预防老年人易患疾病。常用的接种疫苗有:流感疫苗、肺炎球菌疫苗、带状疱疹疫苗等。

(3) 疾病及功能障碍筛查:定期健康体检,有助于早期发现疾病和老年人躯体功能障碍情况。

① 肿瘤筛查:对无症状老年人定期筛查特定癌症,如肺癌、胃癌、肠癌、前列腺癌等,通过筛查发现早期病例,早期诊断,有效治疗,可极大地延长患者生存期。

② 慢性非传染性疾病的筛查:包括高血压、糖尿病、高脂血症、慢性阻塞性肺疾病、冠心病、脑梗死、骨质疏松症等疾病的早期发现,积极干预,延缓并发症的发生。

③ 早期认知功能筛查:建议对有记忆障碍的患者进行认知检测。比如老年人自述,或者家属、照顾者发现其有近事遗忘发生者,可以使用简易精神状态检查(MMSE)、画钟测验、Mini-Cog 测试、记忆损害筛查量表和蒙特利尔认知评估量表(MOCA)等筛查工具发现早期或轻度痴呆。早期发现认知障碍患者,可以增强对患者行为安全问题的认识,及时让其家属及照顾者了解病情,就患者照顾事宜做好准备,制订相关财务和法律计划。

④ 骨质疏松筛查:老年人群低骨密度(BMD)发生率较高。绝经后女性中有 37% 可见骨质减少。建议对所有 65 岁及以上女性以及有低骨量表现(低创伤性骨折或身高下降)或骨折风险(如糖皮质激素治疗、雄激素剥夺治疗、甲状腺功能亢进、低体重、性腺功能减退症或既往脆性骨折)的男性进行骨密度检查。

⑤ 视力筛查:75 岁以上成人中 15% 报告有视力低下,视力低下可导致健康、功能和生存质量显著下降,且与跌倒风险增加、认知功能下降和抑郁发生率增加有关。因此,对于近期认知功能下降、功能受损或跌倒的老年人,建议进行视力评估。

⑥ 听力筛查:听力损失也是常见的困扰老年人的疾病,可导致抑郁、社会隔离、低自尊、住院率增加、认知功能下降和功能性失能。建议对 65 岁以上成人筛查听力损失。询问患者是一种快速而经济的筛查听力损失的方式,兼有敏感性和特异性;其他方式还有耳语音试验、关于自觉听力损失的单项提问、发声耳镜检测听力损失等。

⑦ 营养筛查:简单评估方法是连续测量体重,并询问患者食欲变化。对于 1 年内体

重非故意减轻 10％ 或以上，而且行动虚弱的老年人，应该进一步评估是否存在摄入不足、躯体疾病、药物原因、牙齿状况、食物保障不足、食欲不佳和进食障碍、吞咽能力障碍，还有人为的饮食限制等。重点关注营养素摄入量和均衡问题。

⑧ 跌倒风险筛查：询问老年人近期有无跌倒和跌倒的风险。对于跌倒、存在躯体功能障碍或活动受限的患者，要了解并询问家居安全状况，分析患者使用的药物，诊治其躯体疾病，同时给予理疗、使用辅助器具、专人监督下进行锻炼等干预措施。

⑨ 尿失禁筛查：尿失禁（urinary incontinence，UI）会造成老年人社交及情绪上的重大痛苦，也是导致其入住疗养院的主要因素。要仔细询问患者尿失禁的原因以及发作情况（急性或慢性）、类型（如压力性、急迫性、充盈性或混合型）及诱因（如咳嗽、用药）。

⑩ 用药分析：用药相关问题是导致老年人发生疾病和住院的常见事件。多种药物的使用增加了药物间相互作用的风险和相关的药物不良事件。进行老年人药物管理，应列出最新的用药清单，包括非处方药和草药。记录每次用药的指征、对治疗的反应，尤其是患有多种慢性疾病，使用多种药物者。评估重复用药、药物间或药物与疾病的相互作用、患者的依从性和支付能力。评估通常会引发不良事件的药物，如抗凝剂、镇痛药（尤其是麻醉剂和非甾体抗炎药）、降压药（尤其是血管紧张素转化酶抑制剂和利尿剂）、胰岛素和降糖药、精神药物。尽量少用或避免使用会出现特定风险的抗胆碱能药物等。

3. 老年人群社会功能的评估

（1）家中安全评估：导致老年人因意外性伤害而死亡的常见原因如跌倒、中毒、火灾、机动车辆事故和窒息。由于经常处于独居状态，老年人在家中发生事故后，因孤立和沟通困难，常不能及时获得救助。全科医生需要做好预防和老年人家中安全提示，向老年人及其家属提供一些简单的自我管理清单，帮助其提高认识，达到安全评估要求。

（2）财务和社会支持：在对老年人进行健康保障时，应该了解老年人财务和社会资源等相关问题，可以当面与老人及其亲属谈论这些问题。这些问题直接影响到老年人健康状况和幸福感。老年人群的财富和社会支持状况差异很大。中国有尊老的文化传统，但是随着时代发展，老年人和年轻人对经济和人情的看法有很多不同。老年人由于身体功能、活动功能等受限，遭受社会隔离，来自亲属、朋友或组织的物质或情感支持逐渐减少，发生贫困、抑郁、焦虑、失能等健康状况不良的现象增多。

（3）老年人受虐：老年人遭受虐待往往不易被发现。存在各种虐待形式，包括身体上的、心理上的、性方面的、财务方面的等。对老年人的忽视也会给受害者的健康造成不良结局，使死亡率增加。受害者自己不太可能报告受虐事件，使得在临床情境下难以解决这类问题。如果观察到老年人有挫伤、烧伤、咬痕、生殖器或直肠创伤、压疮，或其体重短期内减轻而无法从临床上解释，则应该询问其受虐情况。全科医生应当机敏地观察老年患者身心状况，常规询问是否存在虐待问题。

（4）预立医疗指示和医疗授权书：由于我国文化中对死亡问题采取避讳态度，所以没有预立遗嘱、提前表达治疗意见和签署医疗授权书的习惯。当疾病来袭，病情进展很快，患者处于神志改变或认知损害的时期则不能参与自己财务和保健问题的决策。

全科医生是患者的健康代理人，在服务老年人群时，应当提前与患者本人、患者家属，或者法律上规定的患者监护人进行讨论，提前预留授权委托书，指定或者授权代理人管理财务、预立医疗指示和医疗授权书,充分表达患者的诊疗意愿,如:是否进行有创复苏,是否通过医疗干预维持生命,是否在持久性植物状态下进行医疗干预等。

总之,随着"银发浪潮"的来临,我国多数省份已经进入老龄化社会。老年人健康状态存在差异性,应当根据个体需要来提供老年健康服务。全科医生要不断提高临床技能,提高服务意识,因地、因时、因人而异,提供高品质、个体化的老年健康服务。

二、老年相关综合评估

(一)概述

老年相关评估是针对老年综合征的识别和诊断过程,包括评估和管理两方面。由全科医生、老年科医生,或者多学科团队进行评估。统称老年相关综合评估(comprehensive geriatric assessment,CGA)。

老年相关综合评估(CGA)是对衰弱老年人进行系统性评估,识别多种可治疗的健康问题并改善健康结局的过程。包括身体、精神认知、情感、社会、经济和环境,以及提供服务的医疗环境,如居家、诊所、医院、疗养院等,以便制定协同性方案来最大程度维持随衰老而改变的总体健康状况。

(二)老年相关综合评估内容

对于就诊于门诊或因各种疾病住院的患者,或者高龄患者,还有需要增加家庭医疗资源投入的患者都可以进行老年相关综合评估。评估的具体内容:① 年龄;② 躯体共存疾病,如心力衰竭或癌症;③ 心理社会性疾病,如抑郁或孤独;④ 具体状况,如痴呆、跌倒、失能;⑤ 之前或预计今后会大量使用医疗保健的概率;⑥ 生活状况改变的考虑(如从独立生活变为辅助式生活、疗养院或家庭看护)。对于疾病终末期、重度痴呆、完全功能性依赖的患者,对其评估意义不大。

(三)评估团队

评估团队组成人员因评估内容而异,通常包括临床医生(全科医生)、护士和社会工作者组成的核心团队,还有理疗师和作业治疗师、营养师、药剂师、精神科医生、心理医生、口腔科医生、耳鼻喉科医生、足病医生和眼科医生等。

评估的各个部分是由团队的不同成员进行,因此评估的差异性很大。核心团队(老年科医师、护士和社工)可能只进行简要的初始评估或一定程度的筛查。随后由其他专业人员进行更深入的评估。

(四)评估的实施

1. 架构:诊治过程可以分为 6 步:① 数据收集;② 组内讨论,将患者和(或)其看护者纳入小组;③ 与患者和(或)其看护者共同制定治疗方案;④ 实施治疗方案;⑤ 监测治疗方案的效果;⑥ 修正治疗方案。

2. 评估工具

在进行初始评估之前,将问卷调查发送给患者或其照顾者预先填写。收集一般病史、既往史、用药史、生活经历和系统回顾以及 CGA 特异性信息,如:① 执行功能性任务的能力以及对协助的需求;② 跌倒史;③ 小便和(或)大便失禁;④ 疼痛;⑤ 社会支持资源,特别是家庭或朋友;⑥ 抑郁症状;⑦ 视觉或听觉障碍;⑧ 患者是否指定了持久的医疗保健代理人。

3. 评估主要内容

老年相关综合评估核心内容包括功能状态、跌倒风险、认知能力、心境、多药治疗情况、社会支持、财务问题、诊治目标、预立医疗意愿，此外还有营养/体重变化、尿失禁、性功能、视力/听力、牙列、生活状况、信仰等。本部分简单介绍老年相关综合评估的核心内容。

（1）功能状态：功能状态指进行日常生活所需或本人所希望的活动能力。包括：

① 日常活动：从下面 3 个层面进行评估：

A. 基础日常活动（basic activities of daily living，BADL）：指自我照顾任务，包括洗澡、穿衣、如厕、控制大小便、整理仪容、进食、转移。

B. 工具使用或中级日常活动（instrumental or intermediate activities of daily living，IADL）：指保持独立居家活动的能力，包括采购生活用品、驾驶或搭乘公共交通工具、使用电话、做家务、进行房屋清洁、做饭、洗衣、用药、处理财务。其他一些 IADL 多依赖于科技，包括能够使用手机或智能手机，能够使用互联网，能够遵守活动日程安排。

C. 高级日常活动（advanced activities of daily living，AADL）：包括履行社会、社区、家庭角色的能力，以及参加娱乐或职业活动的能力。可以通过使用标准化工具来确认部分 AADL（如运动和休闲体育活动）。

② 步行速度：根据步行速度也可以预测老年人功能减退和过早死亡。评估步行速度能帮助发现潜在或隐匿性疾病的患者。

（2）跌倒/不平衡：每年大约 1/3 的 65 岁社区老人和 1/2 的 80 岁以上社区老人会发生跌倒。跌倒过或是有步态或平衡问题的患者，再次跌倒以及丧失自理能力的风险更高。所有老年患者的病史和体格检查中均应包括跌倒风险评估。

（3）认知功能：认知功能评估包括全面了解病史、简明认知筛查、详细的精神状态检查、神经心理测验，以及检查可能促发认知损害的医学问题。

（4）心境障碍：在老年人群中，抑郁症是严重的健康问题，常导致患者身心痛苦、功能状态受损、死亡率增加，以及过度消耗医疗保健资源。简单易行的提问可以用于抑郁症的初步筛查，若发现患者情绪明显异常，需要转至专科诊断。

（5）多重用药：让患者在就诊时携带所有的药物，连同药瓶，核对病历记录的药物与患者实际服用的药物是否一致。或者通过联网的电子病历和电子处方发现潜在用药错误和多重药物使用。还要了解老年患者的替代药物、中药治疗情况，可以询问"除了这些药，您还吃什么保健药物吗？"

（6）治疗目标：患者的治疗目标通常比较积极，如：要求恢复先前的健康状态、参加将来的家庭活动；希望能够回归社会，居住在家中，保持社会活动；或者独立维持日常生活。不同老年人的治疗目标不同，如髋部骨折后有的患者期望恢复独立行走，而有的患者可能满足于使用助行器。评估时还应同时考虑到短期目标和长期目标，并且监控目标进展的情况，如果在指定的时间内没有实现目标，则需要重新评估。

4. 评估效果

老年相关综合评估能够增加老年相关问题被发现的机会，但对改善结局，如减少住院、减少入住疗养院和降低死亡率等的作用则取决于具体的老年相关综合评估模型及其实施的环境。文献荟萃分析了5种老年相关综合评估模式：家庭老年相关评估、急性期老年护理病房评估、出院后评估、门诊咨询、住院咨询。结果发现家庭老年相关评估和急性期老年护理病房评估对多种健康结局有益。

三、老年衰弱症

（一）概述

衰弱症即晚年生理性衰退综合征。衰弱的老年人对急性疾病或创伤等应激的适应能力更差，手术并发症、跌倒、入住疗养机构、失能和死亡风险增加。目前认为老年衰弱症是老年综合征的标志，预示着其他多种老年综合征发生的可能。目前尚无诊断老年人衰弱症的金标准。

衰弱症患病因素有高龄、受教育水平较低、当前吸烟者、未婚、抑郁或使用抗抑郁药、智力障碍等。衰弱症与肾移植、普外科手术以及心脏手术等不良结局相关，与髋部骨折、失能和住院的风险相关，与死亡风险增加相关。免疫、内分泌、应激和能量反应系统失调与躯体性或综合征性衰弱症的发生过程有关，骨骼肌功能和质量下降也与衰弱症发生有关。

（二）衰弱症的评估

用于评估衰弱症的工具众多，比较常用的衰弱症筛查工具有：

1. 躯体衰弱症表型（又称 Fried 或 Hopkins 衰弱症表型）

该工具将衰弱症表型定义为符合下述5项标准中至少3种，符合以下1项或2项特征则定义为衰弱症前期，所有特征都不符合则无衰弱症。

① 体重减轻（过去1年体重下降 $\geqslant 5\%$）；

② 筋疲力尽（"是否需要努力才能参与活动?"的问题的回答为"需要"）；

③ 无力（握力降低）；

④ 步行速度较慢（步行 4.5 m 所需时间 >6 s）；

⑤ 体力活动减少（每周消耗热量：男性 <383 kcal，女性 <270 kcal）。

2. 缺陷累积或指数衰弱症衡量法

依据疾病累积情况、功能和认知减退以及社交情况，受试者需要回答至少20个医学和功能相关问题，汇总以计算衰弱情况。缺陷数量越多，衰弱评分越高。该工具也可根据病历中现有信息进行调整，评估衰弱症。

3. 衰弱症筛查评估工具（FRAIL）量表

"FRAIL"为该量表中问题的首字母简写组合。该量表用时短暂，方便可行，询问病史过程中即可以采集到相关信息。

F：您是否乏力?

R：您能否爬一层楼的楼梯?

A：您能否行走一个街区的距离?

I：您是否存在5种以上疾病?

L：您是否体重减轻大于 5%?

有 3 个及以上问题的答案为"是"则提示衰弱症,1～2 个问题的答案为"是"则提示衰弱症前期。

4. 骨质疏松性骨折研究(Study of Osteoporotic Fractures,SOF)衰弱症工具

临床使用方便、简洁。符合下列 3 项标准中至少 2 项则定义为衰弱症:

① 过去 1 年体重减轻 5%;

② 不用扶手协助的情况下,尝试 5 次都不能从椅子上起身;

③ 对"您感到精力充沛吗?"的回答为"否"

5. 临床衰弱症量表

一种衰弱症快速筛查工具,评分为 1 分(很健康)至 7 分(严重衰弱),具体取决于自述共存疾病情况和是否需要辅助完成日常生活活动。

(三)诊断与鉴别

根据患者主诉及家属报告的活动水平、饮食和体重,医生观察并进行仔细的体格检查,推荐对所有 70 岁以上老人以及存在慢性病或 1 年内体重减轻＞5%的成人使用现有筛查工具筛查衰弱症。

1. 病史中重点了解患者精力水平和乏力、实施或维持身体活动的能力,以及离家并行走至少 1 个街区的能力。

2. 体格检查包括评估患者在不用扶手协助的情况下尝试 5 次从稳固的椅子上起身的能力,以及患者在整个房间内行走的能力。

鉴别诊断:要排除诱发衰弱症征象的基础躯体、心理问题,或者临床表现为体重减轻、虚弱无力和功能受损的其他疾病如抑郁、恶性肿瘤、风湿性疾病、内分泌疾病、心血管疾病、泌尿系统疾病、血液系统疾病、营养不良、神经系统疾病等,必要时结合实验室或影像学检查。

(四)治疗与预防

1. 确定治疗目标:与患者及其家属共同设定治疗目标,确定个体优先事宜,权衡干预措施利弊,决定治疗的积极程度。对于健康的老年患者,医生应充分治疗已知的慢性病,处理间断发生的急性疾病和事件,确保采取与患者年龄相符的筛查措施和预防性治疗措施。对于中至重度衰弱患者,治疗措施通常遵循"少即是多"的原则,即"less is more",不宜过分干预或者干预过度。积极筛查或干预尚不危及生命的疾病;对于并发症多且死亡风险很高的患者,各种操作或住院可能会带来不必要的负担,并且会降低患者的生存质量,提供基本医疗照护更胜于积极的治疗措施。

2. 干预方法:进行身体锻炼能够有效减少或推迟躯体衰弱症,配合补充营养和认知训练可以改善多种衰弱症指标。老年人锻炼的益处包括增强活动能力、提高 ADL 表现、使步态好转、减少跌倒、改善骨密度以及使总体健康状况好转。

锻炼应遵循"从低程度开始,循序渐进开展"的方针。刚开始可采取基线身体活动推荐,即每次步行 5 min,每日步行 2 次。抗阻力训练方案可以增加肌力、下肢肌肉量和步行速度,可使患者整体活动能力和自发性身体活动增加。

开展针对性训练,为不同功能受限者定制有一定难度的运动内容,使患者提高应对能力。如对于难以从椅子上起身的患者,嘱其逐步练习从椅子上起身,最初使用椅子扶

手作为支撑,逐渐重复以减少对扶手支撑的需要,此后过渡到不借助扶手也能起身。对于难以爬楼梯的患者,先嘱其同时使用两侧的栏杆支撑爬上单个梯级,然后逐渐过渡到爬上多个梯级。随着锻炼强度或持续时间的增加,改善不良结局。根据耐受情况逐渐增加有氧运动的重复次数、抗阻力大小或持续时间。

其他干预方式包括作业疗法、营养补充,根据衰弱症发生的不同原因进行。对于晚期衰弱症和多种共存疾病的患者及存活不良者,使用姑息疗法有助于缓解相关躯体疾病症状,减少不必要的治疗干预,以维持或改善生存质量。

3. 治疗模式:老年人衰弱症的治疗通常较为困难,需要多学科团队合作:① 由医生和护士或医生助理共同开展治疗;② 由接受过专门的老年病学培训的保障人员(护士或社会工作者)提供咨询;③ 设施改良:提供可调节高度的桌子,为轮椅操作清障,为听力障碍者提供麦克风/耳机,以及提供可调式步行器;④ 就如何与衰弱老人沟通对员工进行常规教育;⑤ 进行团队会议以讨论情况复杂的患者;⑥ 电子通信全集成:电子病历、电子邮件、安全实践网络、患者健康问卷、模板化笔记等;⑦ 建立伙伴关系及熟悉社区资源,为患者提供住所、健康促进及照料者支持。

老年衰弱症患者治疗地点可以是医疗机构或者带有医疗功能的疗养机构。通常患者住院期间发生的功能水平下降和自我照顾能力下降在出院后会持续存在,而且在住院1 个月内从无失能进展至轻度失能的风险为非衰弱症个体的 7 倍。因急性问题而住院的老年患者,其衰弱和失能会进一步恶化。因此治疗目的除了治疗急性疾病外,还要预防生活功能进一步衰退,尽可能通过康复训练的干预提高功能独立性。

四、肌少症

(一)概述

肌肉减少症(sarcopenia)简称肌少症。欧洲老年人肌少症工作组于 2010 年提出,诊断肌少症包括肌肉质量减少、肌肉力量减少和(或)躯体功能的下降三方面。肌少症按程度可分为三类:① 肌少症前期,仅有肌肉质量减少,而肌肉力量和肌肉功能尚正常;② 肌少症,肌肉质量减少,伴有肌肉力量或肌肉功能下降;③ 严重肌少症,指肌肉质量、肌肉力量和肌肉功能均下降。

肌少症患者在 60 岁以上人群中约占 1%~30%,在 80 岁以上的老年人中的比例可以高达 50%。肌肉的质量和力量在人的一生中是变化的:通常随着青年和成年期的增长而增加;50 岁以后,腿部肌肉质量(每年 1%)和力量(每年 1.5%)开始下降;到了 70 岁以上更是消减速度翻倍。肌少症严重影响老年人的生活质量,剥夺了老年人最基本的日常生活能力,还会增加非常规就诊和临床不良事件,患者容易发生跌倒、骨折等严重后果,使再住院及死亡率增加。早期识别肌少症,早期预防和治疗,可提升老年人群的生活质量。

肌少症是一组与年龄相关的疾病,其病理改变以 Ⅱ 型肌纤维减少为主。它也是环境与遗传因素共同作用的复杂疾病,其发生机制和风险因素有:

1. 先天性因素:女性、低体重儿、遗传因素。

2. 增龄相关因素

(1)肌肉流失增加:随年龄增大,老年人能量和蛋白质摄入减少,体内炎症反应增加,机体分解代谢增加、合成代谢减少,导致蛋白质分解增加。

(2) 某些激素分泌改变:例如胰岛素、生长激素、雌激素和雄激素等分泌改变,有可能引起骨骼肌肌肉量下降,导致肌少症发生。

(3) 炎症及细胞因子:随着年龄增大,炎性因子如肿瘤坏死因子 α(TNF-α)、白细胞介素-6、C 反应蛋白(CRP)表达增加,活性氧生成增加,使得蛋白质的分解增加、合成减少,导致骨骼肌质量减少。

(4) 神经肌肉系统退行性改变:随着线粒体功能下降,它释放的促凋亡因子入细胞质,使自由基氧化损伤,肌细胞凋亡,出现肌肉萎缩。此外中枢神经系统传入减少、睫状神经营养因子减少、运动神经元触发率减少等均可导致神经肌肉功能异常。

3. 生存状态的因素:患者的生存状态和生活方式都可以影响肌少症的发生,如:存在饥饿、营养缺乏、酗酒、吸烟;低蛋白摄入;活动减少,尤其老年人卧床、久坐、制动等因素导致肌肉失用性萎缩,也是肌肉"用进废退"的原因。

4. 肠道菌群异常:近年来,随着肠道微生物领域的迅猛发展,有研究者提出"肠肌轴"的假说,饮食驱动的肠道微生物群的改变可能会影响老年人的健康。肠道微生物群组成与营养吸收、肌肉性能和结构的具体关联有待更深入的研究。

5. 疾病相关因素:进展性脏器功能衰竭、心力衰竭、呼吸衰竭、慢性炎性疾病导致的炎症状态、恶性肿瘤导致的机体消耗、糖尿病的胰岛素抵抗,都导致肌肉合成-代谢失衡。其他慢性疾病如认知功能受损、情绪异常、肝肾功能异常、骨质疏松、慢性疼痛、长期用药不良反应等也是影响肌肉功能的重要因素。

(二) 临床表现及危害

肌少症有以下表现及危害:① 肌肉含量减少,体重减轻;② 出现低蛋白血症,从而导致抵抗力低下;③ 功能丧失,致残率高;④ 自理能力及生活质量下降;⑤ 跌倒、骨折等意外事件增加;⑥ 并发症增多;⑦ 死亡率增加;⑧ 再入院率增加;⑨ 治疗和手术的预后不佳;⑩ 医疗费用增加。

(三) 诊断

欧洲老年肌少症工作组于 2018 年修订了肌少症的定义和诊断,并提出了肌少症的诊断流程:发现—评估—确诊—严重程度分级。

1. 肌少症的筛查

推荐使用 SARC-F 调查问卷对肌少症高危人群进行筛查。该量表是一份简单的患者自评调查问卷,内容包括力量(strength)、辅助行走(assistance walking)、起立(rise from a chair)、爬楼梯(climb stairs)、跌倒(falls)共计 5 项内容。详见表 7-3-1。

表 7-3-1　肌少症的筛查

内容	评估	0分	1分	2分
力量	举起或搬运 10 磅(约 4.5 kg)物体是否存在困难	没有困难	稍有困难	困难较大或不能完成

续表

内容	评估	0分	1分	2分
辅助行走	步行穿过房间是否存在困难,是否需要帮助	没有困难	稍有困难	困难较大,需要使用辅助器具或者他人帮助
起立	从椅子或床起立是否存在困难,是否需要帮助	没有困难	稍有困难	困难较大,需要使用辅助器具或者他人帮助
爬楼梯	爬10层台阶是否存在困难	没有困难	稍有困难	困难较大或不能完成
跌倒	过去1年内的跌倒情况	没有跌倒史	跌倒1~3次	跌倒4次及以上

评分标准:以上5项总分相加,如SARC-F总分≥4分提示存在肌少症风险,需进一步进行肌肉力量评估。如总分<4分提示无肌少症风险,经过一段时间可以再次进行筛查。

2. 肌少症的诊断

以肌少症定义和诊断欧洲共识为基础,2019年亚洲肌少症工作组(Asian Working Group for Sarcopenia,AWGS)推出最新共识,修订了亚洲肌少症的诊断策略、界值和治疗方案。建议不同的医疗机构采用不同的肌少症诊断策略,并且给出适用于社区基层医疗机构和医院及研究机构的诊疗路径(见图7-3-1)。

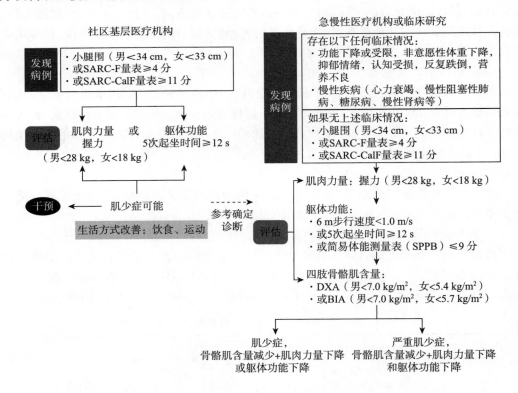

图7-3-1 AWGS肌少症诊断策略

(1)骨骼肌质量:在亚洲,最常使用的测量仪器是双能X线吸收仪(DXA)和生物电阻抗分析(BIA)。因此 AWGS 于 2019 年推荐使用 DXA 或多频 BIA 结合身高校正测量肌肉质量。有研究显示用身体质量指数(BMI)校正后的肌肉质量比未经校正的肌肉质量可以更好地预测老年人的临床不良结局。其诊断界值为男性<0.789 kg/BMI,女性<0.512 kg/BMI(仅用于 DXA 测量的肌肉质量)。

(2) 肌肉力量:建议仍然使用握力表示肌肉力量。常用弹簧式握力器和液压式握力器。测量方法:① 使用液压式握力器,取坐位,90°屈肘测量握力。② 使用弹簧式握力器,取站立位,伸肘测量握力;如果老年人不能独立站立,则选用坐位测量。用优势手或两只手分别以最大力量做等距收缩,至少测试 2 次,选取最大读数。通过综合分析,推荐肌少症的握力诊断界值为男性<28.0 kg、女性<18.0 kg。

(3) 躯体功能:推荐使用简易体能测量表(SPPB)、6 m 步速测定、5 次起坐试验用于评估躯体功能。AWGS 于 2019 年推荐 SPPB≤9 分反映躯体功能下降。步速测量方法:从移动开始以正常步速行走 6 m 所需时间,中途不加速不减速,并至少测量 2 次,记录平均速度。AWGS 于 2019 年将步速界值提高至 1.0 m/s。考虑到在部分诊室没有 6 m 步行路程的空间,日本研究证实步速界值 1.0 m/s 对应 5 次起坐时间 11.6 s,因此建议将 5 次起坐时间≥12 s 定为反映躯体功能下降的界值,并且可以替代步速。

(四) 干预与治疗

营养和运动训练等干预措施能够减缓肌肉减少的过程。预防或延缓肌少症的发生,需要在青年或成年期最大程度地增加肌肉,中年时保持肌肉,老年时减少肌肉损失。

1. 锻炼

(1) 以抗阻运动为基础的运动(如坐位抬腿、静力靠墙蹲、举哑铃、拉弹力带等)能有效改善肌肉力量和身体功能,同时补充必需氨基酸或优质蛋白效果更好。

(2) 每天进行累计 40~60 min 中至高强度运动(如快走、慢跑),其中抗阻运动 20~30 min,每周≥3 d,已经诊断肌少症的患者需要更多的运动量。

(3) 减少静坐/卧时间,增加日常身体活动量。

2. 营养

(1) 蛋白质:运动训练联合补充氨基酸可以提高肌肉力量,改善肌肉功能。欧洲肠外肠内营养学会推荐:健康老人蛋白质摄入量为 1.0~1.2 g/(kg·d);急慢性病老年患者蛋白质摄入量为 1.2~1.5 g/(kg·d),其中优质蛋白最好达到 50%。

(2) 脂肪酸:长链多不饱和脂肪酸通过增加抗阻运动及与其他营养物质联合作用,可延缓肌少症的发生。

(3) 维生素 D:有必要检测所有肌少症老年人体内的维生素 D 水平,当老年人血清 25-羟基维生素 D 低于正常值范围(30 ng/mL)时,应予补充。建议维生素 D 的补充剂量为 15~20 μg/d(600~800 IU/d),维生素 D_2 与维生素 D_3 可以替换使用。

(4) 口服营养补充(ONS):口服营养补充有助于预防和改善肌少症者的肌肉量、强度和身体组分。每天在餐间(时)或锻炼后额外补充 2 次营养制剂,每次摄入 15~20 g 富含必需氨基酸或亮氨酸的蛋白质及 200 kcal 左右能量,有助于肌肉蛋白合成。

(5) 抗氧化营养素:鼓励增加深色蔬菜和水果以及豆类等富含抗氧化营养素食物的摄入,以减少与肌肉有关的氧化应激损伤。适当补充含多种抗氧化营养素(维生素 C,维生素 E、类胡萝卜素、硒)的膳食补充剂。

五、痴呆

(一) 概述

痴呆是以认知功能缺损为核心症状的获得性智能损害综合征,其智能损害的程度足以干扰患者的日常生活能力或社会职业功能,多发生于老年人。认知损害的范围可以包括记忆、定向、理解、判断、计算、语言、视觉空间等功能领域,在病程的某一阶段还常伴有精神、行为、人格异常。晚期患者常见营养不良、肺炎、泌尿系统感染、跌倒、压疮、谵妄等并发症。引起痴呆的病因很多,通常具有慢性和进行性的特点。阿尔茨海默病(Alzheimer's disease, AD)是导致痴呆最常见的病因,占所有痴呆类型的60%~80%。痴呆带来的疾病负担对个人、家庭乃至国家的公共卫生系统都会产生重大的影响。

1. 分类:方法有多种,需要根据具体的临床或研究目的将其归类。

(1) 按照起病年龄分类:根据发病年龄是否超过65岁,分为老年前期痴呆和老年期痴呆两类。

(2) 按照病情轻重分类:根据痴呆患者的神经心理学测查结果和(或)功能损害的程度,可以分为轻度、中度或重度痴呆三类。

(3) 按照病变部位分类:按照大脑病变的部位可以将痴呆分为皮质型和皮质下型两类。

(4) 按照疾病的遗传分类:可分为常染色体显性遗传性痴呆和散发性痴呆两类。

(5) 按照治疗的反应分类:可分为不可逆性痴呆和可逆性痴呆两类。几乎所有神经变性疾病导致的痴呆及大部分血管性痴呆为不可逆性痴呆。可逆性痴呆大约占10%,如脑积水、代谢性疾病、维生素缺乏等导致的痴呆,可通过治疗原发性疾病而好转。

(6) 按照痴呆的病因分类:为临床上常用分类方法,将痴呆分为六类。① 神经变性疾病,占50%以上,其中AD源性痴呆和路易体痴呆是最常见的类型;② 血管性疾病,包括血管性危险因素相关的痴呆、多发性梗死性痴呆、小血管病性痴呆、出血性痴呆;③ 炎症和感染,包括多发性硬化、影响中枢神经系统的血管炎或风湿病(系统性红斑狼疮、抗心磷脂抗体综合征、白塞病)、中枢神经系统感染等;④ 其他神经精神疾患,包括原发性或转移性肿瘤、神经系统副肿瘤综合征、脑外伤、硬膜外或硬膜下血肿、癫痫等;⑤ 系统性疾病,如肝肾衰竭、严重心脏病、严重贫血、代谢性疾病、药物、中毒(酒精、重金属、毒品、有机溶剂中毒)和维生素缺乏等;⑥ 混合性痴呆,AD伴随血管性痴呆是最常见的类型。

2. 危险因素:发生痴呆的危险因素很多,归纳为心理学、社会学和生物学三方面危险因素。其中重要的危险因素有:

(1) 高龄:年龄是发生AD最重要的危险因素,与脑血管病危险因素和脑损伤的累积效应有关。

(2) 性别:绝经和雌激素缺乏是AD的危险因素,65岁以上女性AD患者大约是同龄男性的3倍。

(3) 头部外伤史:早年有头部外伤史的人年老后更多发生痴呆。拳击运动员因为头部经常受到打击,所以痴呆和帕金森病的发生率较高。

（4）载脂蛋白 Eε4 等位基因：遗传因素是 AD 最稳定、最密切的相关因素。目前已筛选出多个与 AD 有关的致病基因，其中对载脂蛋白 Eε4 等位基因的研究最为成熟。

（5）血管性危险因素：中年高血压、高脂血症增加痴呆风险。糖尿病是引发痴呆尤其是血管性痴呆的重要原因。血清同型半胱氨酸每增加 5 μmol/L，罹患 AD 的风险就增加 40%。动脉硬化者发生 AD 的危险性比正常人高 2 倍。脑卒中，包括无症状性脑卒中可增加痴呆风险。脑淀粉样血管病可加重 AD 临床和病理改变。脑白质病变也可导致认知功能障碍。所以，脑血管病及其危险因素不仅是血管性痴呆的危险因素，也是 AD 源性痴呆的危险因素。

（6）其他：研究证明文化程度越低，各种类型痴呆的发病率越高。体力劳动者痴呆患病率大约是脑力劳动者的 3 倍。经济水平低下的地区痴呆患病率高于经济发达地区。另外运动不足、营养缺乏、孤独、抑郁情绪也是 AD 源性痴呆的危险因素。

（二）临床表现

1. 各类型痴呆的共同的临床表现

（1）智能下降：表现为记忆障碍、语言障碍、视觉空间功能障碍、计算力障碍、失认和失用、判断和抽象功能受损等。

（2）精神行为异常：常表现为焦虑、抑郁、淡漠、激越、妄想、幻觉、睡眠障碍、冲动攻击、行为怪异、饮食障碍、性行为异常等。

（3）日常生活能力下降：包括工作、社交等复杂社会活动功能和日常生活自我照顾能力下降等。

2. 根据不同病因，临床表现各异：如 AD 起病隐袭，渐进性发展，早期以近记忆力减退为主，精神行为异常多在中晚期出现；血管疾病导致痴呆往往发生在卒中之后，呈阶梯式进展，早期记忆力减退常不明显，以执行功能障碍更突出。额颞叶痴呆早期就有严重的精神行为异常；路易体痴呆的波动性较明显，常伴有幻觉且非常生动。神经系统疾病引起的痴呆会伴随运动症状，如帕金森病、脑积水、路易体病、亨廷顿病等。

3. 不同阶段的痴呆表现不同：以 AD 为例，通常发生在 60～65 岁以后，起病潜隐，发展缓慢，大体分三个阶段。早期是遗忘阶段（发病后 2～4 年），主要表现是近期记忆力减退，逐渐影响远期记忆，伴有思维判断能力、视觉空间功能、计算能力等认知功能缓慢下降。在处理紧急事件时凸显出患者能力的缺失。中期也称糊涂阶段（发病后 2～10 年），记忆力减退更加严重，其他认知损害包括视觉空间能力损害、定向力障碍、语言功能减退等逐渐明显，出现多疑、淡漠、焦虑、反常兴奋、幻觉、妄想、无目的游走、随地大小便、厌食或贪食等多种精神行为异常。晚期为严重阶段（发病后 6～15 年），通常进入全面衰退状态，生活基本不能自理，最终卧床呈植物状态，死因往往是各种并发症，如肺炎、营养不良、压疮、骨折等。

（三）诊断

详细采集患者病史，包括年龄、性别、职业、文化程度、爱好、习惯、生活史、婚姻生育情况、家族史等；向知情者和患者了解起病形式、症状及出现的顺序、波动或进展情况、行为和性格的变化、对工作生活和社交能力的影响等。

进行细致的体格检查，包括一般内科检查、神经和精神系统专科检查、神经心理学量表评估等,还需要进行有鉴别诊断意义的辅助检查,包括化验和神经影像学检查。痴呆诊断遵循明确痴呆综合征、判断痴呆的严重程度、判断痴呆的病因类型三步骤。

1. 判断是否痴呆:当前常用的痴呆临床诊断标准主要有美国《精神疾病诊断与统计手册》和国际疾病分类诊断标准。以国内使用的《精神疾病诊断与统计手册》诊断标准为例,要点是:

(1) 有证据表明存在近期和远期记忆障碍。

(2) 至少具备下列一条:① 抽象思维障碍;② 判断力障碍;③ 其他皮层高级功能损害,如失语、失用、失认等;④ 人格改变。

(3) 前两项障碍影响工作、日常社交活动和人际关系。

(4) 前两项障碍不只是发生在谵妄状态下。

(5) 符合下列中任何一项:① 与特异的器质性因素有关联;② 不能由任何非器质性精神疾病所解释。

2. 判断痴呆的严重程度:痴呆严重程度的判定可以根据神经心理测评结果,常用的工具有 MMSE(0～30 分,分值越低越严重,参见表 6-1-4)、临床痴呆评定量表(CDR)、总体衰退量表(GDS)等(相关量表参考专业书籍)。

3. 判断病因类型:根据家族史、既往病史、临床表现及相应的辅助检查综合判断,结合国际通用的痴呆病因诊断标准(如阿尔茨海默病诊断标准、血管性痴呆诊断标准、路易体痴呆诊断标准、帕金森病性痴呆诊断标准、额颞叶痴呆诊断标准等)进行诊断,明确病因。

4. 评估:通过与患者交流进行初步筛查,配合让患者进行画钟测验、做 MMSE 量表等可以达到判断有无痴呆和痴呆严重程度;具体病因筛查可以使用老年认知功能评价成套神经心理测验、AD 认知评估量表、神经精神问卷、AD 病理行为评分、痴呆患者生活能力的评估工具(Barthel 指数)、社会功能活动问卷、功能独立性评测等;并发症评估可用简易营养评估、跌倒风险评定工具、Braden 压疮风险评估表、意识模糊评估法(筛查谵妄)、老年抑郁量表和康奈尔抑郁量表等,全面评估认知功能减退患者功能。

5. 辅助检查:包括实验室常规检查如血液、尿液及脑脊液检查,以及为寻找病因所做的微量元素、基因检测等。神经影像学常规检查,如 CT、MRI、SPECT 和正电子发射断层扫描(PET)等可以发现脑病生理、病理性结构改变,辅助痴呆的鉴别诊断。变性病性痴呆诊断的金标准是脑组织病理学检查。活检不适合作为常规检查,但通过尸检可以验证生前诊断的准确性,有助于诊断标准的修订和提高临床诊疗水平。

(四) 治疗

1. 对因治疗:部分病因明确的痴呆,如中毒、感染、代谢异常、肿瘤、脑外伤、正常颅压脑积水、癫痫、酒精依赖等引起的痴呆,经过积极对因治疗,患者症状改善,功能有所恢复。其他类型的痴呆没有特效治疗方法,治疗目标主要以减轻症状、延缓功能衰退和提高生活质量为主,认知衰退不能逆转。

2. 非药物治疗:应用于痴呆患者的整个病程,常用的方法包括认知疗法、环境疗法、音乐疗法、光照疗法、芳香疗法、运动疗法、针刺疗法等。上述疗法对痴呆患者认知、精神和情绪有积极的作用,具体操作规范和疗效机制多处于探索和研究阶段。对晚期痴呆患者则以生活护理为主,预防跌倒、误吸、营养不良、感染、压疮等并发症。

3. 药物对症治疗:针对认知功能的药物胆碱酯酶抑制剂(盐酸多奈哌齐、重酒石酸卡巴拉汀、加兰他敏等)可用于治疗轻、中度 AD 和血管性痴呆等;兴奋性谷氨酸受体拮抗剂(盐酸美金刚)可用于治疗重度 AD;对于重度患者,美金刚与胆碱酯酶抑制剂联合用药可能比单独应用任何一种更有效,但需结合患者整体情况和耐受性,逐渐增加剂量和观察不良反应。美金刚与胆碱酯酶抑制剂均不推荐用于额颞叶性痴呆(参见本书第六章第一节"认知功能障碍"药物治疗相关内容)。

4. 精神行为症状的处理:应仔细查找痴呆患者精神行为症状的诱因,包括药物、环境、躯体问题(感染、便秘)、抑郁和(或)精神病。尝试安全的非药物管理(转移注意力,使用个性化音乐、复合感觉刺激等)。对于存在攻击或其他危险行为的患者,可谨慎应用非典型抗精神病药物(如利培酮、奥氮平、喹硫平等),原则是低剂量起始、滴定法调整剂量、短期用药,应评价风险获益比。痴呆伴有抑郁焦虑的患者可用新型抗抑郁药 5-羟色胺再摄取抑制剂、苯二氮䓬类药物等。

5. 心理社会支持和照料者教育:对诊断痴呆的患者给予心理支持,鼓励患者在尚存决策能力时安排自己的生活;鼓励痴呆早期患者参加合适的社会活动,尽量维持日常生活自理能力。对家人和照料者进行疾病照护知识的宣教,以及帮助照料者学习自我减压,给予其心身辅导。多学科团队可以为痴呆患者和其家人提供高效的服务。

(五)预防

采取综合的预防措施,有效控制高血压、糖尿病、高脂血症等血管性危险因素,保持健康的生活方式,进行恰当的认知训练和体能训练等,降低痴呆发生的可能性。痴呆患者死亡的原因通常是各种并发症,做好照护对晚期痴呆患者尤为重要。

六、老年人多病共存

(一)概述

老年多病共存,还有"多重共存疾病""共存疾病""多重慢性疾病"或"复合病态"等相似名称,是指两种或更多种躯体或精神疾病共存,可发生于任何年龄。随着年龄增长,多病共存患病率明显增加,而医疗保健和公共卫生的进步使得慢性病患者的生存期延长,因此老年人多病共存现象明显增多。

(二)多病共存患者的处理原则

全科医生服务于多病共存的患者时面临着诸多决策困难,比如多病共存患者目前存在的主要健康问题,分清健康问题的主次,问题的主要方面和次要方面,以及需要优先解决次序;药物相互作用的影响,如何从多个临床实践指南选择适合的治疗方案等。有关老年多病共存管理的指导性原则多数来源于西方国家的研究与实践。由于文化差异,文献中强调"了解患者意愿和需求目标,决策临床处理的优先次序";包括与患者讨论疾病终末期治疗的选择、临终偏好、药物启动和停止、住院和各种操作、接受预防性服务的措施,以及是否采用相应的饮食干预、血压监测等医疗决策制定。

结合国内临床实践中,全科医师需要与患者及其家属进行有效沟通,遵照循证医学原则,将临床证据、医生经验和患者意愿相结合,另外遵从当地社区文化习俗,采取综合管理措施。建立服务团队,通过医疗机构、医护人员、患者及家属、照顾者之间密切联系,相互沟通,借助于现代电子工具、健康档案、物联网诊疗设备等,协调多病共存患者的医疗措施。

1. 推荐多病共存患者管理的 5 项指导性原则:

(1) 了解患者偏好,与患者及其家属共同商议并将其整合到医疗决策制定中,做好医患共同决策。

(2) 解读医学文献或者诊疗指南时,如果应用于多病共存患者时,要意识到证据基础的局限性。

(3) 基于风险、负担、获益及预后(包括剩余期望寿命、功能状态和生存质量),设计临床管理决策。

(4) 制定临床管理决策时,考虑治疗的复杂性和可行性。

(5) 选择获益最佳、危害最小且提高生存质量的治疗方法。

结合上述原则,临床工作中可以借鉴英国国家卫生与保健评价研究院(NICE)制定的多病共存患者管理指南:① 调整诊疗方案以满足患者目标和优先次序;② 评估患者是否可获益于针对复合病态的诊疗方案;③ 确定对患者重要的事宜;④ 明确疾病和治疗负担对患者生存质量的影响;⑤ 回顾用药:考虑停止非必须治疗,考虑非药物治疗方案;⑥ 制定个体化管理计划。

2. "更少可能最好"

对多病共存患者,每次医疗干预、住院或药物处方都可能造成潜在危害。因此临床决策推荐"更少可能是最好"的理念,即给予更少的干预可能对患者有更好的预期。如老年糖尿病患者管理中,对于虚弱或期望寿命有限的患者,推荐更宽松的血糖控制目标和血压目标。对于期望寿命不足 5 年的患者或者如果发现恶性肿瘤将会拒绝治疗的患者,说明其癌症筛查获益低,应遵从患者意愿,停止筛查。针对此类患者处方药物时建议策略:

(1) 从低剂量开始,任何药物的启用或剂量调整都应缓慢进行。

(2) 尽可能使用非药物治疗方法:例如:睡眠障碍能否通过睡眠卫生和行为改变来处理? 尿失禁能否通过定时排尿或盆底肌康复训练方法解决? 反流能否通过改变膳食和抬高床头进行处理? 踝部水肿能否通过抬高腿和穿压力袜进行处理?

(3) 经常回顾患者药物列表,以避免重复用药。

(4) 尽可能采用单药治疗,如 ACEI 用于控制血压、保护肾脏和治疗心力衰竭。

3. 识别和解决全身性健康问题

综合管理多病共存的有效方法是识别和解决影响患者健康状况或生存质量的问题。从患者基础生命支持出发,关注患者营养、身体活动/锻炼、功能/独立、睡眠障碍问题、心理健康、环境安全、照料者的压力,以及是否充分利用可以获得的医疗帮助等。

4. 多病共存患者的个体化治疗原则

患者多病共存,每种疾病各有特点,多重疾病相互交织,单凭某种疾病指南管理患者的特定疾病是不可行的。复合病态患者的指导原则应是个体化治疗原则。

七、老年人存活不良

（一）概述

存活不良（failure to thrive，FTT）为一种表现为体重减轻、食欲下降、营养不良和活动不足的综合征，常伴有脱水、抑郁症状、免疫功能受损和低胆固醇血症。存活不良也是衰弱的表现，是老年人整体功能衰退的一种状态，常伴有认知功能障碍和（或）功能性残疾，接近于生活完全不能自理和死亡的阶段。由于临床实践中难以准确界定存活不良，其发病率、流行病学和结局的相关数据有限。

（二）临床表现

存活不良的主要表现是身体衰弱、失能和神经精神功能障碍。导致老年人存活不良的主要因素有药物副作用、躯体合并症和心理社会因素。

1. 衰弱：衰弱是指多个系统的生理储备下降，是容易引发不良健康结局的脆弱状态。增龄和疾病是引起身体功能受损、营养不良和体重减轻主要原因，使患者出现衰弱，继而与失能及死亡相关。

有临床意义的体重减轻为 6～12 个月体重减轻达体重的 5% 及以上。老年人的最佳 BMI 被认为是 24～29 kg/m²，高于年轻成人。研究显示，非故意体重减轻是老年患者死亡的重要预测指标，它也与日常生活活动能力（ADL）降低、院内并发症增加、入住疗养院和生存质量较差有关，体重减轻都会加速功能衰退，主要原因是摄入不足和能量消耗增多。

2. 失能：失能是指难以或无法自理和独立生活，其筛查涉及询问 ADL 和工具性 ADL（IADL）。常使用 ADL 量表评估患者生活技能，如沐浴、穿衣、如厕、移动、自行进食和控制大小便。失能可能由衰弱缓慢逐渐发展而来，亦可由灾难性事件如脑卒中、创伤、感染等因素急性发展而来。失能是死亡、住院和需要长期护理的独立危险因素。

3. 神经精神功能障碍：主要表现为谵妄、抑郁和痴呆，可以单独发生，也可以多种精神障碍共存。精神障碍可以由躯体合并症和药物作用引起，同时精神障碍也促进失能、营养不良和衰弱的发生和发展。

（三）评估

疑似存活不良的患者评估包括全面的病史采集和体格检查，结合有针对性的实验室和影像学检查。

1. 病史：应从患者及照料者处获得，包括：

（1）所有已确诊的躯体合并症和精神共病。

（2）用药情况，包括处方药、非处方药、草药及维生素补充剂。

（3）酒精或违禁药品使用情况。

（4）全面回顾有无新发症状和（或）症状改变。

（5）失能的可能促成因素，包括视力及听力丧失。

（6）与移动能力差相关的因素，如足和关节炎问题、过去一年跌倒史。

（7）与进食困难相关的因素，如震颤、上肢使用障碍、牙科问题、口干燥症、吞咽痛及吞咽困难。

　　(8) 提示慢性感染的证据,如结核、支气管扩张、心内膜炎;或恶性肿瘤的症状,如发热、出汗、疼痛、体重减轻。

　　(9) 可能导致体重减轻的因素,如吞咽困难、厌食、恶心、呕吐、腹泻、腹胀感、腹痛。

　　(10) 肌肉骨骼疼痛症状,提示风湿性多肌痛的肩/髋部僵硬;其他来源的疼痛等。

　　社会史包括患者社交圈及家庭支持情况、居住环境、经济来源、教育水平、孤立程度,以及近期亲友离世或损失情况。社交隔离是老年人进入收容机构和死亡的危险因素,社交脆弱与死亡率增加及衰弱程度增加独立相关。

　　老年人受虐待及忽视很常见,医生应警惕。下述征象提示老年人可能存在受虐待的危险:① 照料者有物质滥用;② 社会支持不足;③ 老年人在照料者面前行为改变;④ 不明原因的损伤;⑤ 未能按处方取药。应私下询问患者有关虐待的问题。如果遇到可疑施虐者,与其交谈可能存在困难,需要有相应经验的人士帮助。

　　2. 体格检查:可明确和记录躯体和认知损害的程度,还可发现可能导致这些损害的疾病征象。应特别注意以下内容:

　　(1) 生命体征:包括体重、身高及体位性血压测量(测量仰卧位和站立位保持 1 min 和 3 min 时的心率和血压)。

　　(2) 头眼耳鼻喉(head, eyes, ears, nose, and throat, HEENT)检查:进行全面的口腔检查,确定有无牙齿脓肿、龋齿、义齿不匹配或鹅口疮的征象;进行耳科检查,确定有无耵聍栓塞或耳炎;进行颞动脉及鼻窦的触诊。

　　(3) 颈部检查:触诊有无淋巴结肿大及甲状腺结节。

　　(4) 乳房检查:排查肿块和腋窝淋巴结肿大。

　　(5) 直肠检查:检查有无直肠周围脓肿、粪便嵌塞及大便隐血。

　　(6) 功能评估:观察患者穿衣和脱衣的情况,有助于确定肩和腿的活动度,或者判断有无失用症。

　　(7) 视力和听力的诊室筛查测试。

　　(8) 详细的神经系统检查:深部腱反射、肌力、本体感觉和感觉检测。精神状态检查应首先评估注意力,如注意力受损,应针对谵妄进行诊断性检查。认知功能障碍和痴呆的评估也是必要的。

　　3. 实验室及影像学检查:根据病史及体格检查结果预测可能的诊断,再进行相应的检查。

　　4. 其他评估:评估不明原因的体重减轻或营养不良。辨别经口进食困难是与吞咽协调障碍(痴呆或脑卒中)有关,还是与咀嚼困难(牙列不良或牙周感染)有关,抑或与误吸影响进食有关。治疗性干预包括建议选取合适质地的食物、调整姿势和改善吞咽技巧。应详细分析患者当前的能量摄入情况,并根据患者活动量和疾病确定能量需求,然后给出治疗性建议。

　　通过理疗评估可了解患者使用适当辅助装置、扶手和其他家庭安全工具以及接受康复治疗的情况,并给出相应建议。通过职业治疗评估可了解患者进行日常生活活动的能力及认知能力,从而推荐合适的治疗和安全措施。

（四）存活不良的治疗

如果存活不良是由单个疾病如癌症引起的，则制订针对该疾病的治疗计划。但是更多患者的存活不良是多病共存、多药共用和心理因素等多因素导致。识别并治疗多种患病因素能够改善患者的生存质量和功能。应根据实际情况，与患者及其照料者讨论后确定治疗目标，谨慎考虑采用激进的干预措施。

1. 多学科治疗方法：老年人存活不良的评估和诊疗需要多元化方法、多学科团队合作。即使患者存在不可治愈的重症疾病，通过治疗促发因素也可使患者的生存质量得到显著改善。如阿尔茨海默病无法治愈，可以通过改善患者环境安全性，增加患者社会交往机会，去除可能有害的药物，对抑郁和记忆症状进行药物干预，增加营养干预，通过理疗改善步态不稳等方案，尽可能地延长或者减慢衰退的过程。

2. 停用非必需药物：应仔细评估用药情况，停用非绝对必需的药物。对已知作用但必须使用的药物，降低其使用剂量。已有肝肾功能异常的患者使用药物应更加谨慎。避免使用不适用于老年人群的药物，如抗胆碱能特性的药物，此类药物与排尿困难、认知功能减退以及日常工具性活动能力测试表现变差相关。

3. 体重减轻的干预：明确体重减轻的诱发因素，特别关注药物副作用、抑郁、咀嚼和吞咽困难、进食依赖他人以及采用不必要的饮食限制（低盐/低脂）等情况。此外，提供患者喜欢的食物、变换食物质地和口味以及令患者使用手抓食物，可能改善患者经口进食情况。

部分严重食欲低下者，可以使用鼻导管喂养，也可考虑使用食欲刺激剂如醋酸甲地孕酮（MA），该药物是一种孕激素类药物，研究已显示其可使厌食或恶病质的患者体重增加。

4. 身体虚弱的干预：有证据表明，通过运动（抗阻运动和有氧运动）、能量和蛋白质支持、补充维生素 D 和减少多药治疗等方法，可以改善身体虚弱。建议经综合评估后，在有资质的医疗机构治疗。

5. 痴呆的干预：早期痴呆的干预以增加环境支持，协助患者进食，鼓励患者尽可能生活自理，提供患者社会交往机会为主。在痴呆晚期患者中，随着咀嚼、吞咽和处理自身口腔分泌物能力的丧失，存活不良和营养不良将无法避免。

6. 抗抑郁/焦虑的治疗（详见本书第六章第一节相关内容）

7. 临终舒缓治疗：存活不良难以逆转，是通向死亡的终末路途。如果患者出现以下情况，预示着患者处于生命终末期，应当启动临终舒缓治疗，为临近生命终点的患者提供支持和帮助：疾病或者其他原因导致患者进行性体重减轻，难以逆转，甚至呈现恶病质状态；反复发生难治性感染；吞咽困难导致反复误吸和（或）经口进食不足；客观指标显示存在进行性痴呆；经最佳方法治疗后仍存在进行性压疮（3 或 4 期）等。

临终舒缓治疗应根据患者预嘱，与患者家属、照料者共同讨论，根据实际医疗情况实施。临终舒缓治疗在国内普及较慢，治愈性治疗方法仍占医疗战略的主导地位。舒缓治疗的总体供应非常有限，而且质量不高。

第四节 肺结核患者的健康问题及其管理

一、概述

结核病是由结核分枝杆菌（*Mycobacterium tuberculosis*，MTB）复合群引起的慢性传染性疾病，其临床症状多种多样、轻重不等。结核病尤其是肺结核在疾病早期可以没有明显的症状，或为非特异性症状及体征。结核病的早期诊断、鉴别诊断、治疗有着非常重要的意义。

2021年，我国结核病新发病例数约为78万，结核病发病率约为55/10万，在30个结核病高负担国家中我国排名第3位。55%的肺结核病例有病原学依据，而45%为病原学阴性，需依据临床表现及实验室检测进行综合诊断。

结核病的病原菌为MTB复合群，包括结核分枝杆菌、牛分枝杆菌、非洲分枝杆菌和田鼠分枝杆菌，其中人类肺结核的致病菌90%以上为结核分枝杆菌。

二、诊断与评估

（一）肺结核的临床表现

1. 症状：肺结核多数起病缓慢，部分患者可无明显症状，仅在胸部影像学检查时发现。随着病变进展，可出现咳嗽、咳痰、痰中带血或咯血等症状。肺结核还可出现全身症状，如盗汗、疲乏、间断或持续午后低热、食欲不振、体重减轻等，女性患者可伴有月经失调或闭经。少数患者起病急骤，有中、高度发热，部分伴有不同程度的呼吸困难。结核性胸膜炎患者有胸闷、胸痛和呼吸困难等症状。病变发生在气管、支气管者多有刺激性咳嗽且持续时间较长，支气管狭窄者可出现喘鸣或呼吸困难。少数患者可伴有结核性超敏感症候群，包括结节性红斑、疱疹性结膜炎/角膜炎等。合并有肺外结核病时，可出现相应脏器受累的症状。

2. 体征：早期肺部体征不明显，当病变累及范围较大时，局部叩诊呈浊音，听诊可闻及管状呼吸音，合并感染或合并支气管扩张时，可闻及湿啰音。病变累及气管、支气管，引起局部狭窄时，听诊可闻及固定、局限性的哮鸣音。当病变引起肺不张时，可表现为气管向患侧移位，患侧胸廓塌陷、肋间隙变窄、叩诊为浊音或实音、听诊呼吸音减弱或消失。病变累及胸膜时，早期于患侧可闻及胸膜摩擦音；随着胸腔积液的增加，患侧胸廓饱满、肋间隙增宽，气管向健侧移位，叩诊呈浊音至实音，听诊呼吸音减弱至消失；当积液减少或消失后，可出现胸膜增厚、粘连，气管向患侧移位，患侧胸廓可塌陷、肋间隙变窄、呼吸运动受限、叩诊为浊音、听诊呼吸音减弱。

（二）肺结核的诊断标准

1. 疑似病例：符合下列项目之一者：

（1）具有肺结核胸部影像学表现。

（2）5岁以下儿童有肺结核患者接触史、结核菌素皮肤试验中度阳性或强阳性、γ干扰素释放试验阳性。

2. 临床诊断病例：有肺结核临床表现和胸部影像学表现，同时符合下列项目之一者，考虑临床诊断病例：

（1）结核菌素皮肤试验中度阳性或强阳性。

（2）γ干扰素释放试验阳性。

（3）结核分枝杆菌抗体阳性。

（4）肺外组织病理检查证实为结核病变者。

（5）有气管、支气管结核临床表现及支气管镜下表现。

（6）有结核性胸膜炎临床表现，胸腔积液为渗出液，腺苷脱氨酶升高，结核菌素皮肤试验中度阳性或强阳性、γ干扰素释放试验阳性或结核分枝杆菌抗体阳性，可诊断为结核性胸膜炎。

（7）儿童肺结核临床诊断病例应同时具备以下两条：① 有肺结核胸部影像学及临床表现；② 结核菌素皮肤试验中度阳性或强阳性，或γ干扰素释放试验阳性。

3. 确诊病例

（1）痰涂片阳性肺结核诊断。符合下列项目之一者：① 2份痰标本涂片抗酸杆菌阳性。② 1份痰标本涂片抗酸杆菌阳性及有肺结核胸部影像学表现。③ 1份痰标本涂片抗酸杆菌阳性，以及分枝杆菌培养阳性且菌种鉴定为结核分枝杆菌复合群。

（2）仅分枝杆菌分离培养阳性，肺结核诊断。有肺结核胸部影像学表现，且至少2份痰标本涂片阴性，并且分枝杆菌培养阳性且菌种鉴定为结核分枝杆菌复合群。

（3）分子生物学检查阳性，肺结核诊断。有肺结核影像学表现且结核分枝杆菌核酸检测阳性。

（4）肺组织病理学检查阳性，肺结核诊断。结核病病理学检查符合结核病病理学改变。

（5）气管、支气管结核诊断。符合下列项目之一者：① 有气管、支气管结核支气管镜下表现及病理学检查符合结核病病理学改变。② 有气管、支气管结核支气管镜下表现，且气管、支气管分泌物涂片抗酸杆菌阳性，或分枝杆菌培养阳性并菌种鉴定为结核分枝杆菌复合群，或结核分枝杆菌核酸检测阳性。

（6）结核性胸膜炎诊断。符合下列项目之一者：① 有结核性胸膜炎的胸部影像学表现，且胸腔积液或胸膜病理学检查符合结核病病理学改变。② 有结核性胸膜炎的胸部影像学表现，且胸腔积液涂片抗酸杆菌阳性，或分枝杆菌培养阳性并菌种鉴定为结核分枝杆菌复合群，或结核分枝杆菌核酸检测阳性。

（三）肺结核的鉴别诊断

肺结核的症状、体征和影像学表现同许多胸部疾病相似，在诊断肺结核时，应注意与其他疾病相鉴别，需要结合病史、临床表现、实验室检查和实用性治疗效果等综合判断。

1. 继发性肺结核：影像呈浸润表现的肺结核应与其他感染性肺疾病相鉴别，如细菌性肺炎、肺真菌病、肺部非典型病原体感染等鉴别。肺结核空洞与癌性空洞、肺脓肿等鉴别。

2. 肺结核球：肺结核球与周围性肺癌、肺部良性肿瘤等相鉴别。周围性肺癌病灶多有分叶、毛刺，偏心钙化及空洞。良性肺部肿瘤，如炎性假瘤、错构瘤多为肺部孤立性病灶,症状缺乏特异性,病灶形态不规则或伴有特征爆米花样钙化或脂肪密度影。

3. 血行播散性肺结核:血行播散性肺结核与血源性播散肺转移瘤、尘肺等相鉴别。肿瘤肺基底部血流丰富,因此转移瘤的结节多于此处分布且大而多,而粟粒性肺结核在急性期结节分布均匀,由于需氧特性其在亚急性和慢性期以肺上叶分布为主。尘肺患者有粉尘接触史,阴影以中下肺野、内中带较多。

4. 气管支气管结核(TBTB):TBTB 多指段以上支气管的结核病变,常合并肺结核。应与支气管哮喘、慢性阻塞性肺疾病、气管支气管真菌感染、气管支气管肿瘤等相鉴别。气管支气管良性肿瘤有平滑肌瘤、软骨瘤、脂肪瘤、错构瘤、神经纤维鞘瘤、鳞状上皮乳头状瘤等;恶性肿瘤有原发性支气管肺癌、腺样囊性癌、类癌、黏液表皮样癌等。均需要与气管支气管结核仔细鉴别。

5. 结核性胸膜炎:结核性胸膜炎与各种漏出性胸腔积液、癌性胸腔积液和肺炎旁胸腔积液等相鉴别。胸腔积液诊断首先应对渗出液、漏出液进行鉴别,采用 Light 标准,即符合下列一项或多项标准可诊断为渗出液:① PF(胸腔积液)的蛋白/血清蛋白比值>0.5;② PF 的 LDH/血清 LDH 比值>0.6;③ PF 的 LDH>2/3 正常血清 LDH 上限。心源性、肝源性和肾源性胸腔积液,临床多见双侧,有原发病病史,通常为漏出液,原发病好转后胸腔积液很快吸收。肿瘤胸膜转移及胸膜间皮瘤的患者积液多为血性,肺炎性积液患者有感染史,抗感染治疗后胸腔积液很快吸收。

6. 肺结核与非结核分枝杆菌肺病:非结核分枝杆菌肺病临床表现与肺结核病相似。多继发于支气管扩张、尘肺和慢性阻塞性肺疾病等慢性肺病,也是人类免疫缺陷病毒(HIV)感染的常见并发症。通过菌种鉴定方可鉴别结核分枝杆菌与非结核分枝杆菌。

(四)诊断性抗结核治疗

1. 诊断性抗结核治疗的对象是痰涂阴肺结核,而痰涂阴肺结核患者的诊断必须由放射医生和门诊医生联合病案讨论确诊,必要时请痰涂阴肺结核诊断小组会诊后确诊。

2. 对暂时不能确诊而疑似肺炎的患者,可进行诊断性抗感染治疗(一般观察 2 周)或使用其他检查方法进一步确诊,此类患者可暂不在"结核病患者登记本"中登记。诊断性抗感染治疗不应选择喹诺酮类、氨基糖苷类等具有明显抗结核活性的药物。

3. 对经抗感染治疗后仍怀疑患有活动性肺结核的患者,可进行诊断性抗结核治疗,推荐使用初治活动性肺结核治疗方案,一般疗程 1~2 个月。此类患者可登记在"结核病患者登记本"中,如最后否定诊断,应变更诊断。

三、处理原则

(一)日常管理

1. 结核病的管理:基层医疗卫生机构负责转诊、协助追踪肺结核患者,并根据定点医疗机构制定的治疗方案对本地肺结核患者的治疗进行督导管理。疾病预防控制机构在卫生部门领导下负责组织开展结核病防治规划管理、疫情监测与处置、实验室质量控制、防控技术指导、宣传教育、绩效评估等工作。

肺结核患者全程规律服药是治疗成功的关键。在整个疗程中,所有与治疗管理相关的部门和机构必须密切配合、各司其职,切实落实对患者的治疗管理,积极开展以患者为中心的关怀服务,加强健康促进,和患者及其家属交流与沟通,保障患者的治疗依从性。

2. 结核病的健康促进:结核病防治的健康促进是结核病防治体系的重要组成部分,是实现普及防治知识、提升健康素养、预防结核病传播和流行的有力手段。积极开展以患者为中心的全疗程治疗管理关怀服务,包括与患者一起制订治疗的短期和长期目标,制订服药计划,提供从诊断到随访复诊的全疗程管理关怀服务。充分发挥政府、社区、非政府组织和社会团体的作用,将患者管理关怀服务从医疗机构内扩大到患者家庭、工作场所和社区,开展患者关怀主题的小组活动、组建结核病患者网络社区等各种社会支持性活动,消除对结核病患者的歧视。

（二）治疗

1. 治疗原则:要对所有能够进行药敏检测的肺结核患者开展药物敏感性检测,有条件的地区,要开展分子生物学耐药检测,根据药物敏感结果对患者进行针对性的治疗。抗结核治疗应遵循"早期、联合、适量、规律、全程"的原则。

2. 常用治疗药物和方案

（1）常用药物:对于首次诊断肺结核患者,如无特殊情况使用一线抗结核药物进行治疗。一线抗结核药物包括异烟肼(INH,H)、利福平(RFP,R)、利福喷汀(RFT)、吡嗪酰胺(PZA,Z)、乙胺丁醇(EMB,E)和链霉素(SM,S)。推荐使用固定剂量复合剂(FDC)进行抗结核治疗。

表 7－4－1　常用抗结核药物及剂量

药名	每日疗法		
	成人(g)		儿童
	<50 kg	>50 kg	(mg/kg)
异烟肼(INH)	0.30	0.30	10～15
利福平(RFP)	0.45	0.60	10～20
吡嗪酰胺(PZA)	1.50	1.50	30～40
乙胺丁醇(EMB)	0.75	1.00	15～25

注:利福喷汀,体重<50 kg推荐剂量为0.45 g,体重>50 kg推荐剂量为0.6 g,每周2次用药,主要用于肝功能轻度受损、不能耐受利福平的患者。目前无儿童用药剂量指导。婴幼儿及无反应能力者,因不能主诉及配合检查视力,需慎用乙胺丁醇。

（2）治疗方案

① 利福平敏感或耐药性未知的患者采用标准化治疗方案,2HRZE/4HR 强化期 2个月,继续期 4 个月。

② 结核性胸膜炎采用2HRZE/7HRE 方案,强化期 2 个月,继续期 7 个月。

③ 肺结核合并肺外结核采用强化期 2HRZE,继续期采用 HRE 方案以治疗肺外结核的最长疗程为准。

④ 耐药结核病患者应在地市级以上结核病定点医疗机构进行诊治及随访。

3. 耐药结核病患者确诊后应转至地市级以上定点医疗机构进行治疗和随访。

（三）急性并发症的早期识别

肺结核是治疗周期长,在管理过程中密切观察其疾病并发症和治疗副反应。

1. 咯血

（1）结核病变使肺部毛细血管通透性增高,血液渗出,导致痰中带血或小量咯血,一次或 24 h 内咯血量少于 100 mL;如果病变累及小血管,一次咯血量在 100～300 mL 或 24 h 内咯血总量 100～500 mL,表现为中量咯血;如果形成的小动脉瘤破裂,或动静脉瘘破裂,一次咯血量超过 300 mL 或 24 h 内咯血总量超过 500 mL 者,则为大量咯血。

（2）临床表现:咯血可为痰中带血丝或血块,色鲜红或暗红,甚至整口鲜血或大咯血。大咯血时,血容量急骤减少,血压下降,患者面色苍白、心悸、脉弱、四肢湿冷,可致失血性休克而危及生命。咯血量大可引起窒息,患者在咯血过程中出现咯血突然停止、发绀明显、张口瞪目、呼吸微弱甚至停止、抽搐、挣扎或大小便失禁等,均为咯血窒息的表现。

体征:咯血时,肺部出血侧常可闻及湿啰音,若出现肺不张,呼吸音可减弱或消失。大量咯血可出现皮肤苍白、皮肤湿冷。如果咯血引起窒息可出现面色青紫。

（3）治疗原则:消除紧张恐惧心理,嘱患者平静呼吸将血随时咯出。咯血部位明确者一般采取患侧卧位,以防病灶向健侧播散。咯血期间应进食易消化的温凉食物,少食多餐,保持大便通畅,避免过度用力而诱发咯血。对有呼吸困难者,可用鼻导管吸氧。加强护理,注意卧床休息。

药物止血:常用药物有卡巴克洛(安络血)片剂或(和)针剂,注意对水杨酸盐过敏者禁用;酚磺乙胺(止血敏,止血定);氨甲苯酸(止血芳酸)和氨甲环酸(止血环酸);垂体后叶激素可使动脉平滑肌及子宫平滑肌收缩,所以妊娠及高血压、冠心病患者慎用;巴曲酶(立止血);中成药(如云南白药、三七片、白及粉等)。

（4）转诊及注意事项:如果出血不止、药物治疗不佳或反复咳血、咯血者,应及时转诊,可以进行支气管动脉栓塞术;或者行手术治疗,如肺叶、段切除。转诊过程中要密切关注咯血情况,及时清除血块,保持呼吸道通畅。如有窒息风险,可迅速将患者全身倒悬或俯卧位上身倒悬,撬开口腔,抠出口内血块,拍击背部,使血块排出,或紧急行气管插管,吸引器吸出血块。窒息解除后应加大给氧,补充血容量,防止呼吸循环衰竭。

2. 自发性气胸

肺结核患者出现病灶组织坏死、空洞形成,或在反复破坏及修复过程中形成肺大疱,在用力或者无诱因时病灶破裂可形成自发性气胸。

（1）临床表现:起病急,有剧烈咳嗽、用力屏气、提取重物等诱因。突发性胸痛,呈针刺或刀割样锐痛,偶有钝痛,继而出现胸闷气喘症状。肺功能良好、肺萎陷缓慢者,可无明显呼吸困难,而有肺部基础疾病,肺功能下降或张力性气胸患者,可有明显呼吸困难、发绀、心悸、烦躁不安、大汗淋漓、皮肤湿冷及血压下降等休克症状,若不及时救治可危及生命。

体征:胸腔少量积气时体征不明显,积气部位叩诊可呈过清音,且呼吸音减低。胸腔大量积气时气管和纵隔向健侧移位,患侧胸廓饱满、肋间隙增宽、呼吸运动减弱、叩诊呈鼓音、语颤及呼吸音减弱或消失。

（2）影像学表现:胸片显示积气部位透光度增强,肺纹理消失。肺组织向肺门均匀萎陷,萎陷的肺边缘为气胸线,可以此判定肺压缩的程度。气胸的 CT 表现为胸腔内出现极低密度气体影,伴有肺组织不同程度的压缩、萎陷改变,对于同时判断肺内病灶性质及分布有重要价值。

（3）治疗原则：治疗目标是促进患侧肺复张。

① 保守治疗：气胸量小于 20%,且为闭合性,症状较轻,$PaO_2 > 70$ mmHg,经保守治疗多可自愈,气体可在 7～10 d 内吸收,在密切监测病情下变化,卧床休息,止痛、镇咳、通便,密切观察病情变化,经鼻导管或面罩吸氧,可达到比较满意的效果。

② 胸腔穿刺抽气：对于积气量较多,肺压缩大于 20% 的闭合性气胸,心肺功能尚好的单纯性气胸患者,抽气可加速肺复张,迅速缓解症状。对于张力性气胸,为迅速降压以避免发生严重并发症,需立即行胸腔穿刺排气。

③ 胸腔闭式引流术：对于交通性气胸,或心肺功能较差、自觉症状较重、静息状态下亦感明显呼吸困难的闭合性气胸,无论其肺压缩多少,均应尽早行胸腔闭式引流术。反复发生的气胸,应首选闭式引流术。

④ 手术治疗：经内科治疗无效者,适应于长期气胸、血气胸、双侧气胸、复发性气胸、张力性气胸引流失败者、胸膜增厚致肺膨胀不全或影像学有多发性肺大疱者。根据情况行胸腔镜或开胸手术。

3. 呼吸衰竭

重症肺结核是引起慢性呼吸衰竭的常见病因。根据病情急缓可分为急性呼吸衰竭和慢性呼吸衰竭。根据动脉血气分析,呼吸衰竭分为两种类型：

Ⅰ型呼吸衰竭：缺氧无二氧化碳潴留,$PaO_2 < 60$ mmHg,$PaCO_2$ 降低或正常,见于换气功能障碍。

Ⅱ型呼吸衰竭：缺氧伴有二氧化碳潴留,$PaO_2 < 60$ mmHg,$PaCO_2 > 50$ mmHg,系肺泡通气不足所致。单纯通气不足,缺氧和二氧化碳潴留程度是平行的,若伴换气功能损害,则缺氧更为严重。

（1）临床表现：主要表现是呼吸困难、发绀；长期慢性缺氧和（或）二氧化碳潴留导致精神、神经症状（肺性脑病）；心率加快、心搏出量增大；周围循环衰竭、血压下降、心律失常；慢性缺氧和二氧化碳潴留可引起肺动脉高压,诱发右心衰竭、体循环瘀血（肺心病）；缺氧可使胃肠黏膜损害而发生应激性溃疡,引起上消化道出血。严重的 CO_2 潴留、缺氧可出现肾功能衰竭、脑血管病等。

（2）治疗原则

① 保持呼吸道通畅,鼓励患者将痰液咳出；呼吸道局部湿化及应用解痉、祛痰药物；对重症不能配合者,可负压吸引引流分泌物。

② 控制原发病及感染呼吸道感染是呼吸衰竭最常见的诱因,在积极抗结核治疗的同时有效控制感染是呼吸衰竭好转的基础。可常规查痰病原菌培养与药敏,在药敏结果获得前,经验性用药宜选用广谱高效抗菌药。

③ 氧疗：提高肺泡氧分压,增加氧的弥散能力,改善低氧血症。降低呼吸功耗,降低缺氧性肺动脉高压,减轻右心负荷。

氧疗浓度：吸入氧气的浓度（FiO_2）与吸入氧流量关系粗略的估计：$FiO_2 = 21 + 4 \times$

吸入氧流量(L/min)。对于缺氧不伴有二氧化碳潴留,应给予高浓度吸氧($>35\%$),使 PaO_2 提高到 60 mmHg 或血氧饱和度(SaO_2)在 90% 以上。

对于缺氧伴有明显二氧化碳潴留的患者,应该低浓度持续给氧($<35\%$)。对于慢性 Ⅱ型呼吸衰竭患者,特别是伴有肺源性心脏病者,长期夜间氧疗($1\sim2$ L/min,每日 10 h 以上)有利于降低肺动脉高压,减轻右心负荷,提高生存质量。

④ 建立人工气道。严重呼吸衰竭患者,出现意识障碍、呼吸不规则、气道分泌物多 且有排痰障碍;有呕吐误吸风险,全身营养状态差等;严重低氧血症或二氧化碳潴留者 ($PaO_2\leqslant45$ mmHg,$PaCO_2\geqslant70$ mmHg);有多器官功能损害者,宜尽早建立人工气道进 行人工通气。

⑤ 其他治疗包括纠正酸碱失衡及电解质紊乱,应用糖皮质激素等药物,营养支持, 加强基础护理等措施。

(四)转诊

非定点医疗机构(或结核病定点医疗机构的非结核门诊)要将确诊肺结核或疑似肺 结核患者转诊到患者现住址所在的县(区)级结核病定点医疗机构(或结核病定点医疗机 构的结核门诊)。如患者需要在非定点医疗机构住院治疗,要在出院时进行转诊。

1. 程序

(1)对患者进行健康宣教,嘱患者到结核病定点医疗机构或其结核门诊进行诊治。

(2)为患者提供定点医疗机构的地址、联系电话等信息,必要时可协助患者前往定 点医疗机构就诊,同时要做好转诊记录并告知定点医疗机构。

2. 追踪:县(区)级疾病预防控制机构组织对未转诊到位患者应做好追踪工作。

追踪对象:医疗卫生机构报告的现住址在本辖区的患者中,具备下列情况之一者为 追踪对象。

(1)医疗卫生机构报告或转诊的非住院肺结核或疑似肺结核患者 24 h 内未到辖区 内结核病定点医疗机构就诊;检查结果为"利福平耐药"的患者在报告后的 3 d 内未到本 辖区耐多药肺结核定点医疗机构就诊。

(2)在医疗卫生机构进行住院治疗的肺结核患者,出院后 3 d 内未到辖区内结核病 定点医疗机构就诊。

第五节　艾滋病患者的健康问题及其管理

一、概述

(一)艾滋病的概念、流行病学

艾滋病即获得性免疫缺陷综合征(acquired immuno deficiency syndrome,AIDS), 是由人类免疫缺陷病毒(human immunodeficiency virus,HIV,亦称艾滋病病毒)感染引 起的,以人体 $CD4^+T$ 淋巴细胞减少为特征的进行性免疫功能缺陷,疾病后期可继发各 种机会性感染、恶性肿瘤和中枢神经系统病变的综合性疾患。

1. 传染源：包括 HIV 感染者和 AIDS 患者，其中未启动抗病毒治疗的急性 HIV 感染者及晚期 AIDS 患者传染性最强。HIV 主要存在于传染源的血液、精液、阴道分泌物、胸腹水、脑脊液、羊水和乳汁等体液中。

2. 感染和传播途径：经性接触传播（包括不安全的同性、异性和双性性接触），经血液及血制品传播（包括共用针具静脉注射毒品、不安全规范的介入性医疗操作及文身等），母婴传播（包括宫内感染、分娩时和哺乳传播）。

高风险人群：主要有男男同性性行为者、静脉注射毒品者、与 HIV 感染者/AIDS 患者有性接触者、多性伴人群、性传播疾病患者群体。

3. 有效的预防措施：随着医学不断进步，目前艾滋病可防可治，做好如下措施可以有效地预防 HIV 在人群中的传播：正确使用安全套，采取安全的性行为；不吸毒，不共用针具；推行无偿献血，对献血人群进行 HIV 筛查；加强医院管理，严格执行消毒制度，控制院内交叉感染；预防职业暴露与感染；控制母婴传播；对 HIV 感染者/AIDS 患者的配偶和性伴、与 HIV 感染者/AIDS 患者共用注射器的静脉药物依赖者以及 HIV 感染者/AIDS 患者所生的子女进行医学检查和 HIV 检测，为其提供相应的咨询服务。

AIDS 不会通过日常生活和一般性接触传播，与 HIV 感染者和 AIDS 患者握手、拥抱、礼节性接吻、共同进餐均不会感染 AIDS。AIDS 也不通过飞沫、蚊虫叮咬传播。

（二）相关政策与法律规定

1.《艾滋病防治条例》

该条例于 2006 年 3 月 1 日正式施行，是我国第一部针对单病种的国务院行政法规，在 AIDS 预防和控制工作中具有极其重要的意义。《艾滋病防治条例》共有七章六十四条，涵盖政府及有关部门和其他团体组织在 AIDS 防治工作中的责任和义务，HIV 感染者和 AIDS 患者的权利和义务，AIDS 防治宣传教育制度，开展行为干预、加强对医疗行为及其血液制品管理以及财政支持措施等方面。覆盖面广泛，对于社区医疗机构，无论是在临床救治、咨询，还是在宣传教育、关怀服务工作等方面，均有所帮助。

2. "四免一关怀"政策

（1）免费治疗：农村居民和城镇未参加基本医疗保险等医疗保障制度的经济困难人员中的 AIDS 患者，可到当地卫生部门指定的传染病医院或设有传染区（科）的综合医院服用免费的抗 AIDS 药物，接受抗病毒治疗。

（2）免费检查：所有自愿接受 AIDS 咨询检测的人员，都可到当地疾病预防控制中心或卫生行政部门指定的医疗等机构进行免费咨询和 HIV 抗体初筛检测。咨询和检测是保密的。

（3）免费阻断：为已感染 HIV 的孕妇提供免费母婴阻断药物及婴儿检测试剂。

（4）免费教育：为 AIDS 遗孤提供免费义务教育。

（5）"一关怀"：国家对 HIV 感染者和 AIDS 患者提供救治关怀，各级政府将经济困难的 AIDS 患者及其家属纳入政府补助范围，按有关社会救济政策的规定给予其生活补助；扶助有生产能力的 HIV 感染者和 AIDS 患者从事力所能及的生产活动，增加其收入。

二、识别与转介

（一）HIV/AIDS 患者的识别

1. HIV/AIDS 患者常见症状：从初始感染 HIV 到 AIDS 终末期是一个较为漫长复杂的过程，根据感染后临床症状、体征，HIV 感染的全过程可分为急性期、无症状期和艾滋病期。急性期和无症状期的感染者因症状无特异性或无症状，很难被识别出。

进入艾滋病期，患者 $CD4^+T$ 淋巴细胞计数＜200 个/μL，血浆病毒载量明显升高，此期会出现 HIV 相关症状和体征，主要表现为持续 1 个月以上的发热、盗汗、腹泻，体重明显减轻，部分患者表现为神经精神症状如记忆力减退、精神淡漠、性格改变、头痛、癫痫及痴呆等，或出现持续性全身性淋巴结肿大，通常多部位、无疼痛、无粘连，可持续 3 个月以上。在免疫系统发生严重缺陷时，患者还会出现 AIDS 指征性疾病，例如 HIV 消耗综合征、肺孢子菌肺炎、食管念珠菌感染等。

以下列举各系统常见的艾滋病临床表现，以便于全科医生在接诊中有所警觉，及早识别和诊断 AIDS。

（1）呼吸系统

① 肺孢子菌肺炎。亚急性起病，进行性呼吸困难，伴有发热、干咳、胸闷，症状逐渐加重，严重者发生呼吸窘迫；最具特征的实验室异常为血气分析提示低氧血症；肺部阳性体征少；肺部影像学呈现双肺从肺门开始的弥漫性网状结节样间质样改变。

② 肺结核。免疫缺陷合并结核病可发生于任意 $CD4^+T$ 淋巴细胞计数水平的艾滋病患者。$CD4^+T$ 淋巴细胞计数较高的患者，其临床表现与非 HIV 感染者的结核病类似；免疫严重缺陷时常见肺外结核病。

③ 非结核分枝杆菌病。主要为鸟分枝杆菌复合群（*Mycobacterium avium* complex，MAC）感染，临床症状与活动性结核病相似，免疫系统严重缺陷时多表现为播散性非结核分枝杆菌病，可累及除肺以外的多脏器，表现为贫血、肝脾肿大、全身淋巴结肿大、腹泻等。

④ 巨细胞病毒（cytomegalovirus，CMV）肺炎。发热，咳嗽或呼吸困难，肺部影像学表现为弥漫性肺间质浸润，病理肺组织或细胞中见 CMV 包涵体，同时需要排除其他常见肺炎相关病原体。

⑤ 肺隐球菌病。大多数患者呼吸道症状较轻微，部分可表现为急性呼吸窘迫综合征，症状类似于肺孢子菌肺炎。肺部影像学表现多样化，可为单发或多发结节块状影、片状浸润影和弥漫混合病变，以结节伴空洞形成较为常见。

（2）消化系统

① 食管念珠菌感染。出现口腔真菌感染，且近期有胸骨后疼痛、烧灼感、吞咽困难，内镜下食管内见多发浅表溃疡或线性深溃疡。

② CMV 感染。最常见受累部位是食管和结肠。表现为发热、吞咽痛、恶心或胸骨后烧灼痛、体重减轻、厌食、腹痛、腹泻等。

③ 其他。病程超过 1 个月的慢性单纯疱疹病毒感染（口唇、生殖器或肛门、直肠）；慢性隐孢子虫病，通常表现为腹泻，持续 1 个月以上。

（3）中枢神经系统

① 弓形虫脑病。发热,伴局灶或弥漫性中枢神经系统损害的表现。头颅CT呈单个或多个低密度病灶,增强扫描呈环状或结节样增强,周围一般有水肿带。相较CT,核磁共振更加敏感,成像表现为颅内多发长 T1 和长 T2 信号。确诊依赖脑组织活检,脑脊液高通量测序(next generation sequencing, NGS)技术有助于提高该病的检出率。

② 隐球菌脑膜炎。通常表现为亚急性脑膜炎或脑膜脑炎伴发热、头痛等不适,部分患者也会出现脑病症状,如嗜睡、精神改变、人格改变和记忆丧失。颅内压增高往往比较常见。

③ 进行性多灶性脑白质病。是一种由多瘤病毒属的 JC 病毒再激活导致的中枢神经系统严重脱髓鞘性疾病。中枢神经系统的任何区域都可能受累,脊髓受累罕见。通常起病隐匿,进展较缓慢,表现为局灶性神经功能障碍,具体因受累区域不同而异。

④ 其他病毒性脑炎。例如巨细胞病毒、EB 病毒、单纯疱疹病毒和水痘-带状疱疹病毒等引发的脑炎。接诊有神经精神症状,如昏睡、精神错乱、意识模糊、迟钝、失语、视力障碍、无力、癫痫发作、面瘫等的患者时,在排查其他疾病的同时,警惕可能合并 HIV 的感染。

⑤ HIV 相关神经认知障碍。由感染 HIV 所引起的感知和运动神经元的异常,影响日常工作,表现为健忘、注意力难以集中、思维缓慢、抑郁、细微运动功能损害等。感染 HIV 的儿童无其他原因出现以下症状之一也需考虑：大脑发育障碍或萎缩、智力障碍、对称性运动障碍、轻瘫、共济失调或步态紊乱。

（4）皮肤

结节性痒疹、带状疱疹、皮肤癣菌病、甲癣、脂溢性皮炎、银屑病、外阴疱疹病毒感染和尖锐湿疣等。皮肤疾病的表现多样化、无特异性,通常反复发作、经久不愈或突然急剧恶化。此处主要强调马尔尼菲篮状菌病,该病多见于南方或潮湿多雨地区,临床表现大多无特异性,可累及皮肤、呼吸、消化、血液及淋巴等多系统,经典皮损为凸出皮肤表面、周围隆起、中心凹陷的脐凹样皮疹,具有较高的诊断意义。

（5）口腔

① 口腔念珠菌感染。通常持续性出现,为口咽黏膜或舌面无痛的、乳白色斑块,可呈豆渣样,易拭去,口腔咽拭子涂片找到真菌。

② 口腔溃疡。反复发作,近 6 个月内≥2 次。

③ 口腔黏膜毛状白斑。好发于舌的两侧边缘,少见于颊黏膜,为粗厚的白色或灰色突起,可有垂直起伏的皱褶,似毛状;病变也可延及舌背或舌腹,通常呈扁平状;区别于口腔念珠菌的特点为毛状白斑不能擦去。系乳头瘤病毒、EB 病毒等感染所致。

④ 口角炎、唇炎、急性坏死性溃疡性牙龈炎、牙周炎或口腔炎也可见于免疫缺陷人群。

（6）眼部

临床最常见的是 CMV 视网膜脉络膜炎,表现为飞蚊症、漂浮物、盲点或外周视野缺损,通常视力快速下降,眼底检查表现为"番茄炒鸡蛋样"改变。

（7）血液系统

不明原因的贫血(Hb<80 g/L)、中性粒细胞减少(中性粒细胞计数<0.5×10^9/L)

或血小板减少(PLT<$50×10^9$/L),时间持续超过 1 个月。

(8) HIV 相关性肾病

常表现为显著的蛋白尿和快速进展性肾病。系塌陷性局灶节段性肾小球硬化,伴有肾小管微囊性变和间质炎症。

(9) 常见肿瘤

① 卡波西肉瘤。HIV 感染者最常出现的肿瘤,虽然可见于 HIV 感染的各个阶段,但以 CD4$^+$T 淋巴细胞计数<$200/\mu$L 的患者居多。临床常见高于皮肤表面的黑色或紫棕色结节,可见于任何部位;也可发生于口腔、眼部、胃肠道和肺部。

② 淋巴瘤。AIDS 相关淋巴瘤(AIDS-related lymphoma,ARL)类型以非霍奇金淋巴瘤为主,病理分型上以 B 细胞来源的为主,占 90% 以上。WHO 定义下列七个亚型为 ARL:伯基特淋巴瘤(BL)、弥漫大 B 细胞淋巴瘤(DLBCL)、免疫母细胞性淋巴瘤 (IBL)、外周 T 细胞淋巴瘤 (PTCL)、原发性渗出性淋巴瘤 (PEL)、浆母细胞淋巴瘤 (PL)和多型性 B 细胞淋巴瘤(PBL)。临床表现多种多样,可发生于身体任何部位。

(10) 合并 HBV/HCV/梅毒

合并 HBV 感染、HCV 感染或梅毒的患者,尤其是男男同性性行为者、多性伴者和有静脉药瘾史者,建议常规筛查 HIV。

(二) HIV 感染/AIDS 诊断

诊断原则是以实验室检测为依据,结合临床表现和参考流行病学资料综合进行诊断。HIV 抗体和病原学检测是确诊 HIV 感染的依据,流行病学史是诊断急性期和婴幼儿 HIV 感染的重要参考依据,CD4$^+$T 淋巴细胞检测和临床表现是 HIV 感染分期诊断的主要依据,AIDS 的指征性疾病是 AIDS 诊断的重要依据。

1. HIV 感染

(1) 成人、青少年及 18 个月龄以上儿童,符合下列一项者即可诊断:

- HIV 抗体筛查试验有反应且 HIV 抗体确证试验阳性;
- HIV 抗体筛查试验有反应且核酸定性试验阳性;
- HIV 抗体筛查试验有反应且核酸定量试验>5 000 拷贝/mL;
- 有流行病学史或 AIDS 相关临床表现,两次 HIV 核酸检测均为阳性;
- HIV 分离试验阳性。

(2) 18 个月龄及以下儿童,符合下列一项者即可诊断:

- 为 HIV 感染母亲所生且两次 HIV 核酸检测均为阳性(第二次检测需在出生 4 周后采样进行);
- 有医源性暴露史,HIV 分离试验结果阳性或两次 HIV 核酸检测均为阳性;
- 为 HIV 感染母亲所生且 HIV 分离试验阳性。

2. AIDS

(1) 成人及 15 岁以上(含 15 岁)青少年,符合下列一项者即可诊断:

- HIV 感染且 CD4$^+$T 淋巴细胞计数<$200/\mu$L;
- HIV 感染且伴有至少一种成人 AIDS 指征性疾病。

(2) 15 岁以下儿童,符合下列一项者即可诊断:

- HIV 感染且 CD4$^+$T 淋巴细胞百分比<25％(<12 月龄),或<20％(12～36 月龄),或<15％(37～60 月龄),或 CD4$^+$T 淋巴细胞计数<200/μL(5～14 岁);
- HIV 感染且伴有至少一种儿童 AIDS 指征性疾病。

（三）HIV 感染/AIDS 的疫情报告与转介

对发现的 HIV 感染者/AIDS 患者应遵照《中华人民共和国传染病防治法》及时向所在地疾病预防控制中心报告疫情,指导患者尽快转至当地定点卫生医疗机构进行治疗。

三、HIV 暴露相关问题

（一）HIV 暴露预防相关概念

1. HIV 暴露:分为职业暴露和非职业暴露两类。职业暴露是指卫生保健人员或人民警察在职业工作中与 HIV 感染者的血液、组织或其他体液等接触而具有感染 HIV 的危险,非职业暴露指除职业暴露外其他个人行为发生的 HIV 暴露。

2. 暴露前预防(pre-exposure prophylaxis, PrEP):指当人面临 HIV 感染高风险时,通过服用药物以降低被感染概率的生物学预防方法。用药原则包括每日服药方案和按需服药(2-1-1)方案。需要强调的是,按需服药方案主要适用于平均性生活<2次/周且能提前至少 2 h 计划性生活,或者可以延迟至少 2 h 发生性行为的男男性行为者,而不适用于异性恋、静脉注射吸毒者等其他高危人群。

3. 暴露后预防(post-exposure prophylaxis, PEP):PEP 是使用 HIV 治疗药物即抗病毒治疗药物对已经发生了 HIV 高危行为暴露的 HIV 阴性人员进行短期治疗,以降低感染风险的方法。

（二）暴露源及其危险度分级

1. 确定具有传染性的暴露源:血液、精液、阴道分泌物、脑脊液、羊水、滑膜液、腹水、心包积液、胸腔积液、母乳等。

2. 通常认为不具有传染性的暴露源:不含血的唾液、鼻分泌物、痰液、汗液、泪液、粪便、尿液及呕吐物等。

3. 暴露源危险度的分级

（1）低传染性:病毒载量水平低,暴露源接受 ART 并有持续病毒学抑制;

（2）高传染性:病毒载量水平高、AIDS 晚期、未接受 ART 或不规律服药者;

（3）暴露源情况不明:暴露源所处的病程阶段、暴露源是否为 HIV 感染,以及污染的器械或物品所带的病毒载量不明。

4. 高危险度暴露因素:包括暴露量大、污染器械直接刺破血管、组织损伤深。

（三）HIV 职业暴露后处理原则

1. 局部处理原则:① 即刻用肥皂液和流动的清水清洗被污染的局部;② 污染眼部等黏膜时,应用大量等渗氯化钠溶液反复对黏膜进行冲洗;③ 存在伤口时,应轻柔由近心端向远心端挤压伤处,尽可能挤出损伤处的血液,再用肥皂液和流动的清水冲洗伤口;④ 用 75％的酒精或 0.5％碘伏对伤口局部进行消毒处理,再包扎。

2. 预防性用药原则:越早越好。应在“黄金 72 小时”即 HIV 暴露后 72 h 之内预防性用药,且尽可能提早在暴露后 2 h 内,最好不超过 24 h;但即便超过 24 h 也建议实施预防性用药,时间越长,阻断效果越不理想;疗程为连续服用 28 d;具体用药方案可根据当地资源确定或咨询当地定点医疗机构。

3. HIV 职业暴露后的监测:于暴露后立即、4 周、12 周进行 HIV 抗体检测;建议同时进行乙肝、丙肝、梅毒等性病检测;对于用药预防者,建议于服药前、服药 14 d 后和服药 28 d 后进行血常规、血生化等药物不良反应的监测。

(四) HIV 职业暴露预防措施

1. 进行可能接触患者血液、体液的诊疗和护理工作时,必须佩戴手套。

2. 在进行有可能发生血液、体液飞溅的诊疗和护理操作时,除需佩戴手套和口罩外,还应佩戴防护眼镜,当有可能发生血液、体液大面积飞溅,污染操作者身体时,还应穿上具有防渗透性能的隔离服。

3. 在进行接触患者血液、体液的诊疗和护理操作时,若手部皮肤存在破损,必须戴双层手套。

4. 使用后的锐器应当直接放入不能刺穿的利器盒内进行安全处置;抽血时建议使用真空采血器,并应用蝶翼采血针;禁止对使用后的一次性针头进行回套;禁止用手直接接触使用过的针头、刀片等锐器。

(五) 非 HIV 职业暴露前/后预防的接诊注意事项

非 HIV 职业暴露的暴露评估、处理、随访原则可参考 HIV 职业暴露。接诊此类求助者时,需在对方隐私得以保护的前提下耐心倾听,进行风险评估。对于确实有高风险行为的求助者,动员其尽快至距离最近的定点医疗机构进行预防治疗。

虽然此类求助者用药及检测需要遵循自愿原则,但作为社区医生,需要做好依从性教育和检测动员。无论接受 PEP 或 PrEP 者,均需要在服药周期内定时、定量用药,按期随访评估药物不良反应和阻断效果,PrEP 在接受治疗后需要每 3 个月进行 HIV 和性传播疾病的监测,建议药物不良反应的评价贯穿于 PrEP 的整个过程。PEP 参考前文 HIV 职业暴露处理原则。

接受预防用药前必须进行 HIV 检测,尤其是 PrEP 必须在确保没有感染 HIV 的前提下才可以启动。HIV 试纸自检结果不能作为启动 PrEP 的充分依据。医务人员需要结合血清抗体检测结果、近 4 周内有无 HIV 急性感染相关症状/体征甚至病毒载量结果,充分排除处于 HIV 感染急性期的可能;同时完善检测,排除用药禁忌,确认是否合并 HBV 感染、性传播疾病和是否妊娠。

四、HIV 感染者日常问题的处理

(一) 抗病毒治疗相关问题

1. 抗 HIV 治疗的时机

抗 HIV 治疗的目的是降低 HIV 感染的发病率和病死率,减少非艾滋病相关疾病的发病率和病死率;使患者获得正常的期望寿命;提高患者生活质量;最大程度地抑制病毒复制,使病毒载量降低至检测下限并减少病毒变异;重建或者改善免疫功能;减少异常的免疫激活,减少 HIV 的传播,预防母婴传播。因此一旦确诊 HIV 感染,无论 CD4$^+$T 淋巴细胞水平高低、患者年龄,均建议尽早开始抗病毒治疗;如患者存在严重的机会性感染或处于既往慢性疾病急性发作期,建议至当地定点收治医疗机构进行救治,待感染控制、病情稳定后在专科医生指导下启动抗病毒治疗。

2. 治疗方案推荐

俗称的"鸡尾酒疗法"即高效联合抗反转录病毒治疗(highly active antiretroviral therapy, HAART),随着新型抗病毒治疗药物研发上市,其用药方案也在不断变化。目前针对 HIV 感染者的联合抗病毒疗法(cART, combined antiretroviral therapy),主要是由两种核苷类抗逆转录酶抑制剂加上一种非核苷类逆转录酶抑制剂或者增强型蛋白酶抑制剂或整合酶抑制剂组成的三药联合抗病毒疗法;而拉米夫定与多替拉韦的二联方案也被国外指南及国内专家共识推荐作为初治 HIV 感染者的优选治疗方案之一(有条件推荐)。根据个人意愿和经济条件,也可以选择复方单片制剂。具体药物方案需在艾滋病专科医生指导下制订。

3. 国内现有主要抗 HIV 药物介绍

国内现有主要抗 HIV 药物种类、用法用量、常见不良反应及处理原则见表 7-5-1。

表 7-5-1　国内现有主要抗 HIV 药物介绍

药品类别	药品名称(缩写)	用法与用量	主要不良反应	建议处理原则
NRTIs	拉米夫定(3TC)	300 mg,每日 1 次	少见,偶有过敏、恶心等	对症处理
	齐多夫定(AZT)	300 mg,每日 2 次	骨髓抑制、严重贫血或中性粒细胞减少症,恶心、呕吐、腹泻等消化道反应,CPK 和 ALT 升高,乳酸酸中毒和(或)肝脂肪变性等	轻者对症处理;不良反应明显、对症处理无缓解者,在专科医生指导下更换药物
	阿巴卡韦(ABC)	300 mg,每日 2 次	超敏反应综合征:一旦出现,终身禁用;应在使用前查 HLA-B* 5701,如阳性不推荐使用。恶心、呕吐、腹泻等	避免用于 HLA-B* 5701 阳性的患者
	富马酸替诺福韦二吡呋酯片(TDF)	300 mg,每日 1 次,随餐同服	肾脏毒性,轻至中度消化道反应,骨密度下降、脂肪分布异常,酸中毒和(或)肝脂肪变性	轻者对症处理,必要时在专科医生指导下调整剂量或更换药物
	富马酸丙酚替诺福韦片(TAF)	25 mg,每日 1 次,随餐同服	与 TDF 相比,出现肾脏毒性、骨软化、骨密度降低的可能性下降,体重增加更多见;可能出现腹泻、恶心、头痛	轻者对症处理;必要时在专科医生指导下调整方案;需注意,停用 TDF 或 TAF 的 HBV/HIV 共感染者可能发生肝炎急性加重

药品类别	药品名称（缩写）	用法与用量	主要不良反应	建议处理原则
NNRTIs	奈韦拉平（NVP）	最初 14 d：200 mg，每日 1 次。如果无严重的不良反应，14 d 后可加至足量：200 mg，每日 2 次	肝损害、皮疹、超敏反应包括重症多形性红斑；严重者需终身禁用	轻者对症处理或替换同类药物；如重度肝损伤或发生超敏反应，停药、对症处理后的换药需在专科医生指导下，推荐 INSTIs 或 PIs
	依非韦伦（EFV）	体重＞60 kg，600 mg，每日 1 次；体重≤60 kg，400 mg，每日 1 次；建议睡前、空腹 2 h 后服用	中枢神经系统毒性：如头晕、头痛、失眠、抑郁、非正常思维等，可产生长期神经精神作用，可能与自杀意向相关，皮疹，肝损害，高脂血症和高甘油三酯血症	晚上睡前服用，症状明显者在专科医师指导下更换药物
	利匹韦林（RPV）	25 mg，每日 1 次，随餐同服	主要为抑郁、失眠、头痛和皮疹	轻者对症处理，重度肝损害或过敏者在专科医生指导下更换药物
	艾诺韦林（ANV）	150 mg，每日 1 次，空腹服用	少见，偶有肝损害、失眠、多梦等	轻度患者一般可自行缓解，如有加重建议在医师指导下对症处理或更换药物
	多拉韦林（DOR）	100 mg，每日 1 次	少见，偶有恶心、头晕、异常做梦等	对症处理，必要时在专科医生指导下更换药物
PIs	洛匹那韦/利托那韦（LPV/r）	2 片/次，每日 2 次，整片吞服	腹泻、恶心、血脂异常、胰腺炎、头痛、肝功能异常、心电图异常（PR 或 QRS 间期延长）、尖端扭转型室性心动过速	服用前常规行心电图检查；慎用于既往有心脏传导系统疾病患者、同时使用其他引起长 PR 或 QRS 间期的药物者、先天性长 QT 间期综合征患者及低钾血症者；消化道症状及血脂异常可对症处理，难以耐受者建议在专科医生指导下更换药物
	达芦那韦/考比司他（DRV/c）	1 片/次，每日 1 次，整片吞服	腹泻、恶心和皮疹	对症处理，必要时在专科医生指导下更换药物

药品类别	药品名称（缩写）	用法与用量	主要不良反应	建议处理原则
INSTIs	拉替拉韦（RAL）	400 mg,每日2次	一般较少见,可有腹泻、恶心、头痛,罕见腹痛、乏力、肝肾损害、横纹肌溶解、肌病或肌痛等	对症处理,必要时在专科医生指导下更换药物
	多替拉韦（DTG）	50 mg,每日1次	精神和神经系统症状,如头痛、头晕、失眠、异常做梦、抑郁等;胃肠道反应,如恶心、腹泻、呕吐、胃肠胀气、腹痛等;皮疹、瘙痒、疲乏、血清肌酐、转氨酶和CPK升高等;少见的有超敏反应	对症处理,必要时在专科医生指导下更换药物
长效FIs	艾博韦泰（ABT）	320 mg/次,第1、2、3、8日,每日1次;此后每周1次静脉滴注	腹泻、皮疹、头痛、头晕,血甘油三酯、胆固醇升高等	对症处理,不能耐受者在专科医生指导下停药
NRTIs合剂	齐多夫定/拉米夫定（AZT/3CT）	1片/次,每日2次	见AZT与3TC	见AZT与3TC
	拉米夫定/富马酸替诺福韦二吡呋酯片（3TC/TDF）	1片/次,每日1次	见3TC与TDF	见3TC与TDF
	恩曲他滨/富马酸替诺福韦二吡呋酯片（FTC/TDF）	1片/次,每日1次	主要见TDF。FTC:可能会出现皮肤变色或色素沉着	见TDF
	恩曲他滨/丙酚替诺福韦片（FTC/TAF）	1片/次,每日1次	腹泻、恶心、头痛	一般很少出现不良反应,轻者对症处理
NRTIs＋NNRTIs合剂	多拉韦林/拉米夫定/富马酸替诺福韦二吡呋酯（DOR/3TC/TDF）	1片/次,每日1次;如与利福布汀合并给药,应在本品给药后约12 h服用1片多拉韦林	见DOR、3TC、TDF	见DOR、3TC、TDF

药品类别	药品名称（缩写）	用法与用量	主要不良反应	建议处理原则
NRTIs + NNRTIs 合剂	艾洛韦林/拉米夫定/富马酸替诺福韦二吡呋酯（ANV/3TC/TDF）	1片/次，每日1次，空腹服用	见 ANV、3TC、TDF	见 ANV、3TC、TDF
INSTIs + NRTIs 合剂	阿巴卡韦/拉米夫定/多替拉韦（ABC/3TC/DTG）	1片/次，每日1次	见 ABC、3TC 与 DTG	见 ABC、3TC 与 DTG
	丙酚替诺福韦/恩曲他滨/艾维雷韦/考比司他(TAF/FTC/EVG/c)	1片/次，每日1次，随餐同服	恶心、腹泻、呕吐、腹痛、腹胀、皮疹、头痛、疲乏、异常梦魇，可能出现体重及血脂和血糖升高等	轻者对症处理，必要时在专科医生指导下更换药物
	比克替拉韦/恩曲他滨/丙酚替诺福韦（BIC/FTC/TAF）	1片/次，每日1次	腹泻、恶心、头痛、头晕、抑郁、异常梦魇、疲乏，可能出现体重、血肌酐、血脂及血糖升高等	轻者对症处理，必要时在专科医生指导下更换药物
	拉米夫定/多替拉韦片（3TC/DTG）	1片/次，每日1次	见 3TC 与 DTG。肌酐清除率＜50 mL/min、重度肝损害者不推荐，高病毒载量、合并 HBV 感染不建议单用此药	见 3TC 与 DTG

注：1. NRTIs—核苷类反转录酶抑制剂；NNRTIs—非核苷类反转录酶抑制剂；PIs—蛋白酶抑制剂；INSTIs—整合酶链转移抑制剂；FIs—膜融合抑制剂；CPK—磷酸肌酸激酶；ALT—谷丙转氨酶；HDL-C—高密度脂蛋白胆固醇；HBV—乙型肝炎病毒。

2. 上表中药物的用法、用量为成人常规服用次数和剂量，如遇特殊情况，如肾衰竭者、儿童及新生儿等，需在专科医生指导下进行调整。

3. 表中的药物用法：每日1次，即间隔24 h 定时服用；每日2次，即间隔12 h 定时服用。

（4）抗 HIV 治疗的监测：目的是监测抗病毒治疗效果，及时发现耐药和药物毒副作用，根据需要调整治疗方案，以保证治疗成功率。主要从以下两方面进行监测。

① 抗病毒治疗有效性评估

【临床症状】 患者的主观感受良好，体重增加，儿童身高增长、营养及发育改善；

【免疫学指标】 使用 CD4$^+$T 淋巴细胞计数监测免疫功能恢复情况。对于尚未启动 ART 或 ART 2 年以内的患者，建议每 3～6 月检测 1 次，尤其是 ART 的第一年，每 3 月检测 1 次；ART 2 年以上的患者，病毒被充分抑制，CD4$^+$T 淋巴细胞计数长期稳定于

300～500 个/μL 或 CD4$^+$T 淋巴细胞计数＞500/μL,建议每 12 个月检测 1 次。

【病毒学指标】　病毒载量是监测抗病毒治疗是否有效的首要指标。如条件允许,建议未治疗的无症状 HIV 感染者每年检测 1 次;ART 初始治疗或调整抗病毒治疗方案者,应在初始治疗或调整治疗方案前、初始治疗或调整治疗方案后 4 周进行第一次检测,以确认现有方案的有效性,尽早发现病毒学失败,然后每 3 个月检测一次,直到病毒载量完全被抑制;两年以内,建议每 3～4 个月检测一次;对于依从性好、病毒持续抑制达 2 年以上、临床和免疫学状态平稳的患者,可每 6 个月检测 1 次。如果治疗过程中,病毒载量＞200 拷贝/mL,建议每 3 个月检测;对于新出现艾滋病相关临床症状或使用糖皮质激素或抗肿瘤化疗药物的患者,需每 3 个月进行 1 次 HIV-RNA 检测。

②抗病毒药物毒副作用观察:常用指标为血常规、尿常规、生化,建议 ART 初始治疗或调整治疗方案初期 2～4 周检测 1 次,病情稳定后可间隔 3 月检测 1 次。

(5)抗病毒治疗失败的识别和处理:抗病毒治疗失败即持续进行 ART 的患者开始 ART(初始或调整方案)24 周后,血浆 HIV-RNA 持续＞200 拷贝/mL;或病毒学反弹,即在达到病毒学完全抑制后又出现血浆 HIV-RNA≥200 拷贝/mL 的情况。出现病毒学失败,应建议患者尽快至当地定点医疗机构,在专科医生指导下完善相关检查,调整治疗方案。

(二)常见疾病求医原则

如遇 HIV 感染者/AIDS 患者就诊,首先由社区医院的首诊医生根据上文内容,初步判断患者就诊原因和目的,然后根据当地实际医疗资源就地处理或是在患者生命体征稳定的前提下联系转诊。

(三)接触 HIV 感染者/AIDS 患者常用的心理干预和沟通

HIV 感染者/AIDS 患者的心理干预应贯穿于首诊和后期随诊的全程,在面对 HIV 感染者/AIDS 患者时,应本着尊重、接纳、认同、真诚的原则进行沟通交流。尽可能为沟通营造一个安静的环境,减少外界的干扰,注意隐私的保护。经过一段时间的交流,对 HIV 感染者/AIDS 患者的心理问题和咨询效果进行评估,如果发现 HIV 感染者/AIDS 患者心理问题较严重,建议在和 HIV 感染者/AIDS 患者达成共识后转介至其他医生或权威咨询机构。

1. 常用的干预技能

(1)尊重:尊重是建立良好的医患关系的基础,平等、礼貌、信任、真诚,保护对方的隐私,无条件接纳 HIV 感染者/AIDS 患者。既要接纳对方积极光明、与医生想法一致的一面,也要能够接纳其消极灰暗、与医生想法相悖的一面,实际工作中尤以后者居多。另外 HIV 感染者/AIDS 患者的价值观、生活方式、性取向、认知、行为等也是需要被尊重和接纳的。

(2)倾听与共情:作为医生,首先要屏除偏见,不要"戴有色眼镜",放下自己的个人经历和宣教的习惯,站在患者的角度倾听,设身处地地理解对方内心的想法,让 HIV 感染者/AIDS 患者觉得自己没有被歧视,是被理解、被接纳的,从而放下戒备,愿意倾诉。其次,用语言或肢体语言对 HIV 感染者/AIDS 患者加以鼓励,促进对方深入地自我探索、表达和自我认识,加深医患双方彼此理解。比如对 HIV 感染者/AIDS 患者表达的意思进行重述,进行适度的目光接触、时不时点点头或者说"嗯,是的""我注意到你眉头紧锁,体会到你内心很难过,换作是我也可能会有这样的反应"。

(3)提问:方式可以是便于回答的封闭式,或是有更多表达机会的开放式或引导式。注视对方,一次只提一个简短的问题;内容条理清晰,围绕一个话题。尽量避免提问过多,以免造成依赖、责任转移、减少自我探索等弊端。医生应放下自己的好奇心,把握提问尺度;采用"什么、哪里、什么时候、怎样"来引导,避免使用"为什么、干吗要、怎么能够"诸如此类有审问性质的提问;避免责备性的反问,例如"现在知道后悔了,当初你干什么去了?"。

(4)沉默:沟通时,HIV 感染者/AIDS 患者可能会因为隐私问题、敏感话题或担心、恐惧而难以启齿,或者突然情绪波动,需要自我平复,此时不要急于干预,留给对方一点思考和缓和的时间,自由选择是否继续交谈。

(5)非语言行为:分为肢体语言和辅助语言两类,巧用非语言行为可以更好地表达共情、建立良好的医患关系。常用的有益的非语言行为包括身体微倾向患者,善意的眼神接触,时不时点头、微笑或回应"嗯嗯"等支持语,适中的语速和声调等。

2. 沟通注意事项

AIDS 患者或者发生非 HIV 职业暴露的求助者心理脆弱、敏感,常常表现为焦虑、紧张或情绪低落,非艾滋病专科的医生,尤其是工作经验不足时,会存在沟通上的不足。以下列举几个常见案例,以供参考。

(1)惊讶

患者:"我交了个男朋友,没敢告诉他我有艾滋病,我们有的时候没戴安全套,他会不会感染?"

医生(错误方式):"天呐,你这样会害死他的!"

医生(正确方式):"这确实是个问题,我们一起来聊聊吧。"

(2)批评

患者:"医生,我昨天和一个网上认识的女孩子发生了性关系,事后越想越害怕,瞒着老婆来的,求你帮帮我。"

医生(错误方式):"你怎么能做出这种背叛爱人的糊涂事呢? 你怎么还好意思害怕?"

医生(正确方式):"你能及时来医院求助,说明还是有一定自我保护意识的,自己健康,也是对家人的负责。你愿意和我说一说昨天的具体情况吗? 看看有什么能帮你的。"

(3)说教

患者:"我不小心把吃药时间记错了,晚吃了好几个小时,有没有关系?"

医生(错误方式):"你是成年人,就不应该犯这样愚蠢的错误。"

医生(正确方式):"先别急,我们一起想想有什么补救的办法。"

(4)威胁

患者:"我经常出差或者应酬到很晚,带着药不方便,有的时候会漏服。"

医生(错误方式):"你这样迟早会耐药的,到时候谁也救不了你。"

医生(正确方式):"你知道这样做会影响疗效的,说说你打算怎么办。"

（5）代入自己的负面情绪

患者："医生，能不能只领免费药，不做检查了，我没钱。"

医生（错误方式）："别和我说这些，我也没什么钱哎，我哪知道怎么办。"

医生（正确方式）："我能理解你经济困难，但是定期检查是为了监测抗病毒治疗的安全性和有效性，希望你可以理解，如果有什么困难我们一起想想办法。"

（6）不耐烦

患者："我得了这个病，要是被别人知道就完了。"

医生（错误方式）："你整天疑神疑鬼，这个话都不知道念叨多少次了。"

医生（正确方式）："我能体会到你的不安，你愿意和我聊聊吗？"

（7）嘲笑

患者："我不相信自己感染了 HIV，我只交往过一个男朋友，他不可能有问题。"

医生（错误方式）："你也太天真了吧！"

医生（正确方式）："我相信你，也能理解突如其来的打击对你造成的影响。"

（8）贬低

患者："我才发现药吃完了，这两天医院休息，没法领免费药了，怎么办？"

医生（错误方式）："你都成年人了，吃药也不是一两天了，怎么会犯这样低级的错误？还不如三岁小孩子。"

医生（正确方式）："先别急，我们一起来想想办法，以后提前做好准备。"

（9）盘问

患者："我现在心里很烦，不想提任何和艾滋病有关的事情。"

医生（错误方式）："你如果还想活命，那就得说啊。"

医生（正确方式）："我能理解你现在很焦虑，很难面对现实，如果你愿意，可以和我聊聊。"

（10）主观判断

患者："我最近复查 CD4，比去年下降了好多。"

医生（错误方式）："你肯定没好好吃药。"

医生（正确方式）："影响 CD4 数值的因素有很多，也不仅仅看 CD4 绝对值，我们一起来仔细对比一下两次的结果，分析一下可能的原因。"

第八章　社区康复

第一节　康复医学概述

《"健康中国 2030"规划纲要》中提出要推行健康生活方式,减少疾病发生,强化早诊断、早治疗、早康复,实现全民健康;加强康复、老年病治疗、长期护理、慢性病管理、安宁疗护等接续性医疗机构建设;完善家庭医生签约服务,全面建立成熟完善的分级诊疗制度,健全治疗—康复—长期护理服务链;加强妇幼、老年人、残疾人、慢性病患者等重点人群健康服务。康复医疗服务是健康中国医疗服务链中不可或缺重要环节。

一、康复医学的基本概念

(一)定义

WHO 对康复的定义是:通过综合、协调地应用各种措施,以残疾者和患者的功能障碍为核心,强调通过功能训练、再训练,帮助功能障碍者回归家庭和社会,能够独立生活,并参与教育、职业和社会活动。

康复医学(rehabilitation medicine)是临床医学的一个重要分支,是医学应用学科。康复医学的内涵是以功能恢复,而不是疾病治愈为核心;以患者(人)整体,而不是组织器官为中心。以研究疾病、创伤、残障者的功能障碍的预防、评定和治疗为主要任务,旨在加速人体伤病后的恢复进程,预防其后遗功能障碍和(或)减轻其后遗功能障碍程度,改善患者躯体功能,提高患者生活自理能力,改善患者生存质量。目前康复医学的重心已经从残疾人康复逐步扩展到人的全生命周期的康复干预。

临床康复学是对临床各科各类病、伤、残患者潜在或已发生的功能障碍进行的针对性的康复医疗实践。康复医学服务范围涉及内科、外科、妇科、儿科、肿瘤科等诸多临床学科。各个系统疾病在所有阶段都可以融入康复治疗,目前已经形成多个临床康复亚专业:神经康复、骨骼肌肉康复、心肺康复、儿童康复、老年康复、盆底康复、疼痛康复等。

康复医学与临床医学相辅相成,又有所区别。其关联不仅在于康复治疗过程经常需要同时进行临床治疗,而且临床治疗过程也需要康复治疗积极介入。临床医学与康复医学在疾病急性期和亚急性期都是相互交融的(表 8-1-1)。

表 8-1-1　临床医学与康复医学的比较

项目	临床医学	康复医学
核心理念	以疾病为中心	以功能为中心
医疗目的	治疗疾病,保障生命	恢复与重建功能,提高生命质量

续表

项目	临床医学	康复医学
工作对象	各类疾病患者	各类功能障碍者
临床评估	疾病诊断和系统功能	疾病诊断和躯体、心理、生活/社会独立功能
干预方法	以药物和手术为主	以物理治疗、作业治疗、言语治疗、康复工程等康复治疗方法为主,结合必要的药物或手术
治疗方式	被动性干预为主	主被动训练相结合,更强调主动参与
出院后干预	药物治疗和健康教育	维持性功能锻炼,配合药物治疗和健康教育

（二）康复医学的服务对象

《世界残疾报告》指出："残疾（功能减弱或丧失）是人类的一种生存状态,几乎每个人在生命中的某一个阶段都有暂时或永久性的损伤及相应的功能障碍,而步入老年的人将经历不断增加的功能障碍。"所以,针对功能障碍的康复医疗几乎与每个人相关。康复医学的服务对象主要包括各种原因引起的功能障碍者、老年人群、慢性病患者、疾病急性期的患者和亚健康人群。

（三）临床康复服务模式的特点

1. 康复医学团队

由于康复医学是一项综合性的临床医疗工作,同时也是一门跨学科的应用科学,因此康复医学常采用多专业联合工作的模式,即通过组成康复团队的方式来发挥作用。

（1）康复团队构成:康复医师作为组长,成员包括物理治疗师、作业治疗师、言语矫治师、康复护士、心理治疗师、假肢与矫形器师、文体治疗师、社会工作者以及中医治疗师等。

（2）康复团队工作方式与流程:首先由康复医师接诊,对患者进行临床评估后开始实施综合康复治疗。团队会议是康复团队的主要工作方式,在组长的领导下,团队成员分别对患者进行检查评定,讨论患者功能障碍的性质、部位、严重程度、发展趋势、预后、转归,提出存在的问题、治疗目标和治疗方案,然后由康复医师归纳总结为一个完整的、分阶段性的治疗计划,再由各专业人员分头付诸实施。治疗中期再召开治疗组会,对计划的执行结果进行评价,对计划做出修改、补充。治疗结束时,再召开治疗组会对康复效果进行总结,并为下阶段治疗或出院后的康复提出意见。

2. 康复医学的服务管理

（1）早期康复介入:早期康复介入以稳定病情、保留身体整体功能、预防并发症和促进功能恢复为目标,在患者病情稳定,生命体征正常或平稳时即可开始。研究证明早期康复有利于最大程度恢复功能,减轻残疾程度,预防继发残疾,缩短住院日,降低医疗费用,优化医疗资源配置。2013 年,原卫生部印发了《四肢骨折等 9 个常见病种（手术）早期康复诊疗原则的通知》,强调早期康复治疗介入,与临床治疗融为一体,贯穿于疾病治疗的全过程。

（2）三级康复医疗服务体系建设:三级综合医院康复医学科立足于疾病急性期的早期介入,与相关临床科室充分融合,改善患者预后,预防残疾发生,减轻残疾程度,并承担区域内康复医学专业人才培养任务,充分发挥区域辐射带动作用;二级综合医院康复医学科/康复医院主要为疾病稳定期患者提供专业的康复治疗,并具备其他疾病的一般诊疗、处置能力和急诊急救能力;社区卫生服务机构和乡镇卫生院主要为疾病恢复期患者提供基本康复服务,条件允许的可以提供居家的康复、护理服务,贴近社会和家庭,并逐步将居民康复医疗服务信息与现有的居民健康档案相结合(图 8-1-1)。

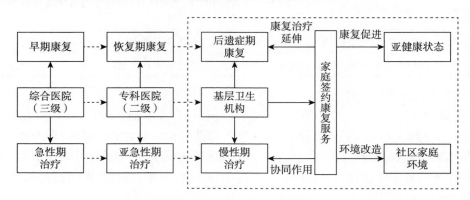

图 8-1-1 三级康复医疗服务体系

二、康复评定

康复评定是对病、伤、残患者的功能状况及其水平进行定性和(或)定量描述,并对其结果做出合理解释的过程。通过收集患者的病史和相关信息,使用客观的方法有效和准确地评定功能障碍的种类、性质、部位、范围、严重程度、预后以及制定康复治疗计划和评定疗效的过程。康复评定不仅是临床评定,也是功能和障碍的评定,是综合性的多专业的评定。

康复评定是康复医生和治疗师必须掌握的基本技能。通过康复评定,了解功能障碍的性质、范围和程度;根据评定结果,制定适合患者的康复治疗计划;在康复治疗开始前和结束后进行评定,明确康复治疗效果,存在的问题,修改和完善下一阶段的治疗方案;全面的临床评定和功能评定对患者的功能结局和预后有一定的预见性,给患者及家属以心理准备;分析功能恢复与资源投入的效益比,有利于改进康复治疗方案,节约康复费用和资源。

康复评定的主要内容包括运动功能、心肺功能、日常生活活动能力与社会功能、言语与吞咽功能、脑高级功能等方面。

1. 运动功能:包括肌力、关节活动、肌张力、平衡和协调、步行功能等。

2. 心肺功能:包括心电运动试验、通气功能评定、气体代谢评定等。

3. 日常生活活动能力与社会功能:包括日常生活活动能力、独立生活能力、生存质量等。

4. 言语与吞咽功能:包括听、说、读、写等交流功能及吞咽功能等。

5. 脑高级功能:包括感知、认知、心理功能评定等。

三、康复治疗

康复治疗是康复医学的重要内容,是使病、伤、残者身心健康与实现功能恢复的重要手段,常与药物治疗、手术疗法等临床治疗综合进行。康复治疗应根据其康复需要与客观条件,制定一个切实可行的综合的康复治疗方案,并在治疗实施过程中根据病、伤、残者情况变化及时进行小结,调整治疗方案,直到治疗结束时为止。常规的康复治疗方法包括运动疗法、物理因子治疗、作业治疗、言语治疗、吞咽治疗、康复工程和中国传统医学疗法以及康复护理和社会服务等。

1. 物理治疗:是指通过运动疗法、物理因子(电、光、声、热、磁等)和手法治疗的手段恢复与重建功能的一种治疗方法,是康复治疗最早开展的方法,也是最主要的康复治疗手段之一。

(1)运动疗法:是以生物力学和神经发育学为基础,采用主动和被动运动,通过改善、代偿和替代的途径,旨在改善运动组织(肌肉、骨骼、关节、韧带等)的血液循环和代谢,促进神经肌肉功能,提高肌力、耐力、心肺功能和平衡功能,减轻异常压力或施加必要的治疗压力,纠正躯体畸形和功能障碍。运动疗法常以运动处方的形式执行,根据对患者的临床和功能状况评估结果,以处方形式为患者安排运动治疗方案。基本内容包括运动方式、运动强度、运动时间、运动频率、疗程、适应证、禁忌证、注意事项等。

(2)物理因子治疗:简称为理疗,是利用电、光、声、磁、热、冷等物理因子作为治疗手段,以达到保健、预防、治疗和康复目的的方法。理疗是康复体系的重要组成部分。合理选用物理因子,可在各系统疾病的预防、治疗中发挥积极作用,起到事半功倍的效果。主要包括电疗、光疗、热疗、磁疗、超声疗法、冲击波疗法等。

2. 作业治疗:是通过特殊的活动(作业性活动)治疗躯体和改善精神疾患,目的是帮助人们在日常生活所有方面的功能和独立性均达到其最大水平,恢复或取得正常的、健康的、独立而有意义的生活方式和生活能力。作业疗法是一种创造性作业活动,常需协调地、综合地发挥躯体、心理和情绪、认知等因素的作用,并且每种作业活动应符合患者的需求并能被患者所接受,使患者能积极主动地参加。作业治疗分类如下:

(1)按作业名称分类:包括木工作业、文书类作业、黏土作业、手工艺作业、皮工作业、治疗性游戏、编织作业、日常生活活动、金工作业、书法、绘画、园艺、制陶作业、电气装配与维修、认知作业、计算机操作等。

(2)按作业活动的对象和性质分类:功能性作业疗法、心理性作业疗法、精神疾患作业疗法、儿童患者作业疗法、老年病作业疗法。

(3)按治疗的目的和作用分类:用于减轻疼痛的作业、用于增强肌力的作业、用于增强耐力的作业、用于增强协调能力的作业、用于改善关节活动范围的作业、用于调节精神和转移注意力的作业、用于改善整体功能的作业。

(4)按实际要求分类:维持日常生活所必需的基本作业、能创造价值的作业活动、消遣性作业活动或文娱活动、教育性作业活动、矫形支具和假肢训练。

3. 言语治疗:通过言语训练或借助于交流替代设备,对有言语障碍的患者进行针对性治疗,改善患者言语功能,实现个体之间最大能力交流的一种治疗。

4. 吞咽治疗：恢复或提高患者的吞咽功能，改善身体的营养状况；改善因不能经口进食所产生的心理恐惧与抑郁；增加进食的安全，减少食物误咽、误吸入肺的机会，减少吸入性肺炎等并发症的发生。吞咽障碍的治疗方法包括：① 对吞咽障碍患者及其家属进行健康教育及指导；② 吞咽器官运动训练；③ 感觉促进综合训练；④ 呼吸道保护手法；⑤ 摄食直接训练；⑥ 电刺激；⑦ 球囊扩张术；⑧ 针灸治疗；⑨ 采用辅助器具口内矫治；⑩ 手术治疗等。

5. 康复工程：是工程学原理和方法在康复医学的临床应用，通过代偿或补偿的方法来矫治畸形、弥补功能缺陷和预防功能进一步退化，使患者能最大程度地实现生活自理，回归社会。工程学原理在康复医学中的应用主要包括假肢、矫形器、助行器及自助器具等。

6. 心理治疗：在良好的治疗关系基础上，由经过专业训练的治疗者运用心理学的理论和技术，通过治疗者与被治疗者的相互作用，消除或缓解患者的认知、情绪、行为等方面的障碍，促进其人格向健康、协调的方向发展。

7. 中国传统医学治疗：借助针灸、中药、中医手法治疗、传统的保健方法和功能训练如太极拳、八段锦等，达到改善功能的目的。

8. 康复护理：紧密配合康复医师和其他康复专业人员的工作，对康复对象进行一般的基础护理、各种专门功能训练以及健康宣教，预防各种并发症和继发性功能障碍，减轻残疾的影响，以达到最大限度的功能改善并帮助康复对象重返社会。

9. 社会服务：主要是对病、伤、残者提供有关就业指导、社会福利方面的咨询服务。

第二节　常见疾病的康复指导

一、内科疾病康复指导

冠心病、慢性阻塞性肺疾病(COPD)、糖尿病等是社区老年人群最常见的内科疾病。除了常规临床康复治疗外，合理的康复训练和治疗对于减少并发症、提高体力活动能力具有重要作用。

（一）康复问题

慢性病患者主要的功能障碍为运动耐量和体力活动能力下降，患者的社会活动、休闲活动和日常家居活动均可能因此受到限制。体能减退又进一步限制体力活动，形成恶性循环。低体力活动本身就是冠心病的独立危险因素，同时也对高血压、高血糖和慢阻肺有着不良影响。低体力活动者更易抑郁、焦虑及有敌对感和社会隔绝感。因此，提高患者体力活动能力是慢性病患者康复的关键点。

慢性病患者体力活动能力下降，呼吸功能也相应减退。主要表现为气短或呼吸困难，严重时可出现喘息和胸闷；常伴有焦虑、日常生活及社会活动能力受限；疾病进一步加重，还会出现呼吸肌无力、肢体肌肉力量下降、有氧耐力降低等，导致低氧血症、肺部感染、肺心病等并发症。

　　其他康复问题还有代谢功能障碍(包括胰岛素抵抗、高血糖和血脂异常)、骨关节肌肉功能障碍(与长期缺乏体力活动相关的肌肉力量及耐力下降、关节退行性改变和骨质疏松)、情绪和心理异常(常见的为抑郁和焦虑)、疼痛(不同程度的心绞痛)和睡眠障碍等。

　　(二)康复指导

　　1. 日常生活活动训练:根据患者病情严重程度可选择不同活动强度的日常生活活动类型(见表8-2-1),循序渐进,持之以恒,不仅有助于减少患者并发症的发生,还能帮助患者恢复日常生活活动。

表 8-2-1　常见活动类型的运动强度

活动	活动方式	代谢当量(MET)	平均心率反应
如厕	使用床上便盆	1~2	增加 5~15 次/min
	使用便桶	1~2	
	床上排尿	1~2	
	站立排尿	1~2	
沐浴	床上沐浴	2~3	增加 10~20 次/min
	浴缸沐浴	2~3	
	淋浴	2~3	
步行	3.22 km/h	2~2.5	增加 5~15 次/min
	4.25 km/h	2.6~3	
	4.83 km/h	3~3.3	
上躯干运动 (站立位)	上肢	2.6~3.1	增加 10~20 次/min
	躯干	2~2.2	
下肢体操		2.5~4.5	增加 15~25 次/min
爬楼梯 (1层=12级)	下 1 层	2.5	增加 10 次/min
	上 1~2 层	4.0	增加 10~25 次/min

　　2. 有氧训练:采用中等或中等偏低强度的有氧运动,循序渐进。建议患者每周运动3~5 次,平均分配在一周的 7 日内。每次运动的时间应逐渐达到 30~60 min。在选择的时候应考虑患者的职业和休闲活动的需要。一般以中等强度或略低于中等强度的有氧运动为宜,包括快走、慢跑、游泳、爬坡、功率自行车等,中等强度的有氧运动心率应达最大心率的 50%~60%。

　　3. 抗阻训练:每周应有两次抗阻训练。通过抗阻训练使肌肉体积增加,可以升高基础代谢率,达到增加热量消耗、减轻体重的目的。抗阻训练还可增加肌肉力量和耐力,同时增加运动耐量。对于年老体弱的患者,肌肉力量和耐力的增强有助于减少跌倒的危险。常见抗阻运动包括举重、哑铃、深蹲起、做俯卧撑及仰卧起坐等。

4. 呼吸训练

（1）腹式呼吸（abdominal breathing）：又叫膈肌呼吸，患者取仰卧位或半卧前倾位，治疗师将手置于患者腹部，嘱患者用鼻缓缓吸气，然后用嘴呼气。吸气时，患者应放松，并感受到吸入的气体将治疗师的手推起。呼气时，治疗师的手轻轻按压患者腹部，帮助膈肌上移，这样有利于下一次吸气时膈肌更好地收缩。因肺下叶通气量及血流灌注量最丰盛，膈肌下移 1 cm，通气量可增加 250～350 mL，所以此方式是相对最有效的呼吸方式。

（2）缩唇呼气（pursed-lip breathing）：又叫圆唇吐气呼吸，患者经鼻腔吸气，呼气时将嘴唇缩紧，如吹口哨样，在 4～6 s 内将气体缓慢呼出，强调延长呼气时间（一般吸气与吐气的时间比约为 1:2～1:3）。此方法可平衡胸腔与支气管之间的压力，增加呼气时的阻力，减少肺泡塌陷，促进肺泡内气体排出，减少肺内残气量，缓解缺氧症状。

（3）气流移动呼吸（air-shift）：经鼻深吸气后屏气（在吸气末憋气）5 s，以便空气移动到肺部通气较少的部位或肺叶有塌陷的部位，然后缩唇呼气，使气体充分排出。此方法在增加肺通气的同时增加了气体交换。

（4）排痰训练：排痰训练主要包括体位引流、震动叩击、控制性咳嗽等，这种训练目前仍是促进慢阻肺好转、改善呼吸功能、预防喘息及肺部感染最有效的康复治疗方法。

（5）呼吸肌力训练：吸气肌力与肺活量有关，呼气肌力与咳嗽能力有关。训练呼吸肌力量可以改善呼吸肌耐力，改善通气，提高排痰力量，缓解呼吸困难症状。

5. 作业治疗： 患者应从生活起居做起，通过生活方式再改造，采用能量节约技术，减少不必要的氧耗和缓解不适，提高生活独立能力。具体方法包括以下三个方面：

（1）能量节约技术：尽量做到物品摆放有序化，活动程序合理化，操作动作简单化及劳动工具化等。

（2）家居环境改造：改良厨、浴设备，如降低橱柜高度、升高马桶坐高、安装扶手等措施，以方便患者或者老人。

（3）辅助设备使用：可以使用便携式氧疗机，边吸氧边活动，以扩大活动范围，增强活动信心。使用轮椅、机动踏板车和助行车以减少呼吸困难，增加移动距离，增强功能运动能力。

6. 中国传统康复治疗： 中国传统康复强调身心调整训练，基本锻炼方法和要领有共同之处。主要包括太极拳、八段锦、五禽戏、医疗气功等。此外，穴位按摩、针灸、拔罐等也有一定的治疗效果。

7. 心理咨询： 患者生活质量降低，部分患者甚至丧失工作和生活自理能力，故常伴有抑郁、焦虑等心理障碍，而活动时的喘息更加重上述症状，因此进行必要的心理疏导非常重要。鼓励患者积极参加各种运动训练，让其掌握一些疾病防治措施，提高其自信心。

8. 危险因素控制： 控制的危险因素包括：吸烟、血脂异常、高血压、高血糖、体力活动缺乏、心理社会因素、肥胖等。控制危险因素的方法为健康教育、培养健康生活方式及药物治疗。

二、脑卒中康复指导

（一）康复问题

脑卒中可引起多种功能障碍,障碍的部位及严重程度与脑卒中的损伤部位有关。

1. 粗大异常的运动模式:是指偏瘫患者期望完成某项活动时所引发的一种组合活动。脑卒中患者常见的共同运动模式表现为:上肢为屈肌共同运动模式,患者上肢呈现挎篮样动作,失去了精细的分离运动;下肢为伸肌共同运动模式,导致患者下肢僵硬如柱,步行时呈特有的画圈样步态,迈步困难。

2. 反射调节异常:当脑部损伤后,高级与低级中枢之间的相互调节、制约功能受到破坏。损伤平面以下反射活动失去了控制,原始反射被释放,姿势反射、脊髓反射亢进及病理反射阳性,使得身体姿势的随意调节能力丧失。而损伤平面以上的反射受到破坏,大脑皮质及小脑的平衡反射、调整反射能力减弱或消失,造成身体姿势协调、控制、平衡功能异常,影响正常功能活动的进行。

3. 肌张力异常:肌张力异常在脑血管意外的不同时期表现不同,随着病情的自然恢复,肌张力也在发生变化,可表现为:① 肌张力低下逐渐恢复正常;② 肌张力低下发展为肌张力增加,以后逐渐恢复正常;③ 肌张力低下发展为肌张力增加,持续处于肌痉挛状态;④ 持续处于低肌张力状态。

4. 平衡功能异常:脑卒中患者的脑功能损害,加上各种反射活动异常、本体感觉障碍、视野缺损及肢体间协调控制能力的异常,使患者的平衡功能受到影响,表现出坐、立位不稳,步行困难,许多日常功能活动受到影响。

5. 步态异常:脑卒中后步态多表现为画圈样步态,偏瘫侧负重不足导致长短步,伴有足下垂内翻、膝关节过伸等。

6. 认知功能障碍:脑卒中后常见的认知障碍是多方面的,有注意力分散,思想不能集中,记忆力减退,学习困难,归纳、演绎推理能力减弱等。

7. 言语功能障碍:脑卒中后的言语运动障碍常见的有构音障碍、言语失用。

8. 吞咽障碍:主要有食物在口腔中不能有效推送到咽部,吞咽时误吸到气管引起呛咳(显性误吸)以及隐性误吸(虽然无呛咳,但造影检查时发现造影剂进入气管)。在脑干卒中后多见,常需要鼻饲营养。

9. 日常功能障碍:主要由于认知能力不足及运动受限,在日常自理生活及家务、娱乐等诸多方面受到限制。

二、康复指导

1. 急性期康复:急性期是指发病后 1～2 周,此时患者病情稳定,偏瘫侧肢体主要表现为弛缓性瘫痪。早期康复的目的主要是预防并发症,争取功能尽早得到康复。

（1）预防并发症:在脑卒中后第 1 周,早期康复的目的在于预防呼吸道感染、尿路感染、压疮、关节肿胀、下肢深静脉血栓形成等。因此,应该尽早评价患者的意识水平、吞咽功能、大小便功能及 ADL 的辅助程度,一旦患者的病情允许,应当尽早活动。

（2）正确肢位摆放:正确肢位的摆放是为了防止或对抗痉挛姿势出现,保护肩关节及早期诱发分离运动而设计的一种治疗体位。为增加偏瘫侧的感觉刺激,多主张偏瘫侧卧,适当采取健侧卧位,尽可能少采取仰卧位,避免半卧位。偏瘫侧卧时偏瘫侧上肢应呈肩关节前屈 90°,伸肘、伸指、掌心向上的状态;偏瘫侧下肢呈伸髋、膝稍屈、踝背屈 90° 的状态,而健侧肢体放在舒适的位置。仰卧位时,偏瘫侧肩胛骨和骨盆下应垫薄枕,防止日后后缩,偏瘫侧上肢呈肩关节稍外展、伸肘、伸腕、伸指、掌心向下的状态;偏瘫侧下肢呈屈髋、屈膝、足踩在床面上(必要时给予一定的支持或帮助)或伸髋、伸膝、踝背屈 90°(足底可放支持物,痉挛期除外)的状态,健侧肢体可放在舒适的位置。健侧卧时,偏瘫侧上肢有支撑(垫枕),肩关节呈前屈 90°,伸肘、伸腕、伸指,掌心向下的状态;偏瘫侧下肢有支撑(垫枕),呈迈步状(屈髋、屈膝、踝背屈 90°,患足不可悬空)。

(3) 床上翻身:定时翻身是预防压疮的重要措施,应每隔 2~3 h 翻身变换体位。体位变换还可使肢体的伸屈肌张力得到平衡,预防痉挛。

向患侧翻身训练:患者仰卧,双手叉握,患侧手拇指压在健侧拇指上;双上肢伸直,指向天花板,下肢屈曲;双上肢向患侧摆动,借助惯性带动身体翻向患侧;健侧下肢跨向前方,调整为患侧卧位。

向健侧翻身训练:第一步同前;双上肢伸直,指向天花板,用健侧足钩住患侧小腿;双上肢向健侧摆动,同时伸健侧下肢,借助惯性带动身体翻向健侧。

(4) 肢体的被动活动:肢体制动超过 3 周,关节周围组织发生粘连,肌肉、韧带、肌腱会挛缩,可引起关节强直和变形,因此应早期进行关节的被动活动,以维持关节活动度,避免关节挛缩。关节活动的顺序由大关节到小关节;动作缓慢,一般在无痛范围内进行,活动范围逐渐加大,切忌粗暴;每个关节每个方向活动 3~5 次,每天训练 2~3 次。在进行肩关节运动时要先活动肩胛骨,将肩胛骨向外上方旋转,然后再活动肩关节,避免肩袖损伤。在上肢外展时要保持外旋位,否则会引起肩峰下撞击综合征。

(5) 主动运动:患者具有主动运动功能时,要及时加强和诱发正确的主动运动,包括:患者取仰卧位,治疗者支持患者上肢前屈 90°,让其上抬肩,手伸向天花板,或让患者的手随治疗者的手在一定范围内活动,让患者用手触摸自己的前额、嘴等诱发上肢随意运动;患者取仰卧位,治疗者握住患者的足,使之背屈外翻,膝关节屈曲,指导患者伸直下肢诱发下肢的主动运动;患者取仰卧位,屈膝,做将臀部从床上抬起的桥式运动。

(6) 从仰卧位到床边坐起训练:部分患者卧床时间长,须注意预防直立性低血压,此类患者应先将床头逐步抬起,从 30°~45°开始,渐达到 60°,直到 90°,在此基础上训练坐起。

(7) 坐位平衡训练:取正确坐姿,床边坐位平衡训练包括躯干前后左右各个方向运动。

(8) 转移训练:训练患者床和轮椅之间的转移。

2. 脑卒中恢复期康复

(1) 上肢运动功能康复:主要的训练方法包括以下类型。

① 神经发育技术:各种神经发育技术均已在临床上应用,其中博巴斯(Bobath)技术应用最为广泛,侧重于抑制异常的肌张力,促进正常运动模式及功能活动。

② 双上肢同时训练:日常活动大多需要双上肢参与,一侧上肢瘫痪的脑卒中患者生活功能受到严重影响。同时训练双上肢,才能恢复双上肢共同参与活动的功能。

③ 强化上肢训练：指增加训练时间和加大训练强度两种方式，前者指增大"额外工作量"和"训练的时间总量"，后者通常是指增加"运动频率"。目前采用的方式多是增加训练时间。

④ 肌力训练：可以采用握力计、有弹性的握力装置进行握力练习；用弹力带练习盂肱关节的屈肌、外展肌、外旋肌、屈肘肌和伸肌；手持重物练习伸腕肌和屈腕肌；在操作和提物过程中逐渐增加物体的重量；通过肌电生物反馈技术训练肌力。

⑤ 任务特异性训练技术：根据患者的功能障碍状况，客观地分析影响功能障碍的因素，然后有针对性地去改善或改变这些影响因素，进行针对性训练，使患者在获得功能重组的同时能更好地适应卒中后的新环境。

⑥ 限制躯干训练：在上肢运动功能受损的情况下，偏瘫患者常使用躯干过度运动作为代偿策略以完成最终的目标。尽管躯干代偿会使患者完成某一活动，但这种代偿运动可能会伴有疼痛或长期的功能受限，限制躯干代偿可以促进患侧上肢恢复正常运动模式。

⑦ 运动想象疗法：是指为了提高运动功能而进行的反复运动想象，不进行任何运动输出，而根据运动记忆激活大脑中某一活动的特定区域。运动想象疗法的具体实施方法有 3 种，即听录音指令、自我调节及观察后练习。

⑧ 镜像疗法：采用运动的视觉反馈来提高患者的功能活动能力，最早用于幻肢痛的治疗。在进行治疗时，将一面镜子矢状位放置在患者正前方，非瘫痪侧上肢放在镜子前面，瘫痪侧上肢放在镜子后面，非瘫痪侧上肢进行运动，患者同时看镜子，观察非瘫痪上肢的镜像，瘫痪侧上肢做非瘫痪侧上肢同样的动作。

⑨ 功能性电刺激：是由预先设定的程序来刺激特定肌肉，引发肌肉收缩，诱导其形成正常的运动模式，从而促进患肢运动功能恢复。肌电诱发对伸腕肌和伸指肌的神经肌肉电刺激可以增加关节活动度、运动功能及上肢活动能力。

（2）下肢运动功能康复：能够步行的患者，存在步速缓慢、耐力及平衡功能差、步行模式异常的问题。大约 90% 的患者步行时协调运动障碍，有摔倒的风险。

① 与上肢共有的运动功能康复技术：神经发育技术、任务特异性训练技术、肌力训练、机器人辅助训练、虚拟现实技术、强化训练、运动想象疗法等。

② 部分减重平板训练：用减重吊带将患者身体部分悬吊，使患者步行时下肢的负重减少，配合电动跑步机来带动患者进行重复与有节律的步行活动，使支撑能力不足的患者能够早期进行锻炼。该训练技术需要治疗师的辅助。

③ 平衡训练：原则是支撑面由大变小、从静态平衡到动态平衡、从睁眼到闭眼、从硬支撑面到软支撑面。先训练踝调节，再训练髋调节和跨步调节。可以采用平衡训练仪进行训练。

④ 踝足矫形器（AFO）：脑卒中出现足下垂的患者常使用 AFO，在负重时稳定踝和足，在摆动时抬高足趾。AFO 可以改善脑卒中患者的步行和平衡功能，短期效果明显，长期效果需要进一步研究。

⑤ 功能性电刺激：对于能够独立步行的患者，功能性电刺激在摆动相刺激腓总神经，能诱发偏瘫侧肢体产生重复任务导向性运动，增强神经输入刺激，提高大脑可塑性，

改善偏瘫侧下肢摆动相由足下垂所引起的足廓清不足,并且不影响足离地时的踝跖屈动作,能模拟正常运动模式,提高步行效率。

3. 脑卒中并发症康复

(1) 痉挛的康复治疗:脑卒中后 3～12 个月痉挛的发生率在 17%～43%。上肢痉挛常发生的部位是肩内旋、内收肌以及屈肘、屈腕、屈指肌,下肢痉挛常发生的部位是伸膝肌和踝跖屈肌。脑卒中后的痉挛可以导致患者主动运动障碍,影响患者日常生活活动能力,引起疼痛及不适等。

① 肌肉牵张:肌肉牵张是常用的痉挛康复治疗方法。牵张方法包括良肢位摆放、被动及主动牵张、等张牵张(患侧肢体处于关节活动度最大位置)、等速牵张(肢体持续运动)。牵张时可以使用辅助设施,如石膏、夹板、矫形器等。

② 肌力训练:肌力训练并不增加痉挛及降低关节活动度。渐进性抗阻训练已经广泛应用于脑卒中后痉挛的治疗,但目前没有肌力训练方案的金标准。

③ 其他非药物疗法:包括冲击波疗法、温热疗法、冷疗、经皮神经电刺激疗法、功能性电刺激疗法、电针疗法、机器人治疗等,方法的长期有效性有待进一步研究证实。

④ 药物治疗:需要根据患者的痉挛状况及药物的特点来选择。抗痉挛药物治疗包括口服药物(巴氯芬、替扎尼定、加巴喷丁、丹曲林钠等)治疗、注射药物治疗(神经溶解技术及肉毒毒素注射技术)和鞘内注射药物治疗。

(2) 吞咽障碍治疗:包括:对吞咽障碍患者及其家属进行健康教育及指导;吞咽器官运动训练;感觉促进综合训练;呼吸道保护手法;摄食直接训练;电刺激;球囊扩张术;针灸治疗;采用辅助具口内矫治;手术治疗等。

(3) 偏瘫肩痛:偏瘫肩痛是脑卒中后常见的临床表现,脑卒中后 2 周即可出现,2～3 个月发生率最高。偏瘫肩痛主要由痉挛及持续偏瘫姿势所致,包括肩关节半脱位、痉挛肌肉失衡及冻结肩、复杂性区域性疼痛综合征(肩-手综合征)。康复治疗方法包含以下类型。

① 偏瘫肩的放置:正确放置肩关节可以减少肩关节半脱位及后期的挛缩,促进功能恢复。休息位应对上肢进行支持,功能活动及坐轮椅时应对上肢进行支持和保护。应该避免过头的滑轮运动,只有在肩胛骨上旋及肱骨外旋时才能进行超过 90°的肩关节屈曲和外展。应该对陪护人员进行肩关节保护的教育,如转移患者时不能过度牵拉肩关节。

② 肩吊带:在脑卒中早期用来支持患侧上肢。但肩吊带也有不利的一面,它可以加重上肢屈肌模式,妨碍上肢摆动,促进挛缩、体像障碍发生,使患者不能使用患侧上肢。尽管这样,肩吊带仍然是当患者偏瘫上肢弛缓性瘫痪时站立和转移的最好支持方法。

③ 运动疗法:根据痉挛、肌肉失衡及冻结肩与肩痛的关系,增加肩关节活动度的治疗措施可以缓解肩痛。治疗师在帮患者活动上肢时,应注意保护其肩关节,避免肱骨头撞击喙突肩峰弓而引起疼痛。

④ 电刺激:包括功能性电刺激和经皮神经电刺激,前者主要是产生肌肉收缩,后者主要有止痛作用。电刺激可以增加肌力,改善肌肉张力及感觉障碍,减轻疼痛。功能性电刺激可以代偿或促通肩关节周围弛缓瘫痪的肌肉,减少肩关节半脱位的风险,但不能减轻疼痛。

⑤ 其他治疗:包括口服非甾体抗炎药、关节腔内注射激素、A 型肉毒毒素注射(主要

注射肩胛下肌)、超声波疗法、冷疗、芳香疗法、针灸等对症治疗。

三、骨关节疾病康复指导

（一）康复问题

骨关节疾病包括累及骨骼、关节、脊柱、椎间盘、肌肉、肌腱、韧带等的炎症、外伤、压迫、退行性病变等。主要的康复问题包括：

1. 疼痛：无菌性炎症、肿胀、组织损伤、缺血、压迫等均可产生疼痛，并可引起相邻部位的牵涉性疼痛，如果压迫神经可出现远端的放射性疼痛。

2. 肿胀：组织损伤、炎症反应、血液淋巴回流障碍均可引起组织水肿，关节腔内炎症反应可造成关节或滑囊积液。

3. 关节活动障碍和畸形：疼痛、损伤、炎症等引起关节活动受限，长时间制动会导致关节粘连、关节僵硬和畸形。

4. 肌肉萎缩、无力：疼痛和制动可导致肌肉失用性萎缩无力以及肌肉的募集兴奋性降低，若造成神经损伤会引起肌肉失神经支配和萎缩无力。

5. 日常生活能力受限：疼痛、关节功能障碍、肌肉无力等限制了日常生活活动。

（三）康复治疗

1. 预防性措施：保护机体免受直接引起或加重疼痛的伤害性刺激、体位和姿势、不良行为习惯的影响。正确地处理骨折和软组织损伤，适当的关节被动和主动活动以及正确的体位均有助于避免疼痛发生或治疗疼痛。针对关节疾病患者，减少每日运动总量（剧烈运动会加速和加重患者关节退变），避免过重或过劳，避免或减少屈膝运动，合理饮食，减肥、减重。对于颈椎病患者，减少长时间低头伏案工作；对于腰椎病患者，则避免弯腰搬重物和长时间采取不正确的坐姿。

2. 物理因子治疗：高频电疗法、低中频电疗法、超声波疗法、激光疗法、磁疗法、温热疗法、冷疗法等物理因子治疗具有消炎、止痛、消肿、促进血液循环等作用。对于颈（腰）椎间盘突出症患者可考虑应用牵引治疗。

3. 运动疗法：运动疗法包括手法治疗、局部运动疗法和整体运动。手法治疗是根据引起疼痛的原发情况，采用一系列相应的治疗技术对软组织、关节及肌肉行推拿和松动技术，减轻疼痛，松解粘连，改善局部循环和增加软组织伸展性。局部运动疗法采用能够改善局部功能的运动，以被动性、主动性或抗阻性运动训练为主，提高组织适应水平，增强肌肉收缩能力，提高肌腱和韧带的伸展性，改善活动范围和协调性，改善躯体和心理功能，以达到止痛和改善功能的目的。整体运动多用于缺乏运动的慢性疼痛患者，多采用有氧锻炼，改善机体耐受性，提高机体适应水平、全身内啡肽水平，降低机体对疼痛的敏感性。同时改善心肺功能，提高活动能力。

4. 使用矫形器或助行器

（1）手杖：以手杖辅助可减轻患侧关节负荷，方便行动。

（2）关节保护具：适用于关节炎或关节不稳定的患者，关节保护具可改善膝关节稳定性，减轻疼痛和改善步行能力。

（3）踝足矫形器：适用于患有踝关节骨关节炎，步行以及关节活动时感到疼痛的患者。

（4）轮椅：适用于患有髋、膝关节骨关节炎，负重时疼痛剧烈，不能行走的患者。

（5）颈托或腰围：针对颈、腰椎不稳或步行活动时疼痛剧烈者，可通过颈托或腰围减轻疼痛症状，增强颈、腰椎稳定性。

四、老年康复指导

随着年龄增加及各类疾病的影响，老年人机体功能不断退化，脏器功能减退，导致身体功能和日常生活能力下降，卧床时间延长且活动减少，进而又加重机能的退化，使发生跌倒等意外伤害的风险增加。

1. 康复评定：主要包括评定基础疾病状态、认知功能、肌力、关节、平衡、步态、心肺耐力等。

2. 康复指导

（1）功能训练：训练必须遵循三项生理原则：一是训练的特异性。只有训练部位出现训练效应，即上肢运动不能代替下肢运动，耐力运动不能代替力量练习。二是运动强度。只有达到一定运动强度才产生训练效应。最低运动强度可认为是超过日常生活强度。三是训练效应的消退。运动效应不可能长期保留，终止运动即可出现训练效应的消退，因此强调运动训练的长期性。

（2）全身性训练：适于老年人的全身性训练常为多关节、大肌群、周期性的有氧运动，例如行走、健身跑、划船、游泳、登山以及各种非对抗性、非竞赛性球类运动，也可在室内利用活动平板或上、下肢功率车等，每周不少于 3～5 次，每次至少 30 min 以上。有时并不一定要求较高的强度，只需坚持，均可达到相应的训练效果。其效果具体表现为不易出现疲劳，精神饱满，食欲和睡眠良好，安静时心率、血压平稳，在进行相同强度运动后心率较慢未训练者等。

（3）肌力和四肢脊柱的灵活性练习：老年人易出现肌力减退，尤其在卧床休息后肌力减退更明显，再加上关节灵活性差、反应较慢，容易发生跌倒。肌力练习较多采用负重、抗阻练习方法，较少采用静止等长练习，并通常用"10"的规律以便记忆，即每组重复10 次，每天重复 10 组。当每天完成 10 组毫无困难时即可增加负重。在负重抗阻训练中应特别注意避免"憋气"［即瓦尔萨尔瓦（Valsalva）动作］，以免诱发心脑血管意外。关节灵活性练习可采用健身操、健身舞，并集体练习，这样既可提高情绪，活跃气氛，又可促进老年人之间相互关心、支持，提高康复治疗效果。

（4）呼吸练习：老年人胸廓活动常因驼背、肋软骨钙化而幅度较小，较多依赖腹式（横膈）呼吸或使用辅助呼吸肌以增大上胸廓活动幅度的呼吸。老年人呼吸练习应尽可能少做胸式呼吸。并注意增强腹肌练习，以利呼气时收缩腹肌，迫使横膈上抬，增加横膈活动幅度，必要时可在呼气时于腹部加压。

（5）自我放松：一是精神放松，二是局部肌肉放松。前者可练习放松气功，后者可采用"先紧后松"的方法，即先将拟放松部位的肌肉绷紧，体会紧张的感觉，然后再使它松弛。反复练习可取得放松效果。

3. 原发性骨质疏松症的康复治疗

原发性骨质疏松是指在没有其他已知可促使骨质量减少的原因下，发生全身性进行性骨质量减少,骨骼强度减弱。无论是预防还是治疗骨质疏松,均应在补充钙剂的基础上,鼓励患者参加各类运动包括室外运动,因为肌肉收缩对骨产生的应力和运动对骨所增加的负荷均有利于促进骨钙正代谢。除一般运动外,肌力练习也极重要。对已发生骨折者则按骨折后康复治疗原则进行康复。

4. 震颤麻痹(帕金森病)的康复治疗

震颤麻痹是一种病因不明、缓慢进行性发展的中枢神经系退行性疾病。表现出运动迟缓与减少,肌肉僵直,静止性震颤和姿势不稳四大特征。

在对症性药物治疗基础上,康复治疗包括:缓慢改变体位,应用弹力袜、腹带预防直立性低血压;规律进食(低蛋白饮食),但应考虑营养平衡和需要;定期测量肺活量;应用放松技术减轻肌强直;做缓慢节律性旋转动作,包括脊柱的运动;增强和改善关节活动能力,牵张训练;多练习动作的控制能力;鼓励在服药后多步行,以达到有氧训练目的。

五、儿童康复指导

需要康复介入的儿童常见疾病有脑瘫、孤独症以及脊柱侧弯。

(一)脑瘫康复指导

脑瘫(cerebral palsy,CP)指出生前到出生后大脑发育成熟前各种原因导致的一种非进行性脑损伤,主要表现为中枢性运动控制障碍及姿势异常。早诊断、早治疗能最大程度地改善脑瘫患儿的运动功能,提高其生存质量。

1. 康复评定

(1)神经发育综合评定:主要评定小儿体格发育状况,包括运动功能发育(粗大运动功能、精细运动功能),视、听觉,情感,语言,日常生活活动能力等。

(2)运动功能评定:主要评定肌肉张力、肌力、关节活动度、反射及自动反应、肢体功能、姿势及平衡能力、步行能力及步态。

(3)感知功能评定:智力评定、适应性行为评定、言语功能评定、感知觉评定、口腔运动功能评定等。

2. 康复指导

(1)康复目标:防治畸形,使肌张力正常化,促进接近正常或正常的活动。

(2)康复方法:采用全面综合康复治疗,具体治疗方法包括以下类型。

① 物理因子:水疗、功能性电刺激、生物反馈治疗、脑循环治疗等等。

② 运动疗法:抑制异常的反射和运动模式,促进正常运动。包括肌力、张力、关节活动度、协调性、平衡能力、姿势矫正、步态等训练,将神经肌肉促进技术穿插在其中。

③ 作业治疗:旨在改善患儿上肢的活动能力和手部运动的灵巧性等,提高患儿的日常生活自理能力。具体的措施包括基础训练、上肢功能训练、手功能训练、ADL训练。

④ 康复工程:如佩戴踝足矫形器纠正足下垂、足内翻;使用降低肌肉张力和痉挛程度,防止肌肉关节挛缩的辅助牵伸器具等。

⑤ 言语治疗:用于治疗发育迟缓或构音障碍。根据不同言语障碍类型进行治疗,如下颌、口唇、舌肌、软腭等运动控制训练,以及理解和表达能力训练。

⑥ 文体疗法:调节情绪、协调性以及灵活性。

⑦ 其他康复措施：包括教育康复、社会康复等。

(二)孤独症康复指导

孤独症谱系障碍(autistic spectrum disorder,ASD)，是一组终生性、固定性的以社会交往障碍、语言沟通障碍及异常的兴趣及刻板行为为特征的广泛性发育障碍性疾病，孤独症(autism)是其中最具代表性的疾病之一，多见于婴幼儿时期。主要临床特征为：儿童自幼开始的社会交往障碍、言语和非言语障碍、兴趣范围狭窄和重复刻板的行为方式，称为坎纳综合征(Kanner syndrome)。本病男童多见，未经特殊教育和治疗的多数儿童预后不佳，通常表现为终身智力残疾，对儿童健康影响极大。此病目前发病率越来越高。

1. 环境指导

孤独症患儿所在的居住及活动场所应安全、整洁、简单，室内严禁存放危险物品，制止一切影响患儿安全的活动。自然情境环境是重要的教育资源，应通过自然情境环境的创设、利用，有效地促进患儿的发展。患儿周围的人给予患儿的每一个表扬、鼓励对患儿都十分重要。要不放过任何一个微小的动作，努力去挖掘、放大他的优点，只要是意义积极的行为，都要给予口头肯定、鼓励，如"你真行！""你真棒！"，也可给予适当的物质奖励，以此不断强化其积极向上的认同心理。

2. 功能训练指导

(1)回合式试验教学法：由指令、反应、结果、停顿四个构成。护理人员在采用回合式试验教学法时，给孩子简单明确的指令，比如"给我积木"等，对孩子反应的要求十分清晰。每次"试验"中孩子必须做出反应，并根据反应的情况给予不同的结果。为了促使孩子对指令做出正确而及时的反应，可以使用提示(包括手把手练习、语言提示、手势和操作提示等)。回合试验强调任何一种行为变化都和它自身的结果有关联。如果一个孩子学叫了"老师"，老师马上高兴地对他笑，并拥抱他(她)，孩子可能因此会更多地叫老师。老师对孩子的态度强化了孩子的行为。开始对孤独症患儿进行训练时，往往能够使用的只是初级强化物，包括食物、饮料等。在使用初级强化方式时，也要同时使用社会性强化手段等。这样才可以逐渐引导患儿接受高级强化手段，如表扬、拥抱等。在赞赏时，除了说"很好！""真棒！"以外，也应该明确地表明所强化、表扬的是什么行为。比如，在孩子进行对名词的理解训练时，指令是"把火车给我"，孩子果真把火车拿给了训练者，结果(强化)可以这样说："真听话，把火车给了老师。"

(2)图片交换交流系统：孤独症患儿缺乏必要的言语沟通能力，同时也缺乏必要的替代系统(比如眼神、手势、声音等)来辅助他们进行人际沟通。图片交换交流系统就是针对孤独症儿童这一缺陷，为其量身定做的干预和教学技术。护理人员对孤独症患儿进行训练时，要有效利用图片交流系统，它可以是一个需要物的简单集合体，或者表达需要和情感体验的一个图片式的句子，也可以用一张带有特定情境的复杂图片来描述一个相关的事情或事件。图片交换交流系统可以完全不使用语言，也可以用言语辅助其中的一部分。图片交换交流系统并不排斥语言的运动，也不会阻碍语言的发展。

(3)结构化教学法：护理人员在进行结构化教学时，大量利用视觉线索使孤独症患儿了解其一天或一个时段内他所要从事的活动内容，并结构化其活动的场所与内容，使得每一个场所都与所从事的某个特定活动内容相关。实施结构化教学法的区域可以分成若干工作区（自由活动区）。比如在患儿已完成的活动图片（或其他同等意义的视觉线索）上打"√"或画"×"，或将下一步活动的图片取下，放到相应的工作区。一旦孤独症患儿理解了这些视觉线索的意义，他就会有组织、有次序地进行活动，显示出明显的独立性和活动中的自主性。

（4）做到动作、言语、奖励有机结合：康复工作中要适时采用行为治疗中的"积极强化法"。在教患儿某一技能时，要不断讲解每一个步骤的意义，完成了便给患儿以言语奖励，并给予其适当的物质奖励或正性强化（强化物是患儿喜欢吃的食物和玩具），以便增加患儿对训练的兴趣和减少其不愉快情绪。同时，对患儿的行为要宽容和理解，严禁体罚和责骂；还要积极发现孤独症患儿表现出的某一方面的能力，要善于发现、利用和转化。教育和训练强调个体化，训练前后的评估是制订个体化护理方案所必需的，这对治疗结果判断以及进一步治疗方案的制订有重要意义。

（5）心理康复：有爱心、耐心，正确对待孤独症患儿，有效掌握康复训练方法。与患儿接触过程中，有的放矢地抓住每个机会，通过与患儿一起游戏促进与患儿的感情交流。努力创造一个患儿与其他孩子一起生活、游戏的正常环境，经常带患儿外出活动，增加患儿与人群、社会的接触机会，逐步改变其孤僻性格，提高其社会适应能力。对于患儿家长，要给予充分的理解和支持，了解他们的想法和要求，耐心解答他们提出的问题，减轻家长的焦虑心理，使他们树立信心，并积极配合和参与患儿的康复训练，为患儿的康复治疗创造良好的氛围。

（三）脊柱侧弯康复指导

没有明确发病原因的结构性脊柱侧弯称原发性脊柱侧弯（又称特发性脊柱侧弯），因其好发于青少年，又称为青少年脊柱侧弯，占所有脊柱侧弯的 50%～75%。国内患病率为 1%～2%，近年来发病呈逐渐上升趋势，尤以女性多见。脊柱侧弯的患者成年后 75% 可出现明显腰背痛，体力较差，工作能力下降，部分患者可能丧失工作能力。该病患者 45 岁以后死亡率剧增，是普通人的两倍，其中 60% 死于心肺疾病。脊柱侧弯可引起外观的变化、肺功能下降、继发性脊柱病变、脊髓和神经受压、工作能力和生活质量下降、心理障碍等。

1. 治疗方法选择原则

一般需根据年龄、侧弯程度及侧弯进展情况选择并及时调整矫治方案。矫治方法包括矫正体操、日常活动中的姿势治疗、侧方体表电刺激、牵引、手法、矫形器和手术治疗。根据脊柱侧弯 Cobb 角的大小选择治疗方法。

（1）脊柱侧弯 Cobb 角＜10°：采取日常活动中姿势治疗，配合矫正体操，定期随访观察。

（2）脊柱侧弯 Cobb 角 10～20°：除上述方法外，配合侧方体表电刺激，并密切注意脊柱侧弯的进展情况，2～3 个月复查一次，如有发展倾向，可及时佩戴矫形器。

（3）脊柱侧弯 Cobb 角＞20°：穿戴矫形器作为主要矫治方法。如采取矫形器、矫正体操、姿势治疗、侧方体表电刺激等综合治疗，可以提高矫治的效果。

（4）脊柱侧弯 Cobb 角＞45°或侧弯伴有严重旋转畸形者：选择手术治疗，但手术治疗前后仍需配合合适的矫正体操和姿势治疗，以提高和巩固手术效果。

2. 评定

原发性侧弯必须在详细询问病史、体格检查、物理检查、影像学检查、实验室检查和肺功能检查排除其他原因所致的侧弯后方能做出诊断。

（1）病史和体检：包括一般史、手术史、背部疼痛史、畸形出现时间、心肺功能状况和家族史等。脊柱侧弯最早的体征是两侧肩膀高度不一致，体检时应注意观察双侧肩锁关节、髂前上棘和腰凹的对称性。将铅垂线自第7颈椎棘突垂下，观察其和臀沟的偏移程度。做腰前屈试验可以发现两侧背部高低变化。结构性侧弯可伴发肋骨隆突畸形。可以用水平计测隆突的高度，也可用方盘量角器和侧弯计测躯干旋转度。

（2）影像学检查：X线片、CT检查可诊断脊柱畸形类型和严重程度，了解病因，帮助选择疗法及判断疗效。X线片诊断应包括畸形的部位、大小、柔软度以及患者的骨成熟度。

① Cobb角测量：摄直立位脊柱X线正位片。方法是沿端椎的上缘或下缘作切线，此二切线各自垂线的交角即Cobb角。

② 脊柱旋转的测量：后前位片上通过观察顶椎凸侧椎弓根的位置，还可粗略地观察脊柱的旋转程度。与对侧对称并紧贴椎体侧缘，则无旋转移位。离开椎体缘向中线移位为1°旋转，移至椎体中线附近为3°旋转，1°和3°旋转之间为2°旋转，越过中线则为4°旋转。近年来，CT开始被用于脊柱侧弯的测量和术前评价。CT可精确地测量脊柱的旋转，明确脊髓受压迫情况。

③ 柔软度：通过侧向屈曲位摄片可了解畸形的柔软度，从而估计可矫正的程度。

④ 骨成熟度（Risser征）：保守疗法需持续到骨成熟为止。最常用的骨成熟度评价方法是观察髂嵴骨骺。髂嵴骨化呈阶段性，其骨骺自髂前上棘至髂后上棘循序出现。Risser将髂嵴等分成四部分来分阶段描述骨成熟度，即Risser征。骨骺出现至髂嵴的25%处为Risser 1级，出现至髂嵴的50%处为Risser 2级，出现至髂嵴的75%处为Risser 3级，骨骺全部出现为Risser 4级，骨骺与髂嵴融合为Risser 5级。Risser 5级和身高停止生长有关。

（3）实验室检查：碱性磷酸酶可作为女性青少年原发性脊柱侧弯骨成熟度的评价指标。参考值为：AKP>20 U为生长阶段，20 U≥AKP>10 U为生长过渡阶段，AKP≤10 U为生长结束阶段。

（4）预后判断：通过测量脊柱侧凸系数，即Cobb角/侧凸弧内椎体数，可以作为预后的判断依据。

① 侧凸系数>3时，侧凸具有结构上的不稳定性，它将以不可预料的速度发展。

② 侧凸系数达5时，具有结构上的不稳定性。

③ 侧凸系数为7时，即使成熟患者侧弯也将以每年1°的速度发展。

3. 康复治疗方法

早期发现、早期矫治是获得良好疗效，避免手术的关键。因为脊柱侧弯畸形早期比较柔软，容易矫治，较少发生严重的结构性改变和并发症。这里介绍常用的非手术矫治方法。

（1）矫正体操：体操通常是在卧位或特定的体位下进行（以第3胸椎为中心的侧弯采取胸膝位，以第6胸椎为中心取肘膝位，以第8胸椎为中心取手膝位）。这些体位可以消除脊柱的纵向重力负荷,放松脊柱各关节,增加脊柱活动度。做操时要求动作平稳缓慢,充分用力,准确到位,并至少保持 5 s;每个动作必须按医师的指导要求去做,重复20～30 次/组,直至肌肉疲劳;2 组/d,持之以恒。即使在佩戴矫形器或进行其他治疗期间都不能中断做操(如在佩戴矫形器期间,每天有 1 h 可卸下,此时即可做矫正体操)。注意观察治疗效果,定期到医院复诊,接受治疗师的进一步指导。

（2）姿势训练

① 主动姿势训练：患者通过意识控制,保持坐、立位躯干姿势挺拔和对称。鼓励患者参加各种体育活动,如慢跑、游泳、肋木悬吊、扩胸运动、双侧上肢伸展运动、体侧运动(举凹侧上臂,牵伸凹侧肌肉)、用凹侧手摸高等。可用一根宽带反方向牵压脊柱凸侧,同时患者配合向凸侧侧弯并对抗宽带的牵拉。垫上不对称爬行练习也是一种矫正训练方法。对于脊柱胸椎凸向右者,练习时左臂、右膝尽量向前迈进,右臂、左腿随后跟进,但始终不超越左臂和右腿,方向为向右侧呈环行前进。对于胸右腰左侧凸即所谓"S"形侧弯患者,练习时左臂和左腿尽量向前迈,右臂、右腿随后跟上,但始终不超越左臂、左腿,沿右侧呈环行前进。

② 姿势反馈训练：在姿势训练中可以借助镜子进行姿势的自我矫正。用一种可携带式姿势训练反馈装置(用长度作为触发信号,发出声响)可以随时测量脊柱侧弯的情况,发出声音信号,提醒患者矫正姿势,起到调节姿势、减小脊柱侧弯的作用。需要每天佩戴 23 h,直至骨发育成熟。

（3）侧方表面电刺激法：采用矩形波单向系列脉冲。电极板距约 6～16 cm,放置于脊柱侧弯凸侧腋中线,一般认为即时矫正 6°～8°以上比较满意。开始每日 3 次,每次30 min,第 2 日 2 次,每次 1 h,第 3 日 1 次,每次 2 h,以后每天延长 1 h,直至连续 8 h 治疗。

（4）矫形器治疗：矫形器分颈-胸-腰-骶型矫形器(简称 CTLSO)和胸-腰-骶型矫形器(简称 TLSO)两种。前者的代表是 Milwaukee 矫形器,适用第 7 胸椎以上脊柱侧弯。后者的代表是 Boston 矫形器,适用第 7 胸椎以下脊柱侧弯,无固定颈椎必要。

（5）牵引治疗：常作为侧弯手术前辅助治疗,减轻变形脊柱对脊髓和外周神经的压迫。常选择头颅-股骨牵引或头颅-骨盆牵引这类承力较大的牵引。对于一些轻型的脊柱侧弯,也可以采用普通腰牵或颈牵,减轻变形椎体对神经的压迫,牵伸脊柱两旁的软组织,缓解由脊柱变形引起的局部疼痛和肌痉挛。

（6）中医推拿手法：手法扳推也有暂时矫正脊柱侧弯的作用,与主动运动和矫形器治疗相结合效果更好。

第三节　特殊问题的康复指导

一、吞咽障碍

吞咽是最复杂的躯体反射之一,每天平均进行吞咽 2 000 余次。吞咽障碍可影响摄食及营养吸收,还可导致食物误吸入气管引发吸入性肺炎,严重者危及生命。

吞咽障碍的致病因素有：气管切开、鼻饲管置留、镇静药或抗胆碱药、脱水、营养不良、脑高级功能障碍、失智、躯干与颈部的姿势保持、废用综合征（吞咽肌力低下、颌关节挛缩、进食疲劳、坐姿保持困难、食欲低下）、高龄、义齿、反射减退以及注意力减退等。

1. 吞咽障碍的评估

（1）临床评估：吞咽困难的相关主诉，吞咽器官的感觉、运动、反射、结构的体格检查，试验性吞咽。

（2）吞咽造影评估：可以动态地、全面地评估口、咽和食管上部吞咽功能，能明确患者是否发生误吸及其原因，是吞咽困难评估的金标准。

（3）纤维光学内镜吞咽评估（fiberoptic endoscopic examination of swallowing, FEES）是采用柔软鼻内镜经鼻腔及腭帆上方进入咽部进行吞咽评估。

（4）量表评定：包括洼田饮水试验、曼恩（Mann）吞咽能力评估法、才藤氏吞咽障碍7级评价法、改良饮水试验、功能性经口摄食量表等。

（5）其他检查：超声检查、核磁共振、CT以及脑电图、食管测压等检测。

2. 吞咽障碍的康复治疗

吞咽障碍的治疗不仅能改善个体的进食状况，改善营养，以预防并发症肺炎的发生。在患者意识清楚，生命体征稳定，没有重度心肺合并症，呼吸平稳，痰量少，无发热，血压稳定，无恶心、呕吐、腹泻等，能听从张口提舌的提示时，可以介入吞咽障碍的治疗。一般为发病48 h后，且康复训练可与药物治疗同步进行；病情严重者，可于病情稳定后开始康复训练，一般为7～20 d后。

吞咽功能障碍的康复治疗方法包括食物质量与性状的改进、改变体位与姿势的代偿性方法以及吞咽障碍的康复治疗技术等。

（1）食物性状的改进：指改变食物或液体的结构或者黏度，是吞咽障碍的基础治疗。电视透视检查证实，食物改进可以改善患者个体的吞咽效率，最常见的方式是将固体食物用机械处理使其柔软，改成不容易松散的泥状或糊状，从而降低吞咽难度。卒中后大部分吞咽障碍患者最容易误吸的是稀液体，将稀液内加入增稠剂以增加黏度，可减少误吸。注意在结构改变的食物中强化可能丢失了的营养成分，尽量使食物能引起患者食欲。

（2）代偿性方法：是指头或身体姿势的调整。包括转头、低头、交互吞咽等方法，虽然不能改善吞咽功能，但可减少误吸和增加食物摄入量。根据评估结果确定最适合的姿势和帮助进食需要的特殊工具。

① 空吞咽：当咽部已有食物残留，如继续进食，则残留积累增多，容易引起误吸。因此，每次进食吞咽后，应反复做几次空吞咽，使食团全部咽下，然后再进食。

② 交互吞咽：每次进食吞咽后饮极少量（1～2 mL）的水，这样既有利于刺激诱发吞咽反射，又能达到除去咽部残留食物的目的。

③ 侧方吞咽：咽部两侧梨状隐窝是最容易残留食物的地方，让患者转动或倾斜颈部，使同侧的梨状隐窝变窄，挤出残留物。同时，另一侧的隐窝变浅，咽部倾斜产生高效的蠕动式运动可去除残留物。

④ 点头样吞咽：会厌谷是另一处容易残留食物的部位。当颈部后屈，会厌谷变得狭

小,残留食物可被挤出,接着颈部前屈(即点头)同时吞咽,便可去除残留食物。

⑤ 用力吞咽:让患者用力将舌向后移动,帮助推进食物通过咽腔,以增大口腔吞咽压,减少食物残留。

⑥ 进食体位:进食前应嘱患者放松精神,保持轻松愉快情绪 15～30 min,然后让患者坐直(坐不稳时可使用靠背)或头稍前倾 45°左右,这样使在进食时食物由健侧咽部进入食道。或可将头部轻转向瘫痪侧 90°,使健侧咽部扩大,便于食物进入。

(3)康复治疗技术:以改善吞咽生理为目标的锻炼方法,每种方法都可针对某个吞咽器官功能异常而改善其功能,减少并发症。例如舌骨上肌群的力量训练对增加环咽肌打开程度、喉前伸幅度及减少误吸有明显效果。

① 咳嗽训练:深吸气—憋气—咳出,目的是提高咳出能力和防止误咽,同时努力咳嗽,建立排出异物的气道自主保护性反射。

② 冷疗:主要依据为神经肌肉促进技术原理。根据治疗实际情况可选用一根或数根一次性成人用压舌板或竹筷子缠上医用棉纱布,并用棉线予以"8"字形缠绕固定,沾水后插入一次性手套,放入冰箱冷冻,以不起冰碴为良好冰棒。具体操作部位和治疗目的如下。

唇:冰棒刷擦感知力低敏侧的唇角、颊黏膜和绕刷唇周,促进唇角外展即咧嘴、闭唇鼓腮及左右漱气。

K 点:条件允许可使用小岛勺,引发张口反射。

舌:沿敏感线至舌根处横向扫刷及纵向扫刷低敏舌侧缘以引发吞咽反射和舌肌收缩,促发舌肌正常性主动运动。

咽:可于软腭、腭咽弓及咽后壁等处快速扫刷,促发吞咽反射动作,加强吞咽启动。

下颚骨开合运动:即夸张咀嚼法,患者张开嘴巴在磨牙处缓慢咬合冰棒,轻轻触碰并抬离充分方为有效咬合,左右交替进行以训练下颚骨活动的对称性。

③ 物理因子治疗:神经肌肉电刺激、肌电生物反馈疗法、经颅磁刺激、经颅直流电刺激、超短波、离子导入等。

④ 口面部运动治疗:包括传统的唇舌操、夸张咀嚼、"微笑—亲吻"动作等。

⑤ 构音训练:因吞咽器官与构音器官具有相关性,可嘱患者发/a/、/u/、/i/、/b-p-m/、/i-u/、/b-i/、/b-u/等,以音量和音长等物理量作为常用训练指标。也可进行旋律吟诵训练气息。

⑥ 屏气发声运动:患者坐于椅子上,双手支撑椅面做推压运动,屏气,而后张口大声发"哈"或"哼"。

⑦ 门德尔松(Mendelsohn)手法:具体操作方法如下。

对于喉部可以上抬的患者,当吞咽唾液时,让患者一旦感觉到喉部上抬,就设法保持喉上抬位置数秒。或吞咽时让患者以舌部顶住硬腭、屏住呼吸,以此位置保持数秒,同时让患者示指置于甲状软骨上方,中指置于环状软骨上,感受喉结上抬。

对于喉部上抬无力的患者,治疗师用手上推其喉部来促进吞咽。即只要喉部开始抬高,治疗师用拇指和示指置于环状软骨下方,轻捏喉部并上推喉部,然后固定。注意要先让患者感到喉部上抬,上抬逐渐诱发出来后,再让患者有意识地保持上抬位置。

⑧ 声门上吞咽：又称自主气道保护法，嘱患者吸气，屏住呼吸，然后吞咽，吞咽结束后立即自主咳嗽排出喉头周围残存的食物，可以于减少吞咽前、中、后误吸。

⑨ 超声门上吞咽：目的是让患者在吞咽前或吞咽时，将杓状软骨向前倾至会厌软骨底部，并让假声带紧密闭合，以使呼吸道人口主动关闭，当吞咽结束时立即咳嗽。

⑩ 用力吞咽：此法目的是在吞咽咽期增加舌根向后的运动。舌头在口中沿着硬腭向后的每一点以及舌根部都产生压力而使舌根后缩，增强舌根力量，从而使食团内压增加，改善会厌清除食团的能力，可帮助患者最大程度地吞咽。

⑪ Shaker 训练：患者取仰卧位，双手尽量去够及双脚，配合头颈前屈。

⑫ 吞咽作业训练：吸管层次训练（按阻力大小定训练的难易程度）、浓稠饮料训练、抿压压舌板、拉纽扣、吹气球/乒乓球（按轨道宽窄定训练的难易程度）/竖笛等。

⑬ 球囊扩张术：主要用于食管上括约肌不开放或开放不完全等失迟缓现象的吞咽障碍患者。

（4）替代疗法：长期经鼻管饲、间歇经口管饲、胃造瘘、肠造瘘以及全静脉高营养。

二、失语症

失语症是指脑损害引起的原已习得的语言功能丧失或受损所出现的种种症状，表现为听、说、读、写多方面的困难。脑卒中是失语症的常见原因，约三分之一脑卒中患者伴有失语症。颅脑外伤、脑肿瘤、脑部炎症等也会导致失语症。

1. 失语症的康复评定

（1）评定流程

① 资料收集：收集患者的临床诊治资料、语言习惯、学历、兴趣和期望等信息。

② 初步观察：观察患者身体状况、意识、认知、情感、动机等情况。初步了解患者在听、说、读、写方面是否有问题，主要有什么问题。

③ 语言评估：包括失语症筛查（粗查），借助量表进行综合性语言评估，针对单项语言功能（如听理解、命名、复述等）的评估，实用性日常生活交流能力评估，失语症严重程度评估等。

④ 总结判定：整理量表和资料，明确失语症诊断和类型、语言障碍重点、失语症严重程度等，从而为言语治疗提供指导。

（2）评定方法

① 筛查或粗查：检查的项目和题目数量少，可以在 5～10 min 内完成。通过患者对一步到三步指令的执行情况了解其听理解能力；通过患者对物体的命名和短句复述了解其口语表达；让患者朗读词汇并解释含义，按照字面要求做动作，以了解其阅读能力；让患者写出物体的名称和用途以了解其书写能力等。

② 综合评估：借助综合性套表进行细致的（项目和题目较多）涉及听、说、读、写全面语言能力并包括计算、运用等能力的评估。如波士顿诊断性失语症测验、西方失语症成套测验、汉语失语症成套测验、改良波士顿诊断性失语症测验。

③ 单项语言能力测试：有检查听理解能力的 Token 测验（也称为代币测验）、检查命名功能的波士顿命名测试（BNT），还有检查复述、语音辨别和句法加工等单项评估。

④ 实用性语言交流能力检查：如日常生活交流能力检查、波奇（Porch）交流能力指数等。

2. 失语症的康复治疗

（1）听理解训练：采用词汇、短语、语句、语段等语言材料给予听觉输入，提高失语症患者听理解能力的治疗方法。包括名词听理解、动词听理解、方位词听理解、形容词听理解、语句听理解。

（2）阅读理解训练：采用词汇、短语、语句、语段等文字材料给予视觉输入，提高失语症患者阅读理解能力的治疗方法。在此训练中，由治疗师提供不同内容的文字刺激，患者以不同的方式回答。

（3）言语表达训练：采用不同的方式刺激患者的口语表达，提高患者言语表达能力的治疗方法。包括发声训练、唇舌运动训练、声韵母连续发音等言语失用症治疗技术，单字产生、词语产生、语句完形、词选择、图命名范畴、手势暗示与动作配合、词语联系与组词、动词语义理解、动词产生、语句生成等口语表达治疗技术。

（4）书写表达治疗技术：采用抄写、部件组合、完形书写等形式刺激患者做出书写反应，促进患者文字表达能力的治疗方法。包括描摹或抄写、延迟抄写、部件组合、同音字与近音字书写、完形书写、短句书写。

（5）实用交流能力技术：通过应用多种交流方式，最大程度地提高失语患者利用其残存交流能力适应日常生活活动的治疗方法。具体方法是将一叠图片正面向下放在桌上，治疗师与患者交替摸取，不让对方看见自己手中图片的内容，利用各种表达方式（如命名、描述、手势、书写等）将信息传递给对方，接收信息者通过反复确认、猜测、质问等方式进行适当反馈。

（6）辅助交流技术：采用手势、图画和交流板等代偿手段提高患者日常生活交流能力的治疗技术。包括手势交流、绘画交流、交流板的设计、交流板的训练、交流册的训练。

三、神经源性膀胱

神经系统病变导致膀胱和（或）尿道功能障碍［即储尿和（或）排尿功能障碍］，进而产生一系列下尿路症状及并发症，总称为神经源性膀胱。

1. 神经源性膀胱功能评定

（1）评估病史：是否有外伤、手术史、糖尿病、脊髓炎、脑部病变、高血压、冠心病等；有无用药史，如抗胆碱能药物、拟胆碱能药物、三环类抗抑郁药、α受体阻滞药、α受体激动剂用药史等。

（2）患者排尿状况：有无膀胱充盈感、排尿感或急迫感、疼痛等异常感觉。排尿如何开始、结束，以什么方式、体位排尿，是否加用手法挤压；是否有排尿等待或中断，全过程是否受大脑意识控制。每日饮水量、尿量情况。有无尿失禁及次数（每日）、量，出现失禁的诱因。排便、性生活情况。有无自主神经过敏反应。

（3）体格检查：骶部感觉、运动，会阴处皮肤黏膜状态。注意血压、腹肌张力，下腹部有无包块、压痛，膀胱充盈情况。检查神经损伤平面、神经反射、肌力、肌张力及本体感等，肛门反射是否存在，有无骶部感觉及运动，肛门括约肌的张力等。

（4）实验室检查：包括血常规、尿常规、血尿素氮、血肌酐及尿细菌培养、菌落计数、药敏试验等检查。

（5）器械检查：泌尿系超声检查观察有无泌尿系结石、肾积水、输尿管扩张等。泌尿系造影观察有无尿液反流、肾积水等。尿流动力学检查明确逼尿肌、括约肌功能状态及其在储尿和排尿过程中的作用，膀胱压力，膀胱容量。

2. 神经源性膀胱的康复治疗

总体目标是实现膀胱低压储尿、低压控尿、低压排尿，保护肾功能，使患者能够规律排出尿液，排尿间隔时间不短于 3～4 h，以便开展日常生活、学习、工作。增加膀胱的顺应性，恢复低压储尿功能，减少膀胱输尿管反流，保护上尿路，恢复膀胱的正常容量，恢复控尿能力，减少尿失禁，减少对皮肤的刺激，增强患者的信心，减少和避免尿路感染和结石形成等并发症。

（1）间歇导尿术（intermittent catheterization，IC）指不将导尿管留置于膀胱内，仅在需要时将导尿管插入膀胱，排空后即拔除。间歇导尿可使膀胱间歇性扩张，有利于保持膀胱容量和恢复膀胱的收缩功能。间歇导尿被国际尿控协会推荐为治疗神经源性膀胱功能障碍的首选方法。

① 无菌性间歇导尿（SIC）：用无菌技术实施的间歇导尿称为无菌性间歇导尿。待脊髓损伤患者全身情况稳定后即可施行，建议在医院内实施。

② 清洁间歇导尿（CIC）：在清洁条件下，定时将尿管经尿道插入膀胱，规律排空尿液的方法称为清洁间歇导尿。"清洁"的定义是所用的导尿物品清洁干净，会阴部及尿道口用清水清洗干净，无须消毒。插管前使用肥皂或洗手液洗净双手即可，不需要无菌操作。

（2）膀胱再训练：目的是促进膀胱排空，避免感染，保护肾脏功能，提高患者生活质量。

① 反射性排尿：方法为导尿前 30 min 行耻骨上轻叩、轻拉阴毛、摩擦大腿内侧皮肤或听流水声、饮热饮、温水浴等。注意此方法应在膀胱压监测下试行，在不引起膀胱高压或自主神经过敏反射的情况下，可建议患者采取此方法。

② 瓦尔萨尔瓦（Valsalva）动作：取坐位，屈髋屈膝，身体稍向前倾，深呼吸数次后于吸气末屏住呼吸，用力做排便的动作，通过增加腹压来促进排尿。此方法要慎用。

③ 肛门牵张训练：适用于盆底肌痉挛的患者，方法为先缓慢牵张肛门使盆底肌放松，再采用屏气法排空膀胱。

（3）行为疗法：包括习惯训练和延时排尿训练，目标为间隔 3～4 h 排尿，以减少尿失禁。

（4）排尿意识训练：适用于留置尿管的患者。每次放尿前 5 min，指导患者全身放松，听着流水声，并使其试图自己排尿，然后由陪护人员缓缓放尿。

（5）盆底肌训练：适用于盆底肌松弛的患者，慎用于心律失常或心功能不全的患者、膀胱出血患者、尿路感染急性期患者和肌张力过高者。方法为：

① 患者在不收缩下肢、腹部及臀部肌缩肉的情况下自主收缩盆底肌肉（会阴及肛门括约肌），每次收缩维持 5～10 s，重复 10～20 次/组，每日 3 组。

② 指导患者进行呼吸训练时,嘱患者吸气时收缩肛门周围肌肉,维持 5～10 s,呼气时放松。

③ 患者可在桥式运动中做收缩肛门的动作,维持 5～10 s。

④ 患者可以在排尿过程中停止排尿来感受收缩盆底肌群的动作,但不建议常规采用此训练方法。

(6) 其他方式:如使用集尿袋及尿片。尿失禁不能完全治愈时,可以使用吸收产品、引流装置、皮肤护理产品,以控制尿气味,保障皮肤黏膜完整、舒适及行动自由,促进社交独立及个人尊严、自信恢复。

(7) 药物治疗:根据神经源性膀胱的类型可使用抗胆碱能药物(舍尼亭为一线用药)、拟胆碱药物(溴吡斯的明)、α 受体阻滞剂及肉毒毒素注射等。

(8) 外科手术治疗:包括膀胱扩大术及人工括约肌植入术等。

四、神经源性肠

神经源性肠(neurogenic intestines)是控制肠功能的中枢神经系统或周围神经受到损害而引起的肠功能障碍,主要表现为便秘、大便失禁或大便排空困难。康复护理的目的是帮助患者建立一个定期排便的模式,解除或减轻患者排便困难的痛苦,减少或消除大便失禁给患者造成的困扰,预防并发症的发生,从而提高患者的生活质量。

1. 神经源性肠功能评定

评定内容包括神经损伤平面和损伤时间、损伤前排便习惯及规律、损伤后每次大便所需的时间及大便情况、饮食结构是否合理及能否满足营养需求、液体摄入情况、每日的活动情况及坐位平衡能力。

2. 神经源性肠康复治疗

神经损伤急性期(脊髓休克期)过后,一旦肠鸣音恢复,提示麻痹性肠梗阻消失,不论损伤平面在哪一节段,都应鼓励患者进行排便训练。

(1) 结肠训练:戴上手套,抹上润滑剂,进行肛门指诊。确认直肠内有大便后应进行训练,坚硬的大便应该用手抠出;若为软便,用手指轻柔地在直肠内做环形运动,顺时针刺激肠壁 30～60 s,刺激直肠排空,同时也有利于诱发结肠的集团运动,促进排空。在肛门括约肌痉挛时可以向一个方向进行缓慢持续地牵拉,以缓解痉挛。这些动作可反复进行。对于弛缓性结肠,因为排便反射和内外括约肌功能均丧失,可发生大便失禁,也可发生便秘。开始时给患者每天使用栓剂,坚硬的大便应用手抠出。20 min 后检查直肠,如果直肠里有大便,患者应转移到坐便池上,排出大便。

(2) 单纯性便秘:指排便次数减少,每 2～3 d 或更长时间 1 次,无规律,粪质干硬,常伴有排便困难。措施包括心理护理、创造排便环境、采取适当体位和姿势、腹部按摩、按医嘱给口服缓泻药、健康教育。

(3) 大便失禁:指肛门括约肌不受意识控制,不自主地排便。措施包括心理护理、创造排便环境、皮肤护理、观察排便反应、盆底肌训练。

第九章　健康教育

第一节　健康教育和健康促进

一、健康教育和健康促进

（一）健康教育的基本概念

1. 健康的定义

WHO1948 年在其《组织法》中提出："健康不仅是没有疾病或不虚弱，而是身体的、精神的健康和社会幸福的完满状态"。三维健康观是对健康认识的一次飞跃，拓展了人们对健康内涵的理解。健康是动态的概念，健康与不健康之间并无明显界限。

健康既是生物学现象，也是社会现象。影响健康的因素有遗传、环境、卫生服务、行为和生活方式等，其中行为和生活方式对健康的影响最大，占 60%。健康教育可以帮助人们改变不良行为习惯，维持和巩固健康生活方式，获得良好的健康收益，从而改善健康结局。

2. 健康教育

健康教育是指在需求评估的基础上，通过信息传播、教育和行为干预等方法，帮助个体和群体树立科学的健康观念、掌握健康知识和技能、自觉采纳有利于健康的行为和生活方式的一系列活动及过程。

健康教育属于预防医学的一个分支，又与社会学、行为学、传播学、心理学密切相关，既体现医学的客观严谨，又蕴含浓厚的人文关怀。

3. 健康教育和卫生宣传

卫生宣传指通过信息传播和宣传的方式把卫生知识或理念普及给大众，是单向的健康知识传播过程。这个过程没有关注目标对象是否理解、接受相关的知识或理念，是否掌握相关的技能，是否将其落实到相应的行为改变上。

健康教育的实质是一种干预，着眼点是受众的行为改变。开展健康教育，不仅要传播健康相关知识，更要想办法教会对方怎么做，纠正不正确的观念，促使对方在生活中积极实践，建立长期的、稳定的健康行为方式，同时要对干预过程和效果进行评价，促进持续改进。

4. 健康教育和健康促进

和健康教育一样，健康促进的着眼点也是行为的改变。有所不同的是健康促进不仅包含了个人和群体行为的改变，更包括政府行为、社会环境的改变。健康促进的实质是社会动员。

健康促进的基本策略是倡导、赋权和协调。健康促进的 5 个优先活动领域：① 制定促进健康的公共政策；② 创造健康支持环境；③ 增强社区应对健康问题的能力；④ 发展个人技能；⑤ 调整卫生服务方向。在选择健康促进的实施策略时可以从这五个方面寻找思路。

与健康教育相比,健康促进融健康教育、行政措施、环境支持于一体,充分调动社会和行政力量,发挥个人、家庭和社会的健康潜能,改善人群健康(图9-1-1)。

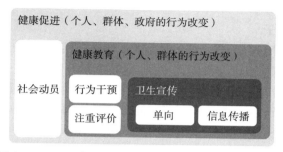

图9-1-1 卫生宣传、健康教育和健康促进之间的关系

5."健康中国"战略

个人或群体健康的背后是广泛而复杂的社会决定因素。因此,顶层设计的健康促进战略将对个人或群体健康产生深刻影响。2016年国务院发布了健康促进领域首个国家层面的中长期战略规划——《"健康中国2030"规划纲要》,明确了今后的重点工作方向;之后又出台了《健康中国行动(2019—2030年)》作为具体实施路径,明确了2022年、2030年的总体目标。"健康中国行动"涵盖了全方位干预健康影响因素、维护全生命周期健康、防控重大疾病这三个方面(图9-1-2)。

全方位干预健康影响因素	
(1)健康知识普及行动	(4)控烟行动
(2)合理膳食行动	(5)心理健康促进行动
(3)全民健身行动	(6)健康环境促进行动

维护全生命周期健康	
(7)妇幼健康促进行动	(9)职业健康保护行动
(8)中小学健康促进行动	(10)老年健康促进行动

防控重大疾病	
(11)心脑血管疾病防治行动	(14)糖尿病防治行动
(12)癌症防治行动	(15)传染病及地方病防控行动
(13)慢性呼吸系统疾病防治行动	

图9-1-2 "健康中国行动"的三大方面及十五项子行动

6.健康教育处方

全科医生熟知药物处方。现在更要强调双处方的意识,即药物处方和健康教育处方。以医嘱的形式,通过文字材料指导患者,告知患者需要掌握的疾病防治知识、日常行为建议,如饮食指导、运动指导、用药指导和康复指导等。健康教育处方广泛适用于门诊患者、住院患者出院指导及社区健康教育。

7.健康素养

健康素养是指个人获取和理解基本健康信息,了解并利用相关健康服务,做出正确决策,以维护和促进自身健康的能力。简单地说是指一个人对于健康领域知识的掌握情况以及在实际生活中的运用能力。良好的健康素养意味着可能拥有更好的健康结局。

（二）居民健康素养水平

1. 健康素养的测量

健康素养测量采用国家统一设计的问卷;调查问卷的设计以《中国公民健康素养——基本知识与技能(2015 年版)》为框架,将健康素养划分为三个方面:即基本健康知识和理念、生活方式与行为、基本技能;同时按问题分为六类:即科学健康观、传染病防治、慢性病防治、安全与急救、基本医疗和健康信息(图 9-1-3)。如调查对象的问卷得分≥问卷总得分的 80%,则判定该个体具备基本健康素养。

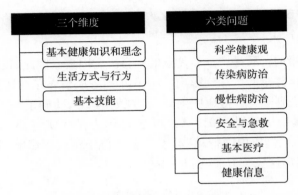

图 9-1-3　健康素养的维度和分类

2. 健康素养水平的解读

健康素养水平指具备基本健康素养的个体在总人群中所占的比例。如某地区居民健康素养水平是 20%,意味着 100 人中有 20 人的健康素养问卷得分在问卷总分的 80%以上。

健康素养水平和健康知识知晓率不同,以一个 50 人的班级为例来说明这两者之间的区别(图 9-1-4):

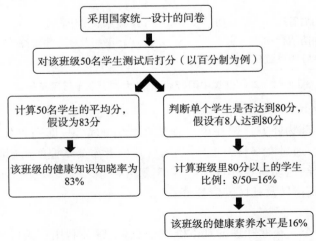

图 9-1-4　健康知识知晓率和健康素养水平的区别

3. 健康素养水平监测

为了解全国和各省居民健康素养水平和变化趋势,分析我国居民健康素养影响因素,确定优先工作领域,为各级政府健康决策提供科学依据,从 2008 年开始,原国家卫生部组织开展全国城乡居民健康素养调查。这个过程称为"健康素养水平监测",即运用流行病学调查方法获取居民健康素养水平数据,并分析其影响因素等一系列工作过程。

监测对象为全国 31 个省(自治区、直辖市)非集体居住的 15～69 岁常住人口,由调查员入户采用调查工具面对面完成调查。

江苏省截至 2022 年底,完成了连续 15 年的监测任务。江苏省居民健康素养水平逐年稳步提升,从 2008 年的 9.52% 上升到 2022 年的 34.32%。分析数据显示:文化程度和家庭收入对健康素养有正向影响,年轻人的健康素养高于老年人,城市居民高于农村居民;与其他职业人群相比,医务人员、公务员和教师的健康素养水平较高。在健康素养的六类问题中,传染病预防、慢性病预防和基本医疗素养较低,这提示全科医生要把这部分内容作为健康教育的重点。

二、健康教育的基本理论

基层工作的全科医生,是社区居民的健康守护者和健康代理人。掌握健康教育的相关理论并且根据日常工作实际灵活运用,可以起到事半功倍的效果。健康教育最主要的手段是健康传播和行为干预。

(一)健康传播

人类的信息传播和人类的历史一样古老悠久。而健康传播就是把信息传播与健康教育相结合,传播的信息是健康教育相关内容。现阶段健康传播方式呈现多样化,除了面对面的交流外,医生撰写科普文章普及健康知识,通过广播、电视或网络平台开展讲座,以及采用自媒体方式发布短视频等,都属于健康传播。

同样的健康传播,有的传播效果好,受众入脑入心,逐渐落实到行动上;有的"言者谆谆,听者藐藐",受众不以为然,行动上依然故我。如何让健康传播更有实效呢?这就需要了解健康传播学的重要理论模型,掌握传播的基本技能。

1. 拉斯韦尔五因素传播模式:拉斯韦尔五因素传播模式是一个描述传播行为的简便方法,通过回答下列五个问题:传播者是谁(who)? 传播了什么信息(say what)? 通过什么媒介(through what channel)? 受传者是谁(to whom)? 取得了什么效果(with what effect)? 提出了一个完整的传播结构。详见图 9-1-5。

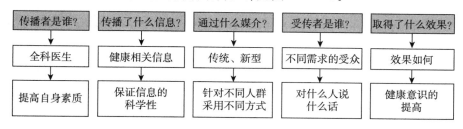

图 9-1-5 提高健康传播效果模式图

2. 提高自身素质：全科医生作为基层医疗卫生工作者,在医学与健康领域具有权威性,开展健康教育工作有天然的优势。但是,想得到更好的健康教育效果,还需要充分发挥优势,不断提高自身素质,包括：① 拓展对医学的认知和理解,提高综合业务水平；② 保持良好的外在形象和得体的言谈举止；③ 注重日常积累,提高人文、心理学素养,增强同理心和换位思考的能力；④ 有意识地练习表达与沟通,增强说服力和吸引力,努力成为"放下手术刀就能写科普文章,摘下听诊器就能拿话筒"的新时代全科医生。

3. 传播信息的科学性和指导性：在信息爆炸的时代,健康相关信息也到处泛滥,鱼龙混杂,使得百姓难辨真假。全科医生要做好甄别,确保所传递的健康信息科学正确,同时具有针对性。对于一些前沿问题、存在争议的内容,可以暂时存而不论,不要让受众感到困惑而无所适从。在提供"是什么""为什么"的健康信息时,还要告诉对方"怎么做",提供的行为指导要简便、易操作。

4. 媒介的灵活选用：得益于网络和新媒体的发展,健康传播除了传统的宣传栏、纸媒、电台和电视台外,又新增了很多便捷的手段,如微信公众号、抖音小视频等。全科医生需要根据不同的服务对象选择最适合的传播媒介。如面对老年人群,面对面地说服更为有效；面对职业人群,微信推送的科普文章就更受欢迎；对于候诊的人群,有序组织的候诊教育更受青睐；对于住院人群来说,有计划的一对一床边教育和视频点播相结合会取得更好的效果。

人际传播亲和力强,能及时反馈、有效互动；大众传播速度快,覆盖广。要想取得好的传播效果,既要因人而异,也要考虑多媒介渠道的"组合拳"方式。选择媒介的时候,在经费允许的范围内优先考虑传播效果。

5. 了解受众的需求：说服一个人改变行为方式不是一件容易的事情,没有人喜欢被居高临下地教育。全科医生学习了解对方、认识对方,建立相互信任的默契关系,才能做到"春风化雨,润物无声"。了解对方从性别、年龄、文化程度、职业、家庭情况开始,逐步过渡到对一个人的思维方式、性格特点的了解,寻找共同话题。从共同话题引入,找到对方最关注的点,从这个点再转到健康教育的目标上来。

6. 动态评价效果：要关注对方是否听懂并理解相关信息,是否认可并接受相应的观点。如果没有达到预期效果,那就需要分析原因：是传播者的形象、威信和吸引力不足,还是对目标人群了解不够？传播的内容和方式是否有针对性？传播的信息是否通俗易理解？要提高健康教育的效果,需要从传播者、信息、媒介、受传者这四个方面来调整策略,从而提高传播效果。

（二）行为改变理论

行为的改变是一个相当复杂的过程,受到遗传、心理、自然与社会环境等众多因素的影响。接收到健康信息的人中,会有一部分人能够成功建立正确的信念和态度；建立了信念和态度的人当中,仅有一部分人能落实到行动改变上；而到最后只有小部分人能持续坚持,形成稳定的健康行为。目前常用的行为理论有：

1. 知信行理论：知信行理论认为只有当人们了解有关的健康知识,建立起积极正确的信念和态度,才有可能主动形成有益于健康的行为,改变危害健康的行为。因此获取知识是基础,产生信念是动力,改变行为是目标。

但是现实中，人们获得了信息不一定会相信，相信了不一定会行动，行动了不一定能坚持。有多种复杂的因素在潜移默化地影响着人们的行为。掌握了知识并不意味着最终的行为改变。

2. 健康信念模式：这种理论认为行动的背后是一个权衡利弊后决策的过程。权衡过程通常会考虑这三个关键点：

（1）感知到疾病的威胁。疾病的威胁来自两个方面：易感性和严重性。当意识到疾病易感并且后果严重时，就更容易采纳有利于健康的行为。例如：某种新发呼吸道传染病的病原体传染性很强，如果感染后很可能发展成重症，那么每个人都能感受到疾病的易感性和严重性。因为疾病的威胁与自己切身相关，所以更愿意听从指导采取相应措施，如戴口罩、勤洗手、接种疫苗等。

（2）感知到采纳健康行为的益处和障碍。益处包括健康状况的改变以及来自精神层面、经济收入等方面的改善；障碍包括采纳健康行为在时间、金钱、精力方面的投入，克服惯性需要的毅力、对不确定因素的担忧等。感受到的益处越多，就越容易采纳健康行为；感受到的障碍越多，就越不容易采纳健康行为。因此，进行健康教育时要耐心告诉对方改变相关行为的好处，同时敏锐地捕捉到对方的迟疑和困惑，探知其不能改变的障碍，帮助其解决。例如：某些疫苗的推广，部分人员是因为经济负担而不愿意接种，如果能免费或有优惠补助，就能减轻这样的障碍；也有人是担心不良反应而不愿意接种，这时要用科学的数据和大量的事例来打消他们的疑虑。

（3）自我效能，简单地说就是个体对自我能力的评价和判断，相信自己有能力做成这件事。这需要全科医生给予积极的心理暗示，可以用对方有过的积极经验来鼓励他，也可以用身边相似背景的例子来增强其信心，"他能你也能"，让对方感觉"不是一个人在战斗"。采纳某个行为建议可能源于一时的心动，但要持续坚持才能行之有效。在坚持的过程中，全科医生的鼓励和陪伴非常重要。

3. 行为改变阶段理论：行为改变阶段理论是从一个动态的过程来描述人们的行为变化，一般把行为变化分成五个阶段：无打算改变阶段（意向前期）、打算改变阶段（意向期）、准备改变阶段（准备期）、改变阶段（行动期）和维持阶段（维持期）。每个阶段有不同的干预重点。准确判断目标人群当前属于什么阶段非常重要。

该理论是以一个动态的过程来描述人们的行为变化，强调根据行为所处的不同阶段，分析个人和群体的需求，采取不同的干预措施。行为改变阶段理论可以用于戒烟、体重控制、运动等多种健康干预中。下面就该理论应用于简短戒烟干预过程进行详细介绍。

（三）简短戒烟干预

帮助吸烟者尽早戒烟是医务工作者的义务和责任，每一位医务工作者都应该具有帮助戒烟的意识和技能。研究表明，简短戒烟干预能够增加吸烟者的戒烟意愿，提高戒烟成功率。如果所有的临床医生共同参与，帮助吸烟者戒烟，将会避免更多的人死于烟草相关疾病。

简短戒烟干预是指在日常的诊疗服务过程中，尤其是指平常的问诊中，在与患者接触的短短的 3～5 min 之内，医生或护士等医务工作者为吸烟者所提供的专业戒烟建议和帮助。

1. 干预对象：简短戒烟干预的服务对象应该是每一位吸烟者，即便是尚未准备戒烟者，也应该接受干预，以促成他们今后考虑戒烟。

2. 干预的主要内容：在每一次干预实施过程中，医务工作者应该尽可能为吸烟者提供明确的、有针对性的戒烟建议，评估他们的戒烟意愿，为他们提供行为支持，并根据需要将他们转诊至戒烟门诊进行强化干预。

3. 操作流程：并非每一位吸烟者都想戒烟。根据行为改变理论，吸烟者通常会经历六个阶段。评估患者目前行为改变所在阶段(表9-1-1)，根据吸烟者所处的阶段进行有针对性的行为指导。根据患者戒烟意愿改变模型(图9-1-6)，按照简短戒烟干预操作步骤(图9-1-7)进行干预。

表 9-1-1　戒烟者行为改变阶段

尚未准备戒烟期	在未来6个月内尚未打算戒烟
戒烟思考期	打算在未来的6个月内戒烟
戒烟准备期	打算在未来1个月内戒烟
戒烟行动期	已经戒烟，但时间少于6个月
戒断维持期	保持戒烟状态达6个月以上
复吸期	戒烟一段时间后重新规律吸烟

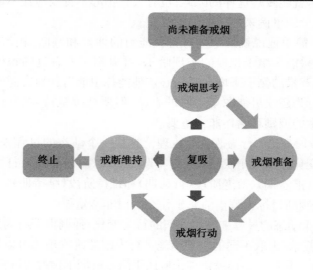

图 9-1-6　戒烟意愿改变模型

图 9-1-7　简短戒烟干预操作步骤

操作步骤：

（1）询问：在每次见面时都询问吸烟者的吸烟情况。

（2）建议：以清晰、强烈且个性化的方式建议吸烟者戒烟。

（3）评估：评估吸烟者的戒烟意愿和烟草依赖程度。

（4）帮助：在戒烟过程中对吸烟者予以行为支持和帮助。

（5）随访：在吸烟者开始戒烟后，根据可能的时间安排随访，了解进展。

三、健康教育的基本方法

（一）门诊健康教育

门诊是开展健康教育及健康促进干预的最佳场所。门诊患者集中，有一定的停留时间，干预效率高。

1. 候诊健康教育：候诊健康教育是在患者候诊期间对其进行的健康教育，包括：

（1）设置健康教育阵地：在醒目位置设置健康教育宣传栏，宣传栏要标题醒目、形式美观、内容科学，注意针对性、通俗性和艺术性；在候诊处放置健康教育资料架；还可利用视频、LED屏等设施滚动播放健康信息。

（2）开展针对性讲座：在候诊人员较多、等候时间较长的候诊等候区，根据候诊患者的病种特点和共性问题，有针对性地开展面对面的讲座和交流活动。这种形式既可以及时为患者答疑解惑，又能节省就诊时间，提高就诊效率。

2. 随诊健康教育：随诊健康教育是医生在诊疗过程中，根据患者所患疾病的有关问题进行简短的讲解和指导，开展个体化健康教育。

（1）健康评估：对首诊的患者，在询问疾病的同时，将吸烟情况、二手烟暴露、高血压病史等纳入首诊必须询问的内容。在健康评估的同时，针对患者吸烟、饮酒以及其他不良生活方式进行健康教育。对吸烟患者开展简短戒烟干预。

（2）一病两方：为患者开出病情诊断与治疗处方的同时，还应依据患者的健康状况开出健康教育处方，即一张处方直接针对病情开药，另一张处方进行健康知识宣教、健康生活方式提示和干预。如有条件可纳入医院的信息管理系统。

3. 专病健康咨询门诊：专病门诊即特殊病种门诊，专病健康咨询利用专病门诊的专科专病的优势，为特殊患者群体开展有针对性的专病健康指导和咨询。专病健康咨询门诊以评估疾病危险因素和行为干预为核心，内容涵盖预防保健、心理调适、饮食运动及用药康复指导等。

（二）住院健康教育

住院患者在院内停留时间长，便于医护人员系统性、个体化地对其实施健康教育。

1. 入院阶段：对住院患者实施健康教育需求评估，以人员、环境、时间、住院规则等内容为重点，制定患者入院宣教护理教育计划。此阶段计划的目标是消除患者入院出现的紧张感、陌生感，使其尽快适应医院环境，以良好的身心状态准备接受治疗。

2. 住院阶段：以有关疾病知识、检查项目、术前指导和术后指导等内容为重点，制定患者治疗、护理全过程的教育计划，综合制定合理的个体化健康教育干预计划/方案。

根据科室实际，结合患者接受能力，采取和选择最适合患者的方式进行健康教育。

如发放《患者住院指南》《健康教育图谱》,举办病区疾病专题讲座等。

3. 出院前阶段:出院前 2～3 d,以患者出院后有关生活起居、饮食营养、情绪调适等家庭护理知识及疾病康复功能训练为重点,制定患者恢复期的健康教育计划,为患者离开医院后加强自我管理提供指导。

(三)院后健康教育

对出院后患者,选择他们易于接受的方式延伸健康教育,例如:

1. 患者微信群:由医生或护士建立,以一种疾病患者为对象,或以一类疾病患者为对象(如心血管类疾病、糖尿病患者等)建立相应患者微信群。在群中必须有一名医生、一名护士进行群管理,传播疾病相关科普知识,解答患者关于疾病康复、预防、饮食、运动、心理等各方面的问题。微信群也是患者相互交流的平台。

2. 院后随访:医院可专设院后随访机构,或由科室指定专人负责随访。重点对象是慢性病患者,随访内容为疾病康复指导、用药指导、复诊提醒、生活指导及特殊技术操作等。随访以电话随访为主要形式,必要时可安排上门访视。院后随访患者要达到一定的比例,如有可能,应尽量扩大随访覆盖面。

3. 自我管理小组或患者俱乐部:指导患者及其家属组成自我管理小组或患者俱乐部,通过患者之间相互鼓励,让患者学习、借鉴好的行为方式与康复技能,提高患者的自我管理能力。

(四)健康教育现场活动

根据居民或患者需求,组织健康教育的现场活动,包括健康知识讲座、现场咨询活动等。

1. 确定活动主题

根据辖区主要健康问题、健康危险因素、居民健康教育需求、健康主题日等确定活动的主题。可以是一次活动一个主题,也可以在一年内围绕已确定的一个或几个主题开展连续的活动。

(1)按健康问题分

• 辖区内常见病:如高血压、糖尿病、慢性阻塞性肺疾病等。

• 季节性多发病:如季节性流感、腹泻等。

• 健康主题日:如世界无烟日、世界艾滋病日、世界防治结核病日等。

• 健康理念和生活方式:如均衡营养、科学锻炼、戒烟限酒等。

• 突发事件应对及伤害预防:如新发传染病预防、食物中毒预防、地震中的逃生/自救/互救、家庭常见伤害预防等。

• 国家卫生计生政策宣传:如医保政策、"新农合"政策等。

(2)按目标人群分

• 针对所有居民,可以宣传普及《中国公民健康素养——基本知识与技能(2015年版)》,倡导健康生活方式。

• 针对青少年人群,可选择合理膳食、个人卫生习惯、口腔健康、近视防治等主题。

• 针对老年人,可选择高血压、糖尿病、冠心病等重点疾病主题。

• 针对外来务工人员,可选择职业防护、艾滋病防治等主题。

- 针对 0~6 岁儿童家长，可选择儿童保健、预防接种等主题。

（3）确定活动口号：活动口号要响亮、具有较好的倡导和动员效果，并能够吸引居民参与。

2. 确定授课老师或咨询专家

选择合适的专家。授课老师或咨询专家应具备良好的专业知识并掌握一定的健康传播技巧，举止得体，有较好的语言表达能力和调动现场氛围的能力。

建立良好的沟通机制。活动前与专家沟通活动主题、目标人群、内容、时间、地点等，活动后与专家沟通目标人群接受情况、活动效果、优点和不足等，不断提高活动的质量和效果。

3. 确定活动时间、地点与人员

（1）时间和地点的选择：要考虑是否方便居民参加，提前借用或租用场地，或通过街道办事处（居委会）、乡政府（村委会）协调活动场地。必要时也可选择线上活动的方式。

（2）确定目标人群：涉及面不一定非常大，可以考虑将目标人群定得局限一点，如：高血压日健康咨询活动可将目标人群定为辖区内高血压患者及其家属；狂犬病日健康咨询活动可将目标人群定为辖区所有居民，重点人群是家中有狗、猫等宠物的居民等。

（3）确定工作人员：结合活动主题、内容以及预计参与的居民人数，确定参加活动的相关科室和人员。

4. 准备活动资料

（1）宣传横幅：横幅要醒目，尽量悬挂在较高位置，吸引居民注意。可以悬挂多条横幅，但要有主次之分。横幅内容可以是活动口号、主题、核心信息等。

（2）宣传材料：如展板、海报、折页、宣传单、宣传册等，用于现场布置和发放。

（3）实物资料：根据活动内容确定，常见的有限盐勺、控油壶、腰围尺、计步器、电子血压计、体重计、身体质量指数（BMI）计算卡、牙膏、牙刷、毛巾等。

（4）设备设施：话筒、音响、笔记本电脑、投影仪、幕布、音像播放设备、电源插座、写字板、写字笔、照相机、演示器材、模具等，如果有义诊和体检，还需准备相关的体检设备、仪器、试剂等。

（5）管理资料：如签到表、资料发放登记表、效果评价问卷等文档资料，主要用于记录工作过程和后期的效果评价。

5. 发布活动通知

（1）及时发布通知：至少在活动前 1 周将活动的时间、地点、主题、内容发布出去，使目标人群有充足时间提前安排。最好在活动前 1~2 d 再次进行提示。

（2）通过多种途径发布通知：可通过告示栏、社区工作网络、电话、广播、就诊预约、新媒体平台等让尽可能多的人知道活动消息。

（3）通知内容：通知内容应包括活动时间、地点、主题、内容、参加活动的专家及工作人员、针对的目标人群等。如果准备了健康教育资料（如健康手册）或实物（如限盐勺），也应在通知中写明。

6. 组织目标人群

根据目标人群的分布情况,可通过特定的工作渠道召集目标人群。如:通过村委会(居委会)或妇联干部召集孕产妇、0～6 岁儿童家长、妇女;通过村医或社区医生召集糖尿病患者、高血压患者;通过建筑工地、集贸市场、娱乐场所管理人员召集相关从业人员;通过学校、机关、社区、企业等机构管理人员召集学生、机关单位工作人员、社区居民、企业职工等。

7. 组织实施步骤

(1) 准备工作:提前布置活动场地,如悬挂横幅、张贴海报、摆放展板、摆放医疗测试设备、摆放演示模型/教具、摆放平面宣传资料、放置和调试音像设备、播放视频资料、播放录音资料等。提前联系授课老师或参与咨询的专家和工作人员,做好组织、分工工作,安排听课者签到、领取资料、入座等。

(2) 活动现场的组织:按照计划开展讲座或咨询活动,并对参与人数及主要内容进行简要记录;发放健康教育资料,对发放数量进行登记;讲解与展示健康教育资料和实物;开展现场咨询和(或)现场测试工作。

(3) 现场照片的拍摄:现场活动照片至少拍摄三张,分别是远景、中景、近景。远景能看到整个活动场地的全貌,中景能看到活动主题和参与人员,近景能看到主讲人、主要领导或专家、特殊场景等。

照片要有自明性,即看照片就能获得活动的基本信息,如活动主题、相关人员正在做什么。如果有条件,最好能在一张照片中把上述信息都体现出来。

(4) 效果评价:课堂前后发放问卷,了解目标人群知识掌握情况以及对讲座的满意度、意见和建议等。

在目标人群中随机选择 6～8 名,通过个人访谈或专题小组讨论了解他们对活动的满意度,对健康教育资料的理解和接受程度,对活动的意见和建议。

每年至少开展 1 次针对公众健康咨询服务的效果评价。

8. 填写活动记录表

根据活动开展的实际情况,逐项填写"健康知识讲座活动记录表"(表 9 - 1 - 2)或"公众健康咨询服务记录表"(表 9 - 1 - 3)。收集"健康知识讲座活动记录表""公众健康咨询服务记录表""公众健康咨询服务工作人员签到表"(表 9 - 1 - 4)"咨询信息登记表"(表 9 - 1 - 5)和"活动签到表""发放健康教育资料登记表",以及活动照片等,及时整理并进行归档。

表 9 - 1 - 2　健康知识讲座活动记录表

讲座时间:	讲座地点:
授课老师:	承办科室:
讲座主题:	接受健康教育人员类别:
参加医务人员数量/人:	听课人数/人:

续表

使用多媒体讲解：□是　□否 使用其他辅助教具：□是　□否 有互动环节：□是　□否	资料发放： 小册子　　份,海报　　份, 单页　　份,折页　　份, 实物材料　　个
讲座小结：	
存档材料请附后： □教案　□图片材料　□印刷材料　□影音材料　□签到表　□其他材料	
填表人(签字)：　　　　负责人(签字)： 填表时间：　　年　　月　　日	

表 9－1－3　公众健康咨询服务记录表

活动时间：	活动地点：
活动主题：	承办科室：
参加活动的医务人员数量/人：	接受健康教育人员类别：
现场参与人数/人：	现场咨询人数/人：
宣传横幅/条：	宣传展板/块：
资料发放： 小册子　　份,海报/张贴画　　份,折页 份,健康教育处方　　份,实物材料　　个	
活动内容：	
存档材料请附后： □图片材料　□印刷材料　□影音材料　□工作人员签到表　□资讯信息登记表　□其他材料	
填表人(签字)：　　　　负责人(签字)： 填表时间：　　年　　月　　日	

表 9-1-4　公众健康咨询服务工作人员签到表

活动内容：			
活动时间：			
活动地点：			
参加医务人员数量：			
姓名	科室	职务/职称	联系方式

表 9-1-5　咨询信息登记表

序号	姓名	性别	年龄	咨询问题	指导与建议	联系方式

第二节　居民营养健康教育与干预

一、营养学概述

（一）概述

营养指人体摄取、消化、吸收食物中营养物质以满足机体生理需要的生物学过程。营养学是研究食物对生物的作用的科学。营养学在其发展过程中，不仅包括了解食物进入机体内后如何变化，如参与生化反应和结合到组织细胞中，还包括指导人们如何选择食物以保障机体正常生长、发育与繁殖，并且患病人群对营养的合理需求远超过普通人群。所以营养学除了有其生物学意义外，还有其社会经济意义。

（二）营养素平衡与失衡

营养素是维持正常生命活动所必需摄入生物体的食物成分。现代营养学对于营养素的研究主要针对人类营养素需要，将其分为蛋白质、脂类、碳水化合物（糖类）、维生素、矿物质（无机盐）、水、纤维素七大类。蛋白质、脂类和碳水化合物被称为宏量营养素，在膳食中需要保持一定的平衡比例，除了各具特殊的生理功能外，其共同特点是提供人体所必需的能量，所以在讨论能量时也把它们称为"产能营养素"。若按其各自提供的能量占总能量的百分比计，则蛋白质占 10%～15%，脂肪占 20%～30%，碳水化合物占 55%～65%。打破这种适宜的比例将不利于健康。

1. 蛋白质

蛋白质的营养作用在于它含有各种氨基酸。组成食物蛋白质的氨基酸有 20 余种，其中不能在人体与动物体内合成、必须获自食物的被称为"必需氨基酸"，即蛋氨酸、赖氨酸、色氨酸、苏氨酸、缬氨酸、苯丙氨酸、亮氨酸和异亮氨酸。此外，幼儿生长尚需组氨酸，禽类如鸡还需精氨酸和甘氨酸。除此以外的其他氨基酸都能在机体内合成，被称为"非必需氨基酸"。

各种蛋白质的氨基酸种类与含量不同。评价一种食物蛋白质的营养价值，主要视其所含的必需氨基酸量是否能满足机体的需要。必需氨基酸不足时，机体就不能有效地合成体蛋白质。其他种类氨基酸只能经脱氨代谢生成糖（糖原异生）和作为"燃料"供给能量。因此，食物蛋白质的氨基酸模式是决定其是否优质的关键。国际上以全鸡蛋的必需氨基酸模式，或人乳中必需氨基酸模式，或根据人体所必需的氨基酸量提出的假设模式作为评价食物蛋白质营养价值的标准。这就是蛋白质营养价值的化学分评价法。

2. 脂类

脂类是脂肪和类脂的统称。脂肪又称为甘油酯，由 1 分子甘油和 1～3 分子脂肪酸所形成的酯，包括甘油一酯、甘油二酯、甘油三酯。膳食脂肪主要为甘油三酯。类脂包括磷脂和固醇。脂肪酸是脂类的重要结构组分，有必需脂肪酸和非必需脂肪酸之分。必需脂肪酸包括亚油酸、α-亚麻酸，它们分别是 n-3 和 n-6 多不饱和脂肪酸的前体。亚油酸必须通过食物供给人体，而且只要提供足够量的亚油酸，人体就能合成所需的其他类脂肪酸,例如花生四烯酸。α-亚麻酸为碳链最长的脂肪酸,在脑与视网膜的发育与功能中有着特殊的作用。

人体若长期脂肪供给不足,还会影响大脑的发育,发生营养不良、生长迟缓和各种脂溶性维生素缺乏症,特别是危及皮肤健康的维生素 A 缺乏症。同时脂肪长期摄入不足会导致必需脂肪酸缺乏,可引起细胞膜磷脂的脂肪酸组成的改变,从而影响膜的功能而导致生长发育停滞、中枢神经系统功能异常、生殖功能丧失、眼及视网膜病变、肾衰竭和血小板功能异常,并可使前列腺素的合成减少。n-3 多不饱和脂肪酸在调控类花生酸代谢、血脂代谢、炎症反应等方面发挥着重要功能,其缺乏与许多慢性病的发生密切相关。动物缺乏必需脂肪酸时,生长迟缓,出现皮肤症状(脱毛、湿疹性皮炎、鳞皮等)。有报道显示幼儿缺乏必需脂肪酸时也有同样症状。

3. 碳水化合物

碳水化合物是为生命活动提供能源的主要营养素,它广泛存在于米、面、薯类、豆类、各种杂粮中,是人类最重要、最经济的食物,每日提供的能量占总能量的 $60\% \sim 65\%$。碳水化合物经生化反应最终分解为糖,故称之为糖类。除供能外,碳水化合物还与蛋白质、脂肪结合成糖蛋白、糖脂,组成抗体、酶、激素、细胞膜、神经组织、核糖核酸等具有重要功能的物质。

4. 维生素

维生素可分脂溶性和水溶性维生素两类,前者包括维生素 A、维生素 D、维生素 E 和维生素 K 等,后者主要包括 B 族维生素、维生素 C 及烟酸、泛酸、叶酸等。维生素是人体必不可少的营养素,具有重要的生理功能。维生素 A 在维持视觉功能,保护皮肤黏膜完整性及促进生长发育和维护生殖功能方面有重要作用。维生素 D 的功能是维持血浆钙磷水平稳定,以满足骨骼矿物化、肌肉收缩、神经传导及细胞的基本功能。维生素 E 是体内重要的抗氧化剂,能清除体内的自由基并阻断其引发的链反应。维生素 K 在调节凝血蛋白合成,调节骨组织钙化及抑制血管及尿路钙化发挥重要作用。水溶性维生素大多数以辅酶的形式参与机体的物质与能量代谢,一般无毒,摄入过量可从尿液中排出,若摄入过少可较快出现缺乏症状。如缺乏维生素 B_1 可致脚气病、多发性神经炎,缺乏维生素 B_2 可致皮炎,缺乏维生素 B_6 可致脂溢性皮炎,缺乏烟酸可致糙皮病,缺乏叶酸可致胎儿神经管畸形,缺乏维生素 B_{12} 可致巨幼红细胞性贫血,缺乏维生素 C 可致坏血病。脂溶性维生素摄入过多时,不能从尿液中直接排出体外,易在体内大量蓄积引起中毒。如长期大量口服维生素 A 可发生骨骼脱钙、关节疼痛、皮肤干燥、食欲减退、肝脾肿大等中毒症状;长期大量口服维生素 D 可导致高血钙症、厌食、恶心、呕吐、弥散性肌肉乏力、肌肉疼痛等;大剂量口服维生素 E 可能会出现视觉模糊、头痛等中毒症状;维生素 K 前体维生素 K_3 与巯基反应可产生毒性,大剂量服用可引起婴儿溶血性贫血等。水溶性维生素摄入过量后虽可以从尿中排出,但大量服用仍可损伤人体器官,如大剂量服用维生素 C 可能刺激胃黏膜出血。长期过量服用维生素可使机体对食物中的维生素的吸收率降低,一旦停服,会导致维生素缺乏的症状。因此,长期过量服用维生素不是科学的做法。正常人服用维生素的剂量应连同食物中的维生素在内一并计算,达到我国膳食标准规定的数量即可。

5. 矿物质

人体内有数十种矿物质元素,其中少部分元素具有生理功能,被称为必需元素。按其在体内的含量又可分为大量营养元素和微量营养元素两类。前者有钙、磷、镁、钾、钠、氯、硫,后者有铁、铜、锌、锰、钼、铬、钴、镍、钒、锡、碘、硒、硅、氟等。

其中钙、磷、镁是骨骼和牙齿的主要成分。其生理功能有:钙、镁参与肌纤维收缩、神经传导,激活生化反应;钙在凝血机制中起作用;磷与能量代谢有关,三磷酸腺苷是储存和释放能量的重要化合物;镁为产生三磷酸腺苷的激活物质;镁、钾、钠、氯都是维持体液酸碱平衡和调节渗透压的重要电解质;硫为含硫必需氨基酸(蛋氨酸和胱氨酸)、维生素(硫胺素、泛酸)和生物素的组分,硫与氢组成的巯基在生物反应中有重要作用。

在微量营养元素中,铁是血红蛋白的重要成分,为携带氧的载体。铜与铁在血红蛋白合成中有协同作用。碘是甲状腺素的主要成分。铬是糖耐量因子的成分。钴是维生素 B_{12} 的成分。锌是 40 余种酶的辅基,缺乏时将导致生长停滞和性发育不成熟。锰、钼、硒也都是酶的成分。氟具有防龋齿作用。其余的元素如镍、钒、锡、硅在动物实验中发现有缺乏表现,但其机制尚未阐明。必需元素摄入过量时,对机体也可产生不利影响。

6. 水

水约占成年人体重的 65%,在调节体温、输送营养、排除废物等方面有重要作用。成人一般每天的水摄入量为 $1\,500\sim2\,000$ mL 左右。水分在细胞能量供应中承担了极其微妙的角色。体细胞膜结构中含有一类蛋白,容易与各种矿物质如钠、钾、镁、钙等离子结合;结合后,在水的作用下从膜的一侧跨越到另一侧,从而制造出膜两侧的电势差,形成水电势能,储存在三磷酸腺苷(ATP)和三磷酸鸟苷(GTP)等高能物质中。水电势能是人体大脑和各部位体细胞工作的直接能量来源。多余的水以尿液的形式排出体外,不会在人体中蓄积。当人体缺水时,脱水最严重的是细胞内部。人体损失的水分有 60% 来自细胞内,26% 来自组织液,仅有 8% 来自血液。血液循环系统能够通过毛细血管的收缩来维持循环,而脱水的细胞却会陷入能量短缺,导致各种生理机能陷于停滞。受脱水影响最为严重的器官是大脑。水电势能是神经细胞最主要的能量来源。因此,一杯水是最好的"提神饮料",它能在几分钟之内让人感到思维顺畅。如果想要靠食物达到同样的目的,那么不仅要喝下大量的水来消化食物,而且需要更多的时间让食物先要转化为糖分,才能为大脑提供可以利用的能量。

7. 纤维素

现代科学证明,食物纤维素也是维护人体健康必需的营养成分之一。纤维素属于多糖,是植物细胞壁的主要部分,常与半纤维素等共生。半纤维素也是多糖,是植物细胞壁的主要成分之一。纤维素和半纤维素在人体内不能被消化。

谷糠、麸皮主要由纤维素组成。豆类、蔬菜和水果中纤维素含量也很丰富。其提供的纤维素、半纤维素对人体的作用有导泻、通便。食物纤维素进入大肠内,能被肠内细菌有选择地分解发酵,能使大便软化、增量,刺激肠道黏膜,促进肠蠕动,利于肠道排空,保持大便畅通,保持肠道功能正常化。以高蛋白、高脂肪等精细食物为主,不吃或很少吃食物纤维素的人容易发生便秘,使粪便中有害物质在肠道停留较长时间,刺激肠壁或被吸收入血液,对人体造成危害,容易诱发肠癌。食物纤维素对预防和改善冠状动脉硬化造成的心脏病有重要作用。纤维素可通过某种作用抑制或延缓胆固醇与甘油三酯在淋巴中的吸收,有助于预防动脉硬化。另外,食物纤维可减少胆汁酸的再吸收量,改变食物消化速度和消化分泌物的分泌量,可预防胆结石、十二指肠溃疡、溃疡性结肠炎等疾病。但是,由于纤维素化学结构中带有羟基或羧基等侧链基团,会与某些元素(特别是钙、铁、锌和磷等)结合,影响人体肠道内有关矿物质的代谢平衡。因此,在增加食物纤维素摄取量的同时,应增加钙、铁、锌和磷等元素的摄入量,以保证体内代谢的平衡。

二、营养筛查与评定

(一)营养筛查和评定

营养筛查被美国肠外肠内营养学会定义为:判断个体是否已有营养不良或有营养不良的风险,以决定是否需要进行详细的营养评定。

营养风险是指现存或潜在的与营养因素相关的导致患者不利结局的风险。

营养不良包括营养不足和营养过剩,是指能量、蛋白质和(或)其他营养元素缺乏、过剩或失衡对人体的形态(体形、体格大小和机体组成)、机体功能和临床结局产生可以观察到的不良影响的一种状态。

营养评定是营养干预的基础,医师根据评定获得的信息确定患者是否需要营养干预。过程包括取得患者的饮食史、病史、目前临床状况、人体测量数据、实验室数据、物理评估、日常功能和经济条件方面的信息,估计患者营养需求,并在通常情况下选择治疗方案。

(二)营养筛查和评定内容与工具

营养筛查和评定内容包括膳食调查、人体测量、生化及实验室检查及临床检查。

1. 膳食调查

膳食调查是通过不同方法了解一定时间内每人每日各种主、副食摄入量,在此基础上(利用食物成分表)计算每人每日从膳食中所摄入的能量和各种营养素的数量与质量,借此来评定正常营养需要得到满足的程度。其结果可以成为对被调查人群/个人进行营养改善、营养咨询、营养指导工作的依据。

膳食调查的内容包括:调查期间每人每日所吃的食物品种、数量,了解烹调加工方法对维生素保存的影响等;饮食制度、餐次分配是否合理;过去膳食情况、饮食习惯等;调查对象生理状况,是否有慢性病影响等。膳食调查方法有称重(量)法、记(查)账法、询问法(24 h 膳食回顾)、化学分析法以及食物频率法(食物频数法)。其中称重法为金标准,但 24 h 膳食回顾是最为常用的一种方法。

2. 人体测量

人体测量包括身高、体重、皮褶厚度、围度以及握力测量。

(1) 身高是反映骨骼发育,尤其是钙和蛋白质在体内储备情况的指标。评价时一般以实测身长与同龄组的标准身长相比较:实测身长为标准身长的80%以下者评为矮小,80%~93%为正常,大于105%者为高大。身长在一日中的变化约为1~2 cm。测量身长应当固定时间,一般在上午 10 时左右,此时身长为全日的中间值。体重在一天之内变化为 1~2 kg,最适宜的测量时间为每天早晨空腹排便后,条件有困难者也可在每天上午 10 时左右测量。身体质量指数(BMI)=体重(kg)/[身高(m)]²,18.5~23.9 是正常范围,≥24 是超重,≥28 是肥胖,<18.5 是体重过轻。

(2)皮褶厚度是人体一定部位连同皮肤和皮下脂肪在内的皮肤皱褶的厚度。测量皮褶厚度可以反映体脂的状况,以代替人体脂肪的测量。皮褶厚度测量通常用特定的皮褶计连续测量 3 次,取平均值,以毫米(mm)为单位。通常测量部位为三头肌、肩胛下、脐旁。三头肌皮褶厚度正常值是男性 11.3~13.7 mm,女性 14.9~18.1 mm。实测值>参考值的 90% 为正常,为参考值的 80%~90% 为轻度营养不良,为参考值的 60%~80% 为中度营养不良,<参考值的 60% 为重度营养不良。另一种评价指标为三处皮褶厚度之和:男性>40 mm、女性>50 mm 为肥胖,男性 10~40 mm、女性 20~50 mm 为正常,男性<10 mm、女性<20 mm 为消瘦。

(3)上臂围度是指上臂中点的周长,上臂组织包括皮下脂肪和上臂肌肉,是反映能量和蛋白质营养状况的指标之一。测量时被测者左上臂自然下垂,用软尺测量上臂外侧肩峰至鹰嘴连线中点的围长。正常平均值为:男性 27.5 cm,女性 25.8 cm。上臂肌围(cm)=上臂围(cm)-3.14×三头肌皮褶厚度(cm),男性参考值为 25.3 cm,女性参考值为 23.2 cm。实测值>参考值的 90% 为营养正常,为参考值的 80%~90% 为轻度肌蛋白消耗,为参考值的 60%~80% 为中度肌蛋白消耗,<参考值的 60% 为重度肌蛋白消耗。

(4)握力反映人体前臂和手部肌肉力量,是评价肌肉力量的常用指标。评价结果根据年龄层次判定,见表 9-2-1。

表 9-2-1 握力结果判定　　　　　　　　　　单位:kg

年龄/岁	男性		女性	
	左手	右手	左手	右手
20~29	43.0	43.8	26.0	27.0
30~39	43.6	45.0	27.2	27.4
40~49	41.1	42.5	26.3	26.4
50~59	36.0	36.5	21.9	23.7
≥60	32.0	32.2	21.1	22.2

3. 生化及实验室检查

利用多种生化和实验室检查可测定蛋白质、脂肪、维生素及微量元素的营养状况和免疫功能。其检测内容包括:① 营养成分的血液浓度的测定;② 营养代谢产物的血液及尿液浓度的测定;③ 与营养素吸收和代谢有关的各种酶的活性的测定;④ 免疫功能测定等。

(1)血浆蛋白:血浆蛋白是反映蛋白质-能量营养不良的敏感指标。疾病应激、肝脏合成减少、氨基酸供应不足,以及体内蛋白的亏损等都可影响血浆蛋白的浓度。住院患者在应激情况下,分解代谢亢进,如果不能进食,仅用 5% 葡萄糖生理盐水维持,短时间内即可出现血浆蛋白浓度降低现象。其中半衰期较长的血浆蛋白(如白蛋白和运铁蛋白)可反映人体内蛋白质的亏损,而半衰期短、代谢量少的前白蛋白和视黄醇结合蛋白则更敏锐地反映膳食中蛋白质的摄取情况。此外,血浆蛋白浓度与其代谢速度、利用、排出和分布情况以及水化程度有关。因而在评价时,必须考虑患者的肝脏功能是否正常,根据其胃肠道或肾脏有无大量丢失情况,对测定数值要做具体分析。如持续降低一周以上,即表示存在急性蛋白质营养缺乏。

白蛋白:在血浆蛋白中含量最多,达 35~45 g/L,对维持血液胶体渗透压有重要作用。血清白蛋白和运铁蛋白的减少与患者发生合并症、死亡率、创伤愈合及其免疫功能都有密切关系。正常成人肝内每天合成白蛋白约 16 g,半衰期为 16~20 d。

转铁蛋白:正常血清含量为 2.2~4.0 g/L,主要在肝脏中生成,对血红蛋白的生成和铁的代谢有重要作用。孕妇、体内缺铁及长期失血的人血清运铁蛋白浓度增高;而患恶性贫血、慢性感染、肝脏疾病、肠炎或补铁过多时,运铁蛋白浓度降低。半衰期为 8~10 d。

前白蛋白:正常血清含量为 150~300 mg/L。应激、传染病、手术创伤、肝硬化及肝炎可使血清中前白蛋白浓度迅速下降,但患肾脏病时,前白蛋白水平升高。半衰期为 2~3 d。

视黄醇结合蛋白:代谢量少,正常血清含量仅为 26~76 mg/L,半衰期短(10~12 h),是反映膳食中蛋白质营养的最灵敏的指标。它主要在肾脏内代谢,患肾脏病可造成血清视黄醇结合蛋白升高的假象。

(2)肌酐-身高指数:在肾功能正常时,肌酐-身高指数是测定肌蛋白消耗量的一项生化指标。肌酐是肌酸的代谢产物(肌酸绝大部分存在于肌肉组织中,每 100 g 肌肉约含肌酸 400~500 mg),其排出量与肌肉总量、体表面积和体重密切相关,不受输液与体液潴留的影响,比氮平衡、血浆白蛋白等指标灵敏。在蛋白质营养不良、消耗性疾病和肌肉消瘦时,肌酐生成量减少,尿中排出量亦随之降低。正常情况下健康成人 24 h 肌酐排出量约为 23 mg/kg 体重(男)和 18 mg/kg 体重(女)。

测定方法:准确地收集患者 24 h 尿,分析其肌酐排出量,与相同身高的健康人尿肌酐排出量对比,以肌酐-身高指数衡量骨骼肌亏损程度。肾衰时肌酐排出量降低。

肌酐-身高指数=被试者 24 h 尿中肌酐排出量(mg)/相同身高健康人 24 h 尿中肌酐排出量(mg)。评定标准:患者的肌酐-身高指标数与健康成人对比,为健康人该值的 90%~110% 为营养状况正常,为健康人该值的 80%~90% 为轻度营养不良,为健康人该值的 60%~80% 为中度营养不良,<健康人该值的 60% 为重度营养不良。

(3)肝脏中酶的活性以及电解质水平(钙、磷、镁)等都应常规检测。锌、硒和铁的检测对于胃肠道患者尤其重要。

(4)免疫功能的测定:慢病患者的营养状况与其细胞免疫功能密切相关,一般把免疫功能的评价作为营养状况评价的重要组成部分。

外周血淋巴细胞总数:外周血总淋巴细胞(TLC)指外周血中淋巴细胞的总数量,可反映细胞免疫功能。TLC=白细胞计数×淋巴细胞百分比,正常值≥$1.5×10^9$/L,营养不良时 TLC 下降。

外周血 T 细胞亚群:机体 T 细胞的免疫应答反应对抵抗力或免疫功能非常重要。

临床上常用的指标主要是 $CD3^+$ T 细胞计数、$CD4^+$ T 细胞计数、$CD8^+$ T 细胞计数、$CD4^+/CD8^+$ 等,营养不良时下降。

4. 营养筛查与评定表格工具

临床上常用的营养筛查与评定表格工具有 NRS-2002、微型营养评定(MNA)、微型营养评定简表(MNA-SF)、主观全面评定(SGA)、营养不良通用筛查工具(MUST)等(见表 9-2-2)。

表 9-2-2　常用营养筛查与评估工具

筛查工具	人群/环境	内容	评分标准	特点
MNA	老年人	包括营养筛查和评估两部分	0～16 分营养不良,17～23.5 分存在营养不良风险,24～30 分营养状况正常	简单易操作,10～15 min 完成
MNA-SF	老年人	食物摄入量减少、体重减轻、活动能力、心理创伤或急性疾病影响、神经心理问题及 BMI	0～7 分营养不良,8～11 分存在营养营养不良风险,12～14 分营养状况正常	与 MNA 一致性较好,完成时间 4 min
SGA	医院	体重、饮食习惯改变、现存胃肠道症状、活动能力改变及不同疾病代谢需求	Grade A 营养状况正常,Grade B 轻度营养不良,Grade C 重度营养不良	为主观评价,需专业培训
NRS-2002	医院	BMI、近期体重改变、膳食摄入变化、原发病对营养状态的影响、年龄	0～2 分无风险;≥3 分认为存在营养风险	卧床患者或腹水、水肿患者体重无法准确获得;对于意识不清者使用受限
MUST	社区及医院	BMI、过去 3～6 个月体重减轻及急性疾病对进食的影响	0 分存在轻度营养不良风险,1 分存在中度营养不良风险,≥2 分存在高度营养不良风险	不同使用者间有较高的一致性信度,3～5 min 内可完成

三、营养干预

(一)一般人群饮食原则

《中国居民膳食指南(2022)》提出一般人群膳食原则:食物多样,合理搭配;吃动平衡,健康体重;多吃蔬果、奶类、全谷、大豆;适量吃鱼、禽、蛋、瘦肉;少言少油,控糖限酒;规律进餐,足量饮水;会烹会选,会看标签;公筷分餐,杜绝浪费。坚持谷类为主的平衡膳食模式。每天的膳食应包括谷薯类、蔬菜水果、畜禽鱼蛋奶和豆类食物。平均每天摄入 12 种以上食物,每周 25 种以上,合理搭配。每天摄入谷类食物 200～300 g,其中全谷物和杂豆类 50～150 g;薯类 50～100 g。餐餐有蔬菜,保证每天摄入不少于 300 g 的新鲜蔬菜,深色蔬菜应占 1/2;天天有水果,保证每天摄入 200～350 g 新鲜水果,果汁不能代替鲜果。吃各种各样的奶制品,摄入量相当于每天 300 mL 以上液态奶。经常吃全谷物,大豆制品,适量吃坚果。鱼、禽、蛋类和瘦肉摄入要适量,平均每天 120～200 g。每周最好吃鱼 2 次或 300～500 g,蛋类 300～350 g,畜禽肉 300～500 g。少吃深加工肉制品。鸡蛋营养丰富,吃鸡蛋不弃蛋黄。优先选择鱼,少吃肥肉、烟熏和腌制肉制品。培养清淡饮食习惯,少吃高盐和油炸食品。成年人每天摄入食盐不超过 5 g,烹调油 25～30 g。控制添加糖的摄入量,每天不超过 50 g,最好控制在 25 g 以下。反式脂肪酸每天摄入量不超过 2 g。不喝或少喝含糖饮料。儿童青少年、孕妇、乳母以及慢性病患者不应饮酒。成年人如饮酒,一天饮用的酒精量不超过 15 g。

食不过量,控制总能量摄入,保持能量平衡。坚持日常身体活动,每周至少 5 天中等强度身体活动,累计 150 分钟以上;主动身体活动最好每天 6 000 步。减少久坐时间,每小时起来动一动。

（二）肥胖人群营养干预

预防肥胖比治疗肥胖更有意义。根本措施是适当控制进食量,保持饮食有节、活动有量。预防肥胖应从婴幼儿开始:1 岁以内婴儿提倡母乳喂养;幼儿和青少年应养成爱活动、不吃零食、不暴饮暴食的饮食习惯。中年后机体能量需要随着年龄的增长而减少,若与青年时期相比,40～60 岁应减少摄入能量 5%～10%,60 岁以上减少摄入 20% 为宜。随着年龄的增长,应及时调整日常饮食与作息,避免体内能量过剩,以预防肥胖,并定期测量体重,按体重进行评价。

1. 肥胖临床症状

肥胖症临床症状及诊断标准参照第一章"肥胖"节。

2. 肥胖营养干预原则

肥胖营养干预的原则是保证机体蛋白质及其他各种营养素需要,维持机体摄入量与消耗间的负平衡状态,并持续相当长时间,使体重逐渐下降,接近标准体重,达到减轻体重的目的。肥胖直接起因是长期能量摄入量超标,治疗就必须坚持足够时间,切不可急于求成。建立控制饮食和增加体力活动措施是取得疗效和巩固疗效的保证。

3. 肥胖营养治疗

（1）限制总能量:能量限制要逐渐降低,避免骤然降至最低安全水平以下,并适可而止。辅以适当体力活动,增加能量消耗。成年轻度肥胖者,按每月减轻体重 0.5～1.0 kg 为宜;而成年中度以上肥胖者,每周减轻体重 0.5～1.0 kg。每人饮食应尽量供给能量 1 000 kcal/d,这是可以较长时间坚持的最低安全水平。

（2）限制碳水化合物:因肥胖患者摄入能量过多,过多的能量无论来自何种能源物质,都可引起肥胖,尤其是食物中的碳水化合物。人体只能储存有限量的碳水化合物,主要是以糖原的形式储存在肝脏和肌肉中。如果摄入的能量大于消耗的能量,那么多余的碳水化合物会转化为脂肪储存起来,因此肥胖患者需限制碳水化合物摄入。

（3）限制脂肪:当限制糖类供给时,过多摄入脂肪可引起酮症,因此限制糖类的同时必须限制饮食脂肪摄入。糖类在体内能转变为脂肪,尤其是肥胖者摄入糖类如蔗糖、麦芽糖、果糖、蜜饯及甜点心等后,更容易以脂肪的形式沉积。食物纤维可不加限制,凡纤维多的食物可适当多摄入,每天每人饮食粗纤维供给量以不低于 25 g 为宜。

（4）限制食盐和嘌呤:食盐能引起口渴和刺激食欲,并能增加体重,多食不利于肥胖的治疗,故食盐摄入量以 3～5 g/d 为宜。嘌呤可增进食欲和加重肝肾代谢负担,故嘌呤含量高的动物内脏应加以限制。

（5）烹调方法及餐次：宜采用蒸、煮、烧、氽、烤等烹调方法，忌用油煎、炸的方法。

（三）糖尿病患者营养干预

医学营养干预是糖尿病治疗的基石。调整营养素结构，控制能量摄入，有利于控制血糖，改善肠促胰岛素分泌，维持理想体重并预防营养不良发生。

1. 计算总热量：首先根据患者性别、年龄和身高，查表或用简易公式计算理想体重：［身高(cm)—105］kg，然后根据理想体重和工作性质，参照原来生活习惯等，计算每日所需总能量。成年人休息状态下每日每千克体重给予能量 105～125.5 kJ(25～30 kcal)，轻体力劳动状态下每日每千克体重给予能量 125.5 kJ(30～35 kcal)，中度体力劳动状态下每日每千克体重给予能量 146～167 kJ(35～40 kcal)，重体力劳动状态下每日每千克体重给予能量 167 kJ(40 kcal)以上。儿童、孕妇、乳母、营养不良和消瘦以及伴有消耗性疾病者应酌情增加，肥胖者酌减，使体重逐渐恢复至理想体重(±5%)。

2. 营养物质含量：糖类所提供能量约占饮食总能量的 50%～60%，提倡食用粗制米、面和一定量杂粮，忌食用葡萄糖、蔗糖、蜜糖及其制品(各种糖果、甜糕点饼干、冰激凌、含糖饮料等)。蛋白质所提供能量一般不超过总能量的 15%，成人每日每千克理想体重摄入 0.8～1.2 g，儿童、孕妇、乳母、营养不良和消瘦以及伴有消耗性疾病者增至 1.5～2.0 g，伴有糖尿病肾病而肾功能正常者应限制到 0.8 g，血尿素氮升高者应限制在 0.6 g。蛋白质应至少有三分之一为动物蛋白质，以保证必需氨基酸的供给。脂肪所提供能量约占总能量的 30%，饱和脂肪、多价不饱和脂肪与单价不饱和脂肪的比例应为 1:1:1，每日胆固醇摄入量宜在 300 mg 以下。

此外，每日饮食中纤维素含量不宜少于 25 g，提倡食用绿叶蔬菜、豆类、块根类、粗谷物、含糖量低的水果。每日摄入食盐量应限制在 5 g 以下。限制饮酒。

3. 合理分配：确定每日饮食总能量和糖类、蛋白质、脂肪的组成后，按每克糖类、蛋白质产热 16.7 kJ(4 kcal)、每克脂肪产热 37.7 kJ(9 kcal)，将热量换算为食品后制订食谱，并根据生活习惯、病情，配合药物治疗需要进行安排。可按每日三餐分配为 1/5、2/5、3/5 或 1/3、1/3、1/3。

以上估算原则需要与糖尿病肥胖患者具体情况相结合，并根据病情变化随时调整。

第三节　运动促进健康的原则与方法

运动是促进健康和治疗疾病的重要手段，有学者提出"运动是良医，运动是良药"。运动作为一种治疗方法，已经广泛应用于康复医学、运动医学领域。运动疗法(exercise therapy)是指以运动学、生物力学和神经发育学为基础，以运动(包括主动运动和被动运动)或者力作为治疗因子，通过改善、代偿和替代的途径，改善和提高功能障碍者躯体、心理和社会功能的康复治疗方法。

一、运动疗法的作用

1. 提高机体功能：运动能改善机体的血液循环和代谢，促进神经、肌肉功能，提高肌力以及肌肉和全身的运动耐力，改善心肺功能和平衡功能，纠正躯体畸形和功能障碍，从而使患者的躯体、心理、生活质量和社会功能得到实质性的提高。

2. 预防功能障碍和失健：运动能预防病损、功能受限、残疾，或由外伤、疾病或其他原因导致的身体机能障碍和失健（physical deconditioning）。失健是指缺乏运动而导致的身体机能减退，例如长期卧床导致肌肉萎缩、心肺功能减退、内分泌功能失调、骨骼代谢障碍、运动能力减退等。疾病早期积极行运动疗法可以有效地避免或者减轻制动或不运动导致的身体失健，并有助于预防合并症和并发症；疾病恢复期行运动疗法也有助于减轻功能障碍，预防或减少残疾发生，减缓残疾发展。

二、主要的运动疗法

（一）有氧训练（aerobic training）

有氧训练是指进行中等强度的大肌群节律性、持续一定时间的动力性、周期性运动，以提高机体氧化代谢能力的训练方法。广泛应用于各种心血管疾病康复，各种功能障碍者和慢性病患者的全身活动能力训练以及中老年人健身锻炼。非周期性动力性运动（如各种球类运动）如果达到一定的强度和持续时间，也属于耐力运动。临床上通常把全身耐力训练称为有氧训练。

耐力是指持续运动的能力，相当于运动强度、时间和重复次数的乘积。全身耐力指全身活动的持续能力，而全身运动耐力的决定因素是机体有氧代谢的能力、心肺功能和骨骼肌代谢能力。

有氧训练可提高日常生活活动能力，预防冠心病、糖尿病、肥胖、高血压等慢性疾病，改善能量代谢，提高机体免疫功能，延缓衰老等。

1. 适应证

（1）心血管疾病：如陈旧性心肌梗死、稳定型心绞痛、隐性冠心病、轻度至中度原发性高血压、轻症慢性充血性心力衰竭、心脏移植术后、冠状动脉腔内扩张成型术后、冠状动脉分流术后等。

（2）代谢性疾病：如糖尿病、单纯性肥胖。

（3）慢性呼吸系统疾病：如慢性阻塞性肺疾病、慢性支气管炎、肺气肿、哮喘（非发作状态）、肺结核恢复期、胸腔手术后恢复期。

（4）其他慢性疾病状态：如慢性肾功能衰竭稳定期、慢性疼痛综合征、慢性疲劳综合征、长期缺乏体力活动及长期卧床恢复期。

（5）中老年人健身锻炼。

2. 禁忌证

（1）各种疾病急性发作期或进展期。

（2）心血管功能不稳定，包括：未控制的心力衰竭、严重的左心功能快速型房颤、Ⅲ度房室传导阻滞、不稳定型心绞痛、近期心肌梗死后非稳定期、心肌炎、心内膜炎、严重而未控制的高血压、确诊或怀疑主动脉瘤、严重主动脉瓣狭窄、血栓性脉管炎或心脏血栓、血流动力学不稳的严重心律失常(室性或室上性心动过速,多源性室性期前收缩)等。

(3) 严重骨质疏松,活动时有骨折的危险。

(4) 主观不合作或不能理解运动、感知认知功能障碍、精神疾病发作期间或严重神经症。

3. 训练方法

以处方形式确定合适的有氧运动训练方式、适宜的运动量并注明训练注意事项,基本内容包括运动方式、运动量(强度、时间、频率)和注意事项。

(1) 运动方式:主要为大肌群参与的活动,如步行、慢跑、游泳、骑自行车、越野滑雪、滑冰、园艺、家务劳动等,但对年老体衰或有残疾妨碍从事上述活动者,力所能及的日常生活活动如整理床铺、收拾房间、打扫卫生等同样可产生有益的作用。

① 步行:是最常用的训练方式。优点是容易控制运动强度和运动量,简便易学,运动损伤较少。快速行走可达到相当高的训练强度,步行速度超过 7~8 km/h 时能量消耗可超过跑步。步行中增加坡度有助于增加训练强度。缺点是训练过程相对比较单调和枯燥,不易激发患者的训练兴趣。

② 健身跑:是指以健身为目的的跑步活动,需要持续一定的时间,一般 10~30 min/次。属于高强度运动[8~16 代谢当量(METs)]。优点是运动强度大,训练耗时短,适用于体质较好的患者。但对下肢关节(特别是膝、踝关节)和相关的肌肉及韧带的负荷明显增大,属于高损伤性运动,所以对于中老年人不太提倡。

③ 骑车:可以分为室内骑车和室外骑车两类。室内骑车主要采用固定功率自行车,运动负荷可通过电动或机械刹车调节。优点是不受气候和环境影响,运动时可以方便地监测心电图和血压,安全性好,运动负荷容易掌握和控制;缺点是比较单调和枯燥。室外骑车的优点是趣味性较好,缺点是负荷、强度不易准确控制,容易受外界环境的影响或干扰,发生训练损伤或意外的概率较高,运动中难以进行监测。室外无负重骑车的运动强度较低,往往需要增加负重以增加运动强度。训练时踏板转速 40~60 r/min 时肌肉的机械效率最高。

④ 游泳:优点是水的浮力对皮肤、肌肉和关节有很好的安抚作用,关节和脊柱的承重较小,有利于骨关节疾病和脊柱病患者的锻炼,运动损伤很少;水对胸腔的压力有助于增强心肺功能;温水及水压对肢体痉挛者有良好的解痉作用;运动时体温的散失高于陆上运动,有助于肥胖患者消耗额外的能量。缺点是需要游泳场地,运动强度变异较大,运动时要特别注意观察患者反应。运动前应在陆上做充分的准备活动。

⑤ 有氧舞蹈:采用中、快节奏的交谊舞(中、快三步或四步等)、迪斯科、韵律健身操等,运动强度可以达到 3~5 METs。优点是兴趣性好,患者容易接受并坚持。缺点是由于情绪因素较明显,运动强度有时难以控制,对于心血管患者必须加强监护。

(2) 运动量:运动治疗中所做的功或消耗的能量大小取决于运动治疗的强度、时间和频率。其中运动强度是运动处方中定量化的核心。

① 运动强度:是单位时间的运动量,可以用运动负荷/时间(min)表示,也可以用其

他相关指标表示。训练目标强度称为靶强度,常用运动强度指标有 $50\%\sim85\%$ 最大吸氧量、靶心率[$60\%\sim90\%$ HR_{max} 或 $180-$年龄(岁)]、$50\%\sim80\%$ 最大代谢代量(MET_{max})、主观用力计分(RPE)等。

② 运动时间:目前公认能够获益的能量消耗是至少每周 1 000 kcal,相当于每周运动 150 min 或每天运动 30 min。运动时间与运动强度成反比。在运动总量确定的前提下,运动强度越大,所需要的时间越短,应根据不同的个体情况选择。

③ 运动频率:指每周接受有氧训练的次数。运动频率取决于运动量大小。若运动量大,每周训练 3 次即可达到理想效果。若运动量小,应增加每周运动次数。推荐运动频率为每周 3~7 次。少于每周 2 次的训练不能提高机体有氧耐力。间隔时间超过 3 d,有氧训练效果的蓄积作用就会消失。训练效果一般在 2 周以后出现,训练 8 周达到最佳效果。如果中断训练,有氧耐力会在 1~2 周内逐渐退化。因此,要保持机体良好的有氧做功能力,需坚持不懈地锻炼。4~8 周为基本疗程。

(3) 运动流程:每次训练应包括准备活动、训练活动和结束活动三个部分。充分的准备与结束活动是防止训练意外的重要环节。

① 准备活动:指训练之前进行的活动,主要目的是预热,通过逐渐增加运动强度以提高肌肉和心肺组织对即将进行的较大强度运动的适应并做准备,防止因突然的应激发生肌肉损伤和心血管意外。运动强度一般为训练时运动强度的 1/2,时间为 5~10 min。方式包括医疗体操、关节活动、肌肉牵张、呼吸训练或小强度的有氧训练。

② 训练活动:即达到靶强度的运动,需要持续 10~20 min 以上。训练活动可分为间断性和连续性训练活动两种:

间断性运动:在训练活动期有若干次高峰靶强度,高峰强度之间强度降低。例如对于心电运动试验中最高强度为 10 METs 的患者,可以在训练中采用若干次 8 METs 的强度,持续时间一般为 2~3 min,间隔 2~3 min。优点是可以获得较强的运动刺激且时间较短,不至于引起不可逆的病理性改变,同时获得较好的训练效应。缺点是需要不断调节运动强度,操作比较麻烦。

连续性运动:指训练活动期的靶强度(一般取中等偏低强度)持续不变,优点是简便,患者相对容易适应。训练强度与时间成反比。因此训练时监护条件较差或患者自己运动时,选择低强度、长时间的训练;监护条件好时,可选择高强度、短时间的训练。

③ 结束活动:指靶强度运动训练后进行较低强度的放松训练,主要目的是冷却,使机体从剧烈运动应激状态逐步放松、恢复到正常状态,防止在训练活动完成后,由于血液聚集在肢体,回心血量减少而出现一些心血管症状。其运动强度、方法和时间与准备活动相似。

(4) 注意事项

① 下列情况提示运动量过大:不能完成运动;活动时不能交谈;运动后无力或恶心;持续性疲劳;运动当日失眠;运动后持续性关节酸痛;运动次日清晨安静时突然出现明显的心率变快或变慢,或感觉不适。

② 训练要求:穿戴宽松、舒适、透气的衣服和运动鞋;掌握个人能力的限制,定期评估、修正运动处方,避免过度训练或训练不足;饭后及空腹时不做剧烈运动;运动时发现

不适,应停止运动及时就医;药物治疗发生变化时,要注意相应调整运动方案;应在感觉良好时运动,若感冒发烧,症状体征消失 2 d 以上方可恢复训练;运动训练后不宜立即洗热水澡。

③ 循序渐进:应遵循内容由少到多,程度由易到难,运动量由小到大逐步适应的原则。否则可能导致疲乏无力、肌肉疼痛,甚至发生身体损害。

④ 持之以恒:有氧训练需长期坚持,达到一定的运动量才能见效。若半途中断,训练效果很快消退。如间隔 4～7 d 以上再恢复训练,宜稍降低运动强度。

⑤ 及时调整:根据病情变化、用药情况、实施情况、评定结果、季节变换和环境不同及时调整治疗方案,然后再次实施,再次评定,再次调整,如此循环。一个良好的治疗方案应该将评定贯穿于治疗方案之中。

⑥ 防止损伤:运动损伤的频率取决于年龄和运动性质。预防措施是在运动前做好充分的准备活动,避免突然运动导致适应障碍和合并症。运动中注意心血管反应,避免过分训练导致心血管意外。

(二)肌力训练

肌力训练是针对某一肌肉或肌群,通过少量重复或持续较短时间的对抗阻力而增强肌肉力量的系统性训练方案,是适用于多数不同年龄和功能水平康复治疗对象的主要训练内容之一。

1. 训练方法:根据是否选用辅助方式、施加阻力的方式以及肌肉收缩形式,常将肌力训练分为神经肌肉电刺激、辅助主动运动(助力运动)、抗阻主动运动等类型。

(1)神经肌肉电刺激:通过刺激运动神经或局部肌肉引起肌肉收缩从而达到预防肌肉萎缩的目的。低频三角波只对病变肌肉有兴奋作用,而对神经支配正常的肌肉无兴奋效应。对于已经出现肌肉收缩但不能引发肢体运动(肌力 1 级)的患者,可以采用肌电生物反馈治疗,即以微弱的表面肌电信号激发足够强度的电刺激信号,兴奋肌肉而引发肢体运动。

(2)辅助主动运动(助力运动):是指在外力的辅助下通过患者主动收缩肌肉来完成的活动。辅助力量可由治疗师、患者的健肢提供,亦可来自器械、引力或水的浮力。助力一般仅提供最少的必需的帮助,而强调患者的主观用力以免成为被动运动,包括徒手辅助主动运动、悬吊辅助主动运动和滑车重物辅助主动运动。

(3)抗阻主动运动:患者主动肌肉收缩并克服外来阻力完成运动。肌力 3 级的患者以肢体重量作为阻力,而肌力 4 级以上需要在肢体重量以外再额外施加阻力。阻力可以来自实施治疗的治疗师或器具。抗阻运动根据运动方式的不同可以分为等张训练、等长训练和等速训练等类型。

三、运动损伤的治疗与预防

运动损伤指从事体育运动所致的运动系统的急性或慢性损伤。常见的运动损伤有擦伤、撕裂伤、出血、挫伤、关节韧带损伤、肌肉拉伤或撕裂、脱位、骨折、神经、血管损伤。运动损伤中骨折、关节脱位等急性严重创伤较少(两者合计约占运动损伤的 3%),而主要是韧带、肌肉、肌腱、关节囊及软骨的损伤及其他慢性软组织的微小创伤。韧带、肌肉、肌腱的损伤以慢性损伤较为多见,急性损伤约占 26%。慢性损伤多为微小创伤积累所致,如肌肉筋膜炎、肩袖损伤、腱鞘炎、脊柱棘间韧带炎及肌腱末端病。

1. 临床表现

(1)急性损伤:起病突然,伤后即出现疼痛及运动功能障碍。分为:① 闭合性损伤。绝大多数是由于机械力的作用,常表现为扭伤、拉伤、挫伤、断裂、撕脱和挤压伤。② 开放性损伤。皮肤或者黏膜的破损创口裂开,局部呈开放性伤口。

(2)慢性损伤:起病隐匿,多指反复作用于肌腱、肌肉、腱鞘、关节囊、韧带、滑囊、半月板等组织的负性刺激引起的损伤。在特定部位会出现长期疼痛,局部有压痛点,查体可扪及条索状或囊性包块等,常有特定体征。

(3)疼痛:最常见。急性或慢性损伤均会引起疼痛。疼痛的程度不一定与损伤程度成正比,有较重损伤的患者往往并不呼喊,故不能忽略。

(4)出血与肿胀:运动创伤常出现血管破裂,血液在组织疏松部位积聚。开放性损伤血液将流出创口,闭合性损伤血液将在局部组织内形成血肿和瘀斑。局部炎症反应组织液外渗,表现为肿胀。

(5)软组织损伤合并骨折时可有明显畸形。

(6)感染:开放性软组织损伤清创不当,创面迁延不愈或全身状况较差时易出现感染。

(7)功能障碍:早期因疼痛致活动受限,或组织毁损导致运动功能障碍。损伤后期形成瘢痕、粘连、失用性萎缩、挛缩、骨化性肌炎等致运动功能障碍。常表现为肌力下降、关节活动度受限、步态异常、平衡功能障碍、感觉功能障碍等。

2. 康复评定

发生在肢体部位的软组织损伤,由于疼痛、肿胀,大多会出现不同程度的运动障碍,因而应仔细检查,必要时可借助 CT、MRI 等辅助检查明确运动障碍是关节源性、肌源性的还是神经源性的。常用的评定方法有疼痛的评定、关节活动度评定、肌力评定、步行功能评定、平衡功能评定、专项评定量表、神经功能评定。

3. 康复治疗

(1)康复目标:软组织运动创伤多见于四肢及躯干部位,康复治疗的主要目标是消肿、止痛、消炎、预防和控制感染、促进组织愈合、减少组织粘连与瘢痕、促进功能的恢复、使患者回归家庭和社会。

(2)康复治疗原则

① 运动创伤的急救:为了缩短病程、减轻患者痛苦、预防并发症,急救要简单、细致、迅速、正确。伤后短时间内出血不多,肿胀不重,疼痛不剧烈,肌肉痉挛尚未出现,是诊断和处理的有利时机,有些关节脱位不用麻醉,当时即可复位。急性期应用"RICE"(rest、ice、compression、elevation)原则,即局部休息(rest)、冰敷(ice)、加压包扎(compression)及抬高患肢(elevation)。立即休息以减少出血,损伤和肿胀。冷敷可限制炎症反应并减轻疼痛。压迫和抬高则可减轻水肿。

② 稳定期:伤后 48 h,出血停止,治疗重点是血肿及渗出液的吸收。可使用物理治疗、按摩、中药外敷等方法促进创伤恢复。佩戴支具保护,局部制动至创伤愈合。同时注意全身状态。

③ 恢复期:局部肿痛消失后,合理安排伤后训练,渐进进行损伤肢体肌力、关节活动

度、平衡及协调性、柔韧性的训练,辅以物理治疗,促进瘢痕软化,防止瘢痕挛缩。

（3）康复治疗方法

① 急性期应用"RICE"常规：立即局部休息,用弹力绷带局部包扎,但不要太紧,以免影响血供。用化学冷却或装有碎冰（比整块冰更易接触体表）的冰袋隔一层毛巾冷敷,受伤后 48 h 内,每隔 2～3 h 冰敷 20～30 min,冰敷时皮肤的感觉有四个阶段：冷→疼痛→灼热→麻木,当麻木时就可以移开冰敷袋。伤处应高于心脏部位,且尽可能在伤后 24 h 内抬高伤部。当怀疑有骨折时,应先用夹板固定后再抬高。

② 肌力训练：可防治失用性肌萎缩特别是肢体制动后的肌萎缩,以及肢体创伤、炎症时疼痛所致的反射性抑制脊髓前角细胞的肌萎缩。可促进神经系统损害后的肌力恢复。可增强肌力,加强关节的动态稳定性,以防止关节损伤及退行性改变。临床工作中要根据原有肌力水平选择不同的肌力训练方法。

③ 关节活动度训练：关节活动度与关节、肌肉、韧带及关节囊的灵活性和柔软性有密切的关系。关节活动度障碍分为骨性和纤维性关节活动度障碍两类。骨性关节活动度障碍为伤病所致关节畸形或关节融合,治疗较为困难;纤维性关节活动度障碍为关节内外软组织挛缩或粘连所致。运动创伤导致关节活动度受限多属于纤维性关节活动度障碍,可以通过关节活动度练习和手法松解技术进行有效的治疗。

④ 平衡及协调性训练：运动创伤常导致关节本体感觉的缺失,使神经肌肉控制减弱,引起关节不稳。因此本体感觉的训练也是平衡及协调性训练的一部分。

⑤ 物理疗法：在损伤后 24～72 h 内可使用冷疗,如冷水、冰、蒸发冷冻剂等降低组织温度,使周围血管收缩,减少局部血流量及伤部充血现象,减缓周围神经传导速度,起到止血、退热、镇痛和防肿的作用。损伤恢复期（72 h 后）,慢性损伤可采用热疗,如使用红外线、蜡疗、热水袋等,促使局部血管扩张,改善血液和淋巴循环,提高组织新陈代谢,缓解肌肉痉挛,促进血肿和渗出液的吸收,加速坏死组织的消除,发挥消肿、镇痛、散瘀、解痉、减少粘连和促进损伤愈合的作用。针对深部组织损伤,可采用超短波、微波等高频电疗法,促进炎症消退和组织修复。对于表浅的开放性伤口感染、软组织淤斑可选用紫外线照射。选用红斑量照射,每日或隔日 1 次,3～6 次 1 疗程。

⑥ 保护支持带：保护支持带在运动损伤的预防和治疗中被广泛应用。主要包括各种护具（如护腕、护肘、护腿、护膝、护踝及护腰等）、橡皮膏、弹力绷带、纱布绷带等。保护支持带可限制关节的活动范围,保持关节的稳定性,防止受伤韧带或其他组织松弛,并限制肌肉、肌腱超常范围的活动,避免已伤组织再伤,有利于修复。

4. 预防原则

（1）健康教育：加强预防运动损伤观念的教育,坚持预防为主,加强对人体结构、运动器官的认识和了解,开展科学、合理运动锻炼的知识培训。

（2）合理安排运动负荷：运动系统的劳损大多为长期局部负荷过大所致。应严格遵守运动训练原则,根据年龄、性别、健康状况、训练水平和各项运动的特点个别对待,循序渐进,合理安排运动负荷。

（3）认真做好准备活动：在进行运动锻炼前,对自身身体状况、环境条件进行充分了解,做好充分的准备。

第十章 社区用药基本原则

第一节 合理安全用药

合理用药是医疗机构保证医疗质量，提升临床药物治疗水平和保障医疗安全的重要工作，也是降低药源性疾病发生率，保护公众健康，防止医疗费用增长过快，减轻民众经济负担的有力措施。

一、概述

合理用药是以安全、有效、经济、适宜为指标，对药品信息、疾病信息和患者信息进行综合分析，权衡利弊后选择和实施的临床药物治疗。临床医生选择药物时，需要考虑下列因素。

1. 药物治疗的安全性是合理用药的基本前提，主要受到下列因素的影响：

（1）药物本身的生物学特性决定药物具有治疗和不良反应的双重性。

（2）药物制剂在生产、流通、储存及使用环节中出现不符合标准的有毒有害相关物质超标或有效成分含量过高。

（3）药物的不合理使用，可涉及药物治疗方案中适应证、剂量、疗程、停药时机和联合用药不合理等。

2. 药物治疗的有效性是药物治疗的首要目标。临床医生应根据患者的病情选择对因或对症治疗的药物，并充分考虑药物生物利用度，不同剂型和给药途径的有效血药浓度，以及患者的年龄、体重、性别、精神因素、病理状态、遗传因素、时间因素等。

3. 药物治疗的经济性是指付出最低的药物成本达到最好的治疗效果，尽力设计最佳治疗方案和选择适宜的药品，不能简单地理解为选择价格最低的药品。

4. 药物治疗的适宜性：评估患者对选用的药品有无禁忌证，熟悉药品的常见不良反应、合适的剂量、给药途径和疗程，并应做好患者的用药监护，做好预期与可能发生的用药后的药品效应和对策预案。

二、药物治疗方案的遵循原则

疾病的发展可以是基础疾病的进展和复发，也可以是诱发因素和并发症引起的病情发作或恶化，应当分清主要矛盾和次要矛盾，密切关注和预测疾病的发展趋势，及时调整治疗方案。合理的药物治疗方案可以使患者获得安全、有效、经济、规范的药物治疗，应遵循以下原则：

1. 为药物治疗创造条件，改善环境或者是改变生活方式：有些疾病在治疗前应该采取一些非药物干预措施，为药物治疗创造条件，提高药物治疗的效果或减少药物治疗的不良反应。如职业性哮喘患者应该改变工作环境；高血压患者应该改变生活方式，限制摄盐量，合理饮食，并进行有规律的体育锻炼。

2. 制定治疗目标，选择合适的药物：药物治疗的目标可以是消除病因或去除诱因，也可以是减轻症状和并发症。在疾病发展不同阶段，应该抓住主要矛盾，制定相应阶段性的治疗目标，解决主要的临床问题。

（1）消除病因，例如用抗生素治疗细菌感染。

（2）祛除诱因，如肥胖、高血压、高脂血症、糖尿病往往是心脑血管疾病的诱因，因此严格控制体重、血压、血脂、血糖去除诱因是预防心脑血管疾病的重要措施之一。

（3）预防发病，例如维持足够的钙和维生素的摄入，可以降低患骨质疏松症的风险。

（4）控制症状，例如针对肿瘤患者的疼痛给予镇痛药。

（5）治疗并发症，例如患者慢阻肺发作，出现呼吸衰竭、心力衰竭等，应分别做相应处置。

3. 选择合适的用药时机：多数疾病都强调早诊断、早治疗，如抗感染的经验性治疗、急性缺血性脑卒中 $3\sim4.5$ h 溶栓治疗窗，把握治疗时机才能选择合适药物。但某些慢性病的极早期需要强调生活习惯的改变，可以先不实施药物治疗。

4. 选择合适的剂型和剂量：哮喘患者用雾化吸入剂，有起效快、用量少、不良反应轻等优点。特殊人群选择合适的剂型可提高疗效和用药依从性。药物使用剂量应依据年龄、身高、体重、病情轻重、肝肾功能、基因多态性及不良反应做适当调整。

5. 选择合理的联合用药方案：根据具体治疗目标，可以选择两种或两种以上的药物进行联合用药，以达到增强疗效、减轻毒副作用的治疗目的。联合用药应选择不同药理作用机制的药物以在疗效方面产生协同效应，避免重复用药。

6. 确定合适的疗程：疗程依据疾病性质、疾病发展、药物性质、治疗反应和治疗目标等多因素确定。如高血压、糖尿病等慢性病的疗程是长期甚至是终身用药。癌症根据其种类和分期决定化疗方案的疗程。抗生素则根据不同病原体种类决定疗程：一般性细菌感染抗生素使用疗程为 $1\sim2$ 周，抗结核疗程为 $6\sim9$ 个月，干扰素抗乙型病毒疗程为 $3\sim6$ 个月。

7. 药物与非药物疗法相结合：许多疾病都需要综合治疗方案，除了药物治疗，还有手术治疗、康复治疗、心理治疗等，药物与非药物疗法应当密切配合，优势互补，合理应用。

三、药物不良反应的识别

1. 药物不良反应：药物不良反应（adverse drug reaction，ADR）是正常剂量的药物用于预防、诊断、治疗疾病或调节生理功能时出现的有害和与用药目的无关的反应。当患者接受药物治疗发生不良反应时，临床医药工作者需识别并判断不良反应与药物是否存在因果关系（图 10-1-1）。

不良反应识别要点 {
① 符合药物药理特征，并排除药物以外损伤可能性
② 时间上有合理的先后关系，剂量与不良反应有相关性
③ 中止治疗或减少剂量，不良反应消失或减轻
④ 治疗指数低的药物应监测血药浓度
⑤ 掌握现有资料列出的不良反应临床发生特点、发生率等
}

图 10-1-1 不良反应识别要点

2. 药物不良反应监测：药物不良反应监测虽然不能阻止不良反应的发生，但可以避免对人体的进一步伤害，并为药物安全性提供依据。常用的监测方法有自愿呈报系统、集中监测系统、记录联结系统等。我国采用自愿呈报系统监测药品不良反应。国家药品不良反应监测中心采用的因果关系评定规则是在 Karch-Lasagna 方法的基础上发展起来的，其评价等级分为六级：肯定、很可能、可能、可能无关、待评价和无法评价级。

3. 常用药物不良反应见表 10-1-1。

表 10-1-1 常见药物不良反应

分类	不良反应	常见药物
消化系统	消化道黏膜损害、腹痛、消化不良、食欲下降、恶心、呕吐	硫酸亚铁、制酸药、布洛芬、盐酸金刚烷胺、阿奇霉素、克拉霉素、头孢丙烯、瑞舒伐他汀钙、阿昔洛韦、氨茶碱、氟尿嘧啶、氨甲蝶呤等
	上消化道溃疡	非甾体抗炎药（NSAIDs）、双膦酸盐类、氯化钾、硫酸亚铁、克林霉素、多西环素、丙戊酸、糖皮质激素
	药源性腹泻	抗生素、抗肿瘤药、NSAIDs、利福平、普萘洛尔、质子泵抑制剂、H_2 受体拮抗剂
	药源性便秘	阿片类镇痛药、阿托品、山莨菪碱、氯丙嗪、托烷司琼、阳离子制剂、硝苯地平
	十二指肠溃疡、肠道出血	阿司匹林、吲哚美辛、保泰松、乙醇、呋塞米、利血平、维生素 D 等
	肠蠕动减慢甚至肠麻痹	抗组胺药、阿托品、东莨菪碱、盐酸苯海索等
	不同程度的肝脏损伤、黄疸、肝脂肪病变、肝细胞坏死	苁蓉通便口服液、地西泮、苯妥英钠、华法林、保泰松、水杨酸类、尼可地尔、红霉素、磺胺类、异烟肼、利福平
呼吸系统	支气管痉挛和哮喘	青霉素类、头孢菌素类、红霉素、阿奇霉素、阿司匹林、血管紧张素转换酶抑制剂（ACEI）、呋塞米、氢氯噻嗪、糖皮质激素、H_2 受体拮抗剂
	间质性肺炎或肺纤维化	环磷酰胺、氨甲蝶呤、吉非替尼、吉西他滨、吗替麦考酚酯
	药源性肺血管栓塞	口服激素避孕药、顺铂、他莫昔芬、雷洛昔芬、沙利度胺、促红素、塞来昔布、依托考昔

续表

分类	不良反应	常见药物
泌尿系统	肾功能障碍	NSAIDs、环孢素、ACEI、甘露醇、左旋咪唑、氨基糖苷类、阿德福韦酯、替诺福韦二吡呋酯、丙戊酸钠
	急性肾损伤	青霉素类、阿米卡星、喹诺酮类、干扰素、利福平、ACEI、华法林、NSAIDs、造影剂、阿昔洛韦、阿德福韦、顺铂、氨甲蝶呤、环孢素、他克莫司
	泌尿系统结石	磺胺类、喹诺酮、头孢菌素类、呋塞米、钙剂/维生素 D、乙酰唑胺、别嘌醇、苯溴马隆
	药源性血尿	抗微生物药、NSAIDs、利尿药、抗凝药
血液	粒细胞减少和粒细胞缺乏	NSAIDs、硫脲类抗甲状腺药、喹诺酮类、头孢菌素类、青霉素类、氯氮平、抗肿瘤药、普萘洛尔、噻氯匹定、雷公藤总苷、硫唑嘌呤、干扰素
	血小板减少症	肝素类、依替巴肽、氯吡格雷、噻氯匹定、磺胺类等
	血液凝固异常	化疗药物、阿替普酶、那屈肝素钙、尿激酶、依替巴肽、阿加曲班
	药源性贫血	磺胺类、索米痛片、非那西丁、小儿氨酚黄那敏颗粒、双氯芬酸钠、对乙酰氨基酚、人血白蛋白、干扰素 α-2b、环磷酰胺、顺铂
神经系统	锥体外系反应	氯丙嗪及其衍生物、甲氧氯普胺、多潘立酮、西咪替丁、利血平、氟哌啶醇、甲基多巴、碳酸锂等
	诱导癫痫	青霉素类、碳青霉烯类、异烟肼、中枢兴奋药、曲马朵、地西泮、劳拉西泮、糖皮质激素、吡拉西坦、胞磷胆碱、多奈哌齐
	视神经与听力损害	乙胺丁醇、异烟肼、利奈唑胺、氟喹诺酮、长春新碱、铂类、他莫昔芬、西地那非、胺碘酮、干扰素、糖皮质激素、耳毒性抗生素、NSAIDs、髓袢利尿药、硝酸甘油
	精神障碍	氟喹诺酮、甲氧氯普胺、左旋多巴、NSAIDs、苯妥英钠、金刚烷胺、西咪替丁、肾上腺皮质激素、氟尿嘧啶、长春新碱、恩他卡朋、口服避孕药
	周围神经病变	异烟肼、呋喃唑酮、胺碘酮、甲硝唑、利奈唑胺、丙戊酸钠、维生素 B_6、铂类、长春新碱等
	药源性头痛	头孢菌素类、氟喹诺酮类、NSAIDs、钙通道阻滞剂、硝酸甘油、环孢素、阿卡波糖、麦角胺类过量、氨甲蝶呤、前列腺素、卡托普利、止痛药过量
	药源性失眠与嗜睡	帕罗西汀、舍曲林、艾司西酞普兰、文拉法辛、度洛西汀、曲唑酮、丙戊酸、卡马西平、哌甲酯、阿片类、可乐定、β 受体拮抗剂、他汀类、沙丁胺醇吸入剂、沙美特罗吸入剂、糖皮质激素

分类	不良反应	常见药物
心血管系统	药源性心律失常	蒽环类药物、环磷酰胺、紫杉醇、胺碘酮、普罗帕酮
	药源性高血压	非甾体抗炎药、肾上腺皮质激素、性激素、重组人促红素、环孢素、三环类抗抑郁药、文拉法辛
	药源性低血压	奎尼丁、普鲁卡因胺、巴比妥类
	过敏性休克	抗微生物药、吲哚美辛、水杨酸类、镇静催眠药、麻醉药、生物制剂及激素、抗肿瘤药
	心肌梗死、心绞痛、心肌缺血	硝酸酯类、钙通道阻滞剂、糖皮质激素、垂体后叶激素、亮丙瑞林、阿司匹林、双嘧达莫、依西美坦

4. 药物不良反应的治疗原则：当发生药物不良反应甚至药源性疾病时，必须采取有效措施，积极进行治疗，程序如图 10-1-2 所示。

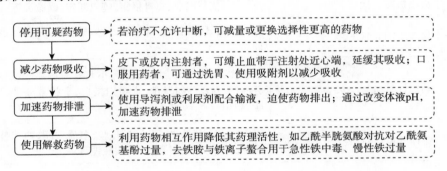

图 10-1-2　药物不良反应治疗流程图

四、药物相互作用及注意事项

1. 药物相互作用：药物相互作用是指其他药物的存在改变了某一种药物原有的理化性质、体内过程或组织对药物的敏感性等，从而改变了该药物效应的现象。

(1) 药动学相互作用：涉及吸收、分布、代谢和排泄过程。吸收相互作用表现为吸收速率和吸收程度的改变，如胃肠道酸碱度通过影响药物溶解度和解离度、金属离子等与药物形成络合物而影响药物吸收，降低疗效。分布相互作用表现为相互竞争血浆蛋白结合部位，改变游离药物比例或在某些组织的分布量，从而影响药物在靶部位的浓度。代谢相互作用涉及最广，主要是细胞色素 P450 混合功能氧化酶系(CYP450)被抑制剂占据相应酶部位，导致酶代谢活性减弱，从而引起药物相互作用增强或不良反应发生。此外 P-糖蛋白(P-gp)和 CYP450 在体内具有相似的组织分布和底物重叠性，容易发生协同作用，引发药物不良作用。排泄相互作用表现在肾小管主动分泌和重吸收方面，对以原形排出的药物影响较大，若药物排泄减少，会导致疗效增强或毒性增加。常见药动学相互作用见表 10-1-2。

表 10-1-2　临床常见药动学药物相互作用

作用环节	目标药物		相互作用药物	配伍结果	处理措施
吸收环节	弱酸性药物（如头孢菌素类、四环素类、水杨酸类、巴比妥类）		抗酸剂、H₂ 受体拮抗剂、质子泵抑制剂	生物利用度降低	分开给药，间隔至少2～3 h
	四环素、氟喹诺酮类		含钙、镁、铝等二价或三价金属离子药物（如碳酸钙、硫酸亚铁等）	形成络合物，疗效降低	
	地高辛、利福平等		非甾体抗炎药、抗肿瘤药（如环磷酰胺）	吸收减少	
分布环节	降糖药	磺脲类	非甾体抗炎药、华法林、单胺氧化酶抑制剂（MAOI）、抗组胺药、呋塞米、酚妥拉明、氨甲蝶呤等	低血糖、低血糖休克	
		胰岛素	抗凝药物、水杨酸类、磺胺类、氨甲蝶呤		
	氨甲蝶呤		水杨酸类、磺胺类、呋塞米	粒细胞缺乏症	
	卡马西平、苯妥英钠		维拉帕米	毒性增强	
代谢环节	HMG-CoA 还原酶抑制剂（他汀类）		CYP3A4 强抑制剂、烟酸、贝特类（尤其是吉非贝齐）、环孢素、维拉帕米、地尔硫卓等	横纹肌溶解	谨慎合用或减少用量
	降压药	钙通道阻滞剂	CYP3A4 强抑制剂	严重低血压	
		血管紧张素转换酶抑制剂和血管紧张素Ⅱ受体拮抗剂	保钾利尿药	高钾血症	
	β受体阻滞剂		CYP2D6 抑制剂如钙通道阻滞剂（维拉帕米）、抗心律失常药（奎尼丁、胺碘酮）、抗抑郁药（罗帕酮、氟西汀、帕罗西汀）等，MAOI、利血平、可乐定等	心律失常、低血压	
	抗血小板及抗凝药物	华法林	卡培他滨、氟尿嘧啶、胺碘酮、CYP3A4 强抑制剂、氨基糖苷类抗生素、非甾体抗炎药、西咪替丁、苯妥英钠等	增加出血风险	
		氯吡格雷	CYP2C19 抑制剂（奥美拉唑、艾司奥美唑）	降低疗效	

作用环节	目标药物		相互作用药物	配伍结果	处理措施
代谢环节	抗血小板及抗凝药物	达比加群酯	P-gp抑制剂如环孢素、伊曲康唑、胺碘酮、奎尼丁、维拉帕米等，抗凝药物如普通肝素、利伐沙班等	增加出血风险	谨慎合用或减少用量
		替格瑞洛、利伐沙班	CYP3A4强抑制剂	增加出血风险	
排泄环节	非甾体抗炎药		氨甲蝶呤	器质性脑综合征	
			呋塞米、碳酸锂	蓄积中毒	

（2）药效学相互作用：包括协同作用、相加作用或拮抗作用。因受体激动剂/拮抗剂竞争性与受体结合而产生效应。如维拉帕米和β受体阻滞剂合用产生协同或相加作用，会有心动过缓或停搏的风险；耳毒性药物（如氨基糖苷类、高效利尿药、抗肿瘤药、水杨酸类解热镇痛药、抗疟药等）间相互合用会加重耳毒性；噻嗪类利尿药和口服降糖药具有拮抗作用等。

易引起不良药物相互作用的药物包括治疗时间窗窄、安全范围小、血浆蛋白结合率高、对药物代谢酶和转运体酶敏感的药物，如抗凝药物（华法林）、抗癫痫药（苯妥英钠）、心血管药物（普萘洛尔、地高辛）、他汀类药物、降糖药（格列本脲）、抗真菌药等。

图10-1-3示规避药物不良相互作用注意点。

规避药物不良相互作用注意点 {
①熟悉药物特性及药物相互作用发生机制，合理配伍
②对高风险人群提高警惕，包括老年人、孕妇、大剂量或长期用药患者等
③详细了解、记录患者用药史，包括中药、非处方药、诊断用药用药史等
④尽量减少合并用药，尽量选择药物相互作用可能性小的药物
⑤适时调整用药方案，包括给药时间、给药剂量等，必要时进行血药浓度监测
}

图10-1-3　规避药物不良相互作用注意点

图10-1-4示发生不良药物相互作用时的处理流程。

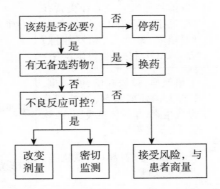

图10-1-4　发生不良药物相互作用时的处理流程

第二节　特殊人群的药物治疗原则

一、肝功能异常患者用药

肝脏疾病导致的肝功能变化对药物体内过程的影响较为复杂,除了药代动力学与药效学的改变,药物自身或其代谢物对肝脏的毒性也不容忽视,进而影响药物使用的有效性与安全性。目前还未有类似肌酐清除率的指标可用于指导肝功能异常患者的用药剂量调整,仅能建议结合血药浓度权衡用药利弊。

肝脏功能发生障碍时,具有首过消除效应的药物的生物利用度可能增大;胃肠激素水平降低导致胃排空减慢,部分药物吸收延迟;蛋白结合率降低,游离药物浓度升高;肝硬化患者产生水肿或腹水时,亲水性药物的分布容积增加;肝药酶绝对量减少,细胞色素P450酶的多态性导致药物所受影响不尽相同;经胆汁排泄的药物,胆汁排泄减少、减慢引起蓄积。所以临床用药前需综合考虑肝脏疾病及其并发症对药物吸收、分布、代谢、蛋白结合率、胆汁排泄的影响。肝功能不全时,用药应遵循以下原则:

1. 精简用药,少用或不用无特异性治疗作用的药物。不宜使用疗效不确定的"保肝药",减轻肝脏负担。

2. 禁用或慎用损伤肝功能的药物,避免加重损害,肝性脑病及其前期对镇静药和麻醉十分敏感,往往会引起深度中枢抑制。例如:氟烷类有损伤肝功能的潜在危险;异丙嗪、地西泮在患一般性肝病时可以控制使用,但不宜久用,同时需严密观察不良反应。

3. 尽量选择不经肝脏代谢和肝脏毒性小的药物。肝、肾双途径药物在肾功能正常时可不用减量,但如肝功能严重损害,不宜应用对肾脏具有毒性的药物,否则可能导致肾功能损伤,引发肝肾综合征。

4. 避免选用前体药物,直接选用活性母药。如肝功能障碍时使用糖皮质激素,应选用泼尼松龙和氢化可的松,避免使用泼尼松和可的松。

5. 评估肝功能异常程度,降低给药剂量或延长给药间隔,从小剂量开始,逐渐加量。

6. 若必须使用有效血药浓范围窄、毒性大的药物,应进行血药浓度监测(TDM)及生化监护。正确解读血药浓度结果,需考虑蛋白结合率、活性代谢物等因素的影响。

7. 充分考虑肝功能障碍时机体对药物敏感性的变化。避免使用易诱发肝昏迷的药物如中枢抑制药(镇静催眠药、麻醉镇痛药)、强效利尿剂等。

二、肾功能异常患者用药

肾脏是人体的主要排泄器官,同时兼具内分泌功能和少部分代谢功能。肾功能不全会对药物的排泄产生较大影响,其次将影响药物在体内的分布,对大部分药物的吸收和代谢无明显影响。肾功能不全时,用药应遵循以下原则:

1. 明确用药指征,尽量精简药物的使用,减少不必要的药物治疗。如质子泵抑制剂用于预防应激性溃疡时,应充分评估应激源和危险因素,准确把握适应证;在无明确细菌感染证据的情况下,如病毒性上呼吸道感染、无症状菌尿、细菌培养标本存在细菌定植或污染的情况等,尽量避免抗菌药的使用;中成药和中药注射剂的使用应在中医指导下辨证论治,不应仅根据西医诊断选用。

2. 尽量避免选用有明确肾毒性的药物,如某些抗菌药(氨基糖苷类、两性霉素 B、多黏菌素、第一代头孢菌素、万古霉素等)、碘造影剂、铂类抗癌药、非甾体抗炎药、含马兜铃酸成分的中草药等。更应该避免两种或多种具有肾毒性的药物叠加使用。

3. 在条件允许的情况下,优先选用经肾脏外途径代谢和排泄的药物,如头孢曲松、莫西沙星、利奈唑胺、阿奇霉素、替加环素、卡泊芬净、福辛普利、利格列汀、阿托伐他汀等;优先选用不需经肾脏代谢活化的药物,如活性维生素 D(阿法骨化醇、骨化三醇)等。

4. 使用主要经肾脏排泄的药物时,需根据肾功能调整给药方案。由于大部分药物主要经肾脏排泄,因此一般当患者肾小球滤过率(GFR)<60 mL/min 时,需考虑是否进行剂量调整。大部分情况下,建议使用 Cockcroft-Gault 公式计算肌酐清除率,根据肌酐清除率调整给药剂量。需要注意的是,正常体重人群建议使用实际体重代入公式计算,而肥胖或严重水肿患者建议使用理想体重代入计算。具体调整方法可参考药品说明书及相关资料。

5. 血液透析和腹膜透析患者用药,需考虑透析对药物的清除情况。对于不同的透析方式和不同的药物,给药方法存在较大差异。一般认为,血液透析对药物清除的影响大于腹膜透析。如利奈唑胺、哌拉西林他唑巴坦、达托霉素、美罗培南、亚胺培南西司他丁等药物均可通过血液透析被明显清除,建议采用透析后给药或透析后补充给药的方法。对于接受规律血液透析的患者,简便的方法是将每天的给药时间均固定在透析结束后的时间点,如需每日多次给药,其他给药时间点根据给药间隔计算。

6. 尽可能监测血药浓度,尤其对于重度肾功能不全患者和透析患者。由于该人群存在较大的个体差异,且当合并低蛋白血症时,高蛋白结合率的药物如他克莫司、卡泊芬净等的药代动力学也会产生较大变化,因此建议根据血药浓度调整给药剂量,设计个体化给药方案。

三、妊娠及哺乳期患者用药

1. 妊娠期用药

受孕妇女的药物代谢动力学特点不同于未受孕女性。早孕呕吐、胃肠道活动减弱等可导致口服药物吸收不佳。血流动力学的改变影响皮下或肌内注射药物吸收入血;孕妇体液总量的增加,血浆白蛋白浓度的降低,以及药物向胎儿的分布等,提示孕妇给药时需充分评估安全性;此外激素水平以及妊娠期肾血流量的变化使药物的代谢和排泄受到影响。妊娠期用药致畸敏感期见表 10-2-1。

表 10‑2‑1　妊娠期用药致畸敏感期

分期	具体时间段	致畸作用
不敏感期	受孕后 2 周内（末次月经的第 3～4 周）	此期药物作用没有选择性,是"全"或"无"的影响,即自然流产或无影响
敏感期	受孕后 3～8 周（末次月经的第 5～10 周）	主要器官畸形的最危险时期均在此期,如脑畸形的最危险时期为受孕后的 18～38 d,眼畸形的最危险时期为受孕后的 24～40 d,心脏畸形的最危险时期为受孕后的 18～40 d,四肢畸形的最危险时期为受孕后的 24～36 d,生殖器畸形的最危险时期为受孕后的 45～70 d
低敏感期	受孕后 9～38 周（末次月经的第 11～40 周）	药物对胎儿的影响主要表现为功能异常或出生后生存适应不良

　　自 1979 年,美国食品和药物管理局(FDA)按照药物在妊娠期应用对胎儿的危险性由弱到强,分为 A、B、C、D、X 类,常见药物分类见表 10‑2‑2。此分类方法使用了 30 多年,直至 2015 年 6 月 30 日被 FDA 废除,同年 FDA 推出了新的"怀孕与哺乳期标识规则"。新规则要求,药品生产商需在其药品说明书中提供怀孕、哺乳妇女用药风险及获益的详细相关信息,并对药品对备孕人群(具有生殖潜力的男性和女性)生育能力影响进行阐述,新规则信息更加全面,不再是简单将药物分为 ABCDX 类。尽管如此,根据我国医疗仍处于不断发展中的现状,妊娠期 ABCDX 分类在临床工作中仍具有一定的参考使用价值。

表 10‑2‑2　常用药物的妊娠安全性分类

分类	常见药物
A 类（对胎儿伤害极小,可用）	维生素: 正常剂量的维生素 C、D、E,泛酸。 其他: 枸橼酸钾、葡糖酸钾、甲状腺素
B 类（动物试验未显示对胎儿有危险,可适当使用）	抗菌药物: 青霉素类、头孢菌素类、氨曲南、美罗培南、红霉素、阿奇霉素、克林霉素等。 降糖药: 二甲双胍、部分胰岛素、阿卡波糖。 解热镇痛药: 对乙酰氨基酚。 消化系统药物: 法莫替丁、雷尼替丁、泮托拉唑、兰索拉唑等。 抗过敏药物: 氯苯那敏(扑尔敏)、氯雷他定、西替利嗪
C 类（动物研究中证实对胎儿有不良反应,可能利大于弊,需慎用）	抗菌药物: 利奈唑胺、替硝唑、万古霉素、氟喹诺酮类。 抗病毒药: 更昔洛韦、膦甲酸、齐多夫定、阿德福韦、恩替卡韦等。 降糖药: 格列吡嗪、吡格列酮、瑞格列奈等。 消化系统用药: 奥美拉唑、多潘立酮等。 降压药: 氨氯地平、比索洛尔、美托洛尔。 哮喘用药: 福莫特罗、沙美特罗、氟替卡松等
D 类（有胎儿危害肯定证据,不得已时使用）	抗菌药: 氨基糖苷类、四环素类、替加环素、伏立康唑。 治疗甲亢药物: 甲巯咪唑、丙硫氧嘧啶。 抗癫痫和神经性疼痛药物: 卡马西平。 降压药孕晚期使用时: ACEI 类、ARB 类、比索洛尔、美托洛尔

分类	常见药物
X类(禁用)	他汀类降脂药。 抗病毒药:利巴韦林。 激素类药物:米非司酮、炔诺酮、缩宫素、非那雄胺、戈舍瑞林。 其他:沙利度胺、华法林、氨甲蝶呤、米索前列醇、他扎罗汀、碘甘油

2. 哺乳期用药

有些药物可进入哺乳期妇女的乳汁中,对乳儿产生影响。脂溶性高、分子量小、碱性、蛋白结合率低的药物易分布到乳汁中。

(1) 严格掌握用药适应证,尽可能选择已明确对乳儿安全无不良影响的药物;

(2) 哺乳后再用药,并适当延迟下次哺乳时间;

(3) 哺乳妇女用药量较大或疗程较长时,监测乳儿血药浓度,根据药物的半衰期调整用药和哺乳的最佳时间;

(4) 不能证实用药对乳儿是否安全时,应停止哺乳,待停药后再恢复哺乳。哺乳期可选用的药物参见表10-2-3。

表 10-2-3 哺乳期用药选择

药物种类	可用	慎用	禁用
抗菌药物	青霉素、红霉素、罗红霉素	头孢呋辛、头孢克洛、阿奇霉素等	氨基糖苷类、磺胺类、四环素类、氯霉素等
解热镇痛药物	对乙酰氨基酚、布洛芬	阿司匹林、吲哚美辛	
维生素类药		维生素D、维生素K	
麻醉止痛类药		哌替啶	吗啡
激素类药	甲状腺素及抗甲状腺素药物	地塞米松、丙酸倍氯米松、己烯雌酚、甲地孕酮、炔诺酮等	同位素碘、甲硫氧嘧啶
胃肠道用药	甲氧氯普胺	奥美拉唑、阿托品等	果胶铋、莫沙必利、兰索拉唑等
心血管系统用药	普萘洛尔、美托洛尔、呋塞米、地高辛、维拉帕米		利多卡因、盐酸美西律片、卡托普利、尼莫地平
抗抑郁、精神病药		氯丙嗪	碳酸锂、阿米替林
抗癫痫药	卡马西平、丙戊酸钠	氯硝西泮、苯妥英钠	
镇静安眠类药		苯巴比妥、水合氯醛	地西泮
降糖药	胰岛素		甲苯磺丁脲
抗凝药物	华法林、肝素		
止咳平喘类药		可待因、氨茶碱	
抗组胺药	氯苯那敏、异丙嗪	苯海拉明、氯雷他定等	

四、儿童用药问题

1. 儿童生理及用药特点

儿童正处于生长发育阶段,身体各方面比较娇嫩,组织器官尚不成熟,生理功能尚不完善,抵御外侵袭的能力极弱。因此选择药物时应充分了解患儿的生理和病理情况,严格掌握适应证,选择疗效确切、安全、不良反应小、服用方便的药物,应依照小儿身体的特殊性及药物在体内的药代动力学和药效学特点选择用药。

药物在新生儿体内的血浆蛋白结合率通常较成人低。某些药物如吲哚美辛、磺胺类等可与胆红素竞争结合白蛋白,使游离胆红素增高,可能导致胆红素脑病。

婴幼儿血脑屏障通透性强,导致某些药物易进入脑脊液,抗组胺药、氨茶碱、阿托品可致昏迷或惊厥,吗啡、哌替啶等药物易引起婴幼儿呼吸抑制等中毒现象,应禁用。

儿童新陈代谢旺盛,代谢产物排泄快,但对水、电解质调节能力差,易受外界或疾病影响而失衡,如利尿剂可能引起低钠、低钾现象。

药物代谢功能与患儿年龄高度相关。婴儿期、儿童期和青少年期药物半衰期具有显著差异,肝药酶CYP3A4在出生时活性极低,在第6个月达到成人水平,在1~4岁超过成人(为成人的120%),在青春期后降至成人水平。

药物的排泄过程中,主要经肾排泄的药物如呋塞米、青霉素类、头孢菌素类在新生儿中清除率变低,给药剂量和间隔基于其出生胎龄和生后日龄制定。青春期肾小球滤过率可能会超过成人的平均值,导致此类药物快速清除。

2. 适宜儿童的药物剂型及给药途径

药物剂型和给药途径直接影响药物的生物利用度和体内过程,从而影响疗效,应根据儿童各生长发育阶段的生理特点,慎重选择适当的药物剂型和给药途径。例如新生儿、婴幼儿吞咽能力较差,吞服片剂有一定困难,故新生儿和婴儿最好给予滴剂,幼儿可给予糖浆剂、合剂、混悬剂等液体制剂,学龄儿童可给予片剂、胶囊等,并注意色、香、味,以减少或避免儿童服药不合作等情况。

新生儿因为肌肉组织非常少,不能接受肌内注射,故新生儿及危重病患儿大多采用静注或静滴。目前皮下注射应用较少,由于可损害周围组织且吸收不良,一般不用于新生儿。

儿童不宜使用栓剂直肠给药,因为儿童直肠黏膜较敏感,排便次数多而药物不易保留在直肠内,导致吸收不规则。婴幼儿和新生儿的皮角质层薄,局部经皮给药或使用外用制剂时需谨慎,防止因大面积经皮吸收而引发全身中毒。

3. 常用儿童药物剂量计算方法

(1) 根据儿童体重计算用药剂量:小儿剂量＝成人剂量/70 kg×小儿体重(kg)。

(2) 根据成人剂量折算表(来自中国药典,见表10-2-4)。

(3) 根据体表面积计算:小儿剂量＝成人剂量×小儿体表面积(m^2)/1.73 m^2,体重≤30 kg小儿体表面积(m^2)＝0.003 5($m^2 \cdot kg^{-1}$)×体重(kg)+0.1(m^2),对于体重>30 kg儿童,体重每增加5 kg,体表面积增加0.1 m^2。

表 10-2-4　小儿剂量折算表

小儿年龄	剂量相当成人剂量比例	小儿年龄	剂量相当成人剂量比例
初生～1个月	1/18～1/14	2岁～4岁	1/4～1/3
1个月～6个月	1/14～1/7	4岁～6岁	1/3～2/5
6个月～1岁	1/7～1/5	6岁～9岁	2/5～1/2
1岁～2岁	1/5～1/4	9岁～14岁	1/2～2/3

（4）根据儿童年龄估算：1岁以内用量＝0.01×（月龄＋3）×成人剂量，1岁以上用量＝0.05×（月龄＋2）×成人剂量。

（5）根据儿童药物动力学参数计算剂量：利用儿童药代动力学参数来设计临床给药方案，计算用药剂量，并根据血药浓度测定结果进行调整，使患儿体内药物浓度尽量达到有效治疗范围而又不引起毒性反应，并使药物浓度保持稳定。

4. **注意给药方法和用药依从性**

儿童用药需要因势利导。应根据不同年龄阶段儿童生理特点和自主能力的不同，采取适当的给药方法。喂药时还要耐心、仔细，防止药物溅洒、量取误差等引起给药剂量不准。同时口服给药要防止呕吐，切不能采取硬灌等粗暴方法，以防意外。明确给药时间和间隔，例如：驱虫药需要清晨空腹服用，抗酸药、胃黏膜保护药应于进餐前 30 min 服用，益生菌类药物需要与抗生素类药物间隔 2 h 服用。在确保安全的情况下，可选择缓控释片，减少服药次数，提高儿童用药的依从性。

五、老年人用药问题

1. **老年人药代动力学**

（1）吸收：老年人胃黏膜萎缩、绒毛变短、胃壁细胞功能下降，导致胃酸分泌减少，对弱酸性药物如巴比妥类的吸收可能减少，而对青霉素 G 等在酸性环境中不稳定的药物的吸收可能增加。胃肠蠕动的减弱影响药物崩解、溶解速度，使药物达峰时间延长，血药峰浓度降低。老年人局部血液循环较差，肌内注射药物吸收较慢，起效时间延后。

（2）分布：老年人体内脂肪比例增加，使得脂溶性药物的分布容积增多，如地西泮、苯巴比妥等脂溶性药物在组织内的分布量较高，体内维持时间长，作用持久。老年人血浆蛋白含量降低，游离药物浓度增加、作用增强，因而血浆蛋白结合率高的药物如磺胺类、华法林、苯妥英钠等游离型增加，药效增强。

（3）代谢：肝脏是药物代谢的主要场所，老年人有功能的肝细胞数减少，肝血流量下降，肝微粒体酶活性降低，导致药物代谢减慢、半衰期延长，易产生不良反应，故利多卡因、普萘洛尔、阿司匹林等可适当减量。反之，一些需经肝脏代谢活化的前药如可的松、氯吡格雷等用于老年人，其作用可能减小。

（4）排泄：多数药物及其代谢物经肾排泄，老年人肾脏萎缩、血管硬化、肾血流量减少，因而药物排泄能力减退，使药物易在体内蓄积，产生不良反应和毒性反应。

2. **老年人合理用药原则**

（1）药物选择：充分明确患者用药指征，简化治疗方案，尽量使用无毒性或毒性低、不良反应少的药物。可参考老年人不适当处方筛查工具(STOPP)/老年人处方遗漏筛查工具(START)标准、美国 Beers 标准、中国老年人潜在不适当用药判断标准等工具。

(2)药物剂量：应适当减少剂量，从小剂量开始，逐渐加量。一般使用成人剂量的1/2~3/4，在对肝肾功能不全者用药、使用不良反应大的药物、长期用药、疗效欠佳或怀疑不良反应时应进行血药浓度监测，以保证安全用药。

(3)剂型和给药途径：以口服为主，选择老年人服用方便的剂型。应注意老年人胃肠道功能改变，可影响缓释药物的吸收。老年人皮下及肌内注射时药物吸收差，可静脉给药。

(4)给药间隔和疗程：老年人肝肾功能减退，对药物的清除能力下降，除了降低药物剂量外，可适当延长给药间隔。在病情缓解后治疗药物应及时减量，并适时停药。

(5)药学监护和用药指导：老年患者药物不良反应的临床表现不明显或不典型，且老年人感觉迟钝，往往不能主动表达不良反应，医师应主动询问、密切观察。老年患者的理解力、记忆力下降，因此用药依从性差，影响疗效，尤其是有特殊用法的药物，医务人员应当加强指导和示范，并检查患者掌握情况。

3. 老年人多重用药

我国近半数老年人同时患有两种以上疾病，以高血压、糖尿病、冠心病、脑卒中、慢性呼吸系统疾病等最为常见，且患病率逐年增长。老年人多病共存，不可避免出现多重用药的情况，可能增加药物相互作用的机会，有时会导致严重后果，需要医务人员关注多重用药的风险。多重用药风险管理策略：

(1)医师或药师应询问患者曾经及目前正在服用的药物，记录药物品种、服用剂量及时间，准确掌握患者当前及既往用药情况。

(2)在治疗初期应尽量选择简单的药物治疗方案，并优先考虑非药物治疗。如新发糖尿病患者可先通过饮食控制、加强运动等手段控制血糖，出现睡眠障碍的患者建议首先通过改变生活方式、改善睡眠环境等调整睡眠。

(3)根据药物的时辰药理学原理，选择各药物的最佳给药剂量和时间，延长联合用药时间间隔，在保证疗效的同时，降低发生不良药物相互作用的风险。

(4)需要调整治疗方案时，尽可能逐个加用药物，避免一次性加用过多药物后出现不良反应而不易分析原因；对已存在多重用药的患者进行减药时宜缓慢，以便观察减药后效果，同时也有利于提高患者依从性。

(5)告知患者及其家属所用处方药物的常见不良反应及如何识别严重不良反应，鼓励老年患者按时随访，一旦出现药物治疗相关不良事件及时就诊。

(6)教育老年人及其家属避免随意自我治疗，不宜凭经验随便联合用药，包括处方药、非处方药、中草药及各类保健品，不轻信民间"偏方""秘方"，以免出现不良药物相互作用。

第三节　抗菌药物使用原则

一、预防性应用抗菌药物的基本原则

1. 非手术患者抗菌药物的预防性应用：在某些细菌性感染的高危人群中预防性使用抗菌药物应有明确指征，预防对象和推荐预防方案可参照《抗菌药物临床应用指导原则（2015年版）》（简称《指导原则》）。以下情况原则上不应预防使用抗菌药物：普通感冒、麻疹、水痘等病毒性疾病，昏迷、休克、中毒、心力衰竭、肿瘤、应用肾上腺皮质激素等的患者，留置导尿管、留置深静脉导管以及建立人工气道（包括气管插管或气管切口）的患者。

2. 围手术期抗菌药物的预防性应用：常见围手术期预防用抗菌药物的品种选择可参照《指导原则》。

3. 抗菌药物治疗性应用的基本原则

（1）由细菌、真菌、结核分枝杆菌、非结核分枝杆菌、支原体、衣原体、螺旋体、立克次体及部分原虫等病原微生物所致感染者方有指征应用抗菌药物。

（2）在开始抗菌治疗前，及时留取相应合格标本（尤其血液等无菌部位标本）送病原学检测，以尽早明确病原菌和药敏试验结果。

（3）在获知细菌培养及药敏结果前，或无法获取培养标本时，可根据患者的感染部位、基础疾病、发病情况、发病场所、既往抗菌药物用药史及其治疗反应等推测可能的病原体，并结合当地细菌耐药特点，先给予抗菌药物经验治疗。

（4）根据培养及药敏试验结果、感染严重程度和患者的生理、病理情况及药学特点制订抗菌治疗方案。

二、各系统感染的抗菌治疗原则

1. 急性上呼吸道感染

急性上呼吸道感染多由鼻病毒、冠状病毒、流感病毒、副流感病毒、腺病毒所致，一般不需要使用抗菌药物，仅于出现细菌感染症状，如咳脓痰或流脓涕、白细胞计数增高等时才应用抗菌药物。

（1）急性细菌性咽炎及扁桃体炎

① 病原学：病原菌主要为A组溶血性链球菌，少数为C组或G组溶血性链球菌。

② 抗感染治疗：青霉素为首选，可选用青霉素G，青霉素过敏患者可口服四环素或对溶血性链球菌敏感的氟喹诺酮类药，其他可选药有第一代或第二代口服头孢菌素，疗程10 d。

（2）急性细菌性中耳炎：病毒性上呼吸道感染可合并急性细菌性中耳炎。

① 病原学：病原菌以肺炎链球菌、流感嗜血杆菌和卡他莫拉菌最为常见，少数病原菌为A组溶血性链球菌、金黄色葡萄球菌等。

②抗感染治疗：初治可口服阿莫西林,其他可选药物有第一代或第二代口服头孢菌素,用药 3 d 无效可选用大剂量阿莫西林克拉维酸口服或头孢曲松静脉滴注。

（3）急性细菌性鼻窦炎

①病原学：病原菌以肺炎链球菌和流感嗜血杆菌最为常见,其次为卡他莫拉菌,少数为厌氧菌、金黄色葡萄球菌、A 组溶血性链球菌及革兰阴性杆菌。

②抗感染治疗：初治可选用阿莫西林克拉维酸,疗程 10～14 d。

2. 社区获得性肺炎（CAP）

（1）病原学：我国 CAP 多由肺炎支原体、肺炎链球菌所致,其他常见病原体包括流感嗜血杆菌、肺炎衣原体、肺炎克雷伯菌及金黄色葡萄球菌。

（2）抗感染治疗：见表 10 - 2 - 5。

表 10 - 2 - 5　初始经验性抗感染药物的选择

不同人群		常见病原体	抗感染药物选择
门诊治疗（推荐口服给药）	无基础疾病青壮年	肺炎链球菌、肺炎支原体、流感嗜血杆菌、肺炎衣原体、流感病毒、腺病毒、卡他莫拉菌	① 氨基青霉素、青霉素类/酶抑制剂复合物；② 一代、二代头孢菌素；③ 多西环素或米诺环素；④ 呼吸喹诺酮类；⑤ 大环内酯类
	有基础疾病或老年人（年龄≥65 岁）	肺炎链球菌、流感嗜血杆菌、肺炎克雷伯菌等肠杆菌科、肺炎衣原体、流感病毒、RSV 病毒*、卡他莫拉菌	① 青霉素类/酶抑制剂复合物；② 二代、三代头孢菌素（口服）；③ 呼吸喹诺酮类；④ 青霉素类/酶抑制剂复合物、二代头孢菌素、三代头孢菌素联合多西环素、米诺环素或大环内酯类
需入院治疗、但不必收住 ICU（可选择静脉或口服给药）	无基础疾病青壮年	肺炎链球菌、流感嗜血杆菌、卡他莫拉菌、金黄色葡萄球菌、肺炎支原体、肺炎衣原体、流感病毒、腺病毒、其他呼吸道病毒	① 青霉素 G、氨基青霉素、青霉素类/酶抑制剂复合物；② 二代、三代头孢菌素、头霉素类、氧头孢烯类；③ 上述药物联合多西环素、米诺环素或大环内酯类；④ 呼吸喹诺酮类；⑤ 大环内酯类
	有基础疾病或老年人（年龄≥65 岁）	肺炎链球菌、流感嗜血杆菌、肺炎克雷伯菌等肠杆菌科细菌、流感病毒、RSV 病毒*、卡他莫拉菌、厌氧菌、军团菌	① 青霉素类/酶抑制剂复合物；② 三代头孢菌素或其酶抑制剂复合物、头霉素类、氧头孢烯类、厄他培南等碳青霉烯类；③ 上述药物单用或联合大环内酯类；④ 呼吸喹诺酮类

注：* 呼吸道合胞病毒。

3. 感染性腹泻

（1）病原学：常见病原菌为致腹泻性大肠埃希菌、志贺菌、沙门菌、空肠弯曲杆菌等。

（2）抗感染治疗：免疫力正常的血性腹泻患者,未明确病因之前不推荐行经验性抗菌治疗,以下情况除外：① 年龄<3 个月新生儿,疑为细菌感染时；② 免疫正常患者出现发热、腹痛、血便或志贺菌引起的细菌性痢疾的典型表现（频繁血便、发热、腹痛以及里急

后重）；③ 患者近期有跨境旅游史，且体温≥38.5 ℃伴或不伴有脓毒血症表现。成年患者经验性抗菌治疗可使用喹诺酮类药物如环丙沙星或阿奇霉素。儿童经验性治疗可使用阿奇霉素，年龄<3 个月或有中枢神经系统侵犯时，推荐使用三代头孢菌素。

4. 尿路感染

（1）病原学：急性单纯性尿路感染病原菌以大肠埃希菌为主；而复杂性尿路感染病原菌仍以大肠埃希菌多见，也可为肠球菌属、变形杆菌属、克雷伯菌属、铜绿假单胞菌等。

（2）抗感染治疗：对于下尿路感染，应选择在尿液中能达到有效浓度的抗菌药物，而对于上尿路感染，需选择在尿液和血液中均能达到较高浓度的抗菌药物。在尿液中浓度较高的药物包括头孢他啶、头孢吡肟、哌拉西林/他唑巴坦等 β 内酰胺类药物，氨基糖苷类药物，碳青霉烯类药物，磷霉素，左氧氟沙星，环丙沙星，万古霉素，氟康唑等；浓度较低的药物包括莫西沙星、阿奇霉素、克林霉素、替加环素、卡泊芬净和伏立康唑等。

5. 皮肤及软组织感染

（1）病原学：毛囊炎、疖、痈通常为金黄色葡萄球菌感染。脓疱病几乎都由溶血性链球菌和（或）金黄色葡萄球菌所致。引起创伤创面感染的最常见病原菌为金黄色葡萄球菌。淋巴管炎及急性蜂窝织炎主要由 A 组溶血性链球菌引起。褥疮感染常为需氧菌与厌氧菌的混合感染。

（2）抗感染治疗：轻症皮肤、软组织感染一般不需要全身应用抗菌药物，只需局部用药。中、重症或复杂性皮肤及软组织感染需全身应用抗菌药物。坏死性筋膜炎、肌炎或坏疽，应对需氧/厌氧混合感染进行治疗，可选择氨苄西林舒巴坦、头孢西丁、氨苄西林或氨苄西林舒巴坦加庆大霉素，再加克林霉素或甲硝唑。

三、抗菌药物不合理应用案例与解析

案例 1：患者女性，46 岁，主诉"尿频、尿急 5 d"入院，诊断为下尿路感染，给予莫西沙星 0.4 g 静脉滴注，每日 1 次，行抗感染治疗。

解析：对于尿路感染，应选择在尿液中能达到有效药物浓度的抗菌药物。莫西沙星经过肝脏生物转化后，以原形或无活性代谢产物通过肾脏和胆汁/粪便排出，仅有 20% 的给药量以原型尿液排泄，在尿液中浓度低，不足以杀灭常见致病菌。此外，莫西沙星说明书并未批准其用于治疗尿路感染。喹诺酮类抗菌药物中左氧氟沙星、环丙沙星均在尿液中有较高的血药浓度，可作为治疗尿路感染的优选药物。

案例 2：患者男性，28 岁，主诉"头痛、乏力伴咳嗽 3 d"入院，查血常规提示白细胞计数为 8.5×10^9/L，中性粒细胞比例为 30.8%，淋巴细胞比例为 67.5%，诊断为急性上呼吸道感染，给予头孢呋辛 0.75 g 静脉滴注，每 8 h 一次。

解析：2020 年《急性上呼吸道感染基层合理用药指南》中指出，急性上呼吸道感染中 70%～80% 由病毒引起，多由鼻病毒引起，其次由冠状病毒、副流感病毒、呼吸道合胞病毒、埃可病毒、柯萨奇病毒等引起。治疗原则以休息、多饮水、对症处理等措施为主，无须积极行抗病毒治疗和使用抗菌药物，有白细胞计数升高、咽部脓苔、咳黄痰等细菌感染证据时，可酌情使用青霉素、第一代头孢菌素、大环内酯类或喹诺酮类药。该患者白细胞计数不高，淋巴细胞比例升高，考虑为病毒感染，无细菌感染证据，不应使用抗菌药物。

案例3：患者女性，75岁，主诉"腹痛，伴恶心、呕吐2 d"入院，诊断为急性胆囊炎，给予亚胺培南西司他丁联合甲硝唑抗感染治疗。

解析：临床常见抗菌谱重叠的非必须药物联用。碳青霉烯类药物对厌氧菌有广谱强效的抗菌活性，无须联合硝基咪唑类抗厌氧菌药物。

案例4：患者男性，59岁，主诉"发热、伴咳嗽、咳痰一周"入院，诊断为社区获得性肺炎，给予左氧氟沙星0.2 g静脉滴注，每12 h一次，行抗感染治疗。

解析：抗菌药物常分为浓度依赖型和时间依赖型抗菌药物两类。根据PK/PD特点，左氧氟沙星属于浓度依赖型抗菌药物，应将一日剂量一次给药，故0.2 g静脉滴注，每12 h一次用法、用量不合理，推荐给予0.5 g静脉滴注，每日1次。

参 考 文 献

［1］莫塔. 全科医学［M］. 4 版. 梁万年，主译. 北京：人民军医出版社，2000.

［2］Margaret Lloyd. 医学沟通技能［M］. 3 版. 北京：北京大学医学出版社，2013.

［3］西尔佛曼. 医患沟通技巧［M］. 北京：化学工业出版社，2009.

［4］黑贝尔斯. 有效沟通［M］. 7 版. 北京：华夏出版社，2005.

［5］刘正印. 发热原因待查的诊断思路及处理原则［J］. 中国临床医生，2012，40(10)：3-5.

［6］刘凤奎. 发热的临床诊断思路［J］. 中国临床医生，2016，44(8)：13-16.

［7］蔡飞跃，杨静，吴疆. 胸痛的全科诊断思路［J］. 中国全科医学，2018，21(1)：114-118.

［8］龚涛. 头晕的诊断流程［J］. 中华全科医师杂志，2014，13(12)：961-964.

［9］吴开春. 慢性腹泻基层诊疗指南(2019 年)［J］. 中华全科医生杂志，2020，19(11)：973-982.

［10］中华医学会心血管病学分会，中华心血管病杂志编辑委员会. 急性 ST 段抬高型心肌梗死诊断和治疗指南 2019［J］. 中华心血管病杂志，2019，47(10)：766-783.

［11］中华医学会心血管病学分会介入心脏病学组，中华医学会心血管病学分会动脉粥样硬化与冠心病学组，中国医师协会心血管内科医师分会血栓防治专业委员会，中华心血管病杂志编辑委员会. 稳定性冠心病诊断和治疗指南 2018［J］. 中华心血管病杂志，2018，46(9)：680-694.

［12］中华医学会心血管病学分会，中华心血管病杂志编辑委员会. 非 ST 段抬高型急性冠脉综合征诊断和治疗指南 2016［J］. 中华心血管病杂志，2017，45(5)：359-376.

［13］中华医学会神经病学分会，中华医学会神经病学分会脑血管病学组. 中国急性缺血性脑卒中诊治指南［J］. 中华神经科杂志，2018，51(9)：666-682.

［14］中华医学会神经病学分会，中华医学会神经病学分会脑血管病学组. 中国脑出血诊治指南［J］. 中华神经科杂志，2019，52(12)：994-1005.

［15］张澍，杨艳敏，黄从新，等. 中国心房颤动患者卒中预防规范。中华心律失常学杂志，2018，22(1)：17-30.

［16］中华医学会神经病学分会，中华医学会神经病学分会脑血管病学组. 中国缺血性脑卒中和短暂性脑缺血发作二级预防指南［J］. 中华神经科杂志，2015，48(4)：258-273.

［17］王拥军. 缺血性卒中的二级预防［J］. 中华神经科杂志，2021，54(2)：139-148.

［18］KLIJN C J M，PACIARONI M，BERGE E，et al. Antithrombotic treatment for secondary prevention of stroke and other thromboembolic events in patients with stroke or transient ischemic attack and non-valvular atrial fibrillation：A European Stroke Organisation guideline［J］. European Stroke Journal，2019，4(3)：198-223.

［19］陈灏珠，林果为. 实用内科学［M］. 13 版. 北京：人民卫生出版社，2009.

［20］World Health Organization. WHO package of essential non-communicable (PEN) disease interventions for primary health care service setting：PEN training trainee's manual［M］. Rathmare lu：WHO Country office for Nepal，2019.

［21］中华医学会，中华医学会杂志社，中华医学会全科医学分会，等. 慢性阻塞性肺疾病基层诊疗

指南(2018)[J]. 中华全科医生杂志,2018,17(11):856—870.

[22] 邵志敏,沈镇宙,郭小毛. 肿瘤医学[M]. 上海:复旦大学出版社,2019.

[23] CAO W, CHEN H D, YU Y W, et al. Changing profiles of cancer burden worldwide and in China:a secondary analysis of the global cancer statistics 2020[J]. Chin Med J (Engl),2021,134(7):783-791.

[24] MILLER K D,NOGUEIRA L, MARIOTTO A B, et al. Cancer treatment and survivorship statistics,2019[J]. CA Cancer J Clin,2019,69(5):363-385.

[25] 石远凯,孙燕. 临床肿瘤内科手册[M]. 6 版. 北京:人民卫生出版社,2015.

[26] 李进,秦叔逵,马军,等. 肿瘤内科诊治策略[M]. 4 版. 上海:科学出版社,2018.

[27] 中华人民共和国国家卫生健康委员会. 常用血清肿瘤标志物检测的临床应用和质量管理:WS/T 459—2018[S]. 北京:中国标准出版社,2019.

[28] 海峡两岸医药卫生交流协会全科医学分会. 姑息治疗与安宁疗护基本用药指南[J]. 中国全科医学,2021,24(14):1717-1734.

[29] 沈铿,马丁. 妇产科学[M]. 3 版. 北京:人民卫生出版社,2015.

[30] 谢幸,孔北华,段涛,等. 妇产科学[M]. 9 版. 北京:人民卫生出版社,2018.

[31] World Health Organization. Global tuberculosis report 2020[M]. Geneva:World Health Organization,2020.

[32] 唐神结,高文. 临床结核病学[M]. 2 版. 北京:人民卫生出版社,2019.

[33] 中华医学会结核病学分会. 中国耐多药和利福平耐药结核病治疗专家共识(2019 年版)[J]. 中华结核和呼吸杂志,2019,42(10):733-749.

[34] 中国防痨协会. 耐药结核病化学治疗指南(2019 年简版)[J]. 中国防痨杂志,2019,41(10):1025-1073.

[35] 中华医学会,中华医学会杂志社,中华医学会全科医学分会,等. 肺结核基层诊疗指南(2018 年)[J]. 中华全科医师杂志,2019,18(8) 709-717.

[36] 中华医学会放射学分会传染病放射学专业委员会. 肺结核影像学及分级诊断专家共识[J]. 新发传染病杂志,2018,3(2):118-127.

[37] 中华医学会结核病学分会《中华结核和呼吸杂志》编辑委员会. 气管支气管结核诊断和治疗指南(试行)[J]. 中华结核和呼吸杂志,2012,35(8):581-587.

[38] 国家卫生和计划生育委员会. 肺结核诊断:WS 288—2017[S/OL]. (2017-11-09)[2020-06-10]. http://www.nhc.gov.cn/ewebeditor/uploadfile/2017/12/2017121215 4852389. pdf.

[39] World Health Organization. Consolidated guidelines on HIV prevention, testing, treatment, service delivery and monitoring:recommendations for a public health approach[M]. Geneva:World Health Organization,2021.

[40] Panel on Antiretroviral Guidelines for Adults and Adolescents. Guidelines for the use of antiretroviral agents in adults and adolescents with HIV[M]. Washington:Department of Health and Human Services,2021.

[41] 中华医学会感染病学分会艾滋病丙型肝炎学组,中国疾病预防与控制中心. 中国艾滋病诊疗指南(2021 版)[J]. 中国艾滋病性病,2021,27(11):1182-1201.

[42] 中华人民共和国国家卫生健康委员会. 艾滋病和艾滋病病毒感染诊断标准:WS 293—2019

[S].北京：中国标准出版社,2019.

[43] 徐俊杰,黄晓婕,刘昕超,等. 中国 HIV 暴露前预防用药专家共识[J]. 中国艾滋病性病,2020,26(11)：1265-1271.

[44] 王辉,李在村,赵红心,等.人类免疫缺陷病毒(HIV)抗病毒治疗二联简化疗法专家共识[J].中国艾滋病性病,2020,26(3)：331-335.

[45] 赵燕.HIV 感染者个案管理实用手册[M]. 北京：人民卫生出版社,2018.

[46] 吕姿之.健康教育与健康促进[M]. 北京：